ANATOMIE PATHOLOGIQUE

Cœur. Vaisseaux. Poumons.

PAR

MAURICE LETULLE

PROFESSEUR AGRÉGÉ A LA FACULTÉ DE MÉDECINE DE PARIS
MÉDECIN DE L'HOPITAL SAINT-ANTOINE

Avec 102 figures, dont 31 en couleurs

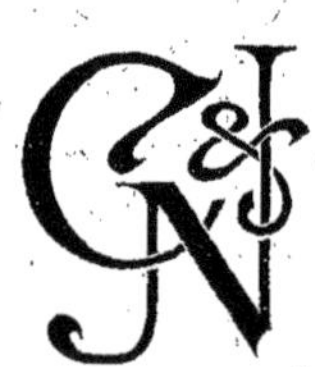

PARIS
GEORGES CARRÉ ET C. NAUD, ÉDITEURS
3, rue Racine, 3

ANATOMIE PATHOLOGIQUE

CŒUR — VAISSEAUX — POUMONS

Maurice LETULLE

PROFESSEUR AGRÉGÉ A LA FACULTÉ DE MÉDECINE DE PARIS
MÉDECIN DE L'HOPITAL SAINT-ANTOINE

ANATOMIE PATHOLOGIQUE

Cœur — Vaisseaux — Poumons

AVEC 102 FIGURES, DONT 31 EN COULEURS

Dessins de MM. KARMANSKI, KELLER et Ed. OBERLIN

PARIS

Georges CARRÉ et C. NAUD, Éditeurs

3, RUE RACINE, 3

1897

PRÉFACE

Ce n'est ni un Traité didactique d'Anatomie pathologique, ni un Manuel élémentaire dans lequel devraient se trouver condensées, en totalité, les lésions matérielles du corps humain, dont je commence aujourd'hui la publication. Bouleversée par la révolution pastorienne, la Science médicale contemporaine vient d'entrer dans une période de transition, où elle doit de nouveau faire subir à la Pathologie une foule de remaniements définitifs, qui sont loin d'être terminés; l'heure d'un grand Traité n'est donc, me semble-t-il, pas encore prochaine. D'autre part, les éléments d'un Manuel sont trop nombreux, ils réclament des connaissances trop encyclopédiques, pour pouvoir être assimilés d'une manière suffisamment complète par un seul auteur, en un court espace de temps.

Les pages qu'on va lire ne constituent qu'une suite d'*Etudes anatomo-pathologiques*. Elles reflètent de longues années d'enseignement, tant libre qu'officiel, et résument nombre de travaux entrepris depuis tantôt vingt ans, à l'Hôpital et au Laboratoire.

L'enseignement pratique de l'Anatomie pathologique, dont je suis chargé, depuis 1889, à la Faculté de médecine de Paris, m'a permis d'observer l'état d'esprit des étudiants et des jeunes médecins qui suivaient mes leçons. Je sais combien les lésions macroscopiques les plus classiques sont étrangères à la plupart d'entre eux, et quelle répulsion leur cause l'idée seule de l'histologie pathologique. A part les quelques techniques colorantes habituellement employées en microbiologie, le moindre manuel opératoire des préparations leur est inconnu. Tout les éloigne du Laboratoire, convaincus qu'ils sont, bien à tort, que la Médecine clinique n'a rien à faire avec l'Anatomie pathologique, science pure, inutile au praticien.

C'est à vaincre ces erreurs que j'ai dû employer une partie de mon temps et de mes moyens. Le nombre considérable de pièces anatomiques mises à ma disposition par la Faculté, recueillies dans mon service d'hôpital ou dues à la bienveillance de nombreux collègues, a constitué le meilleur de mes arguments et le plus démonstratif. Je suis d'ailleurs convaincu que la Pathologie ne peut être comprise de l'élève, lui paraître intéressante, j'allais dire être aimée de lui, qu'à l'aide des innombrables documents fournis par les autopsies : cet ouvrage s'efforcera d'en faire la preuve.

J'y ai abordé la plupart des questions importantes d'Anatomie pathologique, en particulier celles qui m'ont paru les plus pratiques, celles qui se rapportent aux sujets qu'un médecin n'a plus le droit d'ignorer. Sans avoir eu la prétention de résoudre tous les problèmes soulevés, j'en ai cependant exposé les données indiscutablement acquises et signalé les desiderata; aussi, certains Chapitres paraîtront-ils plus étendus, certains autres plus écourtés, sacrifiés peut-être.

Quant aux indications bibliographiques, elles ont été radicalement supprimées; figurant dans tous les ouvrages classiques, elles n'auraient servi qu'à encombrer le texte.

Un nombre important de dessins macroscopiques sont fidèlement reproduits; tous ont été exécutés d'après les pièces de mes collections. Il en est de même des nombreuses figures microscopiques que je me suis efforcé de présenter aussi démonstratives que possible.

Maurice Letulle.

TABLE DES CHAPITRES

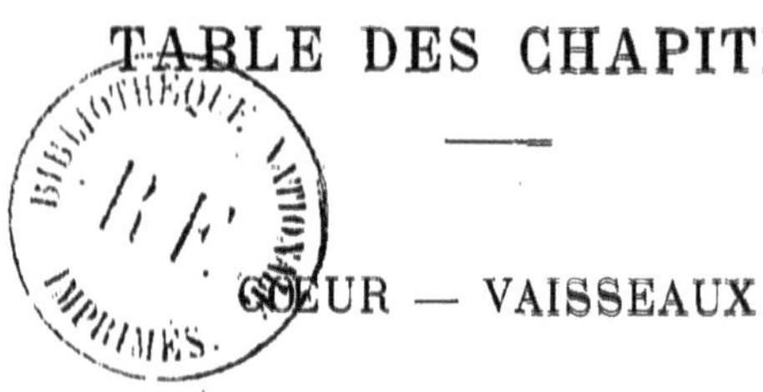

CŒUR — VAISSEAUX

LE CŒUR NORMAL

3-10

ANATOMIE ET PHYSIOLOGIE GÉNÉRALES

Pages

AUTOPSIE D'UN CŒUR

11-18

DILATATIONS DU CŒUR

19-27

HYPERTROPHIES DU CŒUR

29-43

LÉSIONS ORGANIQUES DU CŒUR

45-57

LÉSIONS INTERSTITIELLES DU CŒUR

59-96

ENDOCARDITES

97-114

AFFECTIONS VALVULAIRES DU CŒUR

115-125

LÉSIONS DE L'ASYSTOLIE

127-139

PÉRICARDITES

141-152

ARTÉRITES

153-179

PHLÉBITES

179-197

VARICES

198-210

LÉSIONS DES LYMPHATIQUES

211-235

BRONCHES — POUMONS

ANATOMIE ET PHYSIOLOGIE GÉNÉRALES

AUTOPSIE DES POUMONS

261-267

BRONCHITES

269-280

BRONCHO-PNEUMONIES

281-299

PNEUMONIE FRANCHE AIGUE

301-317

PNEUMONIES CHRONIQUES

319-343

DILATATION DES BRONCHES

345-354

EMPHYSÈME PULMONAIRE

355-364

APOPLEXIE PULMONAIRE

365-376

TUBERCULOSE PULMONAIRE

377-416

TABLE DES FIGURES

CŒUR.

VAISSEAUX.

LE CŒUR NORMAL

ANATOMIE ET PHYSIOLOGIE GÉNÉRALES

L'appareil circulatoire, considéré dans son ensemble, représente un département du tissu conjonctif spécialisé dans un but déterminé : la progression réglée des deux sangs, dans l'intimité de l'organisme. A cet effet, le tissu conjonctivo-vasculaire, condensé, s'est canalisé en une série innombrable de tuyaux artériels et veineux. Renforcés, suivant les besoins de la région, par des couches suffisantes de fibres élastiques et de cellules musculaires lisses, ces vaisseaux trouvent en eux-mêmes les deux forces nécessaires pour la régularité de leurs fonctions : l'élasticité, qui facilite le débit de leur contenu, et la contractilité, qui en règle l'allure.

Sur un grand nombre d'êtres vivants, le courant sanguin est soutenu, dans son parcours, par un système d'ampoules contractiles, cœurs sanguins, qui trouve sa formule la plus perfectionnée dans le cœur des mammifères.

Le cœur de l'homme, ainsi considéré, n'est qu'un double segment vasculaire dilaté : segment droit et segment gauche, ayant subi l'un et l'autre un cloisonnement transversal.

Les deux troncs vasculaires accolés qui le composent ne diffèrent d'un vaisseau ordinaire que par les détails suivants : les couches musculaires qui les entourent sont énormes, eu égard à leur capacité, et, de plus, leurs fibres contractiles sont striées et anastomosées en réseaux plexiformes, celles de tous les autres vaisseaux de l'organisme étant lisses et non anastomotiques; la cavité de cette double ampoule vasculaire se subdivise symétriquement, à droite et à gauche, en deux poches ou chambres superposées, l'oreillette et le ventricule.

Les cloisonnements transversaux, replis valvulaires, qui segmentent les cavités du cœur et coupent ainsi les deux colonnes sanguines, ne constituent pas un caractère différentiel spécifique, un grand nombre de veines étant également munies de valvules. Tout au plus peut-on dire que le système artériel, commençant au niveau du cœur gauche, ne possède, dans toute son étendue, qu'un double jeu valvulaire représenté par les trois sigmoïdes aortiques et par les deux valves mitrales. Peut-être même est-ce, en partie, pour suppléer à l'absence de valvules dans le système des artères ascendantes, que le cœur gauche est entouré de si puissants trousseaux musculaires.

En somme, au point de vue de la pathogénie et de l'anatomie pathologique des lésions cardiaques, nous devrons partir de cette notion primordiale que chaque cœur, le droit comme le gauche, n'est qu'un tronc vasculaire normalement dilaté; le cœur droit, toutes choses égales d'ailleurs, ayant, à l'état normal comme à l'état pathologique, une faculté de distension bien supérieure à celle du cœur gauche, et jouant ainsi, en quelque sorte, le rôle d'une soupape de sûreté.

Muscle cardiaque. — Tissu conjonctivo-musculaire et élastique, le cœur est doué de propriétés physiologiques multiples, ressortissant à la complexité de sa structure. Comme tout tissu musculaire, il possède trois qualités physiques importantes : la cohésion, l'élasticité, la tonicité.

La *cohésion* d'un muscle strié résulte non seulement de la disposition structurale des éléments conjonctifs et vasculaires (tissu interstitiel) qui prennent part à sa composition, mais encore de l'existence d'un sarcolemme, c'est-à-dire d'une enveloppe anhiste spéciale, engainant chaque fibre musculaire et destinée à en assurer la résistance et la forme. Ici, comme on le sait, les fibres du myocarde sont uniquement représentées par des cellules musculaires striées, soudées bout à bout grâce à un ciment fragile (raies scalariformes d'Eberth), mais totalement dépourvues de sarcolemme. Les anastomoses des cellules myocardiques ne sont certes pas suffisantes pour suppléer à cette défectuosité ; aussi, la cohésion du muscle cardiaque est-elle moindre que celle de n'importe quel muscle strié. Il n'est pas jusqu'à la contexture des différentes couches musculaires du cœur qui ne vienne apporter son appoint à la faible résistance, et, par suite, à la facile distensibilité de ce muscle creux.

Les fibres propres de chaque ventricule, ansiformes, insérées par leurs deux extrémités aux zones fibreuses de la base et disposées en couches lamellaires engainantes superposées, constituent deux cônes tronqués ouverts à leur base comme à leur sommet. Cette disposition, nécessaire pour assujettir la béance de la cavité ventriculaire, est peu propre à la résistance des parois. Le sac ventriculaire ne parvient à se fermer que par un double artifice : les fibres communes du myocarde, obliquement dirigées, comme en écharpe, de la base du cœur droit vers la pointe du cœur gauche (face antérieure) et de la base du ventricule vers le bord droit du cœur (face postérieure), unissent les deux cœurs et pénètrent dans chacune des cavités.

Les fibres unitives antérieures se contournent sur elles-mêmes et remplissent la pointe du ventricule gauche, laissant dans cet « élégant tourbillon » un pertuis perméable dégarni de muscle. Elles se réfléchissent en 8 de chiffre au moment de rentrer dans la cavité ventriculaire dont elles tapissent la face interne, en même temps qu'elles forment les piliers de la valvule mitrale.

Les fibres unitives postérieures, disposées en anses, viennent combler la pointe du ventricule droit et compléter le bord droit du cœur. Une fois entrés dans la cavité du ventricule droit, ces faisceaux de fibres vont former, en s'entrecroisant, la face interne du myocarde et les fibres papillaires, en particulier les piliers de la valvule tricuspide. La pointe de ce ventricule est donc mieux comblée que celle du ventricule gauche, à la différence près de l'épaisseur inégale des couches musculaires.

L'anatomie démontre que ces différents faisceaux de fibres unitives des ventricules ont tous une grande longueur puisque, partis, pour la plupart, des anneaux fibreux de la base, ils y reviennent tous ou presque tous, abstraction faite de leurs insertions papillaires.

Par ce qui précède, on comprend qu'une lésion capable d'atteindre l'un quelconque de ces faisceaux unitifs, soit à l'extérieur (inflammations sous-épicardiques), soit à l'intérieur du cœur (inflammations sous-endocardiques), puisse, dans certaines conditions, affaiblir simultanément chacune des deux parties correspondantes du faisceau. Une même cause peut, par conséquent, frapper à la fois les deux couches protectrices, l'interne et l'externe, qui engainent la couche fondamentale du ventricule.

Nous verrons bientôt s'il n'y a pas lieu de soupçonner la systématisation de lésions dégénératives aux fibres unitives (fibres de renforcement), pour expliquer certaines dilatations totales et simultanées des deux cœurs.

L'*élasticité* du muscle cardiaque est faible ; il en est de même pour tous les muscles. Elle a pour but de fusionner les secousses multiples composant une contraction musculaire; elle favorise, en outre, la production du travail musculaire. Sitôt qu'une distension forcée aura vaincu cette propriété physique, la capacité du ventricule sera définitivement accrue, mais la résistance des parois diminuera d'autant; cercle vicieux, dans lequel les forces du myocarde s'épuiseront d'une façon progressive.

Il est intéressant de noter encore que les muscles ventriculaires, adaptés pour la seule systole, n'ont pas de muscles antagonistes; à moins qu'on ne considère comme tels les faisceaux musculaires des oreillettes. L'élasticité musculaire, qui n'a pas à lutter, dans le cœur, contre les contractions de muscles adverses, s'y trouve moindre que dans la plupart des autres muscles de l'organisme.

La *tonicité*, le tonus[1] musculaire des auteurs, qui n'est qu'une forme spéciale de l'élasticité, consiste en ce que, sur le vivant, les muscles n'ont presque jamais leur longueur naturelle.

1. Le *tonus* d'un muscle résulte de sa distension modérée, autrement dit des tiraillements exercés mécaniquement sur ses deux extrémités par les muscles opposés et par l'élasticité propre des os ou des parties molles sur lesquels il s'insère.

Dans le cœur, les éléments de la tonicité musculaire font à peu près défaut, par absence de muscles antagonistes et de squelette osseux. Il n'y a, pour déterminer un certain degré de tonus musculaire, que les anneaux fibreux de la base des ventricules (squelette fibreux du cœur). On y peut ajouter encore les colonnes sanguines elles-mêmes, sur lesquelles font effort les muscles auriculaires et ventriculaires, sitôt qu'ils commencent leur systole.

Or, c'est au commencement de la systole que le tonus du myocarde devrait entrer en jeu, pour faciliter l'effort musculaire, et c'est précisément sur les anneaux fibreux, donc sur les orifices, que la tension, puis la contraction des muscles, prennent leur point d'appui. Il y a là une tendance, à la fois normale et pathologique, au déplacement rythmique, à la dilatation, et même à la torsion de gauche à droite, pendant la systole ventriculaire, de tout l'appareil fibro-orificiel des ventricules.

L'élasticité du squelette interstitiel du cœur peut seule, à l'état physiologique, lutter contre cette cause réitérée de déformation organique.

Qu'une raison perturbatrice quelconque, fonctionnelle, comme par exemple la tachycardie chronique de la maladie de Basedow, et surtout organique, comme les lésions chroniques de la gangue fibro-vasculaire du cœur, vienne amoindrir l'élasticité du squelette, et l'on verra se produire la dilatation des orifices et des cavités.

Squelette conjonctivo-élastique du cœur. — Le tissu conjonctivo-vasculaire, si largement distribué dans l'intimité du muscle cardiaque, lui assure des qualités de résistance et d'élasticité particulièrement importantes.

Le muscle cardiaque est logé dans l'intervalle de deux enveloppes membraneuses, essentiellement élastiques, l'épicarde et l'endocarde. Ces deux sacs, emboîtés l'un dans l'autre, s'envoient réciproquement, à travers le muscle, une série innombrable de travées et de trabécules conjonctivo-élastiques, tutrices naturelles des vaisseaux et des nerfs destinés à l'ensemble de l'appareil cardiaque. Ce squelette fibro-élastique, vaste éponge lymphatique à travers laquelle circulent largement les déchets de la vie musculaire, est, autant que le muscle, l'agent conservateur des formes de l'organe.

Les propriétés physiques du tissu conjonctivo-élastique, tissu interstitiel du cœur, méritent donc considération.

La *cohésion*, qui résulte de deux actions, cohésion moléculaire et cohésion élémentaire, consolide la résistance des parois du cœur. La direction générale des fibres conjonctivo-élastiques se fait suivant l'axe des ventricules, parallèlement aux vaisseaux et aux nerfs. Pour les oreillettes, au contraire, la systématisation n'est plus méthodique ; les faisceaux musculaires, ainsi que les faisceaux conjonctifs, logés entre les deux séreuses, se condensent autour des gros orifices vasculaires. L'oreillette n'est, en vérité, qu'un vaste sinus veineux appendu au ventricule.

La *résistance* du tissu conjonctivo-élastique, c'est-à-dire la façon dont lutte ce tissu contre les forces qui tendent à détruire sa cohésion, est importante à connaître pour nous, puisque la grande résistance du cœur lui est garantie en partie par ses muscles, en partie par son tissu interstitiel, et surtout par ses enveloppes séreuses.

Le mode de résistance du squelette du cœur est quadruple : résistance à la traction, à la pression, à la flexion, à la torsion. Chacun de ces modes de résistance vaut la peine d'être spécifié.

La *résistance à la traction* c'est, pour le myocarde, sa résistance à la distension. Les deux sacs séreux du cœur sont remarquablement adaptés à ce but. L'épicarde présente même une disposition anatomique particulière : pendant la systole, on peut voir que le cœur des animaux en expérience est exactement enserré dans sa membrane épicardique, sans qu'elle forme la moindre plicature apparente. Il faut en conclure que la capacité normale de l'épicarde est celle d'un cœur en systole. Par conséquent, pendant la diastole, l'élasticité de l'épicarde, ainsi d'ailleurs que celle de l'endocarde, est forcée : disposition anatomo-physiologique qui consolide d'autant la musculature cardiaque et ajoute à l'énergie de ses contractions.

La couche cellulo-adipeuse sous-épicardique, constante, même sur les cœurs les plus émaciés, au moins autour des paquets vasculo-nerveux, contribue pour sa part à la résistance élastique de l'épicarde, tout en protégeant la circulation et l'innervation de l'organe.

La *résistance à la pression* est, au contraire, très minime pour le myocarde, que l'on considère son tissu musculaire aussi bien que son squelette. Le cœur, organe cavitaire, est facilement compressible ; un épanchement de liquide ou de gaz dans le péricarde, même moyennement considérable (François-Franck), pour peu qu'il se produise rapidement, risque de l'arrêter et de le tuer en systole (hémo-péricarde, pneumo-péricarde). Les compressions latérales sont heureusement moins redoutables, malgré leurs dangers, grâce à la facilité avec laquelle le cœur peut se déplacer autour de son axe fictif, représenté par la ligne d'insertion des deux veines caves sur l'oreillette droite (C. Paul).

La *résistance à la flexion* et la *résistance à la torsion* sont, physiologiquement, sollicitées à chaque révolution cardiaque. Au moment de la contraction des ventricules, ces derniers, changeant de forme, subissent un double mouvement de translation, qui redresse la pointe du cœur et tourne en avant et en haut le ventricule gauche.

Dans le redressement de la pointe du cœur, la masse des tissus ventriculaires est partiellement vaincue par une force qui tend à détruire sa résistance à la flexion. Dans le mouvement de rotation autour de leur axe (qui se fait de gauche à droite et relève le bord gauche du cœur), ces mêmes tissus cèdent à une force qui lutte contre leur résistance à la torsion.

Comme cette dernière force est manifestement exercée par les faisceaux des fibres communes, on doit reconnaître, là encore, l'existence d'un véritable antagonisme entre le muscle cardiaque et sa charpente fibro-élastique :

conflit que, seule, terminera la mort, mais qui assure au myocarde vivant, tant que les parties restent normales, sa souplesse et son énergie. Grâce à cette prison élastique qui l'enferme, le cœur trouve, dans l'intervalle de ses contractions rythmiques, un repos complet et réparateur.

Poids et dimensions du cœur. — Chez l'homme adulte, le poids du cœur est, en moyenne, de 270 grammes. Chez la femme, il est un peu moindre et ne dépasse guère 250 à 260 grammes ; les dimensions sont toutes inférieures à celles de l'homme.

		HOMME		FEMME	
Poids		270	gr.	250	gr.
Longueur		96	millim.	90	millim.
Largeur		105	—	98	—
Circonférence		250	—	240 à 245	—
Circonférence des orifices	Tricuspide	120	—	120	—
	Mitral	102	—	90	—
	Artère pulmonaire	72	—	68	—
	Aorte	70	—	65	—

L'épaisseur des parois du cœur doit entrer également en ligne de compte ; on accepte, en général, les chiffres moyens suivants :

Epaisseur des parois	Ventricule gauche	12 à 15	millimètres.
	Ventricule droit	5 à 6	—
	Oreillette gauche	2 à 3	—
	Oreillette droite	2 à 3	—
	Paroi inter-ventriculaire	12 à 15	—

Enfin, le *volume* total du cœur n'est obtenu que d'une manière approximative, en multipliant un cercle, pris et calculé le long du sillon auriculo-ventriculaire, par la longueur. On admet, théoriquement, les chiffres moyens suivants (Beneke) :

	ADULTE	VIEILLARD
Homme	254 cent. cubes	277 cent. cubes.
Femme	220 —	229 —

Tous les chiffres que nous venons de rapporter représentent une moyenne et ne sont, par suite, que très approximatifs.

Pressions physiologiques. — Les conditions physiologiques imposées à tous les organes contenus dans la cavité thoracique font que le cœur entier subit, sans cesse, une double pression, l'une positive, l'autre négative, agissant cependant pour un but unique : la dilatation permanente de l'organe.

La *pression positive* s'exerce par l'intermédiaire du sang sur la paroi interne du cœur et des vaisseaux intra-thoraciques; elle est égale à la pression atmosphérique, 760 millimètres.

La *pression négative* exercée sur le cœur et ses enveloppes par l'élasticité des poumons vient s'associer à la pression intra-cardiaque. Cette sorte d'aspiration centrifuge des parois cardiaques varie, d'après les physiologistes, de 6 à 40 millimètres de mercure, ce dernier chiffre ne pouvant être atteint que dans les inspirations très profondes.

Ainsi, les cavités du cœur sont, à l'état normal, maintenues dans une distension calculée par une pression oscillant entre 766 et 800 millimètres de mercure.

Il faut reconnaître que certaines conditions adjuvantes viennent, normalement, faire obstacle à cette cause de dilatation permanente. C'est d'abord l'élasticité des parois cardiaques, élasticité purement mécanique opposée par le cœur aux pressions diastoliques. Cette contexture de l'organe soulage d'autant le muscle proprement dit, si mince d'ailleurs au niveau des oreillettes et des auricules; elle ménage ses forces en vue du travail systolique. La pression de l'air intra-pulmonaire soutient encore les parois du cœur; variable, suivant l'étendue des mouvements respiratoires, elle demeure presque toujours inférieure à la pression intra-cardiaque.

Dans les inspirations calmes, la pression intra-pulmonaire atteint 759 millimètres; elle descend jusqu'à 709 et 703 dans les inspirations profondes, tandis qu'elle monte jusqu'à 762 dans l'expiration moyenne. Il n'y a que l'expiration forcée qui parvienne à donner une pression intra-pulmonaire de 800 à 847 millimètres, égale ou même supérieure à la pression intra-cardiaque. L'expiration est alors capable de déterminer une véritable compression du cœur, voire même son arrêt syncopal.

Travail mécanique du cœur. — Enfin, le travail mécanique du cœur doit entrer en ligne de compte. On a fait remarquer, à juste titre, que le cœur est le seul muscle qui n'ait, la vie durant, droit à aucun repos prolongé et qui soit, par conséquent, voué à une foule de causes de surmenage inconnues des autres masses musculaires. Au point de vue mécanique, le travail du myocarde est considérable.

On peut l'évaluer, approximativement, à l'aide des données suivantes. La capacité moyenne de chaque ventricule est d'environ 180 grammes de sang; le ventricule droit contient un peu plus de sang. A chaque systole, le cœur gauche et le droit lancent ces 180 grammes dans leur artère efférente.

La *pression du sang* diffère dans l'aorte et dans l'artère pulmonaire; elle est évaluée pour l'aorte à 20 centimètres de mercure, et à 6 ou 7 centimètres pour l'artère pulmonaire (le tiers environ de celle de l'aorte). En utilisant ces chiffres, on calcule que l'effet utile du ventricule gauche est de 0,45 kilogrammètre par systole, ce qui donne 0,54 kilogrammètre par seconde et 46.656 kilogrammètres par vingt-quatre heures. Le tiers de cette somme, c'est-à-dire 15.552 kilogrammètres, représentera l'effet utile du ventricule droit pour les mêmes vingt-quatre heures. La somme de ces deux chiffres, 62.208 kilogrammètres, donne le travail total du cœur pour un jour.

Ce chiffre équivaut au cinquième environ du travail mécanique total de l'organisme par jour, 300.000 kilogrammètres pour huit heures de travail musculaire effectif donné par un manouvrier.

La tâche de l'organe est donc énorme. On comprend la fréquence des accidents imputables à la seule fatigue, consécutive aux efforts physiologiques prolongés du cœur (cœur forcé). Certaines conditions un peu particulières, telles que la croissance rapide, la grossesse, la fatigue musculaire, les perturbations du système nerveux, peuvent suffire pour créer, de toutes pièces, les conditions pathogéniques de la dilatation progressive, nécessairement passive, des cavités cardiaques.

AUTOPSIE D'UN CŒUR

EXAMEN DU CŒUR

Pour constater l'état d'un cœur, il faut, remarque banale mais importante, tout d'abord savoir le regarder.

1° Ouvrir le péricarde par une incision cruciale faite sur la face antérieure; on met ainsi à nu, en quatre coups de ciseaux, la cavité péricardique. Examiner alors l'état du sac péricardique dans toute son étendue et, pour cela, soulever le cœur par ses bords et regarder en dessous de lui. S'il y a lieu, recueillir, à l'aide d'une pipette stérilisée, le sang de l'une ou des deux cavités cardiaques.

2° Mesurer les dimensions du cœur. *a*) *Prendre sa circonférence à la base*, le long du sillon auriculo-ventriculaire, en passant le fil au-dessous de la saillie des auricules. Parfois, dans les grandes dilatations du cœur, on a avantage à mesurer la circonférence des ventricules au point le plus large, d'ordinaire vers la partie moyenne des masses ventriculaires. *b*) *Noter sa longueur*. La longueur du cœur est l'une des données les plus discutables : tantôt l'on mesure, sur la face antérieure de l'organe, la hauteur du sillon inter-ventriculaire; tantôt on prend au niveau de la face postérieure la hauteur de l'organe, depuis l'insertion de la veine cave supérieure jusqu'à la pointe du cœur; tantôt enfin on se contente de mesurer le bord droit de l'organe, depuis l'embouchure de la veine cave inférieure jusqu'à la pointe. Quelle que soit la mesure qu'on a choisie, il est important de la prendre avant l'extraction du cœur et avant toute ouverture des cavités.

3° Procéder à l'extraction. Pour cela : il suffit d'ordinaire, après avoir pris la masse du cœur dans la main gauche, de couper, aux ciseaux : *a*) aussi loin que possible des parois des oreillettes, les veines pulmonaires et les deux veines caves (l'inférieure fait corps avec l'oreillette); *b*) aussi près que possible de leur origine, l'artère pulmonaire et l'aorte (glisser l'index gauche sous l'aorte et soulever ainsi le paquet vasculaire). Conserver cependant au moins un centimètre et demi des deux troncs artériels, afin de pouvoir constater l'état fonctionnel de leurs valvules sigmoïdes (fig. 1).

4° Avant toute nouvelle incision, examiner *de visu* l'état des orifices du cœur, et pratiquer le toucher des orifices. Pour cela, les regarder d'abord de haut, par la base. D'ordinaire, la base des oreillettes est béante, en partie délabrée par les coups de ciseaux; sinon, il faut fendre chaque oreillette par le haut en réunissant, à droite, les orifices des veines caves et, à gauche, les quatre orifices des veines pulmonaires; prolonger au besoin les incisions le long des deux bords du cœur.

Déterger les cavités cardiaques; enlever avec soin et regarder, avant de les jeter, les caillots contenus dans chaque oreillette. L'œil et le doigt démontrent l'intégrité ou au contraire l'état pathologique des quatre orifices valvulaires du cœur. Les déformations, végétations, indurations, sténoses, ruptures, etc., apparaissent aussitôt et permettent de noter le jeu des orifices.

5° Éprouver le jeu des valvules. Pour l'aorte et l'artère pulmonaire, le doigt, en accolant les sigmoïdes pendant que l'autre main maintient le cœur suspendu par l'artère, fournit tous les renseignements les plus précis. Il est cependant de règle classique de faire subir aux valvules sigmoïdes l'*épreuve de l'eau*.

En ce cas, on ne doit jamais couper transversalement la pointe du cœur, manœuvre inutile et qui déforme l'organe. Il convient de sectionner le bord droit du cœur par une incision verticale parallèle à ce bord et entamant (ou respectant, au besoin) l'orifice tricuspide et le bord droit de l'oreillette, selon une ligne DD (fig. 1); c'est la ligne d'incision normale du cœur droit, dans la coupe méthodique du cœur préconisée, à juste titre, par mon maître le professeur Cornil, et que nous allons exposer dans un moment.

Pour l'aorte, afin d'assurer le libre écoulement de l'eau versée, de haut, sur l'orifice aortique, pratiquer de même une incision parallèle au bord gauche du cœur. Cette incision (qu'il peut être préférable de compléter avec les ciseaux, comme les trois autres) part exactement de la pointe du ventricule gauche, pour passer par l'orifice mitral, entre les deux piliers, par l'angle gauche de cet orifice (ligne GG, fig. 1), et ouvre ainsi verticalement l'extrême limite gauche de l'oreillette gauche.

Il est dès lors facile de verser le liquide dans l'aorte et dans la pulmonaire (celle-ci n'est, pour ainsi dire, jamais insuffisante). Se rappeler que l'eau ne séjourne pas dans l'aorte, mais s'écoule par les coronaires, ouvertes plus ou moins loin de leur point d'origine. On voit les valvules sigmoïdes bien accolées et l'on peut affirmer leur suffisante fermeture. L'épreuve de l'eau est inutile pour la constatation du jeu des valves de la mitrale et de la tricuspide.

OUVERTURE DU CŒUR

Il s'agit à présent d'ouvrir les quatre orifices du cœur sans déformer l'organe et en conservant, autant que possible, l'intégrité des quatre orifices valvulaires.

L'examen des figures ci-jointes donnera, je l'espère, au lecteur une idée précise de la méthode d'ouverture du cœur recommandée par le professeur Cornil. C'est celle que nous pratiquons tous au Laboratoire d'anatomie pathologique. Elle est simple, très facile, et, modifiable pour les besoins d'un cas donné, permet de respecter tout orifice malade qu'on désire ne point entamer.

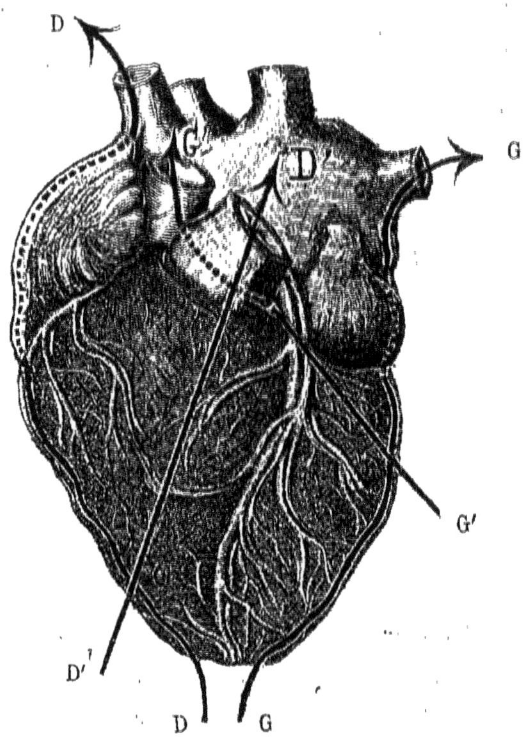

Fig. 1. — Lignes d'incision.

Figure schématique destinée à montrer la direction des quatre incisions du cœur.

DD, coupe de l'orifice tricuspide. — D'D', coupe de l'orifice de l'artère pulmonaire. — GG, coupe de l'orifice mitral. — G'G', coupe de l'orifice aortique.

Voici le principe : chaque cœur, le droit comme le gauche, doit d'abord être ouvert suivant son bord correspondant.

Cœur droit. — On fait une première incision, par exemple, le long du bord droit du cœur, selon la ligne DD ; c'est-à-dire que le couteau à autopsie ou les ciseaux pénètrent sur ce bord, verticalement, guidés par l'index de la main gauche maintenu fixe à travers l'orifice tricuspide. L'incision doit descendre jusqu'au bas de la cavité ventriculaire et ne point entamer la cloison interventriculaire ; elle doit remonter sur le bord droit de l'oreillette, verticalement, ouvrant ainsi largement la cavité du cœur droit (VD, fig. 3).

Il s'agit ensuite d'ouvrir l'orifice de l'artère pulmonaire, sans altérer les sigmoïdes : l'instrument s'engage entre le pilier antérieur de la valvule tricuspide et la paroi antérieure de l'infundibulum, suivant une ligne D'D parallèle à l'axe de l'infundibulum. En surveillant la lame, il est facile d'inciser l'artère pulmonaire très exactement entre ses valvules sigmoïdes droite et gauche (fig. 2). On découpe de la sorte, sur la face antérieure du ventricule droit, un lambeau triangulaire à sommet inférieur, qui permet l'examen parfait des cavités et des orifices du cœur droit, et ne déforme aucunement les parties. On peut, en même temps, apprécier l'épaisseur des parois du ventricule et de l'oreillette et étudier le myocarde du cœur droit dans ses points importants (piliers, paroi ventriculaire, infundibulum) (I et P, fig. 3).

Cœur gauche. — L'incision de l'orifice mitral se fait de la même façon que celle de l'orifice tricuspide. L'index, introduit dans le ventricule, sert de

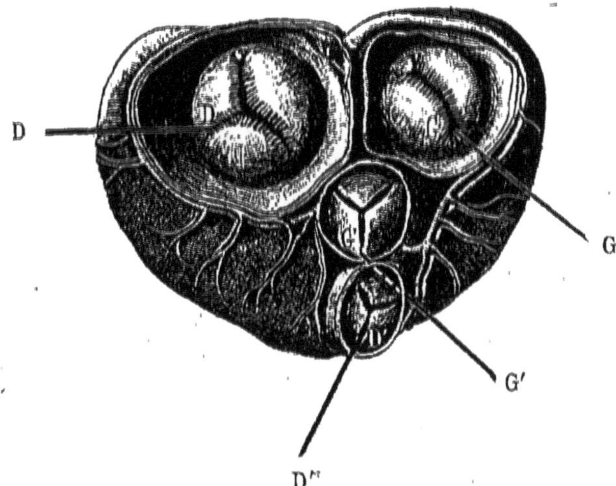

FIG. 2. — LES QUATRE ORIFICES DE LA BASE DU CŒUR, APRÈS EXCISION DES OREILLETTES.

DD, coupe de l'orifice tricuspide. — D'D', coupe de l'orifice de l'artère pulmonaire. — GG, coupe de l'orifice mitral. — G'G', coupe de l'orifice aortique.

conducteur au couteau qui tranche verticalement le cœur gauche dans toute sa longueur (de l'oreillette jusqu'à la pointe du ventricule), suivant une ligne parallèle à ce qu'on est convenu d'appeler le bord gauche du cœur, c'est-à-dire la partie saillante la plus extrême à gauche du ventricule.

L'examen attentif des parties permet de faire passer l'incision (ligne GG, fig. 1 et 2) suivant l'angle gauche de l'orifice, et, par conséquent, de respecter l'état des valves de la mitrale. Il faut avoir soin, autant que possible, de conserver les deux piliers valvulaires; le postérieur doit rester en arrière et l'antérieur faire partie du lambeau antérieur que l'on va compléter au moyen de la seconde incision (fig. 1).

Cette seconde section passe, suivant une ligne GG', entre le pilier antérieur et la paroi antérieure du ventricule gauche. On a soin, pratique souvent délicate, de respecter l'intégrité des sigmoïdes aortiques. Pour y arriver, il faut récliner à main gauche le tronc de l'artère pulmonaire en le décollant, à coups de ciseaux, de la face antérieure de l'aorte. Il suffit alors, guidé par le doigt, d'incliner quelque peu obliquement à gauche les lames des ciseaux (ou le tranchant du couteau). L'incision passe ainsi entre la sigmoïde droite, qu'elle laisse à gauche, et la sigmoïde gauche qui se trouve former la lèvre droite de l'ouverture. Il est facile de se guider sur l'origine apparente des artères coronaires, la gauche surplombant précisément la valve

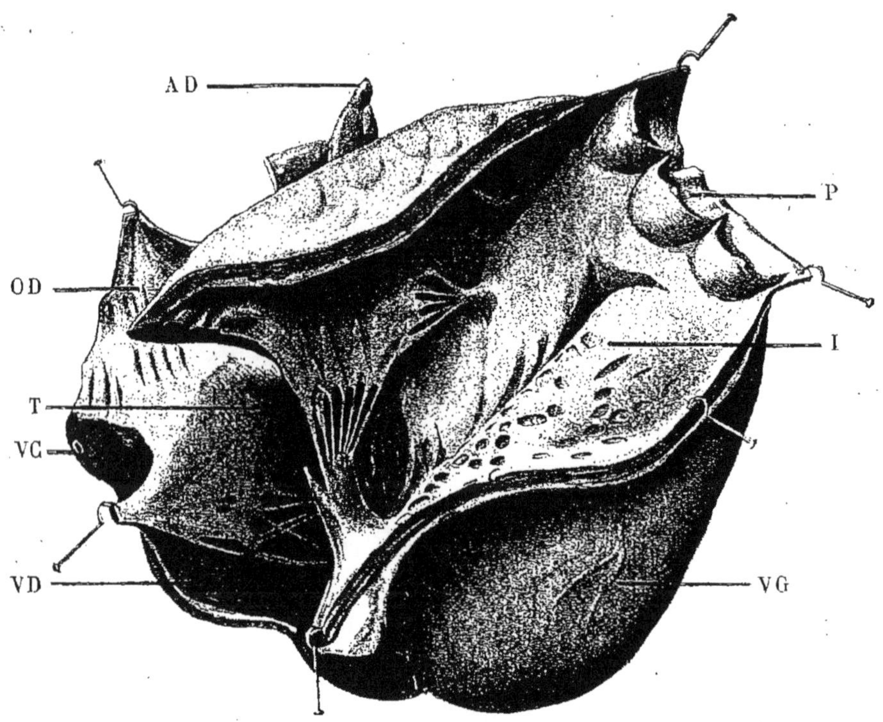

FIG. 3. — CŒUR DROIT OUVERT.

T, valvule tricuspide. — P, artère pulmonaire. — I, infundibulum de l'artère pulmonaire. — VG, ventricule gauche (face antérieure et pointe du cœur). — OD, oreillette. — AD, auricule droite. — VD, ventricule droit. — VC, veine coronaire coupée au niveau du sillon auriculo-ventriculaire droit.

qu'il s'agit de ménager et de laisser à droite de l'incision (CG, fig. 4). Par cette manœuvre, on a taillé sur la face antérieure du cœur gauche un lambeau triangulaire, analogue au lambeau du cœur droit, plus petit, mais ménageant aussi la forme des parties.

Examiner alors avec soin les cavités des deux auricules, y rechercher toute trace de caillots, constater également l'état de l'endocarde pariétal des quatre cavités du cœur.

Telle est la méthode. Il va sans dire qu'en cas de besoin, si l'on veut, par exemple, ménager l'orifice mitral ou l'orifice aortique, il est toujours possible de tracer les incisions, sauf à les arrêter au niveau de l'orifice en question. C'est une technique que, pour ma part, j'ai l'habitude de suivre, convaincu qu'il vaut mieux montrer, mesurer, décrire et conserver toute lésion orificielle intacte qu'amputée...

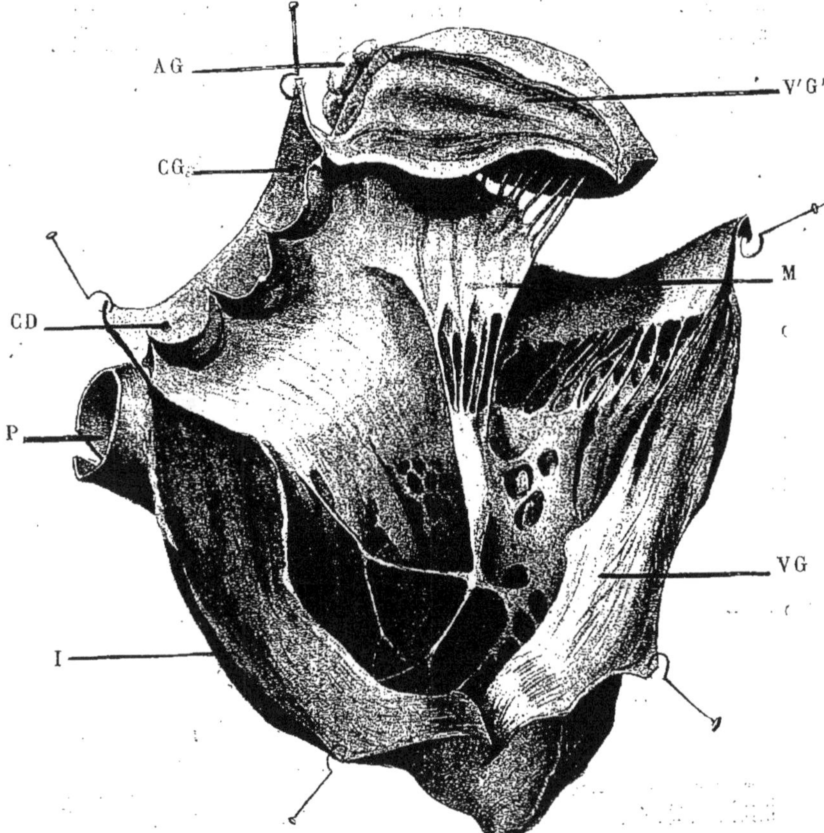

Fig. 4. — Cœur gauche ouvert.

M, valvule mitrale. — CD, artère coronaire droite. — CG, artère coronaire gauche. — P, artère pulmonaire. — AG, auricule gauche. — VG, ventricule gauche. — V'G', lambeau du ventricule gauche isolé par les deux lignes d'incision.

Mensuration des orifices et des parois. — Ces opérations terminées, il est loisible de mesurer les orifices ouverts : employer de préférence un fil et reporter sur un centimètre les longueurs circonférencielles obtenues. On pourrait, d'ailleurs, pratiquer les mensurations au fil sur les orifices encore intacts.

Pour mesurer l'*épaisseur des parois* du cœur, on ne saurait prêter trop grande attention, tant les causes d'erreur sont nombreuses; je ne parle pas des causes inévitables, qui tiennent à la capacité variable des cavités suivant les causes de la mort, mais des fautes commises pièces en main. Résumons les principes qui doivent servir de guide.

1° Ne mesurer les parois qu'en un point sectionné bien perpendiculairement à la surface, toute coupe oblique augmentant, dans des proportions inappréciables, l'épaisseur apparente du myocarde (VG, fig. 4).

2° Prendre la partie moyenne des ventricules et des oreillettes comme région de choix.

3° Ne point tenir compte, pour l'épaisseur, de la couche épicardique (souvent surchargée de graisse), et ne mesurer que la masse du myocarde, abstraction faite des saillies produites par les colonnes charnues, piliers, caillots, etc. Mesurer comparativement, pour le ventricule droit, l'épaisseur du bord droit et celle de l'infundibulum (VD et I, fig. 3).

Il est utile de prendre également l'épaisseur de la cloison interventriculaire : on pratique, sur la face antérieure du cœur, une incision tranversale qui passe par la partie moyenne de la cloison, respecte les orifices et les valvules, et permet d'apprécier l'état de cette portion du muscle, trop souvent négligée au moment des autopsies. Une bonne pratique consiste à multiplier les incisions transversales, non seulement dans l'épaisseur de la cloison, mais encore sur la face postérieure des ventricules respectée par les incisions méthodiques.

PESÉE DU CŒUR

La pesée du cœur termine l'examen de l'organe. Après avoir constaté soigneusement la couleur du myocarde droit et gauche, sa consistance (souvent différente d'un segment du cœur à l'autre), avoir noté l'état des deux artères coronaires, qu'il est facile d'ouvrir le long des cloisons sans délabrer l'origine de l'aorte, on pèse le cœur.

Pour cette pesée, il faut que le cœur soit bien vidé, à moins que des caillots anciens, adhérents, n'existent (végétations globuleuses, anévrysmes pariétaux), auquel cas, force est bien de passer outre.

CONSERVATION DES PIÈCES

La technique que nous venons de décrire permet une conservation parfaite de l'organe avec le minimum possible de déformations.

Pour bien conserver un cœur entier, le meilleur procédé, comme le plus simple, est de le plonger, une fois propre et bien ouvert, dans une grande quantité de liquide de Müller. En pratique, un bocal de 3 à 5 litres, muni d'une large embouchure, permettant l'introduction facile du cœur, suffit.

La seule précaution nécessaire est la suivante : avoir soin de renouveler, plusieurs jours de suite, la totalité du liquide de Müller (sans laver le cœur), jusqu'à ce que la solution de bichromate demeure bien transparente. Ainsi, toutes les fibres musculaires seront parfaitement conservées, grâce aux incisions multiples du myocarde. Les vaisseaux demeureront avec leur contenu normal ou pathologique, etc.

Plus tard, lorsque le durcissement des parois sera complet, le cœur passera, en totalité ou en parties, par les différents liquides appropriés : lavages à l'eau pour dégorger, alcool, sublimé, chloral, etc.

Les solutions de formol à 3 ou 4 pour 100 conservent remarquablement les tissus avec leur forme et quelques-unes de leurs couleurs.

EXAMEN MICROSCOPIQUE

L'examen microscopique du cœur est des plus faciles : il suffit de pratiquer les coupes bien perpendiculaires, ou bien parallèles à l'axe de l'organe. La mensuration micrométrique des cellules musculaires doit se faire de préférence sur les faisceaux transversalement coupés.

Les fragments, durcis, soit directement dans l'alcool fort ou dans le sublimé, soit secondairement après le passage par le Müller, doivent être soigneusement choisis. En pratique, il suffit d'avoir : 1° un petit fragment prélevé sur la partie moyenne du bord gauche du ventricule gauche (on enlève ainsi la base du pilier de la valvule mitrale, en même temps que la totalité de l'épaisseur de la paroi); 2° un fragment, de l'épaisseur de 1 cent. 1/2 environ, pris sur la partie moyenne du bord droit du ventricule droit; 3° un bloc cubique, de mêmes dimensions, découpé dans la partie moyenne de la cloison interventriculaire; 4° un mince fragment de l'oreillette droite, taillé au voisinage de l'auricule; 5° un même fragment de l'oreillette gauche, enlevé vers sa partie moyenne.

La coloration des coupes se fait au picro-carmin de Ranvier ou au picro-carmin lithiné de Orth, méthodes parfaites pour indiquer l'état de la fibre musculaire, du tissu conjonctivo-élastique et des vaisseaux; les coupes seront montées dans la glycérine ou dans l'acétate de potasse.

Une seconde série de coupes doit passer par l'hématoxyline et l'éosine qui donne l'état des noyaux élémentaires et des vaisseaux du cœur.

Enfin, il ne faut jamais oublier de traiter les coupes, comme les dissociations fraîches du myocarde, par les vapeurs d'acide osmique, seul procédé sûr pour la recherche des altérations graisseuses des cellules musculaires.

DILATATIONS DU CŒUR

La dilatation du cœur se définit d'elle-même. Elle existe dès que la capacité de l'une quelconque des quatre cavités devient exagérée, et que ce phénomène est appréciable par un des moyens dont dispose l'anatomie pathologique.

La dilatation est dite totale lorsque les deux cœurs ont subi une ampliation générale de leurs parois.

Un cœur peut être dilaté partiellement et l'ectasie frapper une ou plusieurs des chambres cardiaques : ce sont les dilatations partielles.

La dilatation peut n'occuper qu'un des deux cœurs et l'atteindre dans son entier; en ce cas, il s'agit presque toujours du cœur droit, dilaté secondairement à une affection chronique, parfois même aiguë, de l'appareil respiratoire : pneumonie aiguë, emphysème, phtisie fibreuse, etc. Les dilatations du cœur gauche retentissent très vite sur le cœur droit et le distendent secondairement.

La dilatation peut affecter trois sur quatre des cavités cardiaques: le rétrécissement mitral est alors seul en cause. L'obstacle, siégeant au niveau de l'orifice auriculo-ventriculaire gauche, force d'abord l'oreillette gauche, puis, peu à peu, par la stase persistante du sang dans les poumons, agit à distance sur le ventricule et enfin sur l'oreillette droits. La règle est, qu'en même temps, une atrophie, plus ou moins manifestement circonscrite aux fibres propres du ventricule gauche, se produit en raison de l'insuffisance fonctionnelle de ce segment du myocarde.

Il existe une variété d'ectasie partielle des cavités cardiaques qui ne doit pas entrer dans la description des dilatations cardiaques : ce sont les dilatations pariétales des ventricules, plus justement dénommées anévrysmes partiels du cœur, dont nous parlerons plus loin.

Les dilatations totales du cœur, l'anévrysme actif et l'anévrysme passif de nos pères, sont, sans contredit, les plus importantes des formes de la maladie. Elles peuvent donner lieu aux déformations les plus considérables, et la clinique parvient à en reconnaître sur le vivant certaines variétés (cœur rénal, stéatose cardiaque, etc.).

MODIFICATIONS DU CŒUR DILATÉ

Toute dilatation du cœur, aiguë ou chronique, partielle ou totale, s'accompagne de modifications dans la situation, la forme, la direction, le volume, le poids et la structure de l'organe.

Situation du cœur. — La position occupée dans la cavité thoracique par un cœur dilaté est modifiée.

a) La face interne du poumon correspondant à l'un ou à l'autre cœur se trouve repoussée excentriquement, en dehors du médiastin, par la saillie anormale du cœur;

b) La languette antérieure du poumon recule, s'éloigne du sternum, à moins d'adhérences pleurales préexistantes;

c) La trachée et les bronches peuvent être déplacées ou tout au moins gênées dans leurs mouvements, quand l'oreillette s'étale, gorgée de sang, au haut du médiastin;

d) Le diaphragme lui-même, ou au moins son centre aponévrotique, écrasé par le poids considérable du cœur (doublé, parfois, ou même triplé de volume) cède sous la poussée persistante de la poche sanguine.

Dans les cas extrêmes, les cavités ventriculaires, coiffées du diaphragme devenu concave supérieurement, font saillie en avant et le cœur bat au creux épigastrique.

La pression centrifuge exercée par le cœur sur les organes environnants le met en contact plus intime avec la paroi antérieure du thorax et explique certaines erreurs de diagnostic, commises dans les cas exceptionnels où la matité précordiale débordait de plusieurs centimètres la ligne des insertions chondro-costales : on cite les ponctions du cœur dilaté pris, à droite, pour une pleurésie cloisonnée antérieure, les diagnostics de cancer du poumon, d'anévrysme de l'aorte, etc.

Forme du cœur. — Il serait donc inexact d'avancer que toute ectasie cardiaque implique une déformation proportionnée de l'organe. Sans doute, lorsqu'une des cavités se dilate, mieux encore quand l'un des deux cœurs s'amplifie d'une manière pathologique, la conformation extérieure est perturbée, et l'ectasie des cavités droites absorbe, à proprement parler, les saillies du cœur gauche. De même pour les dilatations du ventricule gauche, surtout quand elles s'accompagnent d'hypertrophie notable, comme dans l'insuffisance aortique : le cœur gauche empiète alors tellement sur le ventricule droit, en refoulant la cloison inter-ventriculaire, qu'il peut en réduire la cavité à une fente presque linéaire.

Il est des cas, cependant, où la dilatation progressive et, selon toute probabilité, simultanée des deux cœurs, évoluant en même temps que leur hypertrophie, conserve à l'organe sa forme générale cylindro-conique. Ces dilatations hypertrophiques et totales du cœur ne sont point rares au cours de certaines variétés d'une maladie générale chronique, décrite, suivant leurs idées théoriques, par les différents auteurs sous les noms d'artério-sclérose, de néphrite interstitielle, de fibrose artério-capillaire, de diathèse fibreuse, etc. Nous les étudierons à propos des hypertrophies du cœur et des artérites chroniques.

D'ordinaire, la dilatation occasionne une déformation du cœur. L'organe perd, à gauche, son aspect conique, comme il quitte, à droite, sa forme angulaire.

La dilatation totale, atrophique et régulière, des quatre cavités produit le gros cœur globuleux, sphéroïde, dit *en besace*, lésion assez commune chez les alcooliques, les polysarciques et les goutteux. Les cyphotiques dilatent aussi leurs deux cœurs, mais en les hypertrophiant. Le cœur en besace est une poche plus ou moins ronde, qui, vidée de l'énorme quantité de sang qu'elle renferme, s'aplatit sur la table d'amphithéâtre parallèlement à ses deux faces. Les bords de la poche dessinent parfois un cercle presque complet, régulier même à l'occasion. Le sommet du cœur s'invagine pour ainsi dire dans les cavités, quand l'organe repose sur ses oreillettes, elles-mêmes dilatées.

Les déformations partielles diffèrent, suivant la cause de la dilatation unilatérale du cœur. Règle générale, un ventricule qui se dilate s'arrondit et s'élargit plus qu'il ne s'allonge ; autrement dit, les parties latérales cèdent d'une façon plus rapide que le sommet. Bref, les fibres propres de chaque ventricule sont les agents passifs de la dilatation. Toutefois, le ventricule droit affecte un mode de distension, le gauche a le sien, et chaque lésion orificielle règle son ectasie ventriculaire correspondante.

L'insuffisance aortique, par exemple, distend le ventricule gauche en même temps qu'elle l'allonge démesurément. La clinique constate qu'elle abaisse la pointe du cœur sans trop l'éloigner de la ligne médiane du sternum (dilatation ovoïde du ventricule gauche, de Cruveilhier).

L'insuffisance mitrale fait bomber à gauche, vers l'aisselle, le bord gauche et la pointe du cœur, qui s'arrondit en s'étalant dans la masse ventriculaire (anévrysme hypertrophique sphéroïdal du ventricule, Cruveilhier).

L'insuffisance tricuspide et, en général, toutes les dilatations du cœur droit, repoussent transversalement, à droite du sternum, la masse auriculo-ventriculaire droite, dont la matité s'éloigne de plus en plus de la ligne médiane du corps. Parfois, l'infundibulum, très dilaté en même temps qu'hypertrophié, se détache en saillie sur le reste de la cavité ventriculaire (rétrécissement de l'artère pulmonaire).

Dans le cours de la dilatation générale, on peut voir certaines parties subir des déformations prédominantes. La paroi postérieure des oreillettes, ainsi que les points d'abouchement des veines caves, ne peuvent guère s'amplifier. La cloison inter-ventriculaire s'allonge, s'atrophie, mais ne modifie guère sa position. Tout au contraire, la cloison inter-auriculaire, éminemment membraneuse, peut céder peu à peu à l'élargissement général des oreillettes et rendre de nouveau perméable l'orifice du trou de Botal, souvent fermé par simple accolement de ses deux replis membraneux.

Les orifices auriculo-ventriculaires, surtout le tricuspide avec ses valves, si mal soutenues par leurs piliers musculaires, se déforment plus vite encore, créant ainsi des insuffisances orificielles sans lésions valvulaires (insuffisance par dilatation). Le relâchement du squelette fibro-élastique de la base du cœur paraît jouer, dans ces cas, le rôle prédominant.

Direction du cœur. — Dans la dilatation, la direction du cœur est toujours bouleversée, en conséquence des déformations que nous venons d'esquisser.

La direction normale du courant sanguin n'est pas la même dans le cœur droit et dans le gauche. Chacun des deux organes exprime ce caractère anatomo-physiologique par une attitude spéciale.

Le cœur droit, couché sur le centre phrénique, est fixé dans le médiastin grâce à l'embouchure de la veine cave inférieure, le seul point immuable du cœur, comme l'a bien montré C. Paul. Le sang afflue dans l'oreillette droite par deux courants veineux perpendiculaires l'un à l'autre. Le flot s'écoule à peu près horizontalement dans le ventricule. Ce dernier, en se contractant, refoule en haut et à gauche, suivant une ligne presque perpendiculaire à l'ondée d'apport, le sang veineux dans l'artère pulmonaire.

A gauche, la direction générale de l'organe est tout autre : l'oreillette domine le ventricule et lui jette verticalement la colonne liquide. La poche ventriculaire, cône renversé dont le sommet est à la pointe du cœur, se contracte et refoule en haut, en avant et à droite, la masse du sang, selon une ligne presque parallèle à l'ondée d'apport.

Le jeu spiroïde des fibres unitives assure l'évacuation complète des deux ventricules. Tel est l'état normal.

Dilaté, le ventricule droit, se couchant de plus en plus à droite, dévie de ce côté l'ondée d'apport et rend d'autant plus difficile l'accès de la colonne sanguine dans l'infundibulum, puis dans l'artère pulmonaire. Donc, à mesure qu'il se dilate, le cœur droit s'étale sur le diaphragme et, tout en se boursouflant, se renverse en avant.

Sa position de plus en plus vicieuse allonge et déforme la colonne sanguine, l'éloigne de son orifice de sortie et, par là même, condamne le muscle déjà surmené à des efforts de plus en plus grands.

Le cœur gauche subit des changements de direction plus particuliers. Son obliquité naturelle en bas, à gauche et en avant, se prolonge progressivement vers la gauche ; la pointe du cœur gagne peu à peu la ligne axillaire. Le cœur gauche tend à se coucher sur le diaphragme et, comme la direction générale de l'aorte ne change pas d'une manière notable, l'axe du cœur s'éloigne de plus en plus de la verticale. Il résulte de ce qui précède que, l'ondée d'apport (de l'oreillette dans le ventricule) restant toujours à peu près la même, la colonne sanguine destinée à l'aorte subit une obliquité et une divergence d'autant plus marquées.

En somme, les axes des ventricules divergent par en bas et tendent à gagner, à droite comme à gauche, l'horizontalité. Le cœur gauche incline à prendre la disposition mécanique d'un cœur droit et, par suite, les efforts musculaires du cœur se décomposent et s'affaiblissent à mesure que s'accuse l'inclinaison des deux ventricules.

La gêne fonctionnelle dans le débit du ventricule s'accroît encore par ce fait que l'ondée auriculaire y entre plus verticalement, car la constriction normale de l'orifice auriculo-ventriculaire fléchit sous le relâchement de son anneau fibreux. La systole ventriculaire va lutter dorénavant contre la masse sanguine de l'oreillette dont la poussée n'est plus annihilée par l'occlusion des valvules tricuspide et mitrale.

Les orifices aortique et pulmonaire, bien qu'élargis, demeurent presque toujours suffisants, ce dernier surtout, par suite de l'ectasie compensatrice, assez commune, de leurs valvules sigmoïdes.

Volume du cœur. — Le volume d'un cœur dilaté est toujours supérieur à la normale. L'appréciation du volume du cœur ne laisse pas d'être fort incertaine, même lorsqu'il s'agit d'un organe sain; à plus forte raison, en est-il ainsi quand la forme et les dimensions sont modifiées d'une manière pathologique.

On connaît le volume approximatif d'un cœur normal. Rappelons les chiffres :

	HOMME	FEMME
Adulte. . . .	254 centimètres cubes.	220 centimètres cubes.
Vieillard. . .	277 —	229 —

Sain, le cœur a été comparé dans son ensemble à un cône dont le sommet correspond à la pointe du ventricule gauche, et la base à la saillie irrégulière des deux oreillettes. Pour d'autres, il représente une pyramide triangulaire dont la face gauche serait formée par la convexité arrondie du bord du ventricule gauche.

En vérité, la forme du cœur est d'une telle irrégularité, qu'elle défie toute comparaison et ne se prête guère à une évaluation volumétrique précise.

Pour cuber exactement le cœur, il faudrait recourir à un procédé d'immersion, ou bien le décomposer en ses quatre parties distinctes, ayant chacune sa forme déterminée : on cuberait, à tour de rôle, la pyramide triangulaire que dessine le ventricule droit, le cône assez régulier représenté par le ventricule gauche, et enfin les cubes rectangulaires esquissés par les deux oreillettes, abstraction faite des auricules. On voit les difficultés que présenterait une pareille méthode : rien que pour l'évaluation du volume d'un cœur plein par la méthode du déplacement de l'eau, dans un vase gradué, on se heurte à de grandes difficultés.

En pratique, il suffit de fournir les dimensions habituelles de longueur, de largeur (au point transversalement le plus large des ventricules), de circonférence (au niveau des sillons auriculo-ventriculaires), d'épaisseur antéropostérieure (au niveau de la base de la cloison inter-ventriculaire), pour obtenir une notion approximative, très suffisante, de l'augmentation de volume du cœur atteint de dilatation totale.

Les dilatations partielles s'apprécient encore moins nettement; et l'on a encore recours, faute de mieux, à ces comparaisons vulgaires, si fort en honneur auprès des générations médicales du commencement du siècle.

Il faut donc, conservant les errements anciens, dire qu'en cas d'énorme dilatation, l'organe acquiert la forme et les dimensions d'une masse à peu près sphérique, de la grosseur d'une tête d'adulte, etc. (cœur globuleux des auteurs). On en a vu de plus monstrueux encore, mais ces faits exceptionnels ne méritent pas une description.

Un cœur doublé de volume, c'est-à-dire qui mesurerait 400 à 420 millimètres de circonférence, 180 à 200 millimètres de largeur et 120 à 150 millimètres de longueur, pourrait être considéré comme atteint d'une dilatation générale excessive. Il suffit de rappeler qu'un cœur dilaté peut être trois à quatre fois plus gros que normalement (Cruveilhier). La dilatation est alors *atrophique*, car elle s'accompagne d'amincissement des parois musculaires, et le cœur peut remplir au moins la moitié de la cavité thoracique.

Capacité et poids du cœur. — La capacité du cœur augmente proportionnellement à sa dilatation. Elle peut devenir extraordinaire, le cœur droit conservant sur le gauche, dans ses dilatations, l'avance qu'il possédait déjà à l'état physiologique.

Le poids de l'organe varie d'après l'une ou l'autre des deux grandes causes de dilatation cardiaque : l'ectasie accompagne nécessairement une modification dans la structure du myocarde. Aussi, toute dilatation du cœur comporte l'atrophie ou l'hypertrophie concomitante de ses parois.

La dilatation du cœur est dite, suivant les cas, *atrophique* ou *hypertrophique*. Vaincu par une série de lésions dégénératives, que nous n'avons pas à étudier ici, dont les plus importantes sont la désintégration granuleuse et l'atrophie pigmentaire, surtout communes dans le cours de l'athérome artériel, le cœur cède en masse sous la pression sanguine. L'ectasie atrophique en devient la manifestation plus ou moins hâtive. Dans ces cas, le poids de l'organe est moindre que normalement; à moins qu'une surcharge adipeuse extrême (commune chez les malades alcooliques, goutteux ou diabétiques) ne vienne rétablir le poids normal, sinon le dépasser. En règle générale, la dilatation totale, l'anévrysme passif des auteurs, est toujours de nature atrophique (Cruveilhier).

Au contraire, le cœur a-t-il à subir sur un point quelconque de ses cavités, ou même à distance, hors de lui, une lutte lente et progressive? Le conflit a-t-il éclaté à une heure de la vie organique où le muscle encore solide, bien irrigué, trouvait autour de lui de suffisantes réserves nutritives? A-t-on affaire à un cœur condamné à des efforts incessants? Un double phénomène a lieu : l'hypertrophie et la dilatation apparaissent simultanément.

Le processus se déroule toujours identique : distension d'une ou plusieurs cavités du cœur en amont de l'obstacle ; efforts réactionnels de la paroi contractile; rétro-hypertrophie avec rétro-dilatation (anévrysme actif de Corvisart).

Quelle que soit la cause perturbatrice, qu'il s'agisse d'une lésion valvulaire (insuffisance ou rétrécissement), d'une altération pariétale, d'une symphyse cardiaque, d'une maladie d'organe comme l'emphysème pulmonaire ou les affections chroniques du foie (Potain), d'une maladie de toute la substance, comme l'artério-sclérose, ou même d'un état physiologique, c'est-à-dire la grossesse, peu importe : le mécanisme ne change pas. Seules, les manifestations ectasiques et hypertrophiques varient comme la localisation primordiale des causes. Il est de règle alors que la dilatation s'accompagne d'une augmentation de poids, variable comme l'hypertrophie qui la caractérise.

Est-il besoin de rappeler que cette hypertrophie est nécessairement excentrique : l'excès de matière musculaire produite en surchage ne saurait combler la distension préalable de la cavité.

LÉSIONS ANATOMIQUES

Atrophique, la dilatation amoindrit les parois ventriculaires; l'atrophie peut même faire descendre l'épaisseur du ventricule de 12 à 15 millimètres à 6 millimètres, même jusqu'à 1 millimètre (Laënnec). Le myocarde, décoloré, feuille morte, est flasque. Souvent, les colonnes charnues sont amincies, plates; un grand nombre ont disparu. Parfois même le cœur est rompu, quoique ces cas soient exceptionnels.

L'oreillette dilatée prend une forme cuboïde et la minceur de ses parois peut devenir extrême; d'autres fois, l'endocarde qui la tapisse est fort épaissi. A gauche, les veines pulmonaires sont quelquefois comme absorbées dans la poche ectasique. Du côté droit, les veines caves peuvent s'élargir d'une manière extraordinaire. On a signalé des dilatations de l'oreillette droite égales au volume d'une tête d'enfant; on comprend les difficultés du diagnostic d'une pareille lésion. Les auricules sont susceptibles d'une distension proportionnellement bien moindre.

Les lésions histologiques de la dilatation hypertrophique du cœur seront étudiées à propos des hypertrophies cardiaques et de l'asystolie.

La dilatation atrophique, bien que ses lésions rentrent plutôt dans l'histoire des déchéances organiques du cœur, mérite une courte esquisse.

Dans nombre de dilatations chroniques du cœur, la musculature et le squelette fibro-élastique de l'organe sont également forcés. Ces lésions évoluent-elles d'une manière simultanée ou successive? la réponse n'est pas facile. Il est des cas où la déchéance du muscle semble bien contemporaine de ses altérations interstitielles, comme on le voit, par exemple, dans la *surcharge graisseuse*, ou adipose interstitielle du cœur, que nous apprendrons à distinguer de la dégénérescence graisseuse des fibres musculaires. Cette stéatose est, par elle-même, nous le verrons, une cause d'insuffisance fonctionnelle et par conséquent de dilatation des couches myocardiques. Souvent, les faisceaux musculaires, intercalés dans la graisse infiltrée parfois jusqu'au dessous de l'endocarde, paraissent sains ou sont atteints de lésions minimes en apparence (exagération de la striation longitudinale, pigmentation périnucléaire excessive, etc.).

Pour ce qui est du muscle, les lésions histologiques des faisceaux, trouvées dans les dilatations aiguës ou chroniques, sont nombreuses et variées. Il en est une, la dislocation des cellules myocardiques suivant les raies scalariformes d'Eberth (désintégration cimentaire de Renaut-Landouzy), qui, théoriquement, devrait être, sinon spécifique, du moins à peu près constante. Je l'ai soigneusement recherchée, soit dans les dilatations aiguës primitives ou secondaires (cœur forcé), soit dans les dilatations chroniques (cachexie cardiaque). L'examen d'un grand nombre de cas m'a permis d'établir, après bien d'autres auteurs, que cette lésion, si facile à reconnaître, fait défaut d'ordinaire. Ce décollement des cellules musculaires est une altération agonique, parfois même cadavérique; il n'a, je le crois du moins, en général, aucun rapport avec la dilatation du myocarde; c'est une simple modification d'ordre chimique qui, généralisée, comme on le voit souvent pendant la saison chaude, à la totalité d'un ou des deux ventricules, me paraît incompatible avec une survie quelque peu prolongée.

Quant aux lésions atrophiques proprement dites, au cours desquelles les cellules musculaires ont dû subir des involutions régressives, leur ensemble joue, sans contredit, un rôle important dans le mécanisme de la distension du cœur. L'état fibrillaire, l'atrophie granuleuse, pigmentaire ou granulo-pigmentaire, l'état fendillé du protoplasma contractile, sa liquéfaction vacuolaire, sont autant de lésions qu'on peut trouver à l'autopsie d'un cœur chroniquement dilaté; dans ces cas, l'ectasie est atrophique ou hypertrophique. D'une façon ou d'une autre, on a ordinairement affaire à un myocarde depuis longtemps cachectique. Seule, la dégénérescence graisseuse de la cellule musculaire fait défaut. Jusqu'à ce jour du moins, pour ma part, dans aucune autopsie de cachexie cardiaque proprement dite il ne m'a été donné d'observer cette lésion microscopique très rare. La dégénérescence graisseuse appartient aux myocardites aiguës ou subaiguës, toxiques ou infectieuses, et non aux maladies chroniques du cœur, à l'exception des infarctus par artérite chronique.

On comprend que de telles lésions dystrophiques, souvent associées sur le même organe, fassent céder quelquefois très rapidement les parois de cet organe sous la pression du sang.

A plus forte raison, l'affaiblissement de la poche contractile s'accusera-t-il davantage encore si l'irrigation artério-veineuse et lymphatique des parois cardiaques vient ajouter ses méfaits (athérome des coronaires, ischémie ou thrombose partielles, stase interstitielle) à ceux déjà existants.

Enfin, la sclérose du squelette conjonctivo-élastique de certaines régions privilégiées (pointe du cœur gauche, cloison interventriculaire, piliers valvulaires, colonnes charnues); en un mot l'atrophie fibroïde des divers segments, peut s'ajouter à la dystrophie proprement dite des éléments musculaires ; elle favorisera encore davantage la distension progressive de l'organe.

En résumé, la dilatation du cœur n'a pas de lésion pathogénique qui lui soit spécifique. Toutes les altérations subies par le muscle et par son squelette conjonctivo-élastique, chroniques ou aiguës, peuvent, doivent même être une cause d'ectasie. La condition nécessaire est de frapper un segment assez étendu des couches contractiles et de persister un temps suffisant pour permettre à la pression sanguine, même affaiblie, d'exercer son action mécanique sur des cavités mal protégées.

HYPERTROPHIES DU CŒUR

DÉFINITION. CARACTÈRES GÉNÉRAUX

Rien n'est plus simple qu'une définition théorique de l'hypertrophie cardiaque : le cœur étant avant tout constitué par du tissu musculaire, son hypertrophie ressortit essentiellement à la nutrition exagérée de ce tissu. L'hypertrophie du cœur est donc l'hypertrophie du myocarde.

En pratique, les choses sont moins simples. Pour apprécier l'hypertrophie cardiaque, il faut tenir compte de plusieurs données fondamentales, se complétant mutuellement, qui sont : le poids du cœur vide ; son volume ; l'épaisseur de ses parois ; enfin, l'état des différents tissus constitutifs de l'organe.

Le poids d'un cœur hypertrophié est inévitablement augmenté. Une hypertrophie partielle peut respecter les masses musculaires du reste de l'organe. Dans le rétrécissement de l'orifice mitral, par exemple, le ventricule gauche s'atrophie souvent, à mesure que les parois de l'oreillette gauche, puis du cœur droit, se dilatent et s'hypertrophient. Cependant, même dans ce cas, il est habituel de constater l'accroissement du poids total de l'organe.

Quand certaines lésions, telles que la surcharge graisseuse (adipose interstitielle et sous-épicardique) ou l'infiltration amyloïde interstitielle, viennent s'associer aux dégénérescences chroniques de l'organe, le poids du cœur peut être augmenté, sans qu'il y ait pour cela une véritable hypertrophie du myocarde. Les exemples rares de cancer secondaire ou de tubercules du cœur sont aussi démonstratifs.

A elle seule, la pesée du cœur est donc insuffisante pour établir son degré d'hypertrophie. D'autant mieux que, pour un cas donné, on doit tenir grand compte de l'âge du sujet, de sa taille et du poids total du corps.

Le volume de l'organe fournit des indications plus approximatives encore. La dilatation, nous l'avons vu précédemment, est l'un des éléments nécessaires, peut-être même la cause fondamentale de toute hypertrophie cardiaque; l'amplification de la cavité précède le molimen hypernutritif réactionnel de ses parois contractiles : pas d'hypertrophie sans ectasie préalable.

L'épaisseur des couches musculaires doit à son tour entrer en ligne. Pour qu'il y ait hypertrophie, il n'est pas indispensable que, dans le segment atteint, l'épaisseur des parois cardiaques soit plus considérable qu'à l'état normal. Un exemple le prouvera : l'insuffisance aortique peut s'accompagner d'une hypertrophie énorme du ventricule gauche et, grâce à la dilatation de la cavité, maintenir l'épaisseur normale de ses parois, c'est-à-dire 12 à 15 millimètres.

Le dernier élément d'appréciation, la structure de l'organe, est des plus importants. Certains caractères macroscopiques, comme la couleur et la consistance, fournissent déjà, à l'œil nu, des renseignements utiles. Le microscope, en infirmant ou confirmant les indications précédentes, complète l'étude de l'hypertrophie.

En principe, la couleur du muscle cardiaque hypertrophié devient plus foncée, la masse de tissu contractile augmentant pour une surface donnée. Cependant, il n'en est pas toujours ainsi, car les causes de mort qui frappent un organisme atteint d'hypertrophie cardiaque sont des plus variées : dans certaines néphrites chroniques, par exemple, où la fin survient après une période de cachexie prolongée, le cœur peut être énorme, avec un myocarde tantôt rouge-brun et dur, tantôt marron, pâle et flasque.

Mêmes remarques pour la consistance du myocarde : d'une fermeté plus grande que normalement, le myocarde hypertrophié peut, au contraire, lors de la dilatation extrême des cavités, avoir une consistance moindre. En même temps, les couches musculeuses présentent un ton *feuille morte*, marron pâle, parsemé souvent de mouchetures claires, taches jaunâtres prises souvent, à tort, pour des îlots de dégénérescence graisseuse.

L'œil nu montre encore parfois des altérations de structure contribuant à augmenter le poids de l'organe malade. C'est ainsi que l'on rencontre, tant dans la cavité des ventricules que dans celle des oreillettes et en particulier des auricules, certaines productions décrites depuis Laënnec sous le nom de *végétations globuleuses* : ces végétations, ramollies à leur centre, sont des caillots anciens, fibrino-leucocytiques, incrustés entre les colonnes charnues du cœur. Ces faux abcès du cœur peuvent former des amas considérables, surtout à la pointe des ventricules; ils coïncident maintes fois, nous croyons l'avoir démontré, Balzer et moi, avec des altérations pariétales (endocardite chronique, atrophie partielle, simple ou scléreuse, du myocarde, etc.). Le poids de ces lésions devrait être déduit du poids général de l'organe.

1. Il est à peu près de règle de trouver les végétations globuleuses enchevêtrées au-dessous de colonnes charnues, aplaties, en voie d'atrophie, l'ensemble du cœur pouvant être au contraire hypertrophié. Le cœur de Traube (néphrite chronique) et le cœur pulmonaire (emphysème) sont des terrains privilégiés à cet égard.

Il en est de même, toutes choses égales d'ailleurs, pour les anévrysmes partiels du cœur, qui, dans les cas extrêmes, peuvent contenir une quantité considérable de caillots fibrineux stratifiés, en sorte que le cœur atrophié, très dilaté, peut être fort pesant.

Enfin, la surcharge graisseuse, infiltrée au milieu des faisceaux myocardiques, échappe, dans la pesée du cœur, à toute appréciation.

C'est donc, en dernière analyse, l'étude microscopique de l'hypertrophie cardiaque qui montre les inévitables causes d'erreur résultant de la présence de diverses altérations dégénératives infiltrées dans le tissu interstitiel de l'organe.

L'adipose interstitielle, qui accumule quelquefois ses îlots de cellules graisseuses jusqu'au-dessous de l'endocarde, la dégénérescence amyloïde, l'hypertrophie scléro-élastique de l'endocarde pariétal, sont autant d'exemples qu'il nous suffit de signaler.

POIDS DU CŒUR HYPERTROPHIÉ

Le poids d'un cœur hypertrophié oscille dans des limites beaucoup plus circonscrites qu'on ne paraît le croire.

Tout d'abord, comment peut-on établir qu'un cœur est atteint d'une hypertrophie légère ?

Le poids de l'organe normal varie, suivant l'âge, le sexe, la taille et le poids de l'individu. La maladie qui a causé la mort entre aussi en ligne de compte. Pour un cas donné, par conséquent, il faut considérer le poids moyen établi par les auteurs. Or, c'est un chiffre malheureusement encore bien mal fixé, les éléments d'appréciation différant suivant les observateurs.

Il faut reconnaître, d'ailleurs, que si la pesée des cœurs sains est relativement possible chez l'enfant et chez l'adulte, elle devient une rareté pour l'âge mûr, et plus encore pour les vieillards, qui succombent fréquemment à des maladies capables d'avoir modifié d'une manière rapide le poids de leurs organes ; il est logique d'accepter que les fibres contractiles du cœur subissent, à l'instar de tous les muscles du corps, des perturbations nutritives aiguës, subaiguës et chroniques.

Ces remarques expliquent le désaccord des auteurs sur certains points, aussi importants, par exemple, que le poids du cœur du vieillard. L'involution des organes et des tissus au cours de la vieillesse est une loi ; seul, le cœur, pour quelques auteurs, échapperait à la règle en s'hypertrophiant progressivement jusqu'à un âge avancé. Il me semble que, gros, le cœur du vieillard est toujours atteint d'une hypertrophie secondaire, soit à l'athérome artériel, soit à la néphrite chronique atrophique, ou encore à l'emphysème pulmonaire.

Il est juste de reconnaître que la clinique trouble souvent les problèmes en apparence les plus simples. Un exemple, que je me plais à citer, parce qu'il est typique, est fourni par l'hypertrophie cardiaque de la femme enceinte. Le cœur gravide n'est pas, que je sache, encore bien connu, malgré de nombreuses recherches. Les signes cliniques montrent souvent un cœur gros, où les autopsies (de plus en plus rares aujourd'hui) ne révèlent qu'une dilatation légère avec une augmentation de poids atteignant à peine quelques grammes.

Connaissant le poids moyen du cœur, on peut dire que, chez l'adulte homme, un cœur qui, bien détergé de ses caillots, dépasse 300 grammes, est atteint d'hypertrophie. Un cœur de femme adulte pesant 280 grammes, rentre dans le même classement.

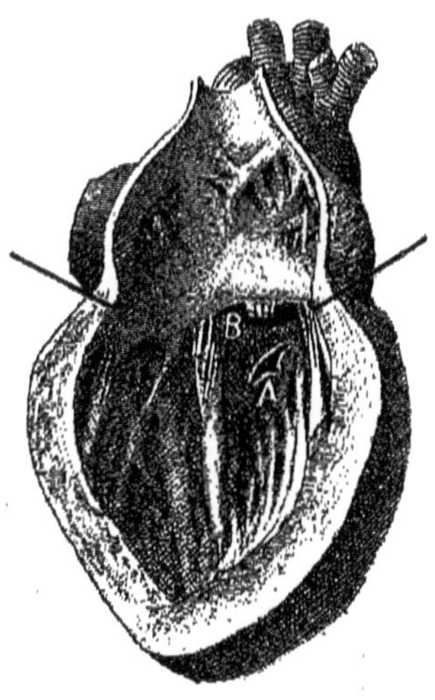

Fig. 5. — Maladie bleue.

Oreillette et ventricule droits du cœur d'un enfant de sept ans (grandeur naturelle).

En A, on aperçoit l'orifice, déformé et rétréci, de l'artère pulmonaire. — B, orifice anormal faisant communiquer les deux ventricules (développement incomplet de la cloison inter-ventriculaire); les parois du ventricule droit sont hypertrophiées; la cavité est dilatée.

Un cœur de 400 grammes est fort gros; aux environs de 600 grammes, il devient énorme. L'hypernutrition du muscle dépasse ces chiffres, et, dans des cas tout à fait exceptionnels, atteint au poids extraordinaire de 900 grammes et même de 1 kilogramme. Pour ma part, je ne l'ai jamais vu peser davantage, même chez des individus d'une taille fort élevée.

En somme, on peut annoncer que, pour l'adulte, le maximum d'hypertrophie de l'organe ne saurait s'élever au-dessus du quadruple du poids initial. Notons, en passant, que le cœur est à peu près le seul viscère susceptible d'une aussi monstrueuse hypernutrition.

Les affections qui déterminent les plus fortes hypertrophies du cœur sont :

1° Chez l'enfant, la cyanose ou maladie bleue, consécutive à un rétrécissement de l'artère pulmonaire ou de son infundibulum (endocardite fœtale), cause seconde à son tour d'arrêts de développement surtout de la cloison inter-ventriculaire (fig. 5, 6 et 7).

2° Chez l'adulte, la plus grosse hypertrophie cardiaque est celle qui succède aux lésions inflammatoires de l'orifice aortique (rétrécissement, insuffisance des valvules sigmoïdes). Le *cor bovinum* des anciens appartient spécialement à cette affection valvulaire, surtout dans ses formes secondaires à l'artérite aortique, avec ou sans athérome artériel généralisé.

3° Dans l'âge mûr, qui, pour le cœur, commence fréquemment de bonne heure, la néphrite chronique dite interstitielle, surtout lorsqu'elle s'accompagne des lésions caractéristiques de l'artérite chronique généralisée, produit une hypertrophie cardiaque progressive, confinant parfois au poids maximum (cœur de Traube).

Déjà signalée par Bright, la dilatation hypertrophique du cœur, satellite de certaines néphrites chroniques, a été mise en valeur par les travaux de Traube. Elle prédomine au niveau du cœur gauche; avec le temps, elle se généralise au cœur droit, aidée par l'emphysème et la stase pulmonaires, qui compliquent les autres lésions de la maladie de Bright. Les diverses variétés de cette cardiopathie sont englobées, de nos jours, sous le nom de cœur rénal.

Les altérations de l'orifice mitral, ou, pour être plus précis, les insuffisances mitrales, donnent lieu, elles aussi, à une hypertrophie qui peut deve-

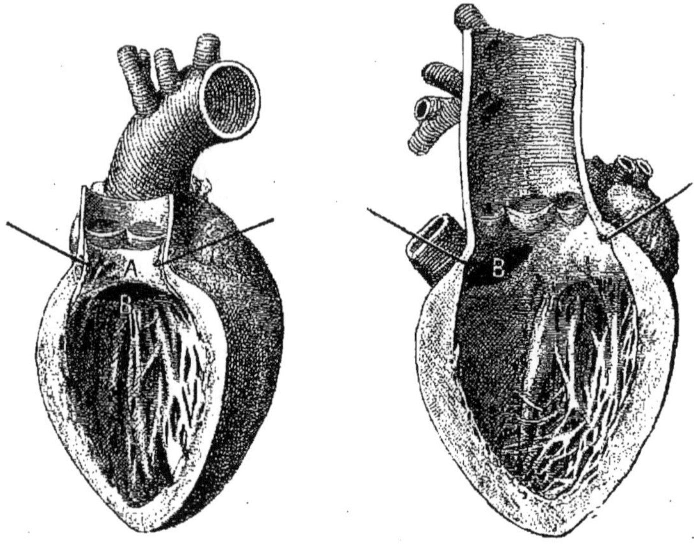

Fig. 6. MALADIE BLEUE. Fig. 7.

CŒUR VU PAR LA CAVITÉ DU VENTRICULE DROIT.

Artère pulmonaire aplasiée, deux valvules sigmoïdes.

A, orifice d'entrée de l'artère, rétrécissement partiel de l'infundibulum : l'artère pulmonaire n'a que deux valvules. — B, malformation de la cloison inter-ventriculaire.

CŒUR VU PAR LA CAVITÉ DU VENTRICULE GAUCHE,

Aorte normale, en bonne place, trois valvules sigmoïdes.

B, orifice anormal de communication inter-ventriculaire (malformation secondaire à l'endocardite fœtale infundibulaire).

nir assez considérable ; dans ce cas, pour qu'elle atteigne 450 à 500 grammes, il faut une survie assez longue ; en outre, le cœur doit avoir lutté à fond, c'est-à-dire en dilatant, puis en frappant d'hypertrophie les trois chambres sus-jacentes à l'orifice forcé (oreillette gauche, ventricule droit, puis oreillette droite).

Lorsque la cause d'hypertrophie est circonscrite au cœur droit, comme on le voit dans toutes les dilatations secondaires aux affections chroniques du poumon et même du foie, le poids de l'organe atteint rarement des chiffres élevés, à moins que l'orifice mitral ne cède à son tour, vaincu par l'asthénie générale de la musculature cardiaque.

VOLUME DU CŒUR HYPERTROPHIÉ

Nous avons vu les raisons pour lesquelles l'hypertrophie du cœur est nécessairement secondaire à sa dilatation. L'organe est constitué de telle sorte que ses cavités sont incapables de se rétrécir par un épaississement concentrique de leurs couches contractiles. Pour y arriver, en effet, il faudrait accepter l'hypothèse, inadmissible, d'une végétation exubérante des couches musculaires du cœur, produite en dehors de toute gêne mécanique, sous l'influence d'un travail exagéré de l'organe. Or, l'observation démontre que toutes les causes, quelles qu'elles soient, qui nécessitent un effort excessif et prolongé du myocarde, augmentent par là même la tension sanguine intra-cardiaque. Il faut donc une distension préalable des cavités pour mettre en jeu les réserves nutritives du muscle.

Le volume d'un cœur hypertrophié est, par conséquent, supérieur à la normale. Nous sommes loin, comme on voit, de la division de Bertin, qui distinguait les hypertrophies cardiaques en *concentriques*, *simples* et *excentriques*. Cruveilhier a depuis longtemps fait justice de l'hypertrophie concentrique, et tous les exemples rapportés depuis lors n'ont fait que confirmer sa manière de voir : un ventricule gauche, atteint en apparence d'hypertrophie concentrique, n'est qu'un cœur mort en systole. L'hypertrophie simple, dans laquelle la cavité demeurée normale serait entourée de couches musculaires anormalement développées, ne me paraît pas plus défendable; j'avoue, du moins, n'en point connaître d'exemple.

L'ectasie de la cavité apporte une cause d'erreur dans l'interprétation du degré d'hypertrophie : en elle réside la principale source des déformations de l'organe. L'hypertrophie des parois ne modifie guère leurs contours. Cependant, si l'augmentation d'épaisseur atteint en partie les colonnes charnues qui sillonnent les cavités cardiaques, et particulièrement les piliers des valvules auriculo-ventriculaires, la déformation de ces régions apparaît des plus saisissantes.

L'hypertrophie cardiaque peut être générale ou partielle et, dans ce dernier cas, circonscrite à l'un des deux cœurs ou à l'un de leurs segments. Il n'y a guère que le ventricule droit qui soit capable de s'hypertrophier partiellement au niveau de ce cône musculaire qu'on appelle l'infundibulum de l'artère pulmonaire. Toutes les autres chambres du cœur s'hypertrophient proportionnellement à la quantité de muscle qui leur revient de droit dans le développement de l'organe.

Parfois, l'hypertrophie n'est pas uniforme pour toutes les parties du ventricule; c'est que, d'ordinaire, des lésions atrophiantes se sont surajoutées aux causes d'hypertrophie. Tels sont les cas d'insuffisance mitrale, d'origine

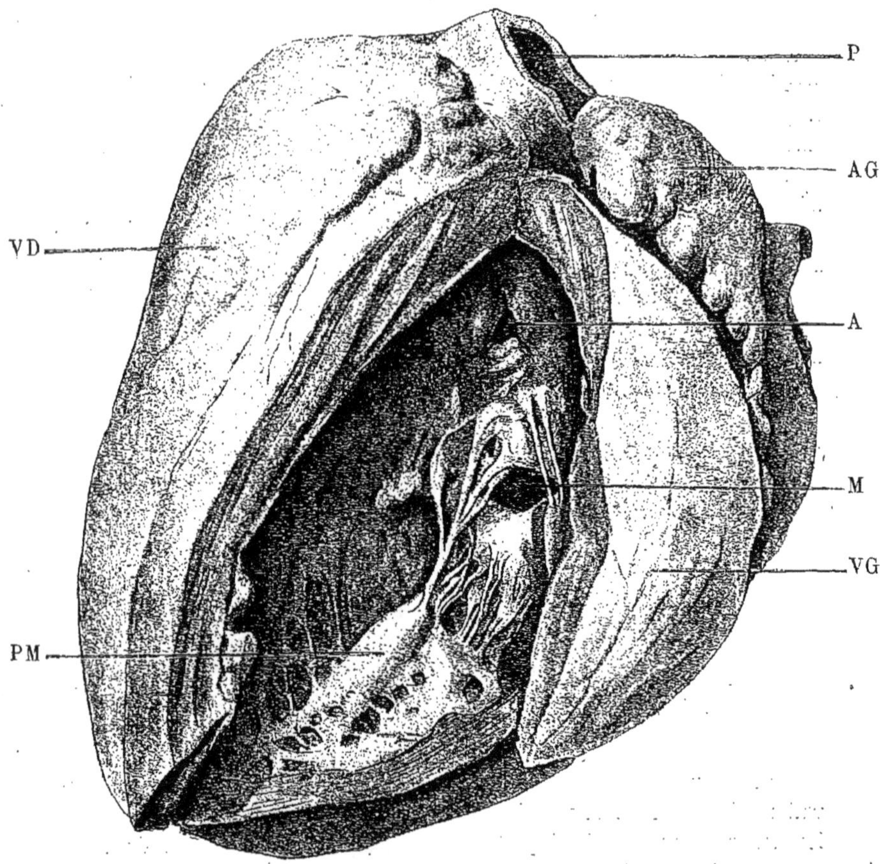

Fig. 8. — Hypertrophie du ventricule gauche.

Hypertrophie secondaire à une quadruple lésion valvulaire : insuffisance avec sténose de l'orifice mitral, insuffisance et rétrécissement de l'orifice aortique.

VG, ventricule gauche. — M, orifice mitral béant et fibreux. — A, orifice aortique dont les valvules rétractées sont saillantes. — AG, auricule. — P, artère pulmonaire. — VD, ventricule droit. — PM, pilier postérieur de la mitrale.

endocarditique, dans lesquels l'hypertrophie des parois du ventricule s'accompagne de l'atrophie d'un ou des deux piliers de la valvule mitrale, ou d'un amincissement considérable des colonnes charnues pariétales (fig. 8).

La dilatation hypertrophique des oreillettes et des auricules n'est point comparable à celle des parois ventriculaires. Il est rare que l'hypertrophie des couches musculaires, normalement dissociées dans la paroi de l'oreillette droite, aille jusqu'à former une couche continue d'une notable épaisseur. Au contraire, les replis charnus, véritables colonnettes musculaires, qui sillonnent la face interne de cette oreillette, atteignent parfois un fort volume.

L'oreillette gauche, musclée plus méthodiquement que la droite, s'hypertrophie d'une façon plus régulière, en même temps d'ailleurs que son endocarde s'épaissit.

Épaisseur des parois. — Nous savons qu'un segment du cœur peut être très hypertrophié, sans que ses parois aient subi un accroissement notable, pour peu que sa cavité soit largement dilatée. Il en résulte que l'épaisseur des parois n'est pas proportionnelle à leur degré d'hypertrophie.

A un autre point de vue, les renseignements fournis par la mensuration des parois peuvent être fort aléatoires, suivant que le cœur est mort en contraction systolique ou en diastole ; ceci, bien entendu, pour les seules parois ventriculaires, la béance des oreillettes après la mort étant la règle.

Voici les chiffres entre lesquels oscille l'épaisseur des parois hypertrophiées :

	NORMAL	HYPERTROPHIÉ
Ventricule droit. . .	5 à 6 millimètres.	8 à 10 millimètres.
Ventricule gauche. .	10 à 15 —	18 à 30 —
Oreillette droite. . .	2 à 3 —	4 à 5 —
Oreillette gauche . .	2 à 3 —	5 à 6 —
Cloison inter-ventriculaire.	12 à 15 —	16 à 25 —

Ce tableau mérite réflexion. On relève, en effet, dans de nombreuses observations, des chiffres fort supérieurs à ceux qu'il donne. Il est à craindre que les mensurations, dans la plupart des cas, n'aient été faussées pour l'une des raisons qui vont suivre. Pour mesurer exactement l'épaisseur des parois du cœur, on doit mettre de côté, d'une part, la couche de graisse sous-épicardique, abondante sur un grand nombre de cœurs, surtout à la surface du ventricule droit. D'autre part, la mensuration doit faire abstraction, sur la face interne du cœur, de la couche des colonnes charnues qui se surajoutent en un grand nombre de points à l'épaisseur réelle de la paroi. On comprend, sans plus ample développement, quels écarts pourrait donner la méthode qui consisterait à mesurer indistinctement toutes les saillies musculaires trouvées à la face interne des cavités. Si l'on n'accepte pas cette restriction, et qu'on prenne, par exemple, la région du ventricule correspondant à l'origine même des piliers : à ce niveau, dans le cœur gauche, le ventricule normal mesure facilement 35 et 40 millimètres d'épaisseur.

Donc, pour mesurer une paroi, il ne faut choisir que la masse charnue proprement dite et négliger l'épicarde et les saillies columnaires.

Il est nécessaire aussi de fixer, une fois pour toutes, une région déterminée qui servira de point de repère fixe pour toutes les mensurations : la partie moyenne des parois ventriculaires et de la cloison inter-ventriculaire, à égale distance de la pointe (où le muscle est le plus mince) et de la base (où les couches musculaires sont accumulées), me paraît la région de choix. De même, pour les oreillettes, la région moyenne, vers les bords droit et gauche du cœur, est celle qui convient.

L'insuffisance aortique et la néphrite chronique atrophique produisent les plus forts épaississements du ventricule gauche ; il n'est pas rare d'y compter 18, 20 et 25 millimètres.

Les hypertrophies du cœur droit, secondaires aux lésions chroniques du poumon, occasionnent rarement une hypersarcose du ventricule supérieure à 8 ou 10 millimètres ; souvent alors les cavités sont extraordinairement dilatées.

L'épaississement de la cloison inter-ventriculaire qui, suivant la remarque de Cruveilhier, appartient presque en totalité au ventricule gauche, est en rapport direct avec les lésions de ce dernier.

Lorsque son ectasie est excessive, le ventricule gauche hypertrophié repousse vigoureusement la cloison inter-ventriculaire qui vient bomber à l'intérieur du ventricule droit. Il en peut résulter, pour ce dernier, des désordres mécaniques graves qui contribuent, dans une large mesure, à empêcher le fonctionnement des valves de la tricuspide.

D'autres conséquences mécaniques résultent sans doute, encore, des hypersarcoses du myocarde (déformations du cône valvulaire mitral, déviations des piliers tricuspidiens, déplacement des axes du courant sanguin, etc.) ; mais, ce n'est pas ici le lieu d'y insister.

STRUCTURE DU MYOCARDE HYPERTROPHIÉ

Le problème de l'hypertrophie du cœur, si l'on ne considère que le myocarde, est des plus simples à poser. En quoi consiste l'énorme augmentation des faisceaux myocardiques ? S'agit-il d'une hyperplasie numérique de cellules musculaires, ou bien d'une hypernutrition des éléments préexistants ? La solution ne laisse pas d'être des plus ardues ; résumons-la brièvement.

Dans l'état actuel de nos connaissances, il est matériellement impossible d'établir sur des données précises que l'augmentation de la masse musculaire du cœur soit le résultat d'une multiplication exubérante, d'une prolifération de ses cellules contractiles.

L'*hyperplasie* peut même ne pas être soupçonnée, vu l'impossibilité où nous sommes de trouver, sous le microscope, une seule fibre musculaire en voie de multiplication manifeste. Une longue série de recherches m'a permis d'affirmer que la karyokinèse des cellules myocardiques n'appartient pas aux hypertrophies chroniques du cœur.

C'est donc, à dire vrai, une vue de l'esprit qui a permis aux auteurs de décrire l'hyperplasie numérique des cellules musculaires du cœur dans l'hypertrophie. On comprend, sans autre développement, que tous les procédés de numération des cellules musculaires sur une surface déterminée sont défectueux, sinon entachés d'erreur.

Si toute trace d'une néo-formation musculaire fait défaut dans un cœur hypertrophié, si la karyokinèse y est inconnue, il peut arriver cependant que l'on découvre, lors de lésions aiguës, plusieurs noyaux dans une même cellule cardiaque. Ces détails n'ont pas de rapport direct avec l'hypertrophie proprement dite.

Rien ne peut démontrer d'autre part, comme certains l'ont prétendu, l'origine hyperplasique des petites cellules musculaires trouvées sur les coupes. Deux raisons suffisent pour détruire cette interprétation fantaisiste : 1° dans un cœur hypertrophié quelconque, on ne trouve pas un plus grand nombre de cellules musculaires grêles (de 5 à 8 μ) que dans un myocarde normal pris au hasard; 2° sur une coupe longitudinale des faisceaux cardiaques, il est facile de constater que les fibres grêles sont des branches anastomotiques reliant les unes aux autres les cellules musculaires.

L'*hypernutrition*, c'est-à-dire l'augmentation de volume des cellules musculaires préexistantes, est d'une constatation histologique beaucoup moins difficile. Pour juger de l'hypertrophie d'une cellule, il suffit de connaître ses dimensions normales. J'ai pu démontrer, autrefois, dans mon travail sur les hypertrophies cardiaques secondaires, que le volume normal des cellules myocardiques varie avec l'âge, et que, chez l'adulte au moins, les cellules musculaires saines sont loin d'avoir toutes les mêmes dimensions. Leurs diamètres oscillent normalement, dans les deux cœurs, entre un minimum de 5 μ et un maximum de 25, parfois même de 30 μ. Chez l'adulte, le plus grand nombre des faisceaux primitifs (cellules musculaires) offre un diamètre moyen de 15 à 22 μ.

En cas d'hypertrophie, il ne faut pas s'attendre à trouver tous les faisceaux primitifs augmentés de volume. Bien souvent, au contraire, on juge, à première vue, que leurs dimensions ne sont guère au-dessus de la normale. La règle est même que les faisceaux très hypertrophiés atteignant, comme je l'ai pu observer, jusqu'à 35 et même 40 μ, sont d'une rareté telle qu'on en cite les exemples.

Les faisceaux hypertrophiés ont, semble-t-il, un siège indéterminé dans l'épaisseur des faisceaux secondaires du cœur. On sait que, sur les coupes bien orientées, perpendiculaires à la direction des masses musculaires, les cellules contractiles apparaissent plus ou moins exactement circonscrites par des travées cellulo-vasculaires lâches (petits espaces interstitiels du myocarde) et se groupent ainsi en faisceaux secondaires.

Les cellules hypertrophiées ne m'ont jamais paru affecter une localisation spéciale dans l'intimité des dits faisceaux secondaires. Sur une coupe transversale bien faite, elles se montrent indifféremment éparses, à la périphérie ou au centre du faisceau secondaire. Elles sont bien reconnaissables à leur forme assez régulièrement circulaire, à leur noyau vivement coloré, et enfin à leur richesse en fibrilles primitives dont le nombre, et non pas le volume, semble accru.

Pour mesurer une cellule musculaire hypertrophiée, il suffit de l'apercevoir bien coupée transversalement et sur un point de sa hauteur contenant encore l'unique noyau central. Les cellules couchées horizontalement dans le champ de la préparation et munies de leur noyau parallèle à l'axe sont d'une mensuration un peu moins précise, à mon avis; dans cette dernière position, d'ailleurs, on ne peut mesurer qu'un seul diamètre, et encore à condition que la cellule soit bien isolée de ses voisines. Sur une cellule en coupe transversale, au contraire, on peut mesurer deux diamètres réciproquement perpendiculaires, et par conséquent apprécier beaucoup mieux le volume de l'élément. C'est ce dernier procédé que je recommande; seul, il met à l'abri de toute erreur. Il permet de rejeter tout faisceau musculaire douteux, c'est-à-dire pouvant être accompagné d'une branche anastomotique (dont le volume ne doit jamais entrer en ligne de compte dans les dimensions de la cellule musculaire).

Il est inutile d'insister sur la tuméfaction et sur les déformations du noyau central des cellules musculaires hypertrophiées (allongement hypertrophique, déformations cylindroïdes, renflements en massue, boursouflements, bourgeonnements mûriformes, etc...). Il m'a été facile d'établir la concordance régulière de ces deux ordres d'altération : toute fibre musculaire qui s'hypertrophie multiplie ses fibrilles primitives, et gonfle proportionnellement son noyau. Nous verrons plus tard que diverses tuméfactions nucléaires, observées au cours de certaines affections dégénératives de la fibre cardiaque, sont d'une tout autre nature.

En résumé, c'est par la moyenne des mensurations obtenues, dans une série de coupes donnée, que l'on parvient à apprécier l'hypertrophie microscopique des cellules du cœur; il est utile d'ajouter que ces données ne sont d'ailleurs qu'approximatives.

ÉVOLUTION DES HYPERTROPHIES CARDIAQUES

Quelles sont les conditions dans lesquelles l'hypertrophie cardiaque se produit, progresse ou s'arrête?

Au point de vue anatomo-pathologique, il n'y a pas d'hypertrophie dite *essentielle*, puisque les variétés de cette lésion, décrites par des cliniciens de valeur, ne se terminent jamais par la mort (hypertrophie de croissance, d'effort, etc.). Toute hypertrophie du cœur est donc *secondaire*, quand elle est soumise à notre examen anatomique.

La cause première consiste nécessairement en un obstacle opposé au débit normal du sang artériel ou veineux. L'obstacle pourra siéger, soit au niveau du cœur lui-même (lésions orificielles, symphyse cardiaque), soit en un point plus ou moins éloigné de l'organe central de la circulation.

Nous n'avons pas à passer en revue l'ensemble des lésions anatomiques capables de causer l'hypertrophie du cœur. Il est bon cependant, afin d'éclairer les procédés hypernutritifs, de noter quelques-uns des points les plus importants.

Les hypertrophies du cœur droit, quand elles sont secondaires à toute altération chronique de l'appareil respiratoire (capable d'entraver le débit du sang veineux dans l'artère pulmonaire), s'expliquent sans la moindre difficulté. Il suffit que la cause de la stase sanguine soit prolongée. Mais, le mécanisme qui préside aux dilatations hypertrophiques du cœur droit consécutives aux lésions chroniques du foie, de l'estomac et de tous les organes abdominaux, paraît être plus complexe (Potain, Rendu, François-Franck). Il faut invoquer pour ces faits une action réflexe partie de l'abdomen, contracturant les vaisseaux capillaires du poumon et distendant les cavités du cœur droit, au moyen de l'hypertension dans l'artère pulmonaire.

Pour le cœur gauche, la pathogénie des hypertrophies ventriculaires développées en l'absence de toute lésion valvulaire présente, elle aussi, quand on y regarde de près, d'insurmontables difficultés.

Qu'en face d'une grosse hypertrophie du cœur coïncidant avec une athéromasie artérielle plus ou moins généralisée, on rattache, avec Marey, l'hypernutrition du muscle aux efforts exagérés qu'il a dû faire pour vaincre la résistance anormale des artères, rien de plus juste. Encore faudrait-il noter les innombrables cas d'athérome artériel, d'anévrysme de l'aorte ou des membres, s'accompagnant d'atrophie du cœur et non pas d'hypertrophie.

La difficulté s'accroît, quand il s'agit d'expliquer les hypertrophies secondaires au mal de Bright. La règle est à peu près constante : toute néphrite atrophique (rentrant dans le cadre, aujourd'hui suranné, de la néphrite dite interstitielle) s'accompagne presque inévitablement d'une hypertrophie plus ou moins considérable du ventricule gauche.

Les exceptions, bien que nombreuses, ne sauraient infirmer l'universalité des faits (néphrite calculeuse, hydronéphrose, néphrite atrophique du cancer utérin, etc.).

Quel est le lien mystérieux qui, même en présence de lésions rénales progressives encore peu développées, sollicite ainsi les efforts énergiques du ventricule gauche ? La suppression d'un département plus ou moins étendu de la circulation du rein (capillaires interstitiels, capillaires glomérulaires) suffit-elle pour justifier ce surcroît de travail musculaire ? Des altérations du système artériel du reste de l'organisme existent dans nombre de néphrites atrophiques (petit rein contracté goutteux, rein scarlatineux, néphrite saturnine, etc.) où le cœur n'est pas toujours hypertrophié. Toutes ces questions ne me semblent pas encore complètement élucidées par la pathogénie.

L'expérience démontre cependant la subordination habituelle du cœur au rein ; mais il n'y a point de proportionnalité absolue entre le degré d'atrophie subie par le parenchyme rénal et l'hypertrophie du cœur. D'autre part, l'hypertrophie brightique est toujours ectasique, je crois l'avoir prouvé. Enfin, dans les cas types, c'est une hypertrophie pure du myocarde, autrement dit un trouble simplement nutritif, qui se développe dans l'intimité des couches musculaires, normales quant à leur tissu de soutènement.

Ce que je viens d'avancer est aujourd'hui encore, au moins chez nous, en contradiction avec l'opinion d'un grand nombre d'auteurs. Ceux-ci, trompés sans doute par la coïncidence très fréquente de l'artérite chronique (artériosclérose des Allemands) et de la néphrite diffuse atrophique (néphrite interstitielle des anciens), se sont crus autorisés à asseoir sur cette base fragile une pathogénie nouvelle de l'hypertrophie du cœur brightique.

Pour établir les rapports qui relient l'atrophie scléreuse du rein à l'hypertrophie musculaire du cœur, ils s'appuyaient sur des recherches histologiques (auxquelles j'avoue avoir, jadis, contribué pour ma part) démontrant la fréquente dégénérescence fibroïde du tissu conjonctif interstitiel du myocarde dans les vieux cœurs athéromateux. Donc, les auteurs en question considérèrent l'hypernutrition des cellules myocardiques comme secondaire à la sclérose interstitielle. Ce fait tout accidentel, vrai, histologiquement parlant, même pour les lésions que nous étudierons sous le nom de plaques atrophiques du cœur, devient une erreur d'interprétation quand on en veut faire la pierre angulaire des hypertrophies du cœur rénal. L'étude attentive d'un grand nombre de cas ne me permet point de défendre cette idée doctrinale, que j'ai du reste, pour ma part, depuis longtemps abandonnée.

Il n'en demeure pas moins certain que de ces notions théoriques est née une pathologie cardiaque un peu spéciale, dont les défenseurs les plus habiles furent, en France, Rigal et Juhel-Rénoy, les créateurs de la *myocardite scléreuse hypertrophique*, et Huchard qui, avec son élève Weber, mirent très remarquablement en relief les différents types cliniques des cardio-scléroses.

Si l'on veut apporter quelque clarté dans cette question, rendue complexe comme à plaisir, on doit séparer soigneusement plusieurs catégories de faits.

C'est d'abord la forme pure de l'hypertrophie secondaire à la néphrite atrophique : le vrai *cœur rénal*, reconnu par Bright et fixé par Traube. Ici, pas de lésions interstitielles du cœur, ou, quand elles existent, elles sont simplement secondaires, accidentelles : myomalacie, atrophie scléreuse, coronarite chronique.

Moins pures, mais ressortissant encore aux différentes formes de la maladie de Bright, sont les *hypertrophies ectasiques totales* du cœur, accompagnant toute une série de lésions combinées : néphrites chroniques, emphysème et sclérose pulmonaires, hépatites chroniques, aortite, déformation scléreuse des valvules, artérites chroniques (fibrose artério-capillaire de Gull et Sutton, diathèse fibreuse de Debove), etc.

Viennent enfin toutes les formes de cardiopathies s'accompagnant d'hypertrophie du myocarde et combinées avec cette maladie générale de toute la substance, que les auteurs modernes se plaisent à dénommer *artério-sclérose généralisée*. Dans ces cas, le cœur est un organe dilaté et hypertrophié, mais cachectique ; ses lésions macroscopiques aussi bien qu'histologiques peuvent être des plus diverses, même des plus dissemblables en apparence : la sclérose des valvules y coudoie l'adipose interstitielle ; les placards atrophiques du myocarde alternent avec d'énormes faisceaux hypertrophiés; la myomalacie s'y combine avec l'infarctus et la sclérose élasticogène du tissu interstitiel avec la sclérose de l'endocarde pariétal. Enfin, l'atrophie des colonnes charnues et des muscles papillaires, les végétations globuleuses du cœur, peuvent s'y associer avec un anévrysme partiel de la paroi. Cachexie organique du cœur, c'est, à mon sens, le mot qui résume toutes ces lésions ; l'hypertrophie du muscle prouve seulement la résistance et la lutte prolongée de l'organisme cardiaque.

Les développements précédents soulèvent une foule de problèmes pathogéniques dont nous ne devons examiner que les suivants.

Un obstacle existe, qui gêne le débit du cœur; que faut-il à ce dernier pour qu'il s'hypertrophie, puisque ce molimen n'est pas la règle absolue? La réponse à cette question n'est pas entièrement contenue dans la constatation de l'âge auquel l'hypertrophie du cœur ne peut plus se produire. Un cœur, comme l'organisme entier d'ailleurs, peut être encore jeune malgré les années du sujet : on voit des cœurs de vieillards s'hypertrophier rapidement. D'habitude, cependant, l'hypertrophie est une lésion réactionnelle de la jeunesse. Pour s'hypertrophier, il faut donc que le cœur ait en lui-même une réserve de forces suffisante et qu'il trouve dans l'organisme une source de vitalité et de nutrition puissantes. L'individualité du patient joue, en somme, un rôle autrement important que l'intégrité de la circulation et de l'innervation du myocarde. Les cas bien connus de dilatation asystolique foudroyante, à la suite d'une affection valvulaire banale (l'insuffisance mitrale, par exemple), éclatant chez des individus jeunes, exempts de toute tare organique, confirment cette manière de voir.

Le temps représente un autre élément nécessaire : la lutte doit durer, pour permettre au muscle cardiaque de répéter ses efforts. A ce point de vue, le cœur, comme tous les autres muscles, subit la loi commune; s'il lui faut du temps pour s'hypertrophier, sa dilatation préalable peut être néanmoins rapide. Dans les formes ordinaires des hypertrophies, la dilatation du segment myocardique voué à l'hypernutrition se produit d'une manière lente, insidieuse.

L'hypertrophie augmente en raison de la persistance de l'obstacle et des troubles circulatoires. Or, cette hypersarcose du cœur n'est point indéfinie; elle atteint une limite, infranchissable alors même que la vie du sujet se prolongerait encore. Il suffit de se rappeler les affections valvulaires de l'enfance, qui permettent au cœur de résister vingt et quelques années. L'hypertrophie maxima du muscle cardiaque ne dépasse pas 1 kilogramme. Telle est la mesure extrême de l'hypernutrition du cœur, chaque organe obéissant nécessairement à une loi préétablie qui préside à son développement et ne lui permet pas de dépasser un poids déterminé. Ce qui est vrai pour le foie, la rate, le rein, dont les hypertrophies les plus excessives n'atteignent jamais au quadruple de leur poids initial, est, a fortiori, plus compréhensible encore pour l'organe central de la circulation.

Une fois son poids maximum réalisé, le cœur n'a plus qu'à attendre la série des dégénérescences chroniques auxquelles tout organe surmené doit payer son tribut. Ces lésions, nous les étudierons à propos de la déchéance organique du cœur.

LÉSIONS ORGANIQUES DU CŒUR

Au cours des différentes maladies aiguës ou chroniques, l'organisme cardiaque est exposé à diverses lésions dégénératives. Les altérations qui en résultent peuvent n'être que passagères, constatables seulement en cas de mort rapide, ou permanentes, et devenir l'origine de diverses affections organiques du cœur. L'ensemble de ces désordres anatomiques me paraît pouvoir être réuni dans quelques chapitres consacrés aux déchéances organiques du cœur.

Dans ces études un peu abstraites, mais dont l'utilité est indiscutable, il nous faut suivre l'ordre classique : les lésions parenchymateuses, puis les altérations de la gangue interstitielle et des vaisseaux, seront passées tour à tour en revue, à propos des deux grands groupes que nous allons isoler, pour les besoins de la description : les myocardites aiguës, d'une part, et, de l'autre, les myocardites chroniques.

MYOCARDITES AIGUËS

Nous n'avons pas à trancher le difficile problème de savoir si les lésions aiguës du parenchyme sont de nature inflammatoire, au sens ancien du mot, ou ne sont que des dégénérescences élémentaires : les hautes questions d'histologie pathologique générale se résoudront, pour ainsi dire d'elles-mêmes, plus tard, une fois les détails bien analysés.

LÉSIONS PARENCHYMATEUSES

Supposons une autopsie faite dans les meilleures conditions possibles de température extérieure et d'heure légale.

Quand on examine le cœur d'un individu ayant succombé à l'une des formes dites cardiaques ou cardio-vasculaires de la variole, de la fièvre typhoïde, de l'infection puerpérale, de la grippe, ou même de la diphtérie, on trouve un organe flasque, rempli de caillots sanguins. Il paraît plutôt pâle ou moucheté, surtout à sa face interne, de placards jaunâtres; parfois ces taches sont hémorrhagiques (ecchymoses sous-séreuses de l'endocarde et du péricarde).

D'une façon générale, le cœur infectieux est couleur *feuille morte*, autrement dit brun-roux, marron pâle, couleur bien différente du ton jambon caractéristique du muscle cardiaque normal. Les cavités cardiaques sont le plus souvent dilatées ou du moins largement béantes; nous verrons plus tard les complications inscrites sur l'endocarde et sur le péricarde.

La friabilité du muscle paraît quelquefois extrême, l'organe se déchirant sous le doigt avec la plus grande facilité.

Si l'on prend un fragment du ventricule et qu'on le dissocie avec les aiguilles, on est frappé de la rapidité avec laquelle s'obtient le morcellement des faisceaux en cellules musculaires isolées. Dans ces cas, se produit de la façon la plus aisée le décollement des cellules myocardiques suivant les raies scalariformes d'Eberth, lésion décrite par Renaut et Landouzy. La cause en est dans une imbibition des faisceaux musculaires (par l'acide sarcolactique), qui semble précéder de peu la mort, si même elle ne la suit pas. Cette désintégration cimentaire n'est d'ailleurs pas spéciale aux infections aiguës; nous la retrouverons au cours des affections les plus chroniques.

Lésions de la cellule musculaire. — Dans la grande majorité des cas, les altérations des cellules musculaires appartenant à ces cœurs feuille morte sont tellement minimes, si discrètes, que la dissociation ne montre rien de plus : chaque cellule contractile a conservé sa forme, ses striations longitudinales et transversales; son noyau unique, parfois double, est entouré d'une mince atmosphère de protoplasma granuleux, tout comme à l'état normal.

Quelquefois, cependant, en y regardant de très près, et grâce à une technique colorante soignée, il semble que la cellule soit un peu plus mince, un peu moins régulièrement cylindrique, et surtout moins bien striée que de coutume. Il arrive même qu'elle apparaît sous forme d'un bloc cylindrique presque hyalin, à peu près dépourvu de sa fibrillation longitudinale, et exempt de striations transversales. S'agit-il alors de lésions cadavériques, bien que le noyau soit parfaitement colorable; ou bien, le protoplasma contractile a-t-il subi, avant la mort, une nécrose, une sorte de désintégration aiguë, hyaline, sans tuméfaction trouble? C'est ce qu'il m'est impossible de dire.

D'autres fois, le noyau semble plus volumineux, comme vésiculeux, moins vivement coloré par l'hématoxyline. En vérité, ce ne sont que des nuances, au milieu desquelles les altérations cadavériques semblent intervenir pour une part, principalement par les temps chauds.

Il y a loin de là, on va le voir, aux lésions classiques décrites sous le nom de tuméfaction trouble, de nécrose aiguë et de dégénérescece vitreuse (Zenker, Hayem), cette dernière appartenant plus particulièrement aux formes graves de la fièvre typhoïde et de la diphtérie. Rappelons-les en quelques mots.

La *tuméfaction trouble*, décrite par tous les auteurs, il y a quelques années encore, n'est plus guère signalée de nos jours. Il est des faits, cependant, où les cellules musculaires, voisines d'une région inflammatoire (la péricardite, par exemple), semblent atteintes d'un certain degré de tuméfaction rendant plus apparents les champs de Cohnheim (sur coupe transversale) de la cellule myocardique. En même temps, le noyau musculaire est tuméfié, parfois même proliféré, mais sans présenter jamais trace de karyokinèse. Hypertrophie aiguë de la cellule irritée, la tuméfaction trouble n'est, sans doute, que le premier stade d'une mortification rapide et prochaine du protoplasma. Alors, la striation transversale aura disparu, et les stries longitudinales ne seront plus dessinées que par des séries parallèles de granulations fines, indice d'une altération dégénérative, soit des fibrilles primitives, soit de la substance intermédiaire.

Cette substance protoplasmique intermédiaire s'est tuméfiée et comme infiltrée de liquides ; elle forme une large zone claire au centre de la cellule, au-dessus et au-dessous du noyau principalement ; elle est souvent parsemée de granulations protéiques brillantes, incolores, ou pigmentaires.

La *nécrose aiguë* des cellules myocardiques est plus commune. On la rencontre spécialement au niveau des lésions aiguës du squelette conjonctivo-vasculaire du cœur. C'est ainsi que, pour ma part, j'ai pu la voir dans plusieurs observations d'abcès du cœur, d'endocardite infectieuse, en particulier lors d'une rupture de la base du cœur consécutive à un décollement aigu du tissu cellulaire sous-épicardique entourant l'origine de l'aorte.

Au niveau de ces lésions microbiennes, dont le foyer originel était une infection streptococcique des valvules sigmoïdes, on voit les lésions suivantes : les régions envahies sont infiltrées par de nombreux éléments lymphatiques qui ont disséqué, cellule à cellule, les faisceaux myocardiques. Les cellules musculaires, nécrosées, décollées les unes des autres, ont perdu leur forme plus ou moins cylindrique. Elles sont transformées en blocs hyalins vivement colorés en rouge par le picro-carmin, de forme irrégulière, souvent sinueuses, comme losangiques, parfois même fusiformes.

Dans mes observations, les différentes striations de la cellule avaient disparu, ainsi que toute trace du noyau musculaire, alors que les noyaux des leucocytes et que les microbes infiltrés à l'entour étaient facilement colorables.

Il est bon de noter que ces lésions aiguës destructives ne s'accompagnent pas, à l'ordinaire, d'un émiettement, d'un morcellement de la cellule musculaire, altération commune, au contraire, comme nous le verrons, dans les foyers de désintégration chronique du myocarde (myocardites chroniques).

La *dégénérescence vitreuse* de la cellule myocardique, bien connue depuis les travaux de Zenker et de Hayem, est, si j'en juge d'après mes recherches, extrêmement rare au cours des maladies infectieuses aiguës. Pour en donner une idée, je puis avancer que cette lésion faisait défaut dans 10 de mes observations de fièvre typhoïde, dont 4 s'étaient terminées par la mort subite. Elle manquait également dans 15 cas différents de puerpérisme, de diphtérie, de scarlatine ou de variole, soumis à mon examen.

Il ne faut pas s'attendre à rencontrer souvent, tant sur les coupes que sur les fragments dissociés, ces gros blocs hyalins, incolores, anguleux, si caractéristiques.

L'aspect de la lésion est typique : la cellule myocardique frappée de dégénérescence vitreuse est morte et transformée en une grosse masse brillante et sèche. Vivement colorés en jaune ocre par le picro-carmin, les blocs sont plus gros que les cellules musculaires normales, à la suite desquelles ils s'étendent sur le champ de la préparation.

Toute striation a disparu; le noyau fait défaut, à moins qu'on n'assiste, comme dans certains faits dus à Hayem, à la régénération, *in situ*, des cellules du cœur, sous forme d'amas striés, polynucléés, placés en séries.

En résumé, la nécrose de Zenker ne ressemble à aucune autre altération.

L'*infiltration granuleuse* des cellules musculaires du cœur est une altération plus simple et plus commune. Cette lésion, confondue longtemps, à tort, avec la dégénérescence graisseuse, dont elle diffère radicalement par des caractères précis, présente l'aspect suivant. La cellule semble injectée de petites masses de forme irrégulière, granulations brillantes, sombres ou transparentes, suivant la mise au point : vraies poussières granuleuses, qui ont pour caractère pathognomonique de ne pas se colorer en brun-noir par l'acide osmique; elles ne contiennent donc pas de graisse. Tantôt, assez discrètes, elles apparaissent semées en stries longitudinales dans toute la longueur de l'élément; tantôt, la désintégration est plus étendue : la cellule musculaire est comme farcie, au point parfois de ne plus montrer trace de son noyau. Dans ce cas, le volume de l'élément cellulaire est diminué, et la lésion mérite le nom d'atrophie granuleuse. Cette désintégration est souvent combinée d'ailleurs avec une infiltration pigmentaire du protoplasma.

La *dégénérescence graisseuse* des cellules myocardiques constitue une lésion exceptionnelle au cours des maladies aiguës. Il va sans dire que je ne parle pas ici des empoisonnements aigus par le phosphore ou l'arsenic, dans lesquels la stéatose aiguë du tissu musculaire est l'accompagnement presque inévitable d'une mortification identique des épithéliums glandulaires (foie, reins). Même à la suite de l'infection streptococcique puerpérale (où j'ai pu l'observer plusieurs fois), après les ictères graves infectieux ou toxiques, comme après la plupart des autres maladies infectieuses, la dégénérescence graisseuse des faisceaux cardiaques est extrêmement rare. Nous verrons qu'il en est de même pour les différentes cachexies chroniques. Parfois, cependant, on pourra rencontrer, au-dessous d'un foyer de péricardite aiguë ou d'endocardite aiguë, quelques cellules musculaires en voie de dégénérescence graisseuse. Néanmoins, cette lésion constitue la grande exception.

Le caractère distinctif de l'infiltration ou désintégration graisseuse consiste en ce que l'acide osmique (dont l'action est parfaite après le séjour des pièces dans le Müller ou le formol) colore en noir ou en brun foncé les granulations graisseuses et respecte les amas granuleux protéiques et les granulations pigmentaires.

La *dégénérescence granulo-graisseuse* résulte de la combinaison des deux lésions précédentes associées au sein d'une même cellule musculaire. Les vapeurs d'osmium en règlent sans peine la proportion.

Les *lésions aiguës des noyaux musculaires* ne sont pas nombreuses. J'ai signalé maintes fois leur tuméfaction pâle et leur boursouflement œdémateux dans les cellules adjacentes aux lésions aiguës (péricardite, endocardite, abcès du cœur). Dans ce cas, le noyau apparaît arrondi, clair, comme vésiculeux, et peut atteindre des dimensions considérables. Les matières colorantes (hématoxyline, safranine, vésuvine, hématéine) mordent difficilement sur la nucléine; on n'y trouve jamais trace de karyokinèse. Par contre, il n'est pas absolument rare de constater, dans d'autres cellules musculaires voisines, des signes évidents d'une prolifération nucléaire déjà effectuée : on compte alors deux, trois, et même quatre noyaux rangés en série, bout à bout, au centre d'une cellule musculaire. Ces noyaux, petits, d'égales dimensions, révèlent l'existence d'une myocardite parenchymateuse hyperplasique, sur laquelle Hayem insistait déjà, à juste titre, lors de ses belles recherches sur les lésions du cœur dans la fièvre typhoïde (fig. 9).

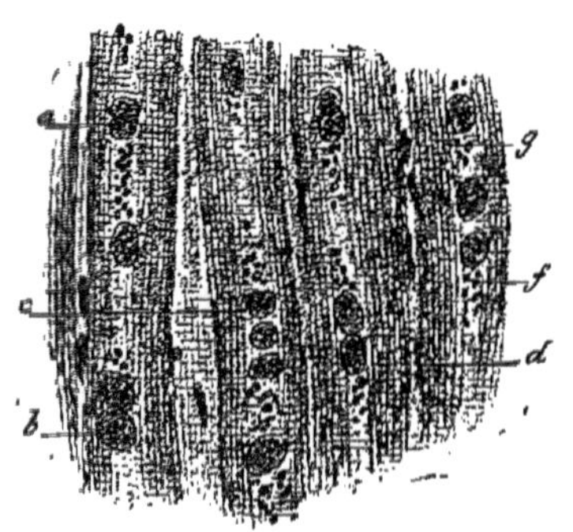

Fig. 9.

Multiplication des noyaux musculaires dans la myocardite aiguë.

a, un noyau en voie de division. — *b*, deux noyaux volumineux accolés au centre d'une cellule musculaire. — *c*, cellule myocardique au centre de laquelle se trouvent trois noyaux bout à bout; il n'existe aucune granulation pigmentaire dans leurs intervalles. — *f*, cylindres primitifs striés entourant les noyaux. — *g*, granulations pigmentaires accumulées aux pôles des noyaux, en pleine substance protoplasmique. — *d*, noyaux des endothéliums des capillaires sanguins péri-cellulaires. (Grossissement 400/1).

La multiplication des fibres musculaires du cœur ne m'a jamais paru plus avancée. D'autres observateurs ont trouvé, dans les espaces interfasciculaires, des petites cellules fusiformes striées, néo-formées ou régénérées, destinées à remplacer les faisceaux morts, au décours des maladies infectieuses prolongées.

LÉSIONS INTERSTITIELLES ET VASCULAIRES

Les maladies infectieuses, quand elles retentissent sur le myocarde, atteignent non seulement la fibre contractile, par l'un des procédés dégénératifs ou réactionnels que nous venons d'énumérer, mais encore la gangue conjonctivo-vasculaire de l'organe. Les lésions interstitielles aiguës sont de différents ordres.

Dans certains cas, on découvre des *foyers hémorrhagiques* (suffusions sanguines, ecchymoses sous-séreuses ou profondes) qui dissocient sur une petite étendue quelques faisceaux musculaires. Les formes malignes de la variole, de la scarlatine, voire même du typhus, en sont les causes les plus fréquentes. Diverses formes de rhumatisme infectieux et, d'une manière plus générale, toutes les maladies infectieuses devenant hémorrhagipares, peuvent s'accompagner de pareils désordres. Ces îlots apoplectiques sont rarement considérables ; les globules rouges y infiltrent les mailles du tissu conjonctif et écartent peu les cellules myocardiques.

En règle générale, les maladies aiguës du myocarde s'accompagnent peu d'hyperdiapédèse ; en d'autres termes, il est rare de voir un grand nombre de globules blancs du sang s'accumuler, hors des vaisseaux, dans les mailles lymphatiques et les espaces péri-musculaires. Cependant, au cours de la variole et de la fièvre typhoïde, on peut rencontrer, autour des artérioles les plus petites ou des veinules (dans les moyens et grands espaces péri-fasciculaires du cœur), de petits amas leucocytiques, quelques cellules dites embryonnaires; mais, ces îlots ne vont presque jamais jusqu'à produire de vrais nodules toxi-infectieux, semblables à ceux décrits dans le foie et dans les reins cholériques, typhiques ou varioleux.

En tout cas, le processus inflammatoire hyperdiapédétique n'y saurait déterminer la formation d'exsudats fibrineux.

Il m'est arrivé, plusieurs fois, de voir des espaces interstitiels distendus par un œdème lymphatique dont la sérosité contenait un grand nombre de cellules lymphatiques. J'ai pu démontrer, je le crois, qu'il ne s'agit point alors de lésions inflammatoires proprement dites; la preuve, c'est que les cellules musculaires circonscrivant les espaces péri-veineux ainsi distendus ne sont pas plus lésées que leurs congénères déjà plus éloignées.

Les vaisseaux artériels les plus petits sont, parfois, le siège d'une endartérite végétante légère, incapable, dans tous les cas, d'oblitérer complètement la lumière vasculaire. L'endophlébite y est plus rare encore.

Les signes d'une inflammation proliférative de l'endothélium des capillaires font rarement défaut au niveau des foyers de myocardite interstitielle aiguë. Toutefois, cette capillarité proliférante n'obstrue pas complètement les lumières vasculaires; du moins, je ne suis jamais parvenu à rencontrer traces de thrombus vasculaires dans ces petits foyers toxi-infectieux du myocarde, hormis les cas, exceptionnellement rares, de suppuration myocardique.

On ne parle guère, en effet, des abcès aigus proprement dits du cœur, lésion à peu près inconnue de nos jours, au même titre que la pyohémie, leur cause déterminante. Il me souvient d'avoir autopsié, il y a bientôt vingt ans, dans le service de mon regretté maître le professeur Parrot, aux Enfants-Assistés, des cœurs de nouveau-nés farcis d'abcès miliaires, révélateurs de la pyohémie puerpérale (phlébite ombilicale), complication fréquente autrefois. Depuis lors, pour ma part, je n'ai vu que deux abcès du cœur chez l'adulte. Les collections purulentes s'accompagnaient de vastes foyers de nécrose musculaire et la plupart des vaisseaux baignant au milieu des clapiers purulents étaient thrombosés.

Enfin, il arrive qu'on aperçoive, grâce aux techniques appropriées, tels ou tels germes pathogènes infiltrés dans les mailles du tissu interstitiel, parfois même réunis en amas, au niveau des îlots embryonnaires ou bien autour des vaisseaux enflammés. Les embolies infectieuses ont été rarement signalées dans les réseaux capillaires du cœur.

On comprend que de telles altérations diffuses interstitielles, si minimes en apparence, soient susceptibles, vu leur persistance et leur dissémination par tout l'organe, de déterminer ultérieurement une série de lésions indélébiles. Landouzy et Siredey ont judicieusement attiré l'attention des cliniciens sur les cardiopathies chroniques tardives d'origine infectieuse.

MYOCARDITES CHRONIQUES

Les lésions chroniques des cellules contractiles du cœur et de son squelette sont variées, souvent complexes, et, suivant les cas, leur apparence est très dissemblable.

L'ensemble de ces altérations, souvent fondues les unes dans les autres, compose le cadre des différentes variétés de ce qu'on est convenu d'appeler la myocardite chronique.

L'aspect d'un cœur atteint de myocardite chronique diffère considérablement, non seulement d'un sujet à l'autre, mais encore, pour un même organe, d'un segment du cœur à l'autre.

Ce qui domine, avant tout, c'est la dilatation chronique des parties malades. L'hypertrophie partielle ou générale existe ou fait défaut ; d'ordinaire, elle semble avoir précédé les désordres anatomiques graves constatés.

La consistance du cœur est presque toujours diminuée. Flasque, pâle, d'un gris-brun ou d'un marron sale uniforme, le myocarde se montre parfois comme moucheté de taches blanc-jaunâtres ou même jaunes, apparentes surtout au-dessous de l'endocarde (adipose interstitielle, dégénérescence graisseuse, etc). Les colonnes charnues sont souvent atrophiées d'une façon très irrégulière. La masse du myocarde ventriculaire gauche ou droit est, fréquemment aussi, plus mince, plus pâle, rarement plus brune, qu'à l'état normal.

Au point de vue microscopique, un caractère important, commun à la totalité des lésions qui vont suivre, est leur dissémination possible, non constante. Toutes les parties du cœur peuvent être envahies; mais ces mêmes altérations organiques sont susceptibles de respecter presque intégralement l'un des deux cœurs, ou même certains territoires d'un segment du myocarde.

LÉSIONS PARENCHYMATEUSES

Considérées à un point de vue général, les lésions chroniques du myocarde sont des altérations atrophiques : selon les circonstances, l'atrophie est une simple dénutrition progressive de la cellule musculaire, ou bien une véritable dégénérescence du protoplasma contractile.

Ainsi comprises, ces lésions peuvent se diviser en deux groupes assez distincts : les atrophies et les dégénérescences.

1° Les atrophies, qui comprennent :

Atrophie. . . .
- Simple.
- Fibrillaire.
- Fragmentaire.
- Granuleuse.
- Pigmentaire.

2° Les dégénérescences, se résumant en :

Dégénérescence.
- Graisseuse.
- Granulo-graisseuse.
- Vacuolaire.
- Amyloïde.

Atrophies. — L'*atrophie simple* de la cellule musculaire se reconnaît, avant toute mensuration, à la forme de l'élément qui a perdu son aspect cylindroïde et tend à devenir fusiforme. L'évaluation micrométrique de l'atrophie est des plus délicates, de même que celle des hypertrophies du cœur.

La striation transversale et la fibrillation longitudinale, loin d'être atténuées, paraissent au contraire des plus évidentes, comme si le protoplasma musculaire s'était tassé. Très habituellement, cette atrophie simple, qu'il ne faut pas confondre avec l'émaciation cardiaque (cancer utérin, phtisie pulmonaire, etc...), s'accompagne d'un certain degré d'atrophie granuleuse ou pigmentaire. Le noyau est réduit également de volume.

L'*atrophie fibrillaire* semble surtout commune au niveau des régions mal irriguées (athérome des artères coronaires); elle commence par une exagération très apparente de la striation longitudinale des cellules musculaires, sans que, toutefois, un tel aspect soit causé par une augmentation du volume des fibrilles fondamentales. Tout au contraire, il semble que ce soit la substance inter-fibrillaire qui s'altère, se crevasse, et tende à mettre partiellement en liberté chacune des baguettes contractiles, composées de sarcous-éléments.

A un degré plus avancé, la dissociation filamenteuse de la cellule a lieu (M. Nicolle) et se termine par un pinceau divergent qui met en liberté le noyau central.

L'*atrophie fragmentaire*, c'est l'éclatement de la cellule musculaire par blocs sombres, anguleux et irréguliers; cet éclatement résulte d'une nécrose lente de la myosine. Bien étudiée par M. Nicolle à propos des scléroses cardiaques, la désintégration fragmentaire est regardée par cet auteur comme le premier élément et l'origine même des plaques fibreuses atrophiques du myocarde.

Si je m'en rapporte à mes recherches, il s'agit d'une lésion fort rare, distribuée plutôt par petits îlots satellites de l'ischémie cardiaque (infarctus, myomalacie). Rarement, la sclérose interstitielle semble s'orienter autour de cette lésion parenchymateuse.

L'*atrophie granuleuse* diffère de l'atrophie fragmentaire en ce que la cellule myocardique, amoindrie dans ses striations, est encore conservée quant à son ensemble. Aussi, quoique atrophiée, paraît-elle remplie d'une quantité variable de petites granulations plus ou moins réfringentes. Celles-ci sont souvent accumulées en séries longitudinales à chaque extrémité du noyau central. On dirait que ces amas sont formés de poussières protoplasmiques résiduales, incrustées dans le reste de la substance contractile non encore détruite.

L'*atrophie pigmentaire* s'oppose radicalement à l'atrophie granuleuse par la couleur ocre et la distribution des granulations d'origine hémoglobinique qui infiltrent la cellule musculaire. Le pigment est réparti au centre même de la cellule, autour du noyau; il dessine, de la sorte, une masse jaunâtre, fusiforme, plus ou moins volumineuse, parallèle à l'axe du noyau dont il semble prolonger les deux extrémités. Les granulations sont inégales, jaune-brun, anguleuses et brillantes, caractère qui les différencie sans peine de toutes les autres granulations intra-protoplasmiques.

On se rappellera qu'à l'état normal, les cellules musculaires du cœur, chez l'homme d'un âge mur, contiennent toujours une certaine quantité de ces granulations pigmentaires, accumulées aux pôles du noyau musculaire.

Toutes les causes de perturbation nutritive subies par le myocarde, pour peu qu'elles aient une certaine durée, déterminent presque toujours la pigmentation granuleuse des cellules musculaires. En un mot, la sénilité normale ou pathologique du cœur se traduit par une destruction plus ou moins accusée de l'hémoglobine musculaire.

Sur un cœur, ce sera le segment myocardique le plus surmené, ou au contraire le plus impotent, qui subira au degré maximum cette sorte de cachexie pigmentaire (le ventricule gauche dans le rétrécissement mitral, etc.).

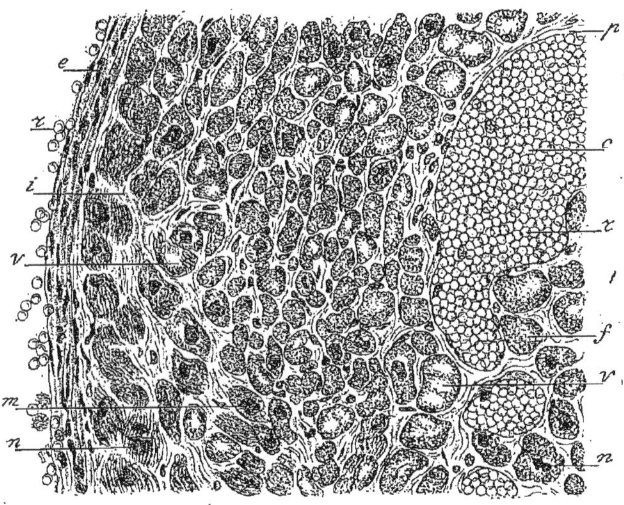

Fig. 10. — Dégénérescence vacuolaire des cellules musculaires du cœur.

Coupe d'une colonne charnue du ventricule gauche, dans un cas d'aortite syphilitique avec oblitération complète de la coronaire gauche à son origine.

e, endocarde, normal, recouvert de globules rouges *r*, et de leucocytes bien reconnaissables au voisinage de la lettre *m*. — *i*, tissu conjonctif interstitiel, lâche, comme imbibé de sérosité. — *c*, capillaire veineux énormément distendu (stase sanguine); d'autres capillaires très larges se montrent plus bas. — *r*, globules rouges, tassés en amas denses à l'intérieur des vaisseaux dilatés. — *f*, une cellule musculaire, d'apparence normale, coupée transversalement, et dont on reconnaît les champs de Cohnheim; le noyau musculaire manque ici, on l'aperçoit sur d'autres cellules placées au haut de la préparation. — *v*, *v*, différents aspects offerts par les cavités vacuolaires creusées au milieu des cellules musculaires. — *n*, *n*, aspects variables du noyau musculaire logé au centre de la cellule en voie de dégénérescence. — *m*, un noyau musculaire, bifide, dans une cellule obliquement coupée. (Grossissement 300/1).

Dégénérescences. — Les dégénérescences du myocarde, dans les affections chroniques, ne diffèrent guère des atrophies proprement dites : leur caractère dominant est l'intensité des altérations subies par la substance contractile.

La plus commune de toutes, celle qui est décrite par tous les auteurs comme la lésion chronique par excellence, est la *dégénérescence graisseuse*. Il y a quelques années encore, les cliniciens et les anatomo-pathologistes détaillaient à l'envi les aspects, les symptômes et le pronostic de cette affection organique du cœur.

Or, il me semble que les uns et les autres commettaient une erreur aujourd'hui manifeste, dont nous aurons à expliquer les origines et les causes quand nous étudierons la surcharge graisseuse du cœur.

Pour nous résumer, voici la question telle qu'elle doit être posée. Lorsque l'on cherche, comme je l'ai fait depuis quatorze ans, sans idée préconçue, la dégénérescence graisseuse des fibres musculaires du cœur dans toutes les

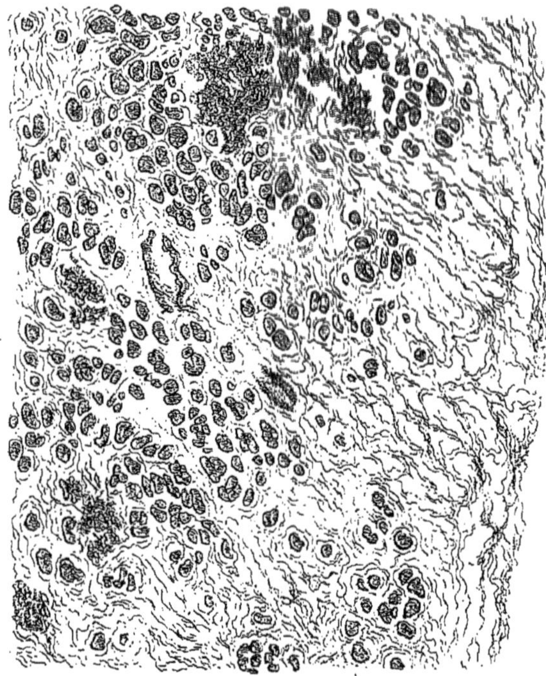

FIG. 11. — CŒUR AMYLOÏDE ET SCLÉREUX. COUPE D'UN PILIER DE LA VALVULE MITRALE.

Coloration par l'éosine traitée par la potasse caustique à 40 pour 100.

A droite, la surface de l'endocarde; au milieu, faisceaux musculaires rares, séparés par les travées fibroïdes parsemées de fibres élastiques. — Les placards amyloïdes, en rose cerise, sont infiltrés au milieu du tissu fibreux. — Les fibres élastiques sont en violet. (GROSSISSEMENT 54/1).

cardiopathies chroniques, on ne la trouve que très rarement. Sans doute, sur les coupes du cœur, comme après les dissociations des faisceaux musculaires, on rencontre fréquemment, surtout dans les cas de dilatation cardiaque, chez les alcooliques et les goutteux, des traînées de cellules graisseuses parallèles aux fibres musculaires. Mais, il est toujours facile d'établir qu'il s'agit uniquement d'une stéatose du tissu interstitiel, au milieu de laquelle les cellules musculaires sont indemnes de toute adiposité.

En réalité, dans quelques observations, il est difficile d'affirmer que telle cellule myocardique atteinte d'atrophie granuleuse ne contient pas aussi quelques granulations graisseuses. Le seul moyen démonstratif indiscutable est donné par les vapeurs d'acide osmique : elles colorent en brun plus ou moins foncé toute particule adipeuse, et respectent l'atrophie granuleuse.

Parfois, au contact d'une plaque d'endocardite chronique, ou au-dessous d'une adhérence péricardique (symphyse cardiaque), ou bien sur les bords d'une rupture du cœur, il est donné d'observer des cellules musculaires, mortes ou encore nucléées, envahies par une infiltration de graisse. Ces lésions discrètes n'ont rien à voir avec la maladie décrite sous le nom de dégénérescence graisseuse du cœur : elles font régulièrement défaut dans les cardiopathies chroniques, valvulaires ou non. Sauf quelques observations d'infarctus thrombosique du myocarde, par athérome d'une coronaire, et certains faits de myocardites infectieuses, sauf surtout les cas d'intoxications suraiguës (phosphorisme, arsenicisme, puerpérisme, ictères graves, etc.), la dégénérescence graisseuse des cellules musculaires du cœur constitue une rareté exceptionnelle.

Nous n'en dirons pas de même de la *dégénérescence vacuolaire*. Ici, en effet, les lésions sont simples et banales. Le protoplasma contractile apparaît creusé de cavités plus ou moins volumineuses, toujours centrales, c'est-à-dire entourées d'une certaine quantité de substance musculaire. Ces vacuoles, arrondies à l'ordinaire, contiennent un liquide mal colorable, bien différent de la graisse. Il n'est pas rare, sur une coupe transversale, d'apercevoir le noyau musculaire vésiculeux, pâle, comme flottant au milieu du liquide. Ainsi soumis à une désintégration colliquative, le tissu contractile donne l'impression d'une vitalité fort affaiblie. C'est habituellement dans des portions de l'organe très mal irriguées (rétrécissement de l'artère coronaire, aortite aiguë, apoplexie cardiaque, atrophies columnaires, infarctus) que l'on découvre cette singulière altération (fig. 10).

Certaines observations récentes tendent à démontrer que l'état vacuolaire pourrait être produit par une série d'intoxications diverses atteignant la totalité de l'organisme.

Pour ma part, je l'ai rencontré très marqué en particulier dans deux cas de coronarite chronique syphilitique. Il est facile d'éviter l'erreur de technique consistant à prendre, sur la coupe transversale d'une cellule myocardique, pour une vacuole les cavités résultant d'un artifice de préparation : le protoplasma péri-vacuolaire, flaccide, n'est ni fragmenté ni pigmenté ; ses fibrilles sont plus espacées que normalement.

La *dégénérescence amyloïde* des cellules myocardiques ne nous arrêtera pas. Malgré les efforts tentés jadis par moi-même, il est impossible de démontrer, d'une manière péremptoire, l'existence de cette altération. Les lésions du cœur amyloïde, que nous avons décrites avec R. Moutard-Martin et M. Nicolle, ressortissent aux maladies interstitielles du cœur. Dans les cas même les plus avancés, la cellule myocardique est uniquement passive. La gaine de substance amyloïde qui l'enserre de toutes parts est une altération du tissu conjonctif et des capillaires intra-fasciculaires : en un mot, c'est une lésion de contiguïté, et non pas une altération musculaire (fig. 11).

LÉSIONS INTERSTITIELLES ET VASCULAIRES

Les lésions chroniques du tissu interstitiel du cœur et de ses vaisseaux vont faire l'objet d'une étude détaillée; leurs variétés, l'importance de certaines d'entre elles, les mettent au premier rang dans la pathologie cardiaque.

Les unes, comme l'adipose ou surcharge graisseuse, et les hémorrhagies, gardent pour ainsi dire leur type générique, alors qu'elles se développent dans la gangue interstitielle d'un muscle strié quelconque ou dans l'intimité du myocarde.

D'autres, au contraire, empruntent à la région, comme à la texture de l'organe, une physionomie particulière; c'est ainsi que les scléroses et les anévrysmes qui s'y rattachent nous montreront une série d'altérations toutes spéciales.

Enfin, diverses affections du squelette conjonctivo-élastique se fondent dans un ensemble de désordres anatomiques auquel la fibre musculaire elle-même prend part, comme pour les ruptures du cœur. Inversement, d'autres demeurent isolées, spécifiques, au sens général du mot; il en est ainsi des lésions amyloïdes.

L'influence réciproque des déchéances musculaires sur les lésions interstitielles et de celles-ci sur les premières, est une question complexe, dont les détails se résoudront successivement, au cours des descriptions qui vont suivre.

LÉSIONS INTERSTITIELLES DU CŒUR

Toutes les lésions parenchymateuses du cœur que nous avons passées en revue dans le chapitre précédent s'accompagnent presque toujours d'altérations du squelette conjonctivo-vasculaire. Différentes espèces de lésions peuvent atteindre cet appareil dans l'intimité même de l'organe. Nous allons les étudier successivement : commençant par les plus légères, souvent aussi les plus circonscrites, comme l'œdème du cœur, passant ensuite aux hémorrhagies interstitielles et à la rupture du cœur, pour terminer par les deux maladies spécifiques du tissu interstitiel, à savoir l'adipose, confondue autrefois avec la dégénérescence graisseuse du cœur et les scléroses du myocarde. Ces deux dernières lésions ne coïncident guère habituellement sur le même organe ; en tous cas, chacune d'elles offre une prédilection manifeste pour l'un des cœurs : la graisse s'accumule dans l'épaisseur du cœur droit, alors que les scléroses frappent presque exclusivement le cœur gauche.

ŒDÈME DU CŒUR

L'œdème interstitiel du cœur me paraît mériter quelques remarques préliminaires. Il suffit de se rappeler, avec Ranvier, la richesse lymphatique du myocarde, dont chaque cellule contractile baigne au milieu de la lymphe, pour comprendre l'intérêt qui s'attache à ce point particulier. Sitôt que la circulation artérielle ou veineuse du cœur est mise en défaut, la lymphe, suc nutritif de la myosine, se trouve aussitôt adultérée : il en résulte que la vie même du cœur est menacée. Dilatation des cavités, diminution ou augmentation de la tension sanguine intra-cardiaque, inflammation aiguë de l'une des séreuses du cœur ou même du muscle, comme cela s'observe dans nombre de maladies aiguës, voilà, sans détails, autant de causes de gêne circulatoire et, par suite, de stase lymphatique interstitielle, pour le myocarde.

Ces causes accidentelles éteintes, tout peut et doit rentrer dans l'ordre. Mais, quand une lésion chronique s'est définitivement installée dans l'intimité de l'organe, qu'il s'agisse d'une affection valvulaire, d'une symphyse cardiaque, ou d'une altération progressive de la substance contractile, alors la stase de la lymphe intervient inévitablement; elle va jouer un rôle pathogénique dans la série des lésions consécutives.

L'œdème lymphatique du cœur, dont j'ai pu, à maintes reprises, donner des preuves histologiques, est une des lésions qui traduisent de la manière la plus simple les désordres dont il s'agit. On le reconnaît à l'accumulation de cellules blanches sur certains points, en particulier dans les grands espaces interstitiels du cœur; ces derniers reçoivent, on le sait, à l'état normal, les gros confluents veineux ou artériels. On trouve aussi des amas lymphatiques à la surface du myocarde, dans les espaces sous-épicardiques, principalement au niveau des carrefours veineux du ventricule droit. L'ischémie excessive du myocarde, comme on la voit dans l'oblitération de la coronaire à son origine (aortite aiguë), et la stase cyanotique du ventricule gauche, secondaire à la sténose mitrale extrême, montrent quelquefois, au milieu des lésions musculaires, les traces les plus évidentes d'un œdème lymphatique interstitiel essentiellement chronique.

Si j'insiste sur ce point de détail, c'est que, dans nombre de circonstances, des observateurs non prévenus ont décrit (et décriront peut-être encore) sous le nom d'inflammation interstitielle aiguë, de myocardite interstitielle, cette stase lymphatique péri-vasculaire, qui n'a, ce me semble, rien à voir avec les phénomènes aigus de l'hyperdiapédèse.

Il est bon de reconnaître que ces troubles de l'irrigation lymphatique peuvent retentir sur la nutrition des cellules musculaires les plus voisines. Il n'est pas rare d'y observer, par exemple, la tuméfaction œdémateuse, l'état vésiculeux des noyaux musculaires et l'état vacuolaire des protoplasmas contractiles.

HÉMORRHAGIES. — RUPTURE DU CŒUR

A l'autopsie de différentes affections aiguës ou même chroniques du cœur, on peut trouver des ecchymoses et des hémorrhagies interstitielles.

Les ecchymoses, habituellement petites, disséminées au-dessous de l'endocarde ou du péricarde, sont beaucoup plus rares dans l'épaisseur même du muscle ; sauf dans la leucocythémie, où elles peuvent être considérables, elles ne représentent, par elles-mêmes, qu'une lésion minime : les hématies, infiltrées dans les espaces interstitiels, s'accompagnent d'un nombre variable de globules blancs. Parfois, comme je l'ai noté dans la fièvre puerpérale, la scarlatine et la variole, ces îlots hémorrhagiques contiennent des microorganismes, plus ou moins facilement reconnaissables (streptocoques, staphylocoques, etc.), démonstration plus que suffisante de leur origine toxi-infectieuse.

Lorsque l'hémorrhagie est excessive, il s'agit presque toujours d'une rupture du cœur. L'apoplexie, qui siège, pour la grande majorité des cas, dans l'épaisseur du ventricule gauche, s'accompagne d'une déchirure tellement étendue que la mort a dû en être la conséquence inévitable, mais plus ou moins rapide.

Les travaux de Elleaume, Barth, Odriozola, ont mis définitivement au point la question des ruptures spontanées du cœur. On sait aujourd'hui que cet accident, fatalement mortel, exceptionnel dans l'âge adulte où il s'explique par une maladie infectieuse aiguë (endocardite ulcéreuse, embolie de la coronaire), devient assez fréquent dans la vieillesse, d'autant plus qu'on s'éloigne de la soixantième année. Cette remarque est confirmée par toutes les statistiques connues : Odriozola, sur 115 observations, a trouvé 9 cas au-dessous de cinquante ans, 12 cas de cinquante à soixante, et 94 cas au-dessus de soixante ans, dont 58, c'est-à-dire la moitié, dépassaient soixante-dix ans.

La rupture du cœur est donc une maladie de la vieillesse. J'ajoute qu'elle constitue un accident du vieux cœur athéromateux, puisque, sur 110 cas, 55 fois Odriozola a pu relever des altérations patentes des artères coronaires. En outre, maintes fois, au cours d'observations discutables, dans lesquelles l'état des artères coronaires n'est point noté, les auteurs signalent l'athérome de l'aorte, la surcharge graisseuse du cœur, et la sclérose du myocarde.

Lésions de la rupture. — L'aspect offert par le péricarde, à l'ouverture du thorax, est, le plus souvent, pathognomonique. La poche péricardique, d'une couleur foncée, bleu-violet ou gris-noirâtre, est bombée et refoule la face interne des poumons. En l'ouvrant, on donne issue à une quantité de sang coagulé variant entre 100 et 600 grammes (hémopéricarde).

Relativement à son *siège*, la rupture occupe presque uniquement le ventricule gauche, rarement le ventricule droit, les oreillettes d'une manière tout à fait exceptionnelle. Les chiffres suivants en donnent une impression exacte : sur 110 ruptures, 83 fois le ventricule gauche était atteint ; pour les 27 autres cas, le ventricule droit et les oreillettes à peu près autant de fois.

Fait curieux, paradoxal en apparence, la rupture a lieu au niveau des points les plus épais du ventricule, aussi fréquemment, sinon plus souvent, qu'à la pointe (fig. 12).

Sur 71 observations détaillées d'une façon suffisante, nous trouvons avec Odriozola le siège de la déchirure :

VENTRICULE GAUCHE.	A la base	10 fois.
	A la partie moyenne	28 —
	Au sommet.	33 —

Il en résulte que les ruptures du ventricule gauche se circonscrivent à peu près uniquement au niveau de ses deux tiers inférieurs, 61 fois sur 71.

Si l'on recherche le siège exact de la rupture par rapport aux cavités, on

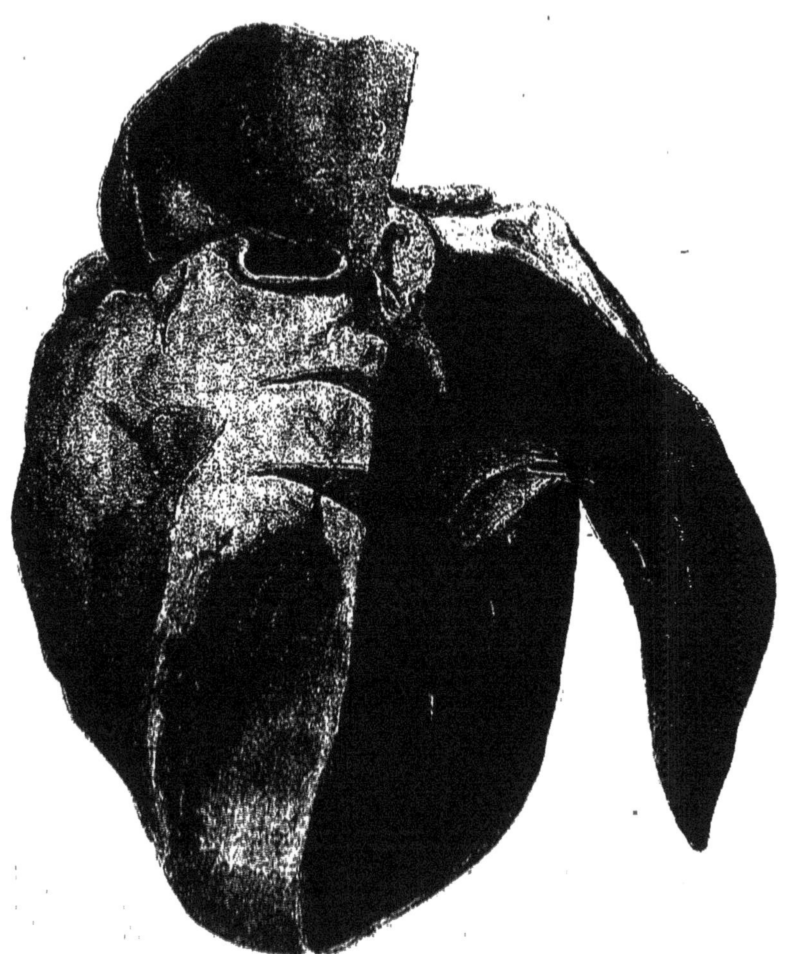

FIG. 12. — RUPTURE DU CŒUR.

Dessin grandeur naturelle d'un cas de rupture du ventricule gauche, survenue chez un vieillard de soixante-dix ans.

La fissure, longue de 27 millimètres, est presque parallèle au sillon inter-ventriculaire. Un caillot de sang adhère à sa lèvre droite. — L'artère coronaire gauche apparaît, sur deux coupes de l'épicarde sus-jacent à la rupture; on peut constater qu'elle est oblitérée par un thrombus grisâtre. — Le segment du ventricule, incisé verticalement, à gauche de la rupture, est récliné à droite de l'image. Le myocarde, d'un rouge-brun foncé, présente, dans une hauteur de 5 centimètres environ, une bande gris-jaunâtre, verticale, logée en plein muscle et correspondant assez exactement à la partie moyenne du ventricule. Il s'agit d'un infarctus du muscle cardiaque, secondaire à la thrombose de la coronaire. — La rupture du cœur est, ici, consécutive à l'infarctus musculaire. — L'aorte est athéromateuse à son origine.

reconnaît que le ventricule gauche est surtout frappé au niveau de sa face antérieure, rarement à la face postérieure, exceptionnellement à son bord gauche ou à sa pointe.

La statistique d'Odriozola, portant sur 132 cas connus, montre qu'après le ventricule gauche, atteint 96 fois, c'est le droit qui est plus volontiers frappé (22 cas). Puis vient l'oreillette droite (10 cas) et enfin l'oreillette gauche (2 cas), ainsi que le sillon auriculo-ventriculaire (2 cas). Malheureusement, la désignation du siège exact fait défaut dans un grand nombre d'observations où la rupture occupait une autre partie du cœur que le ventricule gauche; mais il nous suffit de connaître les cas habituels.

Le *nombre* des déchirures constatées sur un cœur donné est presque toujours unique. Quelquefois (18 cas sur 110 observations), les ruptures sont multiples; elles atteignent exceptionnellement le nombre de 3.

Nous n'insisterons pas sur la *direction* générale de la rupture, trop peu ou trop mal décrite, dans le plus grand nombre des observations publiées.

Les *dimensions* sont mieux connues : en moyenne, la rupture oscille entre 1 et 3 centimètres, les chiffres minima sont de 3 à 4 millimètres; la plus grande déchirure connue atteignait à peine 5 centimètres (Panum).

La *forme* de la rupture est très variable : le siège de la lésion, ses dimensions, l'état du myocarde adjacent, expliquent ces variations. Petite, la perte de substance est tantôt une fente linéaire, tantôt un orifice arrondi recouvert et souvent comblé par un caillot. Grande, la rupture se présente soit sous l'aspect d'une fente, d'une éraillure, soit comme une ligne sinueuse comparée tour à tour par les observateurs à un S, un H, un Y, un V. Quelquefois même, la perte de substance affectait une forme cruciale; plus rarement, c'est un orifice arrondi, béant.

La rupture a deux orifices. L'externe, ou superficiel, est souvent caché et en partie comblé par des caillots; il est facile de le voir après le lavage de la surface du cœur. L'interne peut être assez difficile à trouver, dissimulé souvent entre les colonnes charnues, sous les piliers valvulaires ou sous des caillots.

Le *trajet* de la déchirure à travers les parois musculaires est des plus variables : direct, alors les deux orifices se correspondent en ligne droite, et dans ces cas, aucun parallélisme n'existe entre les deux orifices; oblique, sinueux, parfois bifide inférieurement.

Par rapport à la surface de la paroi cardiaque, le trajet peut être perpendiculaire ou oblique; et il peut décoller, à différentes hauteurs, les couches musculaires. Il est des cas, enfin, où la déchirure n'est pas complète, c'est-à-dire qu'elle n'a pas rompu en totalité la paroi cardiaque : véritable fissure borgne externe, qui respecte l'endocarde et peut n'avoir pas entamé l'épicarde. Ces fissures ne sont jamais isolées sur un cœur : elles accompagnent toujours une autre rupture, complète celle-là, du myocarde, et plus ou moins rapprochée de la fissure.

L'*état du myocarde* est intéressant à connaître : sa coloration est pâle, variant du jaune brun au gris blanchâtre, plus ou moins maculée de taches rouges. Dans un grand nombre de cas, on signale la présence de divers foyers d'apoplexie musculaire, au milieu d'un ou de plusieurs desquels la rupture semble s'être effectuée. Quelquefois, ce sont de véritables infarctus hémorrhagiques, consécutifs, soit à une thrombose, soit, beaucoup plus rarement, à une embolie d'une branche de la coronaire.

Le ramollissement du cœur, la myomalacie, constitue assez souvent le terrain sur lequel a lieu la déchirure. Le foyer de ramollissement est presque toujours consécutif à l'athéromasie de l'artère coronaire.

Maintes fois, le cœur rompu est surchargé de graisse, et cette adipose interstitielle paraît jouer un rôle important dans le mécanisme de la rupture. Souvent, d'ailleurs, la paroi du cœur rompu est amincie, sèche et friable dans celles de ses parties charnues qui sont encore plus ou moins respectées par la graisse.

Les cavités cardiaques contiennent fort souvent, surtout celle qui est le siège de la rupture, des caillots fibrineux anciens, adhérant intimement à l'endocarde et devenus kystiques. Les caillots ont quelquefois l'aspect lisse des végétations globuleuses; ils indiquent toujours une stase sanguine prolongée.

Les valvules et les orifices de gauche sont souvent signalés comme atteints de sclérose et de calcification. Sur 22 observations connues de rupture du ventricule droit, 4 fois la valvule tricuspide était malade.

Enfin, les artères coronaires sont très habituellement touchées (une fois au moins sur deux) par l'artérite chronique, l'athérome ou même la dilatation anévrysmatique. La thrombose de la coronaire gauche a été fréquemment relevée.

L'*examen histologique* du cœur au voisinage de la rupture montre :

1° L'absence habituelle d'infiltration graisseuse des fibres musculaires, contrairement aux assertions des auteurs anciens qui, nous l'avons vu, confondaient la surcharge adipeuse interstitielle du cœur avec la dégénérescence graisseuse de ses fibres musculaires (Stokes, Niemeyer, Quain, Parrot).

2° La constance des lésions atrophiques, granuleuses, granulo-pigmentaires, des cellules musculaires (Cornil, Troisier, Brault, Le Piez). Ce processus atrophique se traduit souvent, même à l'œil nu, par un amincissement plus ou moins accusé des couches musculaires du cœur, bien que l'organe puisse être volumineux et fort pesant.

3° Diverses altérations histologiques ont encore été notées : la diminution, la perte même ou, au contraire, l'exagération des striations de la cellule musculaire. Signalons encore la segmentation ou désintégration cimentaire de Renaut et Landouzy; enfin la fragmentation des blocs musculaires en débris plus ou moins allongés, déjà signalée par Vulpian, Hayem et Troisier, et qui

myocarde. L'infarctus hémorrhagique, l'apoplexie cardiaque, secondaires à la thrombose artérielle, seraient, dans ces observations, la vraie cause de la dilacération des parois (Cornil et Ranvier). Les efforts musculaires du cœur compléteraient la rupture.

Certains faits anatomiques (fissures incomplètes du myocarde avec formation de lamelles fibrineuses à la surface de l'épicarde) permettent d'accepter l'établissement, non pas instantané, mais au contraire progressif, de la déchirure.

En résumé, qu'il s'agisse d'un ramollissement ischémique de la paroi ou d'une apoplexie sanguine des couches musculaires, la rupture est toujours, autant qu'on en peut juger actuellement, un accident secondaire à une désintégration grave et étendue des couches contractiles. J'ajoute que, dans l'immense majorité des cas, cette complication n'est qu'un épiphénomène survenant dans le cours des diverses altérations progressives qui créent la déchéance organique et la sénilité du cœur.

ADIPOSE

L'adipose interstitielle du cœur (stéatose, dégénérescence graisseuse, *surcharge graisseuse* du cœur, des différents auteurs) n'est qu'une exagération, parfois portée à un degré excessif, de la structure normale.

L'épicarde est une séreuse, capitonnée, pour ainsi dire, dans toute son étendue, par une couche cellulo-adipeuse en tout comparable à celle décrite au-dessous du péritoine viscéral. Cette couche adipeuse sous-épicardique ouvre la voie aux vaisseaux sanguins et lymphatiques, ainsi qu'aux nerfs; elle contient, normalement, une notable quantité de cellules adipeuses qui forment, à la surface du cœur, un coussinet doué d'une souplesse des plus favorables au glissement de l'organe. Toutefois, la graisse, au moins chez l'adulte, ne s'accumule en fortes proportions que sur des points bien déterminés de la surface du cœur : 1° les sillons inter-auriculo-ventriculaires; 2° les sillons inter-ventriculaires; 3° le bord droit du cœur, avec une petite portion des régions adjacentes de la face antérieure et de la face postérieure du ventricule droit.

L'anatomie normale montre, sur un cœur sain, la presque totalité de la surface extérieure du ventricule gauche (sauf une très petite partie adjacente aux sillons inter-ventriculaires) à peu près totalement dénuée de graisse. Seules, les grosses ramifications vasculaires qui se détachent des sillons emportent avec elles des traînées de pelotons adipeux. Même remarque pour la surface des oreillettes, sauf au niveau des sillons inter-auriculo-ventriculaires.

Par contre, le ventricule droit, qui forme une sorte de pyramide triangulaire couchée sur le diaphragme, se montre recouvert par la graisse sous-épicardique, dans une assez grande partie de son étendue : le bord droit du cœur, à la réunion des faces antérieure et postérieure du ventricule, est comme tracé par le bourrelet graisseux sous-épicardique qui le limite jusqu'à la pointe du cœur. La base du même ventricule s'accuse au niveau du sillon inter-auriculo-ventriculaire par une masse adipeuse, souvent très saillante, au point de boursoufler le feuillet épicardique.

Il résulte de cette disposition que le cœur droit d'un adulte ne laisse apercevoir, à l'état normal, qu'une petite partie de son myocarde : en avant, sur une étendue de 3 à 4 centimètres carrés, vers la région moyenne de la face antérieure; en arrière, au niveau de la partie moyenne de la face postérieure, sur une étendue un peu plus grande.

Telle est, à l'état normal, la distribution de la graisse sous-épicardique. A l'ouverture des cavités cardiaques, on constate deux choses : l'absence de graisse au-dessous de l'endocarde ; la pénétration des pelotons adipeux dans l'épaisseur du myocarde ventriculaire droit. Toutefois, cette infiltration du muscle par la graisse est discrète; elle permet, par exemple, une mensuration très exacte de l'épaisseur du muscle ventriculaire, abstraction faite (comme nous l'avons dit au commencement) de l'épaisseur de la couche, bien distincte, de la graisse sous-épicardique.

Cette couche graisseuse, pour donner un chiffre à peu près constant, mesure sur un cœur sain, vers le milieu du bord droit du ventricule droit, une épaisseur au moins égale à celle des couches musculaires : 5 millimètres. Lorsqu'elle atteint 1 centimètre, on peut affirmer l'obésité du cœur.

Histologiquement parlant, la graisse pénètre beaucoup plus profondément dans la profondeur du myocarde. Autrefois, en étudiant la structure du cœur, j'ai décrit la distribution régulièrement méthodique de la graisse jusque dans les espaces interstitiels péri-fasciculaires. Pour exposer en un mot cette infiltration normale interstitielle de la graisse, il suffit de rappeler que les pelotons adipeux accompagnent les artérioles et les nerfs jusqu'au niveau des derniers espacces péri-fasciculaires, c'est-à-dire jusqu'à la naissance des capillaires artériels.

A l'état pathologique, la surcharge graisseuse du cœur est tantôt modérée, tantôt excessive. La règle commune est que tout cœur obèse soit, de même, un cœur dilaté. Cette notion découle des indications pathogéniques qui décèlent la même origine et la même série de causes pour l'ectasie non valvulaire du cœur et pour sa surcharge graisseuse : l'alcoolisme, la goutte, le diabète, les excès alimentaires, la vie sédentaire, y tiennent, d'un côté comme de l'autre, la première place.

L'invasion du cœur par la graisse se fait pour ainsi dire toujours suivant un ordre préétabli : c'est d'abord le cœur droit qui se laisse envahir peu à peu par les cellules adipeuses ; toute la surface du ventricule disparaît sous la couche de graisse; puis les sillons, l'origine de l'aorte et de l'artère pulmonaire, ainsi que le bord droit, jusqu'au sommet du ventricule, se tuméfient, étouffés par une obésité de plus en plus déformante. J'ai insisté, précédemment, sur la corrélation qui existe entre les régions déclives du cœur vouées à la stagnation lymphatique, et les localisations privilégiées de l'adipose interstitielle : lymphe et graisse s'accumulent précisément sur les mêmes points.

Bientôt, l'invasion du cœur par la graisse remonte et gagne, non seulement la face postérieure des deux ventricules, mais encore la base des deux oreillettes. Puis, la pointe du ventricule gauche, et enfin la totalité du cœur gauche, sont prises, à leur tour, au point que l'ensemble de l'organe peut être recouvert en totalité par un pannicule adipeux continu.

Alors, les coupes du cœur montrent la graisse s'infiltrant, sous forme de stries jaunâtres, dans l'épaisseur du ventricule droit : la couleur musculaire, rougeâtre d'abord et tachetée de jaune, pâlit peu à peu et arrive à être transformée en une énorme cloison de graisse, molle et friable. A la face interne, toute trace de masses musculaires finit par disparaître.

L'endocarde ventriculaire semble comme moucheté de larges placards jaunes, dissociant les colonnes charnues. Dans les cas extrêmes, on dirait un feuillet séreux recouvrant une multitude de masses adipeuses, comme le ferait un fragment d'épiploon. Les piliers du ventricule peuvent même être ainsi dissociés par la graisse et donner l'illusion complète, à l'œil nu, d'une dégénérescence graisseuse du muscle proprement dit. Le même aspect, mais ordinairement moins avancé, s'observe aussi au niveau des oreillettes et du ventricule gauche.

Il ne s'agit, cependant, que d'une infiltration adipeuse interstitielle, et non d'une dégénérescence des fibres musculaires. La preuve en est aisée : sur une coupe microscopique, on aperçoit, baignées en tous sens par des cellules adipeuses typiques, des cellules musculaires bien striées, munies de leur noyau normal ou entouré de la surcharge pigmentaire, si commune dans les affections chroniques du cœur.

L'endocarde et le péricarde peuvent ne présenter aucune altération organique ou être atteints, suivant les cas, de différentes lésions chroniques, qui n'ont rien à voir avec cette altération interstitielle dont nous nous occupons.

L'adipose interstitielle du cœur, qui ne diffère d'ailleurs par aucun caractère de la surcharge graisseuse des autres muscles striés de l'organisme, acquiert une importance extrême par le seul fait de sa localisation. Toute masse musculaire surchargée de graisse est vouée à une impotence fonctionnelle, proportionnelle à son degré de stéatose. Dans le cœur, une telle lésion devient redoutable le jour où les faisceaux myocardiques commencent à être sérieusement dissociés par les pelotons adipeux interstitiels. Le danger s'accroît, en outre, pour l'organe central de la circulation, de ce que l'obésité cardiaque n'est pour ainsi dire jamais un désordre trophique isolé : elle coïncide, on le sait, avec une surcharge graisseuse du tissu cellulaire des médiastins, de l'atmosphère graisseuse du rein, de la totalité des replis péritonéaux et des viscères de l'abdomen. Le pannicule adipeux sous-cutané et nombre des muscles des membres subissent parfois aussi la même altération nutritive. Il en résulte une gêne d'autant plus marquée pour la circulation générale du sang et de la lymphe.

Une lésion des plus rares, la rupture spontanée du cœur, que nous savons appartenir presque en propre à la vieillesse, s'accompagne souvent, comme l'avait déjà noté Cruveilhier, d'une surcharge graisseuse plus ou moins étendue.

Le mécanisme des lésions adipeuses est difficile à établir. Dire que l'organe central de la circulation ressent les effets d'une perturbation nutritive défavorable aux fibres striées, n'est pas une explication. Il est un point, cependant, déjà mis en lumière par Quain, accepté par Friedreich, Markham, Niemeyer, Pelvet, Rindfleisch et par la plupart des classiques français : je veux parler de l'athérome des artères coronaires, ou, pour mieux dire, de la coronarite chronique. Cette même coïncidence, nous la retrouvons d'ailleurs en étudiant les dilatations chroniques, les scléroses, enfin et surtout les anévrysmes partiels et les ruptures du cœur. On est en droit de conclure, dès lors, que, dans les déchéances organiques non valvulaires du cœur, l'ectasie des cavités, la surcharge graisseuse, la sclérose et les ruptures pariétales, se combinent tour à tour avec les altérations chroniques des vaisseaux nourriciers du cœur, sans que ces derniers puissent être considérés comme leur élément pathogénique. On ne saurait donc en inférer que telle ou telle de ces lésions dégénératives procède de la coronarite.

En réalité, la cause de la surcharge graisseuse réside plus loin : elle se rattache à un état de souffrance intime de l'organisme, à des altérations chimiques de toute la substance, et l'artério-sclérose ne fait qu'en déceler les manifestations anatomo-pathologiques les plus grossièrement tangibles.

Ceci dit, quelques remarques de détail pourront paraître intéressantes. L'influence de la stase lymphatique interstitielle et sous-épicardique m'a paru pouvoir être prise en considération dans le mécanisme de la surcharge adipeuse : l'ordre de progression des infiltrats graisseux, qui suivent les gros troncs lymphatiques, le rôle de la lymphe dans le développement de la graisse péri-artérielle (Ziegler) au niveau de tous les organes du corps humain, m'ont permis de mettre en relief les origines lymphatiques de l'adipose interstitielle du cœur. Un cercle vicieux est créé : la stase lymphatique accumulant sans cesse de la graisse dans les espaces conjonctifs, la graisse ralentissant d'autant plus la circulation de la lymphe dans les espaces périfasciculaires.

Bien que la pathogénie en soit vague, les conséquences de la surcharge graisseuse du cœur sont mieux connues. La dilatation chronique des cavités favorise l'asystolie, les fibres contractiles encore intactes ayant perdu leur cohérence et leur énergie proportionnellement à leur dissociation par les traînées de cellules adipeuses interstitielles. D'autre part, la somme des cellules musculaires s'amincit à mesure que les pelotons adipeux s'accumulent dans les interstices. La nutrition du muscle étant nécessairement défectueuse, un grand nombre de fibres musculaires disparaissent par atrophie simple.

La mort subite, complication fréquente de la surcharge graisseuse (cœur gras ou polysarcique), mentionnée par Stokes, Friedreich, Jaccoud, s'explique sans peine par un mécanisme simple. Enfin, les ruptures spontanées du cœur ne se produisent guère qu'à travers un myocarde chroniquement déchu et fréquemment adipeux.

SCLÉROSES DU CŒUR

Pour peu que, sur les coupes du cœur, le squelette conjonctivo-élastique paraisse épaissi à l'œil nu, fibroïde, on le dit atteint de sclérose. Il faut en excepter certaines lésions accidentelles, telles que le lymphadénome sous-épicardique (consécutif, le plus souvent, à une tumeur du médiastin), le cancer secondaire et la tuberculose du cœur, toutes altérations d'une exceptionnelle rareté.

Pour bien comprendre les caractères anatomo-pathologiques des scléroses cardiaques, on doit se rappeler, avant tout, la topographie générale du tissu conjonctivo-élastique qui compose normalement le squelette interstitiel du cœur; en voici le résumé.

L'endocarde et le péricarde, qu'on peut considérer comme deux membranes conjonctivo-élastiques à peu près parallèles et emboîtées l'une dans l'autre, s'envoient par toute l'épaisseur du myocarde des prolongements anastomotiques: une véritable trame conjonctivo-vasculaire en résulte, qui constitue un réseau entre les mailles duquel se trouvent logés les éléments musculaires, réunis en faisceaux.

Les tractus conjonctifs les plus volumineux se détachent de la face profonde de l'épicarde; ils servent de conducteurs aux ramifications artérielles, veineuses et lymphatiques, ainsi qu'aux troncs nerveux chargés d'assurer la vie et les fonctions de l'organe central de la circulation. Ce sont les grandes travées ou *grands espaces* interstitiels du cœur. On les voit, sur les coupes d'ensemble, pénétrer plus ou moins perpendiculairement à la surface du myocarde, à travers la couche superficielle des fibres unitives. Ces grandes travées contiennent, d'ordinaire, une artériole, une ou plusieurs veinules, un tronc nerveux, et souvent un ou plusieurs vaisseaux lymphatiques bien reconnaissables; le tout est accompagné de pelotons adipeux. Le tissu conjonctif de ces grands espaces est dense, parsemé de noyaux de cellules fixes, et les faisceaux conjonctivo-élastiques qui entourent les canaux vasculaires sont souples et déliés ; quelques faisceaux tendineux, grêles, destinés sans doute à certaines insertions musculaires, s'y montrent parfois.

Au niveau des oreillettes, les grands espaces sont beaucoup plus lâches, plus abondants aussi, et plus fibroïdes qu'au niveau des ventricules.

Les *moyens espaces* (travées moyennes de Robin), beaucoup plus minces, forment des colonnettes surtout vasculaires, artérielles ou veineuses ; les troncules nerveux y sont rares. Ce sont plutôt des gaines vasculaires, déliées puisqu'elles mesurent de 20 à 22 μ (alors que les grands espaces atteignent et dépassent 50 à 80 μ).

Sur une coupe longitudinale, les moyens espaces se montrent beaucoup plus nombreux que les précédents. Ils sillonnent, dans toute leur épaisseur, les couches du myocarde, depuis le voisinage du péricarde jusqu'au-dessous de l'endocarde, et donnent ainsi aux coupes histologiques du cœur leur aspect morcelé si caractéristique. Sur une coupe transversale, les moyens espaces font des sortes de taches lancéolées, terminées par des extrémités courtes et grosses. Leur tissu conjonctif, peu tassé, contient encore, de place en place, des pelotons adipeux. Çà et là, à côté des artérioles logées dans ces fissures, se montrent de fines colonnettes fibroïdes, arrondies, semblables à des tendons histologiques (M. Nicolle), et destinées, autant qu'on en peut juger, à des insertions musculaires.

Ces colonnettes normales de tissu fibreux ne sont pas rares au sommet des ventricules, au voisinage des anneaux fibreux orificiels du cœur, dans les piliers auriculo-ventriculaires ; elles se montrent abondantes dans l'épaisseur des muscles pectinés des oreillettes et des auricules.

Enfin, les *petits espaces*, dernière expression du réseau interstitiel du cœur, forment autour des cellules musculaires des mailles légères disposées en *logettes* : ce sont de fines travées connectives, composées de quelques rares fibrilles avec leurs cellules fixes ; elles établissent, autour d'une ou de deux cellules musculaires, un lacis continu, véritable alvéole qui supporte les dernières ramifications capillaires sanguines et représente l'origine des espaces lymphatiques interstitiels.

Ce mince réseau connectif terminal enlace les faisceaux musculaires primitifs (cellules myocardiques) d'une façon assez méthodique. On peut donc le considérer, toutes choses égales d'ailleurs, comme un tissu membraneux engainant, chargé de suppléer à l'absence du sarcolemme.

Les cellules myocardiques, isolées deux par deux, trois par trois, par les dites membranes connectivo-vasculaires, baignent en pleine lymphe, au milieu d'une véritable *logette péri-musculaire*, tapissée sur ses deux faces par une couche de cellules fixes plus ou moins endothélialisées. Le groupement d'un certain nombre de logettes anastomosées les unes avec les autres, à l'instar des cellules musculaires, délimite la forme des faisceaux secondaires du cœur. Ces faisceaux secondaires sont entourés par des espaces conjonctivo-vasculaires un peu plus larges, plus denses, et bien visibles sur les coupes transversales. Les faisceaux secondaires se tassent en faisceaux de troisième, puis de quatrième ordre. Ces divers groupements sont toujours réglés par des cloisonnements vasculaires de plus en plus épais, à mesure qu'ils remontent vers la surface du cœur et accompagnent des ramifications artérielles ou veineuses plus importantes.

L'accolement de plusieurs membranes ou logettes péri-musculaires délimite des fentes interstitielles spéciales, décrites sous le nom de *fentes de Henle*. D'après Eberth, ces vastes espaces lymphatiques interstitiels, tapissés par un endothélium particulier, régulièrement remplis de lymphe, constituent les premières grandes voies lymphatiques du cœur.

Les vaisseaux capillaires, en traversant les fentes de Henle, s'y recouvrent d'une couche de cellules plasmatiques. Celles-ci s'appuient sur la paroi vasculaire et organisent autour du vaisseau une véritable couche périthéliale (périthélium d'Eberth). Ces minces trabécules péri-capillaires, moins régulières et surtout moins systématiques que les membranes décrites sous le nom de logettes péri-musculaires, élaborent cependant des travées ou *logettes péri-capillaires*, qui jouent un rôle intéressant dans l'histogenèse des lésions décrites sous le nom de *sclérose molle*, d'*état réticulaire*, de *plaques atrophiques*, etc.

ÉTUDE MACROSCOPIQUE

Le terme de sclérose du cœur est de date relativement récente : la cirrhose cardiaque avait été autrefois décrite, dans ses formes extrêmes il est vrai, par les auteurs qui étudiaient les cardites.

L'exemple tiré des cirrhoses hépatiques et des néphrites chroniques entraîna les observateurs qui accordèrent, par analogie, aux scléroses cardiaques une importance excessive et créèrent de toutes pièces une nouvelle entité pathologique, parfaitement artificielle. L'examen méthodique des faits et la plus sage interprétation des lésions ont fait, aujourd'hui, justice des exagérations de la première heure. Nous allons le démontrer.

Et tout d'abord, les scléroses du cœur sont-elles une lésion fréquente? En aucune façon. Sur un nombre considérable d'autopsies de maladies du cœur, valvulaires ou non, il arrivera, quelquefois seulement, de constater des traces de la transformation fibroïde partielle du ventricule gauche; encore, le plus souvent, ne s'agira-t-il guère que de quelques tractus blanchâtres perdus dans la masse du myocarde, incapables d'aucune action pathogénique.

Passons, sans plus tarder, en revue les caractères généraux des scléroses du cœur.

Siège. La transformation fibroïde du myocarde occupe, d'une manière presque constante, les parois du ventricule gauche et la cloison inter-ventriculaire. Et même, dans cette localisation, peut-on noter que la moitié inférieure est plus fréquemment touchée que la partie supérieure du cône ventriculaire.

Les plaques de sclérose myocardique sont exceptionnellement rares au niveau du cœur droit et de l'oreillette gauche.

Pour bien reconnaître cette lésion, il faut être habitué aux aspects normaux et ne pas confondre la sclérose interstitielle du cœur avec les apparences normalement fournies, sur les coupes transversales, par les grands espaces et les moyennes travées décrits précédemment.

L'examen attentif d'un cœur sain permet d'éviter toute erreur : le tissu conjonctif qui y accompagne les vaisseaux n'est ni aussi dense, ni aussi nacré.

Coloration. Toute région scléreuse du myocarde est mise en relief, quand elle est visible à l'œil nu[1], par sa coloration blanchâtre, son aspect nacré, plus ou moins brillant, déprimé et sec; autant de caractères qui tranchent vivement sur le ton rouge-brun foncé, l'homogénéité et l'aspect terne des couches musculaires qu'on vient d'inciser.

Consistance. Au toucher, la consistance de la région scléreuse diffère sensiblement de celle des masses musculaires environnantes. Deux cas peuvent se présenter. La plaque scléreuse peut être dure, fibroïde, en tout comparable à un tissu de cicatrice : c'est la *sclérose dure*. D'autres fois, les traînées blanchâtres, dépressibles plutôt que déprimées, d'un ton mat, humides, sont plus ou moins jaunâtres ou grisâtres, quelquefois gorgées visiblement de sang (sclérose hémorrhagique de Ziegler); leur consistance est beaucoup moindre que celle du tissu musculaire : il s'agit de la *sclérose molle*, dont nous étudierons ultérieurement les caractères.

Forme. C'est, d'ordinaire, par îlots disséminés que la sclérose procède dans l'intérieur du muscle cardiaque, limitant de cette façon, sur les coupes, des *plaques scléreuses*, dont la forme est très variable. En général, quand la plaque scléreuse est logée en plein tissu musculaire, elle affecte, coupée en travers, une forme irrégulièrement arrondie, déchiquetée sur ses bords; ceux-ci enfoncent dans les couches musculaires adjacentes leurs prolongements étoilés, allongés, dont les limites se perdent à l'œil nu et peuvent aller rejoindre des placards voisins. Coupé dans sa longueur, l'îlot scléreux apparaît disposé en tractus fibroïdes parallèles aux faisceaux musculaires adjacents, s'intriquant avec eux à la façon des lames ou intersections aponévrotiques propres à certaines masses musculaires, telles que le grand droit.

Lorsque la plaque de sclérose touche à l'endocarde ou au péricarde, la forme en est extrêmement irrégulière, étalée, souvent même sinueuse. Il faut noter qu'on peut voir dans ces cas, même à l'œil nu, une mince bordure de tissu musculaire respectée, immédiatement sous-jacente à la séreuse. Cette dernière (épicarde ou endocarde, quelquefois l'un et l'autre) est normale ou altérée. Dans ce dernier cas, la bande musculaire sous-séreuse est très souvent partiellement détruite (fig. 13).

La coalescence des placards fibreux peut être telle que la totalité de la paroi ventriculaire est tranformée (plaques scléreuses cohérentes) en une épaisse série de couches fibroïdes, imbriquées les unes au-dessous des autres à l'instar des faisceaux musculaires qu'elles peuvent remplacer complètement. Dans ces conditions, l'atrophie générale de la paroi cardiaque est la règle; elle paraît plus ou moins marquée, suivant l'aire occupée par l'atrophie scléreuse.

Les plaques scléreuses, discrètement semées dans la masse musculaire,

---

1. Les différences de coloration sont rendues plus nettes encore après immersion du myocarde dans le liquide de Müller ou le formol à 1,50 pour 100.

peuvent s'accompagner d'une hypertrophie variable des couches contractiles et constituer ainsi une variété anatomique de sclérose du cœur, décrite, par Rigal et Juhel-Rénoy, sous le nom de *myocardite scléreuse hypertrophique*.

La transformation totale de l'épaisseur du ventricule en placards fibreux déterminera au besoin un *anévrysme partiel* du cœur.

Étendue. On comprend, par ce qui précède, que l'étendue du processus scléreux doit être des plus variables. Circonscrite, la sclérose du cœur peut se caractériser par un seul îlot fibroïde enclavé au milieu d'un cœur normal ou hypertrophié : c'est un accident, que les incisions méthodiques du ventricule gauche mettent parfois en lumière, d'une manière inattendue. D'où le principe, qu'on ne saurait trop recommander, de multiplier les incisions transversales du ventricule gauche ; celles-ci doivent être faites surtout à la face postérieure de l'organe, de manière à entamer autant que possible la cloison inter-ventriculaire et le bord gauche, tout en respectant les orifices préalablement examinés.

Certaines circonscriptions de la sclérose acquièrent, du fait de leur localisation, une réelle importance : c'est ainsi que la transformation fibroïde d'une partie plus ou moins considérable, parfois même de la totalité, de l'un ou des deux piliers musculaires de la valvule mitrale, occasionne une série de désordres (insuffisance valvulaire), capables de déterminer rapidement la mort.

D'autres fois, à la suite d'une endocardite pariétale (presque toujours d'origine fœtale), on découvrira une altération très particulière du ventricule gauche ; surtout bien observée par mon maître Vulpian, elle a été décrite sous le nom de *rétrécissement sous-aortique*. Cette lésion, très rare à la vérité, se caractérise par la formation d'un anneau fibroïde assez étroit, plus ou moins régulièrement concentrique à l'orifice aortique, au-dessous duquel il circonscrit une boutonnière fibreuse. Il résulte de cette disposition que les valvules sigmoïdes aortiques, saines ou non, mais suffisantes, semblent s'insérer, non plus sur l'origine de l'aorte, mais sur un bourrelet fibro-musculaire moins large que l'aorte, comme on le trouve normalement à la base du cœur chez certaines espèces animales.

La sclérose circonscrite du cœur se rencontre encore sous forme de placards atrophiques sous-jacents à l'endocarde pariétal. Ordinairement, les colonnes charnues correspondantes sont émaciées, blanchâtres, comme rubanées. La plaque de sclérose peut avoir déformé la face interne du cœur au point de faire disparaître presque totalement toutes les saillies des colonnes charnues, sur une étendue qui peut être très considérable.

L'épaississement fibroïde de l'endocarde recouvrant ces régions atrophiques est pour ainsi dire la règle. Nous chercherons bientôt le mécanisme histologique de ces lésions.

Plus rarement, les plaques scléreuses se localisent au-dessous de l'épicarde : il n'est pas rare de constater à leur niveau un épaississement nacré de la membrane séreuse, décrit, il y a longtemps, sous le nom de *taches laiteuses* du péricarde. Enfin, de véritables adhérences péricardiques, d'une consistance et d'une laxité variables, suivant les cas, peuvent recouvrir ces placards atrophiques du myocarde.

On a créé différents noms pour ces différentes localisations de la sclérose : la *sclérose insulaire* désigne plus particulièrement les plaques isolées dans

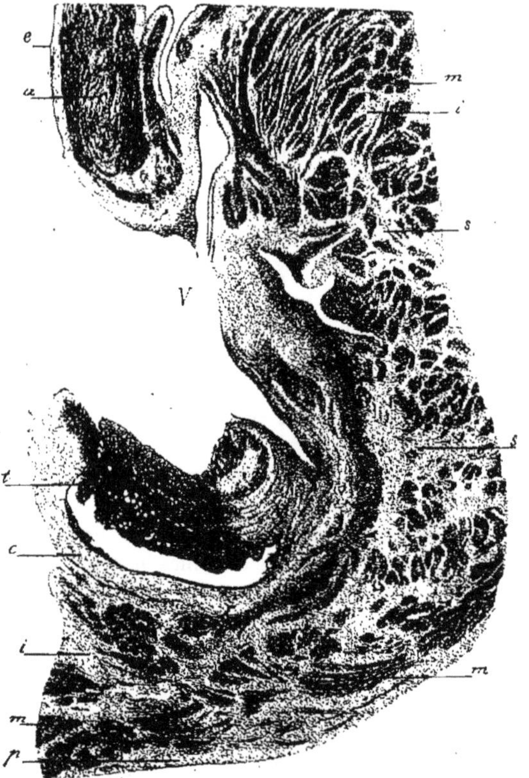

FIG. 13. — SCLÉROSE DU CŒUR.

Coupe d'un fragment du ventricule gauche au voisinage de la pointe du cœur. Le muscle cardiaque, reconnaissable à la disposition anguleuse de ses faisceaux, qui sont vivement colorés en noir, apparaît couturé de placards blanchâtres irréguliers, autant de travées fibreuses ayant disséqué les masses musculaires.

V, cavité du ventricule; l'endocarde qui la limite à droite et en bas est considérablement épaissi : on voit même, à la partie inférieure et droite de la préparation, une sorte de saillie fibreuse, colonne charnue surmontée d'un caillot adhérant en *t* à une partie sclérosée de l'endocarde. — *c*, endocarde pariétal épais et fibreux, auquel adhère encore une petite parcelle du caillot thrombosique. — *m*, *m*, *m*, faisceaux musculaires diversement orientés sur la coupe, isolés de leurs congénères par les trousseaux fibreux. — *p*, péricarde viscéral (épicarde), en continuité directe en ce point avec les placards scléreux du myocarde. — *i*, *i*, tissu interstitiel inter-fasciculaire, considérablement épaissi et fibreux. — *s*, *s*, différents aspects des placards scléreux du myocarde. — *a*, coupe d'une petite artériole normale, logée au centre d'une colonne charnue à peu près intacte. — *e*, endocarde, normal comme épaisseur, recouvrant la colonne charnue. (GROSSISSEMENT 5/1).

l'épaisseur du myocarde ; les *scléroses sous-endocardiques* et les *scléroses sous-épicardiques* se définissent d'elles-mêmes, aussi bien que la *sclérose des piliers valvulaires* (fig. 11 et 13).

Quand la sclérose pariétale a transformé en une coque fibroïde la totalité de l'épaisseur du ventricule, sur une étendue assez considérable, on la décrit sous le nom d'*anévrysme partiel* du cœur, pour peu que la pression sanguine intra-ventriculaire ait déformé la surface générale de l'organe. L'atrophie fibreuse, en esquissant une cavité annexe, peut avoir creusé une véritable poche ectasique en communication facile avec le ventricule.

STRUCTURE

L'étude microscopique des scléroses cardiaques permet d'en poursuivre plus à fond la topographie.

Sur des coupes bien préparées[1], on voit que, constamment, la sclérose se présente sous forme de foyers, isolés ou cohérents, selon l'étendue des placards fibreux, visibles ou non à l'œil nu.

On suit les bandes fibreuses sous-endocardiques ou sous-épicardiques avec, au-dessus d'elles, la couche en bordure de fibres musculaires respectées, ou bien elles-mêmes morcelées. On saisit encore la disposition topographique des foyers fibreux autour de certaines régions déterminées du myocarde : ainsi, par exemple, les bandes scléreuses couchées en long ou coupées en travers paraissent, dans certains cas, s'ordonner autour des vaisseaux artériels ou veineux. Ailleurs, il semble que le placard fibreux circonscrive des faisceaux musculaires volumineux et les isole du reste des masses contractiles (sclérose péri-fasciculaire). Il s'agit d'autant d'apparences qui servirent jadis de base à la description des scléroses.

Les lésions fibreuses paraissaient-elles circonscrites autour des vaisseaux? On en concluait, sous la poussée des idées régnantes, à une inflammation primitivement péri-vasculaire ; telle était la *péri-artérite scléreuse*. Au point de vue pathogénique, l'origine inflammatoire de ces lésions fibroïdes ne paraissait pas discutable. Tel était, tel est encore, pour certains auteurs contemporains, le prototype de la sclérose dite inflammatoire du myocarde.

Les îlots fibreux, contrairement à la distribution précédente, semblent-ils

---

1. L'examen microscopique du cœur réclame deux sortes de préparations, quel qu'ait été le mode de durcissement préalable : *a*) coloration au picro-carmin de Ranvier, ou au carmin lithiné de Orth : cette méthode permet d'étudier avec soin la striation musculaire et surtout l'état du tissu conjonctivo-élastique interstitiel ; *b*) l'hématoxyline-éosine donne les indications les plus complètes sur les noyaux musculaires, les cellules connectives et les vaisseaux.

développés au centre même des gros faisceaux musculaires, tertiaires ou quarternaires, c'est-à-dire en plein muscle, aussi loin que possible des arborisations artérielles péri-fasciculaires? La topographie des lésions fibroïdes prend, dans ce cas, un autre aspect.

Sur une coupe bien transversale montrant un certain nombre de grands espaces du cœur sectionnés perpendiculairement, on dirait que la sclérose a disséqué les gros faisceaux musculaires de leur centre à leur périphérie, ne respectant sur leurs bords qu'une mince couche de fibres contractiles. Celles-ci se disposent en une bordure parfaitement comparable à la bordure musculaire encore intacte que nous avons décrite au-dessus des foyers de sclérose sous-endocardique. Ces îlots intra-fasciculaires de sclérose, ainsi éloignés des gros vaisseaux, ont été opposés par certains auteurs à la sclérose péri-vasculaire que nous venons d'esquisser plus haut. Et, comme il fallait découvrir une raison pathogénique différente à cette variété de lésion atrophique d'aspect si différent, on considéra cette transformation fibroïde du tissu conjonctif intra-fasciculaire comme un trouble dystrophique, secondaire à l'ischémie artérielle, plus ou moins constante dans ces cas (artério-sclérose).

Ainsi se trouvait isolée, d'une manière trop schématique, à mon avis, la série des *scléroses dystrophiques*, bien étudiées par Hippolyte Martin, Huchard et Weber, Leyden.

Pour mettre l'ordre nécessaire dans l'étude microscopique des scléroses, il est bon de passer en revue, successivement, les deux types visibles à l'œil nu, bien distincts et, par conséquent, indiscutables : la sclérose dure et la sclérose molle.

Sclérose dure. — C'est la lésion parfaite, la *callosité* des anciens auteurs. Le tissu conjonctif qui la compose n'offre jamais les caractères d'un tissu conjonctif de récente formation. Tout au contraire, c'est toujours d'un tissu fibroïde pauvre en éléments cellulaires qu'il s'agit, à moins que quelques leucocytes ne baignent, par accident, sans la moindre trace de réaction phlogogénique concomitante, dans les fentes lymphatiques plus ou moins visibles sur les bords de la plaque scléreuse (stase lymphatique para-scléreuse).

Que la section ait porté suivant une ligne parallèle ou perpendiculaire à l'axe des travées fibroïdes constitutives, la direction et la forme de ces travées montrent qu'elles sont toujours orientées comme l'étaient jadis, à l'état normal, les faisceaux musculaires de la région. Parfois même, on peut apercevoir, en plein tissu scléreux, quelque maigre faisceau myocardique, ou une série de cellules contractiles bout à bout et en voie d'atrophie, ou normales, ou même hypertrophiées, mais exactement couchées dans l'axe des trousseaux fibreux adjacents (fig. 14).

Après le picro-carmin, les travées scléreuses se dessinent, sur une coupe transversale, sous forme de blocs d'un rouge ou d'un rose brillant, arrondis, plus souvent polyédriques par pression réciproque, et très réfringents.

Ces champs fibroïdes sont séparés par un très petit nombre de cellules fixes, analogues à celles des tendons normaux. Sectionnées longitudinalement, les travées fibroïdes ressemblent à des nattes, à des bandes homogènes, nullement fibrillaires, d'un rose vif, le long desquelles s'alignent des séries minces et clairsemées de cellules fusiformes, dont le noyau, allongé suivant l'axe des bandes connectives, apparaît comme écrasé par le tassement des colonnettes de tissu fibreux.

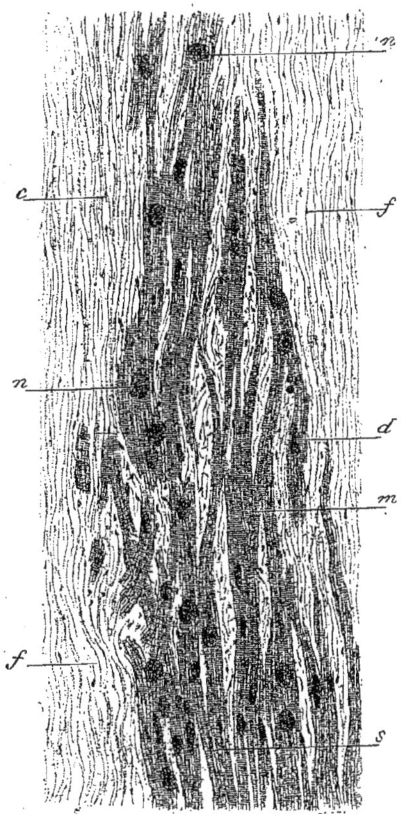

Fig. 14. — Sclérose dure.

Etat des cellules musculaires isolées dans une plaque scléreuse. — Ces cellules sont couchées parallèlement à la surface de la section.

f, *f*, faisceaux fibreux denses et serrés, parallèles aux cellules musculaires et très pauvres en vaisseaux. — *c*, noyaux atrophiés des cellules connectives logées dans les espaces interstitiels du tissu fibroïde. — *m*, une cellule musculaire normale en train de s'anastomoser avec un faisceau voisin. — *n*, *n*, noyaux musculaires énormes, comme vésiculeux, logés au milieu de fibrilles striées, en voie de dissociation; ces noyaux contrastent, par leurs dimensions, avec les cellules myocardiques adjacentes, munies parfois d'un double noyau. — *d*, une cellule musculaire complètement isolée dans une travée fibreuse; son noyau aminci, déformé, est en voie d'atrophie manifeste. La cellule musculaire voisine, à droite, plus atrophiée encore, se termine, au milieu du placard fibreux, par une pointe fusiforme, anucléée. (Grossissement 70/1).

Dans les intervalles de ce tissu si pauvre, on ne trouve qu'un nombre très peu considérable de vaisseaux capillaires. Les travées homogènes sont parfois accompagnées par des îlots plus ou moins abondants de granulations pigmentaires disposées en amas fusiformes, également orientés selon l'axe des tractus fibreux : indice révélateur de la mort des cellules musculaires de la région, détruites par un processus atrophique antérieur, et dernières traces appréciables des dispositions structurales normales de la dite région.

Quand la sclérose est très ancienne, toute circulation capillaire peut avoir disparu complètement, et cela sur une étendue assez considérable. En outre, il n'est point rare de constater la présence d'un nombre quelquefois excessif de fibres et de grains élastiques couchés, à la façon des autres éléments, parallèlement à l'axe des trousseaux calleux.

L'origine de ces îlots élastiques me paraît différente, suivant les cas. J'ai pu démontrer, avec Maurice Nicolle, que certains de ces îlots élastiques sont formés aux dépens des couches élastiques, artérielles et péri-artérielles, épaissies et condensées au cours des lésions chroniques subies par les vaisseaux nourriciers du cœur. D'autres faisceaux élastiques, réunis en amas isolés sur le bord des plaques scléreuses, sont le produit d'une hypergenèse du tissu élastique fondamental du cœur (sclérose élastique). Nous verrons bientôt que l'endocarde, chroniquement irrité, est soumis, lui aussi, au même processus d'hypergenèse élastique.

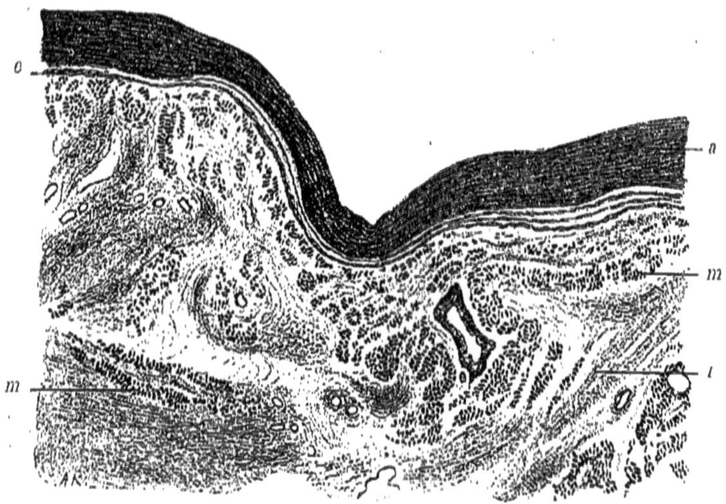

FIG. 15. — SCLÉROSE ÉLASTIQUE.

Coupe d'une paroi ventriculaire, région sous-endocardique.

e, endocarde extrêmement épaissi, dont les couches élastiques ont augmenté d'une façon considérable : le tissu élastique, traité par l'éosine et la potasse, donne à l'endocarde une teinte sombre des plus marquées ; trois ou quatre traînées élastiques, parallèles à l'endocarde, sillonnent le tissu sous-endocardique, au niveau duquel, d'ailleurs, la plus grande partie des faisceaux musculaires a disparu. — *m*, *m*, îlots de faisceaux musculaires perdus au milieu de la sclérose du myocarde : les faisceaux musculaires sont reconnaissables à leur forme anguleuse, à leur coloration foncée, ainsi qu'à leur groupement ; on remarquera que les coupes des vaisseaux sanguins sont, sur quelques points, encore entourées par une couronne plus ou moins complète de masses musculaires. Ailleurs, l'encadrement musculaire péri-vasculaire fait totalement défaut. — *l*, taches plus ou moins onduleuses, assombrissant la coloration claire caractéristique des placards scléreux. Ces taches, colorées en violet foncé par la méthode de Balzer, représentent les épaississements de tissu élastique, prédominant dans la sclérose élastique ; leur orientation est tantôt péri-vasculaire, comme au centre de la préparation, tantôt absolument atypique. (GROSSISSEMENT 12/1).

Les vaisseaux artériels compris dans la plaque scléreuse peuvent être parfaitement intacts, et y apparaître comme sculptés en plein tissu fibroïde. Tel est le cas pour la sclérose dite péri-vasculaire : la membrane adventice, respectée ou enclavée suivant les cas, se différencie sans peine du tissu scléreux adjacent. Des pelotons adipeux peuvent être logés autour du vaisseau et donner ainsi au foyer scléreux un aspect des plus caractéristiques.

Les veines y sont toujours intactes. Les artérioles sont, par contre, assez souvent malades. L'artérite, d'une allure constamment chronique, s'y caractérise, comme de règle, tantôt par une mésartérite chronique, fibroïde ou hypertrophique selon les circonstances, tantôt par une endartérite végétante, ou dégénérative (athéromasie), tantôt par ces deux ordres d'altérations combinées.

Or, l'oblitération d'une artériole enclavée dans un foyer de sclérose est des plus exceptionnelles, à moins qu'il ne s'agisse d'énormes destructions atrophiques des parois ventriculaires droites ou gauches (anévrysmes partiels, coronarite syphilitique), qui constituent des surprises anatomo-pathologiques et ne peuvent entrer ici en ligne.

Les nerfs englobés dans les plaques fibreuses, accident très rare également, y paraissent en général normaux.

Le tissu musculaire est toujours plus ou moins morcelé (même lorsqu'il s'agit d'une plaque scléreuse péri-artérielle). Les amas pigmentaires décrits plus haut en sont une preuve convaincante, commune, sinon constante.

Sans vouloir aborder ici la discussion de l'origine myopathique ou non de la sclérose, nous reconnaîtrons qu'un placard scléreux ne peut se développer dans l'épaisseur des parois cardiaques, sans s'accompagner d'une destruction proportionnelle des cellules contractiles. Les altérations des cellules musculaires comprises dans la sclérose dure varient depuis l'atrophie simple, l'état vacuolaire (qui n'est qu'une sorte d'œdème de la cellule cardiaque), jusqu'aux atrophies fragmentaire et fibrillaire : autant de désordres organopathiques qui n'ont rien de spécial à la cirrhose, car nous les trouverons dans toutes les affections chroniques du cœur. Contentons-nous de rappeler la conservation possible, en plein foyer fibreux, d'un certain nombre de cellules myocardiques normales, et même hypertrophiées[1].

L'endocarde, susceptible d'ailleurs d'un état parfaitement normal, est cependant assez souvent touché. Ses lésions inflammatoires d'origine aiguë ne nous arrêteront pas; nous les verrons à propos des endocardites. Seuls ses épaississements fibroïdes, chroniques d'emblée, sans traces d'inflammation aiguë, nous intéressent en ce moment, parce qu'ils ressortissent au même processus qui envahit d'une manière concomitante les parois du cœur.

Selon les cas, tantôt il s'agit simplement d'une sclérose nacrée de l'endocarde pariétal ou des replis valvulaires; l'aspect des parois est d'un blanc opaque, par places, surtout le long de la partie inférieure de la cavité ventriculaire, et les couches musculaires s'y montrent comme voilées. Tantôt un placard fibroïde, de dimensions variables, se dessine, presque toujours vers la pointe du ventricule; d'apparence calleuse, il est recouvert, sur une plus ou moins grande partie de son étendue, par un caillot blanchâtre, adhérant

1. C'est précisément au milieu de trousseaux fibreux anciens que j'ai pu mesurer, à plusieurs reprises, les cellules musculaires les plus volumineuses.

intimement à la séreuse sclérosée ; quelquefois même, en ce point, la membrane interne du cœur est calcifiée.

Histologiquement, l'endocarde est atteint d'une double série de lésions irrégulièrement combinées, sinon isolées d'une manière rigoureuse. Il s'agit bien d'une sclérose des couches fibroïdes ; mais, parfois, cette inflammation est néo-vasculaire : des vaisseaux de nouvelle formation ont végété à travers

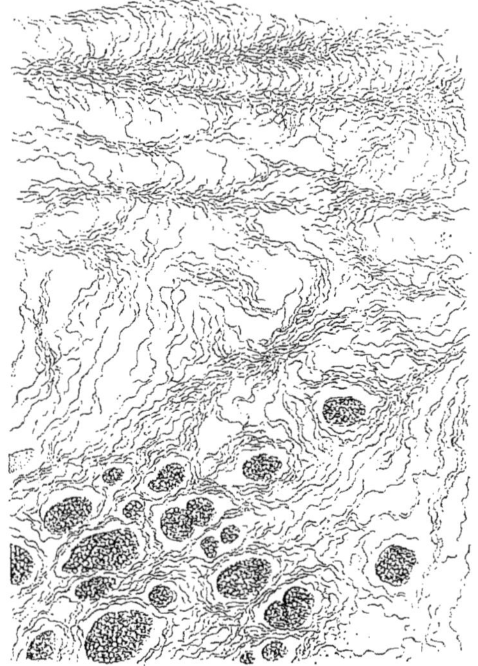

FIG. 16. — LE TISSU ÉLASTIQUE DANS LA SCLÉROSE DURE.
Méthode de Balzer (éosine et potasse).

L'endocarde, épaissi, se continue directement avec le tissu fibreux inter-fasciculaire. — En bas, cellules musculaires, obliquement coupées, pour la plupart, et séparées du tissu fibreux par suite de la technique employée (montage dans l'acétate de potasse). (GROSSISSEMENT 170/1).

les couches épaissies de la membrane. En même temps, l'irritation subaiguë en détruisait la gangue élastique fondamentale et défonçait ses lamelles connectives superposées. D'autres fois, au contraire, le processus fibroïde est essentiellement élasticogène (hypergenèse élastique) : les fibrilles et les grains élastiques répartis dans les couches fondamentales s'y accumulent, s'y tassent en séries parallèles à la face interne de l'organe, et vont jusqu'à quintupler l'épaisseur de l'endocarde (fig. 15 et 16).

La sclérose élastique, beaucoup plus lente que la sclérose néo-vasculaire, ne se recouvre habituellement pas de caillots intra-cardiaques. La sclérose néo-vasculaire indique une réaction subinflammatoire, plus intense ; elle est volontiers envahie par la calcification et donne fréquemment insertion à des thrombus cardiaques (fig. 12). Ces derniers s'organisent et se confondent, peu à peu, avec les couches superficielles de l'endocarde enflammé.

Sclérose molle. — Les îlots de sclérose molle diffèrent des foyers de sclérose dure par un caractère particulier, leur énorme vascularité.

Sur une coupe transversale, on reconnaît ces foyers, d'une part à la rareté ou même à l'absence de fibres musculaires, d'autre part à la teinte rose, délicate, uniforme, des tractus scléreux, coupée par un élégant pointillé vasculaire d'un vert vif (picro-carmin), ou d'un rouge brique (éosine), des plus apparents, et dû à un grand nombre de veinules et de capillaires dilatés.

La sclérose molle est, par le fait, une sclérose vasculaire.

A un plus fort grossissement, on voit le tissu fibroïde limiter des logettes qui ne sont autres que les logettes péri-musculaires épaissies ; plus ou moins aplaties, elles s'allongent, remarquables d'ordinaire par leur vacuité. A un degré plus avancé, les travées scléreuses circonscrivent des cavités losangiques, ou même de simples fissures, à l'intérieur desquelles se trouvent, incrustés ou flottants, des blocs pigmentaires d'un jaune brillant (résidu des fibres contractiles) et des cellules fixes fusiformes. Ces cellules connectives sont encores normales ; sinon, elles sont chargées de pigment ocre. Les fibres élastiques y sont rares, si même elles ne font pas défaut.

Parfois, sur les bonnes coupes, il est possible de reconnaître, à côté des logettes péri-musculaires dont nous venons de parler, les logettes péri-capillaires décrites à propos de l'anatomie normale : un vaisseau capillaire, paraissant plus épais qu'à l'état normal, apparaît béant, souvent même fort dilaté. Son endothélium est sain ; on le voit entouré d'une couronne de tissu fibroïde ; et cette bande, dense, est tapissée à son intérieur par des cellules périthéliales normales encore, ou chargées de pigment.

Il arrive aussi que le vaisseau, rétréci, laisse à peine deviner sa lumière comblée par un ou deux noyaux (endothéliums ou leucocytes enclavés). En pareille occurrence, la logette péri-vasculaire est sclérosée et tend à se confondre avec le cercle brillant formé par le capillaire atrophié.

Dans d'autres points, qui semblent correspondre à un degré encore plus avancé, toute trace de vascularisation a disparu. Le vaisseau capillaire est à peine reconnaissable à un bloc hyalin, opaque, avec quelquefois un noyau : la sclérose est encore molle, parce que, lâche, elle est baignée de sucs lymphatiques, et que les îlots fibroïdes adjacents ont conservé des vaisseaux ; mais elle est déjà invasculaire, à peu près au même titre que la sclérose dure précédemment décrite.

Un dernier caractère, qui me paraît important, différencie la sclérose molle de la dure : c'est la richesse de la première en éléments lymphatiques, qui font défaut dans les îlots de sclérose dure. On reconnaît ces éléments à leurs noyaux vivement colorés par l'hématoxyline, et à leur mince protoplasma. Ils se réunissent en amas, sur certains points, plus volontiers peut-être auprès des veinules englobées dans les placards de sclérose molle. Ils s'arrêtent souvent aussi à la périphérie de l'îlot scléreux : simple stase lymphatique, sans trace de lésions inflammatoires concomitantes. On ne saurait trop insister sur ce caractère fondamental, propre à l'ensemble des scléroses cardiaques : l'absence, constante, d'un processus inflammatoire subaigu, non seulement à l'intérieur et au pourtour des îlots scléreux, mais même dans la totalité d'un myocarde atteint de ces altérations chroniques.

Les seules lésions des vaisseaux capillaires qu'on puisse constater au niveau d'une plaque scléreuse, molle ou dure, ne sont que des altérations régressives ou encore des ectasies passives ; jamais on n'y décèlera la moindre preuve d'une néo-formation vasculaire. Le tissu interstitiel enflammé chroniquement ne contient pas de reliquats d'une inflammation végétante antérieure. Bref, la sclérose révèle une perturbation nutritive particulière, lente d'emblée, insidieuse. Ces caractères suffisent pour la séparer de la rétraction cicatricielle d'un tissu de granulation, dernière étape d'une inflammation nodulaire, qu'on observe très rarement dans l'intimité du myocarde.

PATHOGÉNIE

La pathogénie des scléroses cardiaques ne laisse pas d'être fort obscure, l'observateur n'ayant à sa disposition, quoi qu'il fasse, que des lésions établies. Laissons de côté, vu leur exceptionnelle rareté et leur corrélation discutable avec les scléroses du cœur, toutes les observations de myocardite aiguë consécutive à la variole, à la fièvre typhoïde, et surtout au rhumatisme aigu. Pour cette dernière affection, il semble acquis que, dans de très rares circonstances, l'infection rhumatismale enflamme largement l'endocarde et le péricarde et, en même temps, le myocarde lui-même, produisant ainsi une variété de cardite, aiguë d'abord, bientôt chronique et cicatricielle, des plus remarquables. Pour ma part, j'ai pu en observer deux ou trois exemples indiscutables.

Ceci dit, le problème se concentre autour de l'artério-sclérose, le véritable terrain des différentes variétés de scléroses du cœur. Tout d'abord, une remarque s'impose : on doit distraire de ce vaste cadre, si mal limité, toutes les observations d'artérite subaiguë végétante, thrombosique, survenant chez des individus jeunes, et se circonscrivant d'une manière plus ou moins manifeste au niveau des artères coronaires. Les artérites syphilitiques (pour ne citer qu'un exemple), capables, lorsqu'elles produisent une aortite aiguë, d'oblitérer l'origine même d'une ou des deux coronaires, ou encore de rétrécir un de leurs rameaux importants, lorsqu'elles se développent dans l'intimité du cœur, occasionnent une série de désordres complexes; ces désordres sont si éloignés de ceux propres aux cœurs artério-scléreux, qu'il est sage de n'en point tenir compte à propos de la pathogénie générale des cirrhoses cardiaques.

Ainsi, c'est à l'*artério-sclérose* proprement dite, à cette maladie lente, insidieuse, reliquat possible d'une foule d'intoxications soupçonnées ou connues (alcoolisme, saturnisme, dyspepsie, goutte, diabète, etc.), qu'il faut s'adresser pour demander la raison d'être des cardio-scléroses. S'il est vrai que, dans un grand nombre d'observations, la sclérose cardiaque s'accompagne de lésions chroniques des artères coronaires, du tronc de l'aorte, ou des autres branches artérielles de l'organisme, cette coïncidence ne saurait être considérée cependant comme une loi absolue : elle n'est ni constante, ni nécessaire. Nous savons d'ailleurs qu'au point de vue microscopique, les vaisseaux du cœur ne sont pas inévitablement atteints, dans tous les cas de sclérose myocardique.

Pour résumer les nombreuses discussions qui ont agité la question, divisons en deux groupes, théories ischémiques et théories de l'action directe, les explications pathogéniques proposées.

Théories ischémiques. — *Sclérose dystrophique.* Les précédentes remarques, jointes aux descriptions, nous permettent de rejeter d'emblée, sans discussion, la théorie de la sclérose dystrophique, défendue par H. Martin et basée sur le schéma suivant : *a*) endartérite oblitérante progressive, circonscrite à un rameau de la coronaire, à l'artère nourricière du département musculaire qui sera frappé ultérieurement de sclérose ; *b*) atrophie, puis destruction des cellules musculaires les plus éloignées de l'artère oblitérée ; *c*) végétation exubérante du tissu conjonctif interstitiel, véritable tissu parasite, dont la vitalité se trouve excitée par la nutrition imparfaite des tissus nobles mal irrigués.

Infarctus nécrosique (Ziegler). Pour Ziegler et certains de ses élèves, les îlots de sclérose sont consécutifs au ramollissement ischémique du cœur (myomalacie). L'endartérite thrombosique du rameau coronaire est la cause de cette désintégration insulaire du myocarde. L'évolution des lésions procéderait par deux stades bien distincts : *a*) destruction des éléments contractiles (tuméfaction trouble, dégénérescence homogène, puis fissuration, et enfin désintégration granuleuse de la cellule myocardique ; *b*) réparation, cicatrisation des désordres, caractérisée par la diapédèse des leucocytes accourant et absorbant les résidus granuleux, et par l'édification, dans le foyer même, d'un jeune tissu conjonctif végétant et néo-vasculaire ; *c*) plus tard, enfin, la dessiccation cicatricielle et l'atrophie des vaisseaux de nouvelle formation auront lieu progressivement, selon la loi commune qui domine toute inflammation subaiguë du tissu conjonctivo-vasculaire.

A cette description, due à Ziegler, nous pouvons opposer les études de tous les auteurs français et d'un certain nombre d'étrangers, qui ont pris et repris le sujet, les cœurs scléreux ne manquant pas quand on veut bien les rechercher. Je puis dire, avec Brault, M. Nicolle et d'autres encore, que les infarctus du cœur constituent une exception, un accident des cardio-scléroses, et non la règle. Comme telle, la doctrine de Ziegler ne peut être acceptée dans son ensemble et dans ses généralisations.

Théories de l'action directe. — Puisque les troubles circulatoires ischémiques inconstants ne suffisent pas à expliquer tous les phénomènes de la sclérose cardiaque, il faut bien arriver à une conception plus large des causes et demander au tissu lui-même, en entier (squelette conjonctivo-vasculaire et cellules contractiles), l'origine et la raison de ses souffrances.

Il est parfaitement inutile, aujourd'hui, de reprendre la série des idées théoriques émises à cet égard, depuis une vingtaine d'années, par les différents auteurs. En outre, l'étude chronologique de ces conceptions vieillies ne serait d'aucun profit pour la solution du problème. Qu'importe, en effet, de rappeler qu'en 1878, j'expliquais par la déchéance organique des fibres contractiles hypertrophiées la sclérose péri-fasciculaire ? A quoi bon noter, qu'en 1880, mon maître Debove rattachait directement les scléroses viscérales du rein et du cœur à la « diathèse fibreuse » ?

La question s'est simplifiée depuis cette époque, déjà reculée, où commençait l'étude histologique moderne du myocarde. En réalité, deux seules hypothèses restent en présence : les perturbations pathogéniques qui frappent le tissu conjonctif du cœur (de la même façon, d'ailleurs, qu'elles atteignent le tissu conjonctif des vaisseaux) portent-elles directement leur action sur le squelette interstitiel ? Agissent-elles d'une manière indirecte, morcelant tout d'abord l'élément noble, la fibre musculaire, pour irriter ensuite la gangue ?

Le défenseur le plus autorisé et le plus convaincu de l'action directe des poisons sclérogènes sur le tissu conjonctif est mon collègue et ami le Dr Brault. Pour lui, le même procédé d'inflammation chronique scléreuse envahit, souvent d'une manière simultanée, les organismes complexes qui constituent les vaisseaux artériels et les squelettes viscéraux interstitiels, en particulier ceux du rein et du cœur. La néphrite interstitielle, qu'il considérait jadis, avec notre maître Cornil, comme d'origine artérielle, mieux interprétée, résulte de l'inflammation scléreuse d'un certain nombre d'îlots conjonctifs péri-tubulaires et glomérulaires. L'artério-sclérose, plus ou moins généralisée aux vaisseaux du rein, n'est qu'un des éléments de la désintégration de l'organe : elle n'en est ni le pivot, ni la cause. De même pour le cœur : les lésions artérielles des coronaires ne sauraient jouer le rôle primordial dans le mécanisme et dans la diffusion des placards scléreux du myocarde. Tout se résume dans une inflammation lente, fibroïde, de la gangue conjonctive, dont les cellules fixes sont, à l'instar des éléments artériels, chroniquement irritées par les poisons multiples qui circulent dans le sang. On pourrait dire, il me semble, que, dans cette hypothèse, les cellules musculaires du cœur souffrent pour leur part, de la même façon que les fibres lisses des vaisseaux : elles se détruisent progressivement, plus friables, moins aptes à la résistance, que les cellules conjonctives.

Pour Brault, la cirrhose cardiaque est donc la conséquence d'une série d'adultérations du stroma conjonctif interstitiel ; elle est indépendante de la sclérose des artères et des capillaires. Ce sont autant de lésions réactionnelles qui se produisent pour leur propre compte, et sont sans rapport direct avec les souffrances concomitantes de la fibre musculaire.

Avec les recherches de Maurice Nicolle, la question est serrée d'un peu plus près encore. Une étude attentive permet à cet auteur d'établir, sur d'autres bases que ses prédécesseurs, la succession histologique des lésions du cœur scléreux. Selon lui, la sclérose dure est l'expression ultime des altérations cardiaques artério-scléreuses. La sclérose molle représente une phase moins avancée du processus : les vaisseaux capillaires, béants ou normaux, y confondent leurs parois avec le tissu fibroïde voisin ; les amas pigmentaires y sont plus abondants et les cellules fixes encore à peu près normales.

A un degré moindre encore, les désordres se caractérisent par une série de lésions en foyers, décrites par moi sous le nom de *plaques atrophiques* et reprises par Maurice Nicolle, qui les classe sous le nom d'*état réticulaire*.

Ces plaques réticulaires, ou atrophiques, sont essentiellement caractérisées par : 1° la disparition, par places, d'un certain nombre de fibres musculaires ; 2° la béance et la vacuité des logettes péri-musculaires au milieu desquelles flottent un certain nombre de granulations pigmentaires agglutinées en amas fusiformes ; 3° l'intégrité à peu près complète des cellules fixes et des endothéliums accolés aux tractus connectifs ; 4° la surréplétion des capillaires sanguins par le sang ; 5° la présence d'une quantité plus ou moins considérable de lymphe interstitielle chargée de leucocytes.

En somme, on dirait qu'en ces points le myocarde a été lavé au pinceau et débarrassé de ses fibres musculaires, afin de montrer son squelette interstitiel bien apparent. Toutefois, à mon avis, ce squelette conjonctif était déjà malade, car il est plus apparent qu'à l'état normal, plus dense aussi, et colorable en rouge plus vif par le picro-carmin. Ajoutons que, pour M. Nicolle, cet état réticulaire est le début même de la sclérose molle à laquelle on arrive par des transitions insensibles, pour finir par la sclérose dure, en dernière analyse.

Or, ces plaques réticulaires sont déjà l'indice révélateur d'une altération profonde du tissu musculaire. Celui-ci n'y est plus représenté que par des amas pulvérulents pigmentaires. Quel est donc le commencement des lésions de la fibre musculaire ? Nicolle croit en avoir trouvé le début dans ce qu'il appelle la *dégénération granulo-fragmentaire* des cellules myocardiques. Sur quelques points des coupes, en plein tissu musculaire sain, on aperçoit, çà et là, des îlots de cellules contractiles colorées en brun rougeâtre foncé ; les cellules y sont plus petites que normalement. De plus, elles ont perdu leur noyau ; elles sont mortes. Sur une coupe longitudinale, ces cellules apparaissent remplies de très fines granulations réfractaires à l'acide osmique. Souvent, toute trace de striation a tout à fait disparu.

Bientôt, les lésions granuleuses changent d'aspect, les cellules mortes se fragmentent et se brisent par fissures, et laissent échapper leur pigment. La désintégration colliquative de la cellule contractile se produit lentement, sans la moindre participation des vaisseaux capillaires ni des cellules connectives, non plus que de la gangue interstitielle adjacente. Ultérieurement, se développera l'état réticulaire, puis la sclérose terminera la scène.

Telle est la conception pathogénique la plus récente ; j'ajoute qu'elle a été défendue avec un réel talent par l'auteur, qui s'appuie sur un nombre considérable d'observations personnelles. Frappé du désaccord qui nous divisait, M. Nicolle et moi, j'ai repris, depuis son travail, l'étude des scléroses du cœur, et je regrette de ne pouvoir accepter, aujourd'hui encore, sa conception pathogénique. Quel que soit le degré des lésions qu'on examine, on ne trouve dans un cœur scléreux que deux sortes d'altérations chroniques, enchevêtrées ou séparées : les îlots de sclérose fibroïde ou dure, les placards de sclérose molle, encore plus ou moins vasculaire et pigmentée.

Quant à l'état réticulaire pur et aux foyers de désintégration granulo-fragmentaire, j'avoue ne les avoir jamais rencontrés, isolés du moins, et bien conformes à la description de M. Nicolle. Et je conclus que, sans doute, toutes les lésions chroniques de la cellule musculaire peuvent exister dans un cœur scléreux, sinon en îlots, au moins disséminées, mais qu'aucune d'elles ne m'a jamais paru fixer le point de départ d'un foyer scléreux, amorcer, si je puis dire, le molimen inflammatoire interstitiel. Actuellement encore, j'estime que les lésions de la gangue sont autonomes, protopathiques, au même titre que celles du muscle proprement dit.

Si l'évolution des lésions est bien telle que nous venons de la décrire, la sclérose du cœur ne diffère en rien des autres localisations de l'artério-sclérose. N'ayant aucune relation directe avec les souffrances subies par les cellules musculaires, elle marche pour son propre compte, lente ou progressive, pendant que le tissu contractile pâtit à sa manière. Les conceptions pathogéniques modernes, en montrant que la sclérogenèse procède par îlots indépendants, permettent de comprendre, mieux que par le passé, les formes les plus disparates de la cardio-sclérose : les atrophies cellulaires peuvent, ainsi, coudoyer, dans le même cœur, les hypertrophies les plus accusées.

Les désintégrations fibroïde, anévrysmatique, calcaire, amyloïde, adipeuse, sont susceptibles, suivant les circonstances, de coexister également, côte à côte, dans l'intimité de l'organe. Il me paraît dorénavant établi que les différents départements du myocarde conservent, jusqu'à la fin, leur individualité et leur indépendance anatomiques aussi bien que pathologiques.

ANÉVRYSMES PARTIELS DU CŒUR

Les anévrysmes partiels, anévrysmes pariétaux, ne doivent pas être confondus avec les anévrysmes valvulaires, confinés aux seuls replis membraneux de l'endocarde.

Les anévrysmes partiels du cœur sont de deux ordres : 1° aigus, véritables ulcérations pariétales de l'endocarde, ils siègent en particulier au voisinage des orifices, sont d'une grande rareté et se rattachent à l'étude de l'endocardite ulcéreuse ; 2° chroniques, ce sont les vrais anévrysmes ; ils rentrent dans l'histoire des scléroses cardiaques, dont ils ne constituent qu'une variété anatomo-pathologique quelque peu spéciale.

LÉSIONS ANATOMIQUES

L'anévrysme du cœur est une lésion peu commune, presque uniquement une surprise d'autopsie. Cette altération, apanage de l'âge mûr, s'observe surtout passé cinquante ans.

Le siège de l'anévrysme partiel est, à peu d'exceptions près, le segment inférieur du ventricule gauche. Ainsi, sur 50 observations relevées par Odriozola, 49 fois la poche s'était formée aux dépens du ventricule gauche ; une fois seulement l'oreillette gauche était le point de départ de la dilatation anévrysmatique. Dans une observation de Quain, l'anévrysme, creusé dans la partie postérieure du ventricule gauche, traversait la cloison inter-ventriculaire, en arrière du septum, et communiquait avec une seconde poche, logée immédiatement au-dessous de l'orifice tricuspide.

Le volume d'un anévrysme du cœur, on le conçoit du reste, est assez considérable : il oscille entre les dimensions d'une noix, d'un œuf de poule et celles d'une petite orange.

Sa forme est à peu près invariable dans toutes les observations publiées : arrondie, globuleuse, hémisphérique.

Quant au nombre d'anévrysmes, il est extrêmement rare qu'on trouve deux poches pour un même cœur. On ne connaît guère, jusqu'à présent, que trois ou quatre observations de cœur atteint d'un double anévrysme[1].

L'état du péricarde est trop rarement indiqué dans les observations. Parfois, cependant, on a noté un épaississement et une vascularisation plus ou moins marqués de l'épicarde à la surface de la tumeur.

Plusieurs auteurs, entre autres Vulpian, Bourneville, Peacock, Rendu,

1. Observations de Little, de Quain, de Lejard.

Lop, Macaigne, ont rencontré des adhérences anciennes, considérables même, entre le péricarde et l'anévrysme. Au point que, pour certains d'entre eux, la symphyse péricardique paraîtrait un des éléments pathogéniques, sinon la seule cause de l'ectasie partielle des parois du cœur. Enfin, dans la plupart des observations où l'on voit la transformation fibroïde de la paroi envahir, sur un point précis, la totalité des couches musculaires du myocarde, pour constituer la poche anévrysmale, la sclérose de l'épicarde est, à vrai dire, la règle : la séreuse se fond dans la masse des parois dégénérées qu'elle recouvre.

L'endocarde qui tapisse la cavité ectasiée est aussi, d'habitude, épaissi, sclérosé. Les couches de la séreuse interne peuvent rester indépendantes ou au contraire se fusionner avec les plaques fibroïdes du myocarde sous-jacent. Suivant les cas, la cavité de la poche se continue insensiblement avec celle du ventricule; celui-ci paraît alors un peu déformé, irrégulièrement dilaté, comme défoncé sur un point déterminé.

D'autres fois, au contraire, l'endocarde dessine un véritable collet à l'entrée de la poche anévrysmale. Ce collet peut paraître arrondi d'une manière plus ou moins uniforme; ses bords lisses et nacrés sont constitués par l'endocarde scléreux; leur saillie limite, par une arête plus ou moins vive, l'orifice de la poche annexée.

On a vu aussi l'endocarde de la poche calcifié, ulcéré, ou même rompu par des fissures produites aux dépens de plaques calcaires. Tout se passe ici comme dans une endocardite chronique valvulaire ancienne, incrustée de sels calcaires. Parfois, une inflammation aiguë ou subaiguë semble s'être développée secondairement sur l'endocarde anévrysmatique et l'avoir transformé en une masse tomenteuse, végétante, source d'embolies septiques et d'infections secondaires.

Le myocarde, toujours altéré au niveau de l'anévrysme dont il forme la paroi, se montre, sur les coupes, très atrophié, scléreux. L'amincissement des couches musculaires peut être extrême, avoir réduit l'épaisseur de la tumeur à quelques millimètres. D'autres fois, la coque fibroïde, calcifiée dans toute son étendue ou par îlots disséminés, offre encore une résistance et une épaisseur assez marquées. En outre, la surcharge graisseuse, très commune chez les cœurs anévrysmatiques, peut, dans certains cas, doubler la paroi ventriculaire et renforcer, au moins en apparence, sa résistance. Mais, le plus souvent, la graisse a disparu au niveau de l'anévrysme.

Le reste du myocarde semble parfois intact; le plus ordinairement, il est atteint de dilatation chronique, avec coloration pâle ou jaune roux de toutes ses parties. L'atrophie y est la règle. L'hypertrophie des couches musculaires respectées est exceptionnelle.

Quelques rares observations montrent l'anévrysme rompu spontanément (Wardel, Meade, Bagshawe) dans le péricarde, une fois même dans la plèvre.

Le contenu de la poche diffère selon son volume et les dimensions du collet. En général, la cavité contient une quantité plutôt faible de caillots anciens stratifiés, parfois ramollis, ou, au contraire, denses, desséchés, et ayant subi la transformation hyaline, à l'instar des autres caillots anévrysmatiques. La transformation calcaire et l'enkystement de ces caillots sont rarement observés ; c'est un véritable processus de guérison, bien décrit dans une observation due à Constantin Paul. Pour Rindfleisch, la guérison spontanée est possible, quand à la réplétion de la poche par les caillots stratifiés vient s'ajouter leur organisation conjonctive. Mais la végétation néo-vasculaire du tissu conjonctif de l'endocarde parmi les interstices des masses fibrineuses demande un temps vraisemblablement très prolongé, condition qui concorde mal avec l'état général du sujet, épuisé par l'artério-sclérose.

MÉCANISME ET PATHOGÉNIE

La pathogénie des anévrysmes partiels est devenue très simple. Tous les auteurs acceptent l'action de la pression sanguine intra-ventriculaire portant sur un point affaibli, très circonscrit, des parois cardiaques.

Naguère encore, on comptait trois opinions doctrinales en présence : 1° les lésions primitives du péricarde, la péricardite adhésive partielle, sont la cause unique d'un tel désordre ; 2° l'endocardite pariétale en est la raison ; 3° les lésions scléreuses atrophiques du myocarde et la cirrhose cardiaque produisent l'ectasie.

L'origine péricarditique n'a trouvé que de très rares observations à son actif. Pour ma part, je ne connais que le cas de Rendu dans lequel la symphyse partielle du cœur, circonscrite à une partie du ventricule gauche, paraissait avoir joué un rôle pathogénique plus ou moins complet, en immobilisant les couches sous-jacentes des masses contractiles. Or, à côté de ce cas unique, que d'observations où la symphyse partielle du péricarde n'a produit aucune déformation ectasique de l'organe ! A un autre point de vue, combien d'anévrysmes cardiaques, dans lesquels les adhérences péricardiques n'étaient, d'une manière indubitable, que des lésions inflammatoires secondaires, des altérations de propagation ?

L'endocardite chronique, qui existe de règle à la face interne d'un anévrysme partiel, a trouvé depuis longtemps des défenseurs convaincus (Forget, Olivier d'Angers, Mercier, Peacock).

Pelvet, dont la thèse représente aujourd'hui encore le travail le plus complet sur les anévrysmes du cœur, a bien développé tous les arguments en faveur de l'endocardite chronique cause première de l'ectasie : les cas nombreux où l'endocarde pariétal était profondément atteint, très épaissi, voire même rompu, et la coïncidence fréquente d'une endocardite valvulaire plus ou moins contemporaine de l'anévrysme, sont les principales données de sa thèse.

Remarquons pourtant que tous ces auteurs, y compris Rindfleisch, reconnaissaient et décrivaient la myocardite chronique sous-jacente à la plaque d'endocardite, et qu'ils sont obligés, pour expliquer l'ensemble des désordres établis, d'invoquer une inflammation secondaire, propagée de l'endocarde au myocarde.

Notons-le avec soin, l'histologie des anévrysmes du cœur ne justifie en aucune façon cette interprétation; le microscope est incapable de fournir la preuve d'une telle succession des lésions à travers les parois du cœur.

Reste la théorie qui accepte le rôle de la sclérose du myocarde. Cette conception, plus simple que les autres, fait rentrer les anévrysmes partiels du cœur dans le cadre de l'artério-sclérose.

Cruveilhier, le premier auteur qui séparait nettement l'anévrysme circonscrit des autres prétendus anévrysmes du cœur (hypertrophies et dilatations cardiaques), lui reconnaissait deux formes : le *circonférenciel* et le *kysteux* (muni d'un collet). Il acceptait déjà, avec Craigie, la transformation fibreuse des parois du cœur comme la cause de l'anévrysme. Vers la même époque, Hartmann (de Strasbourg), Quain et Bristowe, attribuaient à l'induration fibreuse, à la cirrhose du cœur, l'effondrement pariétal des parois ventriculaires.

Les examens microscopiques modernes ont simplifié le problème, complété d'ailleurs par l'étude, plus approfondie, de l'athérome artériel et, en particulier, des lésions chroniques de l'aorte et des artères coronaires.

Pour ce qui est de l'état des artères coronaires, les travaux de Wickham Legg, de Hüber, d'Odriozola, démontrent l'excessive fréquence de la coronarite chronique, d'une part, et, de l'autre, la constance presque absolue de l'artério-sclérose généralisée, dans les cas d'anévrysme partiel du cœur.

Le terrain sur lequel évolue cette lésion cardiaque est donc bien connu aujourd'hui : sauf des faits très rares, peut-être consécutifs à une endo-myocardite pariétale infectieuse aiguë et cicatrisée, c'est l'artério-sclérose. Cette maladie générale intervient, avec toutes ses causes toxiques prochaines ou éloignées, le paludisme (Lancereaux), la syphilis (Virchow), le rhumatisme, le saturnisme, la goutte. Toutefois, si la pathogénie doit compter les altérations non constantes (Gombault, Macaigne) des artères coronaires, en particulier de la gauche, elle se garde d'identifier l'atrophie pariétale du cœur à la myomalacie, comme le voudrait Ziegler. Brault et R. Marie incriminent les grands infarctus pariétaux du myocarde.

L'histologie a prouvé, depuis les mémoires de Pelvet, Hallopeau, Vulpian, Hayem, Lancereaux, M. Nicolle, que l'atrophie scléreuse est, pour ainsi dire, seule en cause. Toutes les observations soigneusement faites décrivent les mêmes altérations : la cohérence des placards fibroïdes atrophiques accumulés dans l'intimité du myocarde ; la pauvre vascularité des travées fibreuses ;

l'atrophie granulo-pigmentaire des cellules myocardiques et la disparition irrégulière des faisceaux musculaires; l'hypergenèse élastique et la condensation des plaques élastiques au niveau de l'endocarde épaissi; la conservation de quelques rares cellules musculaires (normales, hypertrophiées, ou atrophiées) au milieu des travées scléreuses.

Bref, tous les détails de l'histogenèse des plaques scléreuses du cœur se retrouvent, identiques, dans l'épaisseur de l'anévrysme. Seulement, les placards atrophiques sont conglomérés sur une large étendue ; ils ont envahi l'épaisseur totale de la paroi du ventricule. La concentration du procédé atrophique sur une vaste surface parvient à faire céder l'organe sous la pression de la colonne sanguine et en détermine peu à peu l'ectasie pariétale.

Si donc les lésions sont semblables dans les deux cas, si le terrain pathogénique est commun à l'artério-sclérose du cœur et à ses anévrysmes partiels, il est vraisemblable que les différences tiennent seulement à l'étendue des destructions musculaires.

LÉSIONS DES VAISSEAUX CORONAIRES

L'étude des lésions des vaisseaux coronaires est un complément nécessaire de l'étude anatomo-pathologique du cœur.

ANATOMIE ET PHYSIOLOGIE NORMALES

Les artères coronaires, qui sont d'habitude au nombre de deux, l'une droite et l'autre gauche, naissent de l'aorte, au niveau de son segment antérieur et à quelques millimètres au-dessus de son origine (en moyenne à 6 millimètres). Chaque orifice correspond à peu près à la partie moyenne de la valvule sigmoïde homonyme, mais ne peut être obturé par elle au moment de la systole ventriculaire. Cependant, la coronaire droite semble, en général, naître un peu plus bas que la gauche.

Les cas où l'origine des coronaires se fait par un tronc unique sont peut-être moins rares qu'on ne le croirait. Depuis la célèbre observation de Hodgson, nombre d'autres faits ont été rencontrés. Il faut toutefois éviter l'erreur qui consiste à croire à l'existence d'une coronaire unique, alors qu'on méconnaît l'oblitération de l'autre orifice par une plaque d'aortite subaiguë ou chronique.

Inversement, il n'est pas rare de trouver, au fond de l'orifice d'une coronaire (plus particulièrement la droite), deux ou plusieurs orifices secondaires qui ne constituent, selon la remarque de Cruveilhier, qu'une simple division précoce des rameaux artériels. Parfois, une artère distincte, coronaire véritablement supplémentaire, prend son origine par un orifice spécial, ainsi que les recherches de Budor l'ont nettement établi. L'embryogénie explique sans peine l'ensemble de ces anomalies de développement (Henri Martin).

Un autre point intéressant est la richesse anastomotique des deux coronaires entre elles. Quelques auteurs, en particulier Cohnheim, considèrent chaque coronaire comme une artère terminale dont les branches irrigueraient des territoires isolés. La plupart des anatomistes contemporains, Sappey, West, Wickham Legg, etc., acceptent et démontrent l'union anastomotique des deux coronaires.

De leur disposition autour du cœur il résulte que les artères coronaires forment deux cercles artériels, réciproquement perpendiculaires. Les régions les plus richement anastomotiques sont les sillons interventriculaires et la pointe du cœur.

En outre, à la base du cœur, tous les auteurs décrivent une anastomose constante entre une branche ascendante de la coronaire, ramifiée sur la surface de l'aorte, et l'artère bronchique gauche dont les ramuscules se disséminent sur l'aorte, l'artère pulmonaire, les veines pulmonaires et même l'oreillette gauche.

Physiologiquement parlant, la puissante vascularité du cœur, et en particulier des parois ventriculaires, révélerait, s'il en était besoin, le labeur imposé à l'organe.

Bien plus, que l'on compare la totalité des branches descendantes, ou ventriculaires, aux rameaux ascendants, rameaux auriculaires, et l'on comprendra l'importance du travail des ventricules par rapport au faible effort demandé aux oreillettes. Il en résulte que les lésions des branches descendantes des coronaires sont aussi fréquentes que les altérations des rameaux auriculaires sont rares.

L'anatomie montre encore un détail de structure qui peut paraître paradoxal à première vue : le calibre de la coronaire gauche ou antérieure, destinée manifestement au ventricule gauche, est moindre que celui de la coronaire droite, qui contourne la base du ventricule droit et va se ramifier le long du sillon inter-ventriculaire postérieur. L'anomalie s'explique d'une manière simple, grâce aux indications suivantes :

a) La coronaire gauche n'est que l'artère nourricière de la face antérieure, de la pointe et de la limite gauche du ventricule ;

b) Elle alimente aussi la cloison inter-ventriculaire, à laquelle elle envoie un rameau spécial, l'artère de la cloison ;

c) Enfin, une portion assez restreinte de la face antérieure du ventricule droit, dans les terrains de bordure avoisinant le sillon inter-ventriculaire, ressortit encore à la coronaire gauche ;

d) Tout le reste du cœur, c'est-à-dire la presque totalité du ventricule droit, la face postérieure du ventricule gauche et la plus grande partie des oreillettes, est du domaine de la coronaire droite. Rien d'extraordinaire, par conséquent, à ce que le calibre et la capacité de cette artère soient supérieurs à ceux de la gauche;

Le volume normal et la capacité des deux coronaires représentent, par rapport à la masse totale du muscle cardiaque, une disposition très spéciale, que l'on ne retrouve réalisée dans aucun autre muscle strié de l'organisme.

Ainsi, la physiologie, en tenant compte du travail du cœur, condamné chaque jour à plus de cent trois mille contractions vigoureuses, explique la fréquence des affections matérielles de cet organe. Elle rend compte de l'influence désastreuse des efforts exagérés du cœur, quelles qu'en soient les causes (contractions musculaires des coureurs, des manouvriers, émotions morales vives, maladies aiguës, lésions chroniques du rein et des artères, etc.).

ANATOMIE ET PHYSIOLOGIE PATHOLOGIQUES

Lésions artérielles. — Certaines conditions, purement anatomo-physiologiques, menacent l'intégrité des artères coronaires. Tout d'abord, elles prennent leur origine sous forme d'un canal étroit, à travers les parois de l'artère la plus épaisse de l'organisme; or, on n'ignore pas que, dès son origine, la crosse de l'aorte est singulièrement plus exposée aux lésions inflammatoires aiguës ou chroniques que ses autres segments, thoracique et abdominal : l'athérome, les anévrysmes partiels, la dilatation diffuse, en un mot les multiples altérations caractéristiques des aortites, y sont plus hâtives.

Les coronaires sont donc, plus que tous les autres vaisseaux nés de l'aorte, exposées à souffrir directement des souffrances de leur tronc d'origine. Souvent, l'orifice de l'une, parfois même des deux coronaires, est tellement rétréci par la tuméfaction de l'endartère aortique, qu'il en est presque fermé; c'est à peine si l'on y pourrait passer un crin de cheval. L'obstruction complète est même possible. L'aortite en plaques, l'aortite palustre (Lancereaux), la syphilis aortique, déterminent ces désordres si graves pour la vie du cœur.

Le tronc de l'artère coronaire est, pour sa propre part, souvent atteint d'artérite chronique. La *coronarite* ressemble en tous points aux autres artérites. Ce sont les mêmes plaques athéromateuses ou calcaires, la même dilatation diffuse plus ou moins généralisée, parfois, enfin, la même thrombo-artérite, avec oblitération complète ou non, au niveau d'une plaque de coronarite chronique placée sur le tronc, ou sur une branche plus ou moins importante.

Il est cependant un détail intéressant, insuffisamment noté par les auteurs : la prédilection des lésions athéromateuses ou calcaires pour un endroit du tronc des coronaires correspondant à deux centimètres et demi, trois centimètres au plus, de leur origine. A ce niveau, existe un véritable point d'appel : peut-être par suite de la première inflexion des artères, ou plutôt en raison de la pression exercée sur chaque coronaire par le tronc de l'artère pulmonaire, dont l'origine apparente correspond précisément à cette inflexion. Pression ou frottement, peu importe ; nous trouvons là une des causes d'usure si bien mises en lumière par Rindfleisch, dans ses études sur la pathologie des artères.

Il ne faut pas croire que l'oblitération totale des deux artères coronaires détermine fatalement la mort aiguë du myocarde. Maintes observations, deux entre autres, recueillies par mon ami Brault et par moi, montrent, en même temps qu'une hypertrophie considérable du cœur, ses deux artères nourricières oblitérées, soit par une plaque gélatiniforme d'aortite, soit par une endartérite chronique tronculaire. La mort subite, avec ou sans angine de poitrine, a été plusieurs fois notée dans ces cas (Wislicenius, Quinquaud, Butte).

L'*embolie* de la coronaire constitue une lésion d'une excessive rareté, qu'il est bon d'opposer à la fréquence, toute relative, de la thrombose des branches ou même du tronc principal des artères nourricières du cœur, en particulier de la coronaire gauche. On cite partout l'observation de Virchow, qui a trait à un sculpteur mort subitement dans un accès d'angor pectoris, par suite d'une embolie de la coronaire antérieure. Il faut accepter la remarque de Lancereaux, qui considère l'origine des coronaires dans le sinus de Valsalva comme une condition préservatrice contre la pénétration des corps étrangers. L'infarctus du myocarde par thrombus artériel coronaire occupe le muscle ventriculaire gauche plus souvent que le droit. Il peut causer la mort par rupture de la paroi, par asystolie aiguë ou par syncope. L'anévrysme partiel y trouve sa cause occasionnelle la plus commune.

La *dilatation* des coronaires est presque la règle au cours des hypertrophies considérables du cœur. Bertin, Laënnec, Aran, Littré, décrivaient cette lésion dans l'ectasie générale du ventricule.

L'atrophie sénile du cœur s'accompagne d'un *état sinueux* des vaisseaux coronaires qu'il ne faut pas confondre avec leur dilatation. L'athérome, ou, pour mieux dire, la coronarite chronique, comporte presque toujours l'ectasie des vaisseaux avec leur allongement. D'ordinaire, les parois sont épaissies, indurées, noueuses; quelquefois, cependant, c'est l'inverse qui se produit, à l'instar de l'atrophie aortique, et le vaisseau artériel peut être énormément dilaté, en même temps qu'aminci. Une remarquable observation de Malmsten a trait à ce genre de lésion artérielle.

L'*ectasie partielle*, c'est-à-dire la dilatation anévrysmale de la coronaire, est encore plus rare s'il est possible. Pour ma part, je ne connais que quatre ou cinq observations d'anévrysme de l'une ou de l'autre coronaire. Les auteurs comme Peste, Peacock, Hense, remarquent que la poche siège d'ordinaire à la base du ventricule. C'est même cette disposition qui, jointe à l'absence de l'orifice de la coronaire gauche au niveau de l'aorte, a permis dans certains cas d'affirmer qu'il s'agissait bien d'un anévrysme de la coronaire et non d'une ectasie pariétale du cœur ou de l'origine de l'aorte.

Les *ruptures spontanées* des coronaires sont également très peu connues. On en cite cinq à six observations ayant trait, presque toutes, à des vieillards, et qui déterminèrent la mort subite.

Résumons l'ensemble des détails qui précèdent.

1° Les lésions des vaisseaux coronaires s'associent souvent aux altérations chroniques du cœur.

2° La thrombo-artérite, pariétale ou oblitérante, règle l'évolution de la plupart des ruptures spontanées du cœur.

3° Enfin, si la coronarite chronique est souvent le satellite des lésions atrophiques (parenchymateuses et interstitielles) du myocarde, elle ne saurait compter comme leur tutrice naturelle, encore moins comme leur agent pathogénique.

Lésions veineuses. — Des deux sortes de lésions que l'on connaisse à la veine coronaire, l'une, la dilatation chronique, secondaire à l'ectasie du cœur droit, produit peu de désordres dans l'intimité même des couches musculaires ; l'autre, la rupture, est tellement exceptionnelle qu'elle se perd dans l'histoire des ruptures du cœur.

Les cas de rupture produite au niveau du sillon auriculo-ventriculaire (autrement dit de la ligne équatoriale du cœur) demandent à être surveillés avec soin. Une observation de mon collègue A. Robin, dont Maurice Nicolle me communiqua les pièces, était des plus démonstratives à cet égard. Il s'agissait d'une déchirure spontanée du tronc de la veine coronaire près de son embouchure, avec hémo-péricarde mortel, sans rupture vraie du cœur, sans éclatement des couches musculaires de l'oreillette. Seul, le feuillet épicardique avait cédé au niveau de l'éclatement de la veine coronaire.

ENDOCARDITES

La distinction entre les lésions de l'endocardite aiguë et celles propres à l'endocardite chronique est si tranchée qu'il n'y a point, dans la majorité des cas, place pour la moindre confusion.

Lorsqu'on ouvre un cœur atteint d'endocardite aiguë, on peut trouver deux sortes d'altérations, en apparence très dissemblables, suivant que l'inflammation de la séreuse interne du cœur a été modérée, plastique, comme on l'appelait jadis, ou, au contraire, exubérante et caractérisée par des végétations, voire même par des pertes de substance plus ou moins étendues : endocardite végétante, ulcéreuse, endocardite infectieuse des auteurs modernes.

CARACTÈRES GÉNÉRAUX

Certains caractères généraux, communs à toutes les endocardites, en dominent l'étude anatomo-pathologique.

Siège des lésions. — L'endocardite frappe de préférence les replis valvulaires, en particulier les orifices du cœur gauche, et, d'une façon plus commune peut-être, la valvule mitrale. L'endocarde pariétal est moins fréquemment touché; encore, est-ce au voisinage des replis valvulaires, sur les tendons et les piliers des valvules auriculo-ventriculaires, par exemple, ou au-dessous de l'origine des nids sigmoïdiens, que l'endocarde pariétal est surtout atteint.

La localisation du processus inflammatoire au niveau des valvules occupe des départements privilégiés : ce sont la face auriculaire des valves mitrales et tricuspides et la face ventriculaire des valvules sigmoïdes aortiques et pulmonaires (fig. 17 et 18).

Sur ces faces même, l'endocardite se circonscrit d'une manière prédominante au niveau de certaines régions qui semblent être, pendant le jeu normal du cœur, des bandes de contact plus intime entre les replis valvulaires, au moment des occlusions orificielles. Ces facettes de contact (Firket) sont

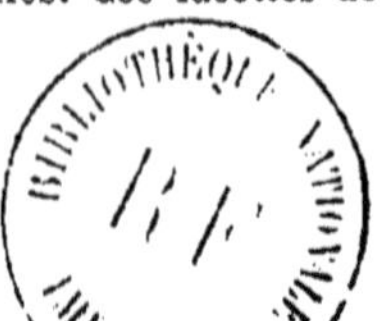

bien connues. Elles dessinent au pourtour de la mitrale et de la tricuspide, sur la face auriculaire, un feston régulier, à 1 millimètre environ au-dessus du bord libre des valves. Pour la valvule sigmoïde, la facette de contact correspond au nodule d'Arantius et se continue horizontalement, de chaque côté du nodule, à peu près parallèle au bord libre, dont elle reste distante de 1 millimètre environ.

Ces régions, exposées plus que le reste de l'endocarde aux frottements et aux chocs répétés, en sont comme les points faibles, les régions d'appel favorables à la fixation et à l'inoculation des cultures infectieuses véhiculées dans le sang (Baumgarten).

En y réfléchissant, on devine que le contact énergique des replis de l'endocarde, qui se produit à ce niveau plus de soixante-dix fois par minute, facilite la pénétration des germes pathogènes dans l'endothélium. Pour les cas, plus nombreux qu'on ne le croyait naguère encore, où l'endocardite aiguë n'est que la manifestation d'une intoxication simple, ou même d'origine infectieuse (endocardite toxi-infectieuse), les frottements répétés expliquent tout aussi bien la prédominance et la circonscription de l'irritation inflammatoire sur ces mêmes points.

Altérations de l'endocarde. — Dès qu'une portion, même minime, de l'endocarde est envahie par une inflammation aiguë, sa coloration change. La séreuse perd ce ton transparent, à peine opalescent, qu'il faut apprendre à connaître, très net quand on examine une valvule normale, soit en pleine lumière, soit à contre-jour. Loin de devenir plus foncée, la teinte de l'endocarde vire au gris mat, au blanc lactescent, au gris jaunâtre. Bouillaud a montré que les colorations rouge ou jaune-orangé de l'endocarde n'ont aucun rapport avec des lésions inflammatoires, mais caractérisent l'imbibition cadavérique de la membrane par la matière colorante du sang facilement dissoute. Quelquefois, cependant, le foyer d'endocardite peut être envahi par le sang; il devient hémorrhagique au sens anatomo-pathologique du mot. Presque toujours, alors, il s'agit de fissures produites sur les bords ou au fond d'une ulcération endocarditique. La rupture, soit de quelque repli valvulaire, soit de l'origine de l'aorte, ou encore de la paroi cardiaque, complète, dans diverses circonstances, ces foyers d'endocardite hémorrhagique.

La lésion de la séreuse, alors même que les désordres sont des plus légers et par conséquent des plus superficiels, altère nécessairement le reflet vernissé de la surface endothéliale normale.

Il suffit de regarder, à jour frisant, la région suspecte, pour constater qu'elle a perdu, par place, son état lisse et son poli brillant si caractéristiques. La surface dépolie est comme granitée, ou même tomenteuse. Souvent, ces aspects, révélateurs d'une lésion légère entamant l'intégrité de la membrane, passeraient inaperçus, si l'on n'y prenait garde.

Quand le molimen inflammatoire est devenu plus considérable, l'endocarde se hérisse de saillies bien visibles, ou se creuse d'érosions plus ou moins anfractueuses, qui bouleversent de fond en comble sa surface et ne peuvent plus être méconnues, bien qu'ordinairement recouvertes de caillots adhérents.

L'endocarde normal est, dans toute son étendue, remarquablement transparent. Cette propriété de la membrane interne du cœur ne cache à l'œil ni les couches profondes du myocarde avec leur tonalité brun jambon, ni les gros vaisseaux sous-endocardiques, encore moins les insertions valvulaires des tendons de la mitrale et de la tricuspide; la pulpe du doigt, appliquée sur les replis sigmoïdiens ou auriculo-ventriculaires, est visible par transparence.

L'endocardite, en épaississant la membrane, opacifie tous les détails. Plus les lésions seront aiguës et par conséquent profondes, et plus intense deviendra l'opacité des replis membraneux. Cette opacité, corollaire des lésions éteintes, s'associe à la blancheur variablement nacrée de l'endocarde, et révèle, longtemps après la guérison, les chocs inflammatoires autrefois reçus.

A l'état normal, l'endocarde offre dans toute son étendue une grande souplesse, aisément explicable par sa structure où domine le tissu élastique. Sur les parois, la séreuse se plie à toutes les attitudes imposées aux couches musculaires; au niveau des quatre jeux valvulaires, les doigts ne sentent que les épaisseurs modérées et peu rigides des nodules sigmoïdiens ou des volutes frangées du bord libre des valvules auriculo-ventriculaires. La solidité des valvules est extrême. Il faudrait, pour les rompre, un effort considérable.

L'inflammation aiguë supprime totalement ces caractères : les parties malades, en se déformant, perdent leur souplesse. Elles résistent au doigt, se plient plus difficilement et, en cas de lésions suraiguës, vont même jusqu'à céder sous la pression ou à la moindre traction. Nous verrons que l'endocardite chronique augmente leur résistance, tout en détruisant leur souplesse et leur élasticité.

Il en va de même pour l'épaisseur de la membrane. La minceur normale de l'endocarde valvulaire ou pariétal n'est pas un des détails les moins remarquables de sa structure.

La résistance des voiles orificiels est presque paradoxale, eu égard à leur extrême minceur. On connaît, d'autre part, l'épaisseur notable de l'endocarde des oreillettes, surtout de la gauche. Sitôt que l'endocardite s'éveille, les parties atteintes s'épaississent. En réalité, la tuméfaction des parties, à la face interne du cœur, peut être comparée à celle développée sur la peau au niveau d'une inoculation septique; la seule différence, saisissante à première vue, peu importante dans l'espèce, consiste en l'absence de vaisseaux sanguins dans l'épaisseur des valvules normales, du moins à leur bord libre, alors que les téguments externes du corps en sont partout gorgés.

Quoi qu'il en soit, l'épaississement même léger de l'endocarde, surtout au niveau du bord libre de valvules, est la lésion caractéristique par excellence, dès le début du mal. Les inégalités de surface, leur irrégulière dissémination le long des régions suspectes, suffisent pour attirer l'attention et empêcher de méconnaître l'endocardite aiguë la plus légère. Dans les cas extrêmes, où l'endocardite hyper-infectieuse a occasionné des délabrements formidables, la tuméfaction des parties est quelquefois telle, qu'une ou plusieurs valvules entières semblent s'être fondues en d'énormes blocs d'un tissu fibrineux, blanc grisâtre, qui obstruent l'orifice malade.

Si j'insiste autant sur les caractères macroscopiques de l'endocarde normal, c'est que l'erreur est fréquemment commise par les élèves qui, faute de notions suffisantes, prennent pour lésions anatomiques ce qui n'est que détail de contexture parfaitement légitime. Plus que toute autre, la conformation de l'endocarde demande à être minutieusement connue. A cet égard, rien ne remplace l'examen attentif d'un cœur normal, avec l'étude comparative, pièces en mains, des différents départements de l'endocarde. Avant d'aborder les lésions aiguës, il faut avoir vu et touché les replis valvulaires d'un cœur sain, avoir senti leurs nodules, la souplesse du bord libre, la résistance du bord adhérent; avoir palpé les piliers des valves mitrales et tricuspides, ainsi que leurs tendons. Pour ces derniers, il est également utile de reconnaître leurs modes d'insertion à la face ventriculaire des replis. Enfin, il faudra savoir explorer l'angle mitro-sigmoïdien (si fréquemment envahi par la sclérose et l'athérome), ainsi que les anneaux fibreux d'insertion des valvules auriculo-ventriculaires.

L'endocardite modifie la conformation des parties, d'une manière variable, selon les formes de la maladie. Tantôt, il ne s'agit que d'un boursouflement léger du bord libre, souvent d'une petite partie du bord libre d'une valve; la reconnaissance en est parfois assez malaisée. Tantôt, l'inflammation a envahi la membrane par îlots cohérents : sur la tuméfaction diffuse du repli tranchent des végétations, petites ou grosses, résistantes ou molles, distinctes les unes des autres ou imbriquées, déformant la lumière de l'orifice qu'elles surplombent et qu'elles parviennent, dans certains cas, à rétrécir par différents procédés. Il se présente enfin des cas où l'inflammation désorganisatrice enlève, comme à l'emporte-pièce, des zones plus ou moins considérables du tissu de l'endocarde, qu'elle ulcère. La maladie infectieuse crée des insuffisances aiguës d'orifice (insuffisance aortique, insuffisance mitrale) dont le diagnostic acquiert, en clinique, une valeur considérable (endocardites ulcéreuses suraiguës), mais dont le pronostic n'est pas fatalement mortel.

Les déformations produites par l'endocardite aiguë sont plus complexes qu'on ne saurait croire. Pour un orifice donné, l'insuffisance peut s'adjoindre, on le comprend du reste, à la sténose. Plusieurs orifices sont susceptibles d'être atteints, en même temps, de la même série de lésions plastiques, végétantes ou ulcéreuses. On voit encore certaines altérations valvulaires n'être que partiellement ulcéreuses et produire, par exemple, un effondrement de la face ventriculaire de la valve mitrale, alors que le feuillet auriculaire demeure respecté. Il en résulte, accident rare mais typique, un anévrysme valvulaire du cœur, capable de guérison, comme pour toute lésion endocarditique aiguë. Par contre, une ulcération secondaire du fond de cette poche produit parfois une insuffisance valvulaire par perforation, l'intégrité du bord libre pouvant être demeurée parfaite.

Les choses peuvent aller plus loin, et les déformations de la séreuse, circonscrites à certains points précis du cœur, sont capables de donner lieu à des perforations partielles ou totales de l'organe lui-même. Telles sont, par exemple, les perforations du trou de Botal, très rares, ou du septum interventriculaire, un peu moins exceptionnelles; telle est encore la perforation de l'origine de l'aorte par endocardite ulcéreuse, avec décollement des couches sous-épicardiques du cœur et rupture secondaire de l'épicarde, en un point plus ou moins éloigné de l'aorte. Dans ce dernier cas, un hémopéricarde, toujours mortel, vient terminer rapidement la scène.

Les anévrysmes pariétaux aigus du cœur se rattachent aux mêmes causes. Ils donnent lieu, soit à une perforation de la cloison inter-ventriculaire, soit, accident beaucoup plus rarement noté, à une rupture de l'artère coronaire, ou à l'effondrement d'une portion de la paroi du ventricule et à la rupture complète ou incomplète du cœur.

CARACTÈRES DES ENDOCARDITES AIGUES

Si les déformations causées par l'endocardite chronique sont très spéciales et ressortissent d'une manière plus directe aux affections valvulaires du cœur, les lésions aiguës de l'endocarde ne diffèrent des inflammations développées sur toute autre membrane séreuse que par ce fait, facilement explicable, que les suppurations y sont inconnues.

En dehors de ce détail, l'endocardite aiguë doit être considérée en elle-même, indépendamment de ses conséquences tout à fait particulières, propres aux dispositions contexturales de l'organe auquel appartient la séreuse. Ainsi comprises, les endocardites sont identiques à toutes les inflammations des séreuses.

On a coutume de décrire trois variétés d'endocardite aiguë, qui ne sont, à vrai dire, que trois degrés de la même lésion : l'*endocardite plastique*, qu'on devrait plutôt appeler exsudative ou fibrineuse, selon la remarque de Ziegler; l'*endocardite végétante*; l'*endocardite ulcéreuse*. Établissons que cette distinction nosographique, admise par nos prédécesseurs au début de leurs études, n'est plus guère acceptable, aujourd'hui qu'on connaît mieux les conditions pathogéniques qui président à l'évolution des lésions.

Les recherches modernes, qui commencèrent, on ne saurait trop le rappeler, avec les travaux de S. Kirkes, Klebs, Lancereaux, Vulpian, Charcot, ont définitivement établi l'origine toxi-infectieuse de l'immense majorité des endocartites aiguës; dans ce cadre nous comprenons l'endocardite rhumatismale.

Les travaux contemporains ont, grâce à la microbie, prouvé la nature

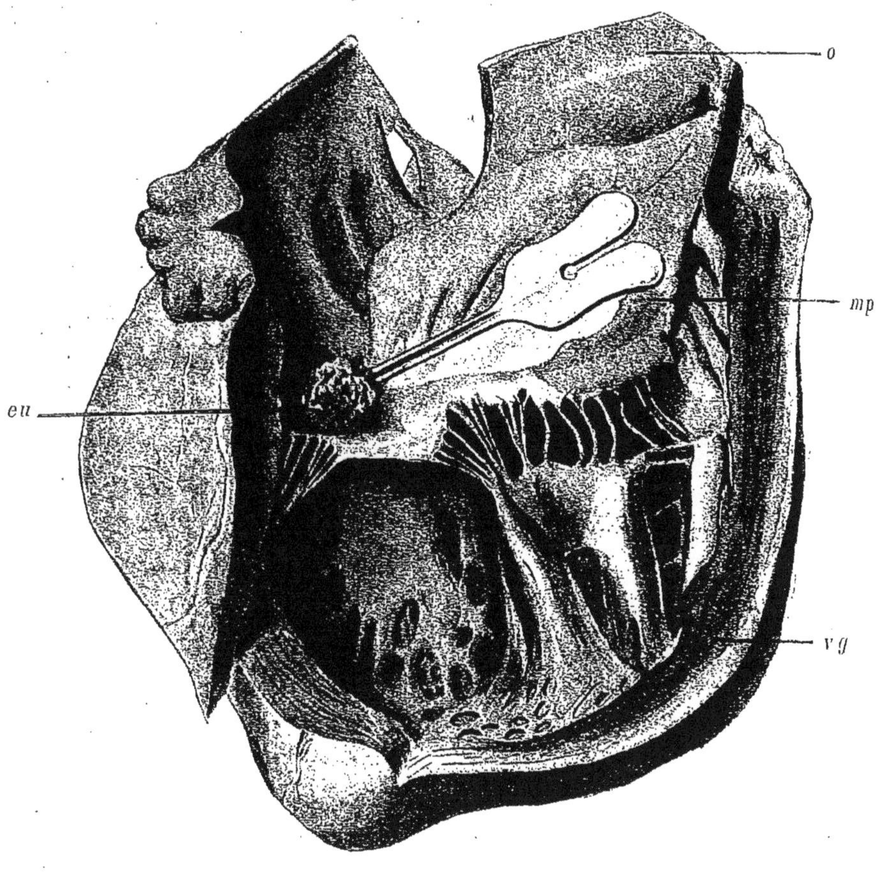

Fig. 17. — Endocardite ulcéreuse perforant la valve mitrale antérieure.

eu, la région enflammée, représentée par un bourgeon arrondi, tomenteux : une sonde cannelée s'enfonce derrière ce bourgeon fibrineux. — *o*, oreillette. — *mp*, valve postérieure de la mitrale, respectée par l'endocardite. — *vg*, coupe du myocarde ventriculaire gauche.

hyper-infectieuse de l'endocardite dite maligne ou ulcéreuse, du typhus endocardique.

La preuve étant faite et l'expérience ayant établi qu'une même culture infectieuse est susceptible, suivant les cas, de ne produire qu'une endocardite légère, plastique ou végétante, ou, au contraire, de faire naître l'infection endocarditique la plus foudroyante, les divisions anciennes des endocardites paraissent maintenant surannées.

Contentons-nous donc de décrire successivement : 1° la forme légère exsu-

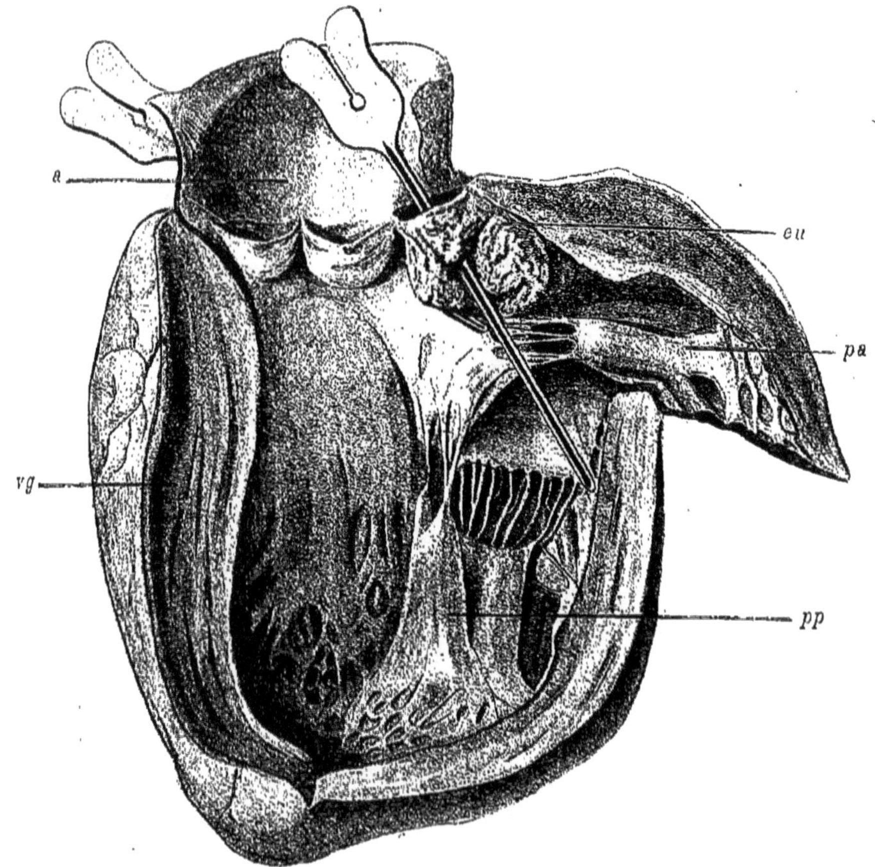

FIG. 18. — ENDOCARDITE ULCÉREUSE PERFORANT LA VALVULE SIGMOÏDE GAUCHE.

Dans cette ulcération, causée par des cultures de streptocoques (même cœur que fig. 17), le fond du nid valvulaire a été seul détruit.

eu, bourgeons ulcérés, faisant communiquer l'orifice mitral perforé avec la valvule sigmoïde également perforée. La petite extrémité de la sonde cannelée supérieure apparaît au bas de la région bourgeonnante. La sonde inférieure passe à travers une grande anfractuosité spontanément rompue, à la partie inférieure de la valvule sigmoïde. — *a*, aorte normale. — *vg*, coupe du myocarde ventriculaire gauche. — *pa*, pilier antérieur de la mitrale. — *pp*, pilier postérieur de la mitrale.

dative, fibrineuse, de l'endocardite aiguë ; 2° la forme suraiguë destructive (ulcéreuse, végétante, végétante et ulcéreuse, des auteurs anciens), hyper-infectieuse des modernes, l'endocardite infectante; 3° la forme granuleuse ou bourgeonnante, subaiguë, caractérisée par la formation d'un tissu de granulation au niveau des régions touchées par l'inflammation (endocardite plastique des auteurs) et la tendance à l'organisation ultérieure, dans l'épaisseur des replis valvulaires, d'un tissu de cicatrice.

Endocardite exsudative ou fibrineuse. — En étalant la valvule sur laquelle l'endocardite exsudative s'est développée, il faut avoir soin d'enlever doucement les caillots récents, cruoriques, qui adhèrent légèrement à la surface des parties malades et dissimulent les lésions.

La surface du repli valvulaire apparaît hérissée d'un nombre variable de petites saillies, efflorescences plus ou moins sphériques, semées, quelquefois d'une manière régulière, comme en bordure le long des facettes de contact.

Le volume de ces petites saillies est souvent minime au début, lorsque les élevures fines et confluentes ne donnent à la surface de l'endocarde qu'un aspect chagriné. Quand les masses ont formé des saillies plus volumineuses, on leur trouve une forme et un volume variables suivant les cas : ce sont des saillies tantôt discoïdes, hémisphériques, tantôt verruqueuses ou mûriformes, etc.; elles peuvent acquérir les dimensions d'un grain de millet, d'une grosse tête d'épingle, d'un pois, d'un haricot. Elles sont friables et s'arrachent sans grand effort.

Enfin, si les amas inflammatoires s'agglomèrent sur un point déterminé, ils vont jusqu'à y produire des saillies en choux-fleur, en crête de coq, autant d'aspects assez justement comparés par les auteurs aux lésions végétantes du prépuce et de la vulve.

La couleur de toutes ces saillies, blanchâtre lorsqu'elles sont minimes, devient d'un blanc grisâtre sitôt que leur volume dépasse les fines élevures dont nous avons parlé.

La coalescence des foyers exsudatifs, dont nous allons résumer la structure, peut produire une sténose aiguë de l'orifice envahi : il suffit, pour cela, que les angles formés par la convergence des valvules soient plus particulièrement touchés. Ainsi, les deux angles de la mitrale vont se souder en quelques jours, sur une longueur plus ou moins considérable, en vertu d'un mécanisme identique à celui qui préside à l'immobilisation des feuillets pleuraux dans la pleurésie fibrineuse aiguë.

Pour les valvules sigmoïdes, l'accolement est moins facile, le jeu du bord libre de chaque valve paraissant plus étendu; mais on comprend qu'une inflammation entamant la surface de deux valvules, au voisinage de leur point d'insertion, puisse déterminer la symphyse des deux bords libres voisins.

Les lésions histologiques de l'endocardite exsudative sont celles de toute membrane séreuse atteinte d'exsudation fibrineuse aiguë. Nombre d'endothéliums sont frappés de nécrose aiguë; leurs reliquats contribuent à la formation de la première couche de fibrine adhérente à la surface de la séreuse dénudée.

La surface libre est constituée par des filaments de fibrine qui enserrent dans leurs mailles un nombre variable de globules blancs et de globules rouges. En outre, les interstices sont remplis par des masses granuleuses, de provenance diverse (fibrine désagrégée, cadavres de leucocytes et d'hématies, microbes pathogènes, etc.).

Les couches connectives et élastiques fondamentales, invasculaires à l'état normal, du repli valvulaire, sont à peine touchées : les cellules fixes voisines de la surface présentent çà et là des traces de prolifération. Les leucocytes sont un peu plus nombreux que normalement dans les espaces interstitiels élargis, imbibés par une lymphe plus abondante. On peut y apercevoir des filaments fibrineux, indice de la poussée inflammatoire qui évolue en profondeur.

Tous ces détails ressemblent à ceux de la pleurésie ou de la péricardite au début; la seule différence est dans la moindre quantité de fibrine exsudée, qui s'explique peut-être par l'invascularité de la longue étendue de séreuse atteinte.

Bientôt, au bout de quelques jours, le tissu conjonctif de l'endocarde prend part à l'organisation de l'exsudat : pour peu que la poussée inflammatoire persiste (la maladie infectieuse progressant, ou se compliquant d'une infection seconde), les végétations fibrineuses sont envahies, de la profondeur vers la surface, par des éléments conjonctivo-vasculaires.

Leur consistance devient plus ferme, leur opacité plus grande, et leur adhérence à l'endocarde est telle, qu'il faut un effort assez énergique pour les en détacher. La surface de la végétation est encore fibrineuse, alors que son pédicule d'insertion est déjà organisé : on y trouve, en effet, des cellules fusiformes, des fibrilles connectives, et même des vaisseaux embryonnaires, en continuité avec les néo-formations vasculaires qui sillonnent, dans toute sa hauteur, la valvule malade. Les vaisseaux nourriciers, normalement, ne dépassent guère le bord adhérent.

Cette phase est la plus favorable à la formation des adhérences anormales : suivant les cas, non seulement les bords libres des valvules se peuvent souder entre eux, mais encore quelques tendons de la valvule auriculo-ventriculaire parfois s'accolent les uns aux autres, et produisent une variété curieuse d'insuffisance mitrale ou tricuspidienne.

Les dangers d'un pareil état organopathique sont de deux ordres : les uns, immédiats, consistent en une menace incessante d'embolies fibrineuses, non septiques ou septiques au minimum; les autres, plus tardifs, constituent la série des affections valvulaires du cœur.

Les masses fibrineuses adhèrent plus ou moins intimement à l'endocarde : souvent elles sont pédiculisées (végétations); parfois leur surface densifiée s'effrite progressivement; ou bien le sang, en passant, précipite sur elles une certaine quantité de son fibrinogène et accumule, à l'entour, des caillots cruoriques, puis fibrineux. Dans ces différentes circonstances, à l'instar de ce qui se passe à l'intérieur d'une artère ou d'une veine enflammée, l'embolus est tout préparé : il se détachera à la moindre occasion. Sous l'influence d'un effort, d'un mouvement brusque, d'un accès de fièvre, même sans aucune raison appréciable, un ou plusieurs fragments de fibrine concrétée tombent dans le torrent sanguin et vont se fixer, au hasard des remous circulatoires, dans telles artérioles assez étroites pour les arrêter. De ce qui précède nous déduirons, en passant, quelques conclusions pratiques.

Tout mouvement brusque est un danger pour le cœur touché par l'endocardite aiguë, même en apparence la plus légère. L'embolie survenant au moment le plus inattendu, la nécessité s'impose du repos au lit, aussi prolongé que possible.

L'origine embolique d'une oblitération artérielle du cerveau (sylvienne gauche et, plus rarement, droite), du rein ou de la rate, est d'un diagnostic anatomo-pathologique relativement aisé, pour peu que l'accident soit de date récente : le corps étranger qui obstrue la lumière du vaisseau se reconnaît à sa sécheresse, à son aspect anguleux, à l'état granuleux, à la décoloration de la fibrine qui le compose, enfin à l'intégrité presque absolue des parois artérielles qui l'enclavent.

La mort rapide peut être la conséquence indirecte d'une endocardite aiguë légère. Les embolies sont, en effet, capables de suspendre brusquement la vie artérielle d'un organe ou de parties d'organes les plus nécessaires au fonctionnement de la machine humaine (embolies de la sylvienne gauche, de la coronaire gauche, de l'artère mésentérique, etc...). Les morts partielles des organes ont également leur importance (infarctus du rein, de la rate), en vue des luttes qu'aura à subir, plus tard, l'organisme touché par la lésion valvulaire devenue chronique.

Le temps passe et l'endocarde, à l'exemple de toute séreuse enflammée, organise ses lésions et tend à la restauration intégrale, sans y parvenir jamais d'une manière absolue. La cicatrisation la plus parfaite laisse après elle, sur les parties jadis touchées, un certain degré d'opacité et un épaississement indélébiles. L'état nacré, opalin, des valvules, l'aspect trop froncé, ourlé, de leur bord libre, constituent les minimes reliquats d'une endocardite légère. Le jeu des valves peut redevenir normal, comme avant, sans insuffisance ni sténose, tout simplement avec une souplesse moindre que par le passé. Le microscope, en montrant l'épaississement fibroïde de la gangue connective et la diminution, sinon même la disparition complète, du tissu élastique fondamental, explique clairement ces désordres.

Si des adhérences se sont produites, ou que la rétraction cicatricielle des tissus valvulaires, profondément atteints par l'inflammation, ait déterminé une rigidité et une béance anormales des parties, les désordres organiques de l'orifice sont devenus définitifs : l'affection valvulaire est confirmée.

Plus tard, l'athérome et la calcification finiront de transformer les lames chroniquement enflammées.

Endocardites suraiguës. *Endocardite végétante; ulcéreuse.* — Les différences qui séparent, au point de vue anatomo-pathologique, les endocardites hyper-infectieuses de toutes les autres, se résument en un caractère spécifique, à peu près constant : la destruction d'une partie plus ou moins

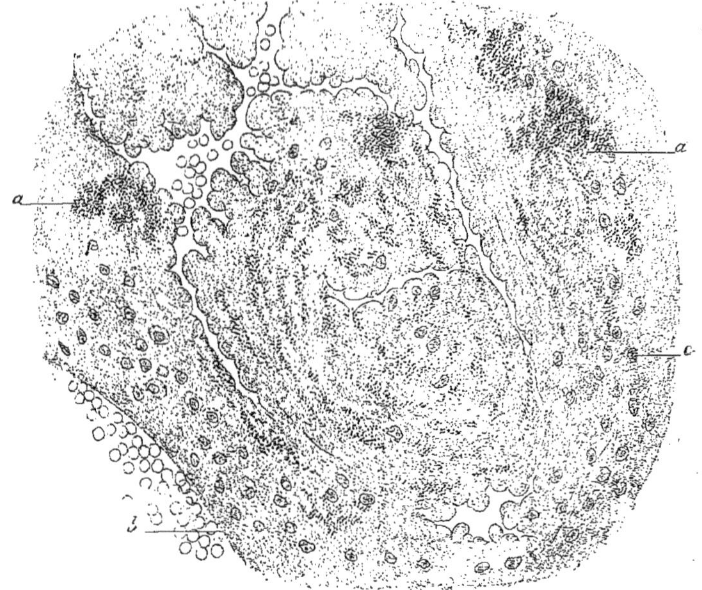

Fig. 19. — Coupe d'une valvule sigmoïde aortique rompue par endocardite ulcéreuse.

a, *a*, nombreux amas de microbes incrustés dans l'épaisseur du tissu fibreux de la valvule, chroniquement enflammée, avant l'épisode aigu qui l'a déchirée. — *b*, surface de la valvule avec globules rouges adhérents. — *c*, noyaux des cellules connectives du tissu valvulaire. Ces noyaux nombreux, proliférés, sont répartis sans ordre dans l'épaisseur des travées fibroïdes.

étendue du tissu endocardique. Si l'on voulait chercher dans les altérations connues du tissu conjonctif banal une comparaison, on pourrait considérer les endocardites que nous allons esquisser comme le phlegmon diffus de l'endocarde.

A l'œil nu, les zones atteintes de ces lésions destructives sont presque toujours recouvertes par des caillots fibrineux adhérents. Il en résulte deux sortes d'aspects fort différents, rarement isolés sur un cas donné, presque toujours, au contraire, combinés dans des proportions variables : des ulcérations, pertes de substance plus ou moins profondes; des végétations habituellement exubérantes, des masses fibrineuses déposées à la surface de l'endocarde.

Ulcérations endocardiques. — Les ulcérations peuvent être très minimes, tout à fait superficielles et, dans ce cas, d'ordinaire arrondies ou serpigineuses. Les dimensions des petites exulcérations peuvent ne pas dépasser celles d'un grain de chènevis, d'une lentille; mais il est rare que ces lésions si superficielles ne s'accompagnent pas de quelque destruction considérable dans le voisinage.

Il est d'autres ulcérations, également petites en surface, qui présentent ce caractère, qu'elles sont térébrantes, c'est-à-dire s'enfoncent en profondeur à des distances parfois considérables. Elles perforent de part en part la valvule mitrale ou la tricuspide, le septum inter-ventriculaire, l'origine de l'aorte ou de l'artère pulmonaire. Je possède un cœur dans lequel le foyer, primitivement localisé à l'orifice aortique (dont il avait transformé la sigmoïde postérieure en un énorme bouchon fibrineux), s'accompagne : 1° d'une perforation arrondie, de la largeur d'une grosse plume d'oie, taillée comme à l'emporte-pièce dans la valvule mitrale, au milieu de l'angle mitro-sigmoïdien; 2° d'une ulcération plus étroite, serpigineuse, du septum inter-ventriculaire, ayant perforé la partie adjacente de la valvule tricuspide.

Les ulcérations, creusées de la façon la plus irrégulière, peuvent n'être point perforantes, ne mettre, par exemple, à nu que les couches musculaires du cœur sous-jacentes à l'endocarde pariétal; cette disposition topographique est peu commune et produit une cavité superficielle ou profonde, anfractueuse ou non, sorte d'anévrysme aigu qui rappelle assez bien l'aspect d'un abcès du myocarde ouvert dans l'intérieur de l'organe, à travers l'endocarde secondairement perforé. Il faut rappeler que la myocardite suppurée est exceptionnelle; ses collections purulentes sont tellement caractéristiques et si minimes, l'allure de la maladie pyogénique du cœur est si rapide, qu'on a chance d'être dans le diagnostic exact en attribuant à une endocardite ulcérative, et non à un abcès myocarditique, les cavités anfractueuses, anévrysmes pariétaux aigus, dont les auteurs rapportent de temps à autre quelque bel exemple.

Les ulcérations partielles des replis valvulaires y établissent parfois un anévrysme valvulaire proprement dit.

Les ulcérations larges sont plus communes. La perte de substance peut couper un ou plusieurs piliers ou tendons de la valvule auriculo-ventriculaire, surtout à gauche, morceler ou même amputer la totalité d'une valve, l'ensemble d'un jeu valvulaire (la mitrale, les trois sigmoïdes aortiques ou pulmonaires). On verra des cas d'effondrement d'un appareil orificiel, assez complet pour avoir détruit toute trace des replis membraneux. Chaque valvule est, à vrai dire, fondue dans la masse de végétations fibrineuses implantées sur ses débris, et l'examen microscopique est des plus démonstratifs à cet égard.

Plusieurs orifices, la totalité des orifices du cœur, peuvent, combinaison exceptionnelle, être atteints à des degrés variables. En règle générale, on trouve un point qui paraît avoir été l'origine du mal et d'où les lésions, d'apparence manifestement plus ancienne que partout ailleurs, ont rayonné dans divers sens. Souvent l'envahissement des valvules paraît bien s'être produit par contagion directe, aux points d'accolement.

Il ne faut pas oublier que l'endocardite hyper-infectieuse n'a pas nécessairement en clinique une allure suraiguë. Les observations démontrent depuis longtemps la survie prolongée assez fréquente, et même la guérison possible, de certaines infections endocarditiques aiguës. Les destructions sont irréparables, cela va sans dire, mais la maladie aiguë est loin d'être toujours mortelle, ce qui est la donnée capitale (fig. 20).

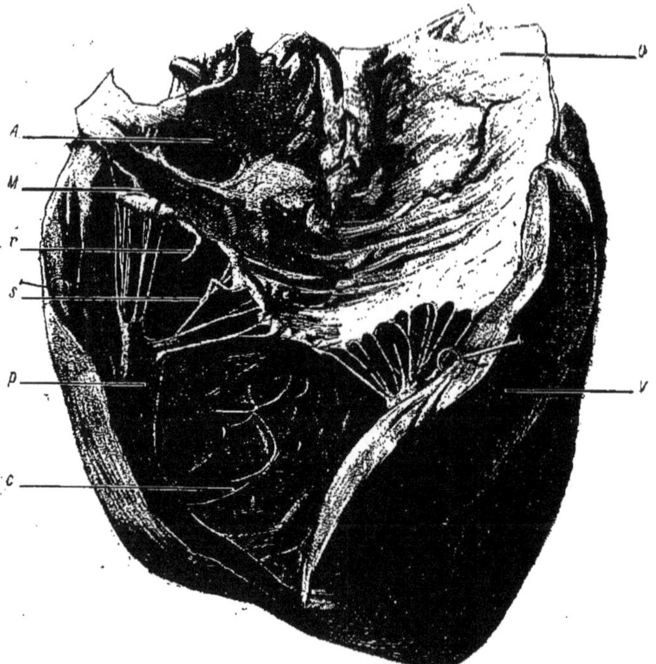

Fig. 20. — Insuffisance mitrale par rupture de tendons valvulaires ulcérés.

Lésion devenue chronique.

Le pilier antérieur, *p*, présente en *s* un tendon épaissi, difforme, au haut duquel s'insèrent plusieurs tendons sclérosés, anormalement disposés. — *r*, on aperçoit en ce point un tendon volumineux, chroniquement enflammé, qui flotte librement, au lieu d'aller s'insérer à la pointe du pilier mitral. — *M*, valve mitrale antérieure rétractée, épaissie, et beaucoup plus courte que normalement. L'endocardite aiguë ulcéreuse qui a laissé ces traces était circonscrite à ce département de l'orifice auriculo-ventriculaire gauche. — *V*, paroi postérieure du ventricule gauche. — *O*, oreillette gauche. — *A*, entrée de l'auricule gauche. — *C*, colonnes charnues de la cavité ventriculaire.

Végétations endocardiques. — Les végétations complètent l'étude de l'endocardite suraiguë; elles ne manquent guère, pour peu que l'infection ait une certaine durée. Il ne s'agit plus, comme dans la forme plastique, ou mieux exsudative simple, d'une série de minces couches fibrineuses formées à la surface d'un repli valvulaire à peu près intact; les lésions ont été poussées au maximum. Le molimen inflammatoire y offre une allure qu'on pourrait, par opposition à l'exsudat *croupal* de l'endocardite fibrineuse légère, appeler *diphtéroïde*, si l'on acceptait la nomenclature allemande. La vérité est que les exsudats fibrineux se font dans l'épaisseur de la valvule enflammée autant qu'à sa surface toujours ulcérée. Les couches connectives constitutives se désagrègent, envahies, de la surface vers la profondeur, par une nécrose aiguë toxi-infectieuse, en rapport avec la pénétration des microbes pathogènes et surtout de leurs poisons ultra-virulents.

Que le fibrinogène du sang qui glisse à la surface des parties enflammées trouve, à leur contact, les substances nécessaires pour sa coagulation, et la végétation fibrineuse s'épaissira par dépôts successifs du plasma sanguin. Ainsi se produiront, avec une rapidité parfois extrême, des saillies en choux-fleurs énormes, pédiculisées d'ordinaire, et flottant dans la lumière de l'orifice, à la façon des polypes de l'intestin.

Ces polypes fibrineux aigus sont susceptibles d'oblitérer tout à coup l'orifice mitral et de produire, accident fort rare, la mort syncopale du cœur. Inversement, ils peuvent faire disparaître les signes récents d'une insuffisance aortique aiguë et assurer ainsi un diagnostic encore hésitant. On les voit aussi se détacher et former des embolies massives dans de gros troncs artériels, aorte abdominale, fémorale, artère pulmonaire. Ces embolies énormes de l'artère pulmonaire donnent également lieu à la mort subite.

Le diagnostic anatomo-pathologique de l'endocardite ulcéreuse est habituellement des plus aisés. On doit cependant songer aux erreurs possibles. Je ne vois guère, pour ma part, que quatre variétés de lésions capables de produire quelque confusion dans l'esprit d'un observateur peu expérimenté.

L'*anévrysme partiel* du cœur, muni d'un collet et rempli de caillots sanguins ramollis, est toujours pariétal; développé dans le segment inférieur du ventricule gauche, rarement ailleurs, il se reconnaît aux bords lisses, fibroïdes, de son collet, à l'atrophie scléreuse du myocarde qui le recouvre, à l'absence d'ulcérations proprement dites de l'endocarde.

Les anciennes *végétations globuleuses* du cœur ne ressemblent que de très loin à une endocardite végétante. Dans les cas rares où elles se montrent rompues, il ne faut pas les confondre avec une endocardite ulcéreuse. Logées dans les ventricules ou dans les oreillettes (plus particulièrement dans les auricules), les végétations globuleuses sont toujours enchevêtrées au milieu des colonnes charnues du cœur; très souvent, ces colonnes charnues sont atrophiées, aplaties. Jamais les végétations globuleuses ne s'insèrent auprès des valvules. Coupées perpendiculairement à la surface de l'endocarde, elles montrent la séreuse interne du cœur, sur laquelle elles s'insèrent, solidement épaissie, jamais ulcérée. La bouillie puriforme qu'elles renferment est caractéristique.

Les *kystes fibrineux* de la pointe du cœur, rompus, ne ressemblent point à une endocardite ulcéreuse : une partie de leur surface se montre d'ordinaire plus ou moins lisse à la façon des végétations globuleuses ; leur cavité anfractueuse, remplie de détritus sanieux ou blanchâtres et puriformes, ne montre en aucun endroit l'endocarde dénudé. La coupe de la poche met en lumière un gros caillot fibrineux, ramolli, inséré sur un endocarde épaissi, fibroïde même, non ulcéré.

Un *vieux foyer calcaire rompu* à la surface d'une valvule atteinte d'endocardite chronique a pu être pris pour une endocardite ulcéreuse : les embolies viscérales ou périphériques de caillots fibrineux ou de bouillie calcaire, détachées de la valvule malade, ont été, presque toujours, dans ces cas, l'origine de l'erreur, parfois poursuivie même après l'autopsie. Le diagnostic en est simple ; outre le résultat négatif des cultures faites avec les produits de la surface rompue, il se base : 1° sur les caractères de la fissure ; 2° sur la calcification des lèvres de cette plaie mitrale ou aortique ; 3° sur l'absence de végétations fibrineuses récentes ; 4° sur la calcification des vieilles végétations implantées aux bords de la cavité. Enfin, la coaptation plus ou moins parfaite des bords et du fond du foyer athéromateux complète la série de ces indications.

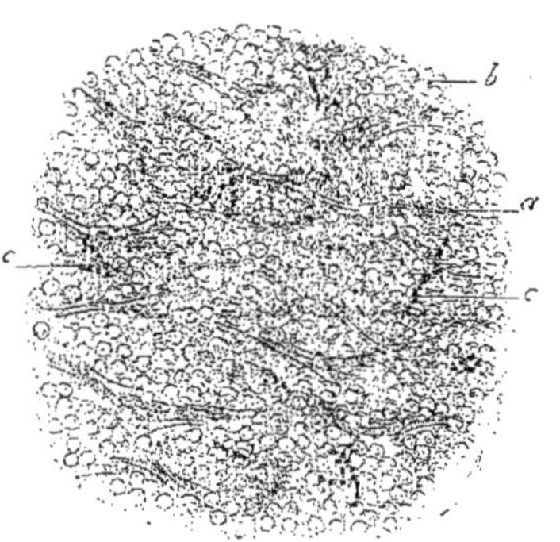

Fig. 21. — Streptocoques pyogènes logés dans un caillot fibrino-hématique récent, adhérent à la surface d'une végétation de l'endocarde valvulaire mitral.

Endocardite aiguë septique, consécutive à une lymphangite érysipélateuse du membre inférieur.

a, filaments de fibrine. — *b*, globules rouges. — *c*, formes diverses de streptocoques.

La structure des lésions ulcéreuses est simple : la perte de substance repose sur un tissu altéré d'une manière suraiguë. Les cellules fixes de la surface de la plaie sont ordinairement mortes, transformées en blocs fibrinoïdes, ou fondues dans les dépôts de fibrine adjacents. Plus profondément, les noyaux des cellules fixes ont proliféré en masses abondantes, formant des séries linéaires de noyaux jeunes, tassés dans les espaces interstitiels du squelette de la valvule.

Sa substance fondamentale est tuméfiée, souvent même nécrosée, friable à la surface de la plaie, comme œdématiée dans les parties profondes, et gorgée, en maintes places, de leucocytes exsudés.

Les fibrilles élastiques, ramollies, rompues, disparaissent. Des vaisseaux de nouvelle formation, quelquefois très abondants, se développent du bord adhérent vers les surfaces inflammatoires.

Très souvent, les coupes microscopiques montrent, dans la valvule envahie par ce processus suraigu, un nombre plus ou moins considérable de vaisseaux sanguins déjà anciens, avec des parois épaisses. Produits d'une inflammation antérieure, ces réseaux vasculaires sont la preuve de la préexistence presque constante d'une vieille endocardite chronique au niveau des régions frappées par l'endocardite aiguë récente. Nombre d'auteurs voient dans cette combinaison un lieu de moindre résistance et, par conséquent, un point d'appel pour les cultures hyper-infectantes des microbes pathogènes véhiculés dans le sang.

Endocardites subaiguës et chroniques. — Une fois organisé, le tissu conjonctif de l'endocarde tend à devenir fibroïde ou cicatriciel. Les bourgeonnements s'affaissent, les végétations se résorbent ou deviennent persistantes et fibreuses. La maladie aiguë de la séreuse est terminée; les lésions chroniques entrent en scène et ressortissent aux affections valvulaires du cœur.

MICROBIE DES ENDOCARDITES

Les végétations fibrineuses et les parties découvertes des ulcérations sont, en effet, ordinairement parsemées de colonies de microbes pathogènes. Suivant les circonstances, ces microbes demeurent confinés à la surface même des lésions ou, au contraire, s'enfoncent profondément dans l'intimité des couches connectives.

Les microbes trouvés dans les différentes formes de l'endocardite aiguë ont été divisés en deux groupes, suivant qu'il s'agit de germes propres à l'endocardite infectieuse, ou de microbes spécifiques, causes de différentes maladies humaines, et cultivés à la surface de l'endocarde.

Le tableau suivant résume les recherches contemporaines qui sont loin d'être terminées.

Microbes spéciaux de l'endocardite infectieuse. — On en compte plusieurs variétés principales, destinées vraisemblablement, vu leurs caractères spécifiques fort discutables, à rentrer un jour dans quelques-unes des grandes familles connues.

a) Le *bacillus endocarditis griseus* (Weichselbaum), remarquable par la couleur grisâtre de ses cultures sur gélose, sur pomme de terre et sur gélatine. Doué de mouvements très actifs, ce microbe s'allonge en longs bâtonnets segmentés. Il tient le Gram.

b) Le *micrococcus endocarditis rugatus* (Weichselbaum), qui n'a été trouvé qu'une fois, formerait sur gélose des colonies en disques grisâtres, ridées finement, avec l'aspect brillant de la stéarine. Weichselbaum a découvert ce microbe dans les végétations endocarditiques, disposé en diplocoques, en tétragènes ou en amas. Peut-être s'agit-il du *micrococcus tetragenus*.

c) Le *bacillus endocarditis capsulatus* (Weichselbaum) ne liquéfie pas la gélatine, ne tient pas le Gram et ressemble singulièrement au pneumo-bacille de Friedländer. De longueur variable, le plus souvent accouplé, il ne montre pas de capsule apparente dans les cultures.

d) Le *bacille immobile et fétide de Fränkel et Sänger* est remarquable par l'odeur fétide de ses cultures.

e) Le *bacille non cultivable de Weichselbaum* ressemble au bacille de la morve, un peu plus petit que lui. Ses formes allongées se contournent en arc ou en spirale.

f) Le *staphylocoque de Josserand et Roux* ne diffère du staphylocoque pyogène doré que par son volume plus grand et par une lente liquéfaction de la gélatine.

g) Les deux *micrococques de Viti*, l'un, *diplococcus septicus*, qui différerait du pneumocoque, et l'autre, un *micrococcus griseus*, qui ne devrait pas être confondu avec le bacille gris de Weichselbaum.

h) Le *bacille de Netter et Martha*, qui n'est peut-être qu'une variété du bacterium coli commune.

i) Le *micrococque en zooglées de Perret et Rodet*, avec lequel ces auteurs ont obtenu expérimentalement des endocardites primitives, non traumatiques, sur le chien.

j) Enfin, le *bacille de Gilbert et Lion*, qui, sur gélatine, donne un voile vernissé, à teinte bleuâtre, et se cultive avec une rapidité excessive sur agar et sur pomme de terre. Ce microbe ne tient pas le Gram et offre les dimensions les plus variables sur la même culture. Sa virulence augmente du premier au neuvième jour et crée, de toutes pièces, l'endocardite aiguë végétante non traumatique, ainsi que, plus tard, l'artérite chronique scléro-calcaire.

Microbes pathogènes ordinaires causes d'endocardite infectieuse. — Tous les microbes habituellement pyogènes occupent d'abord, ici, la première place. Les autres microbes dits spécifiques viennent ensuite.

a) Le *streptocoque pyogène* est peut-être le microbe le plus fréquemment trouvé dans les caillots fibrineux de l'endocardite et dans les infarctus emboliques viscéraux. L'endocardite puerpérale est causée à peu près uniquement par lui ; de même pour l'endocardite érysipélateuse et pour une foule d'observations d'endocardite secondaire à diverses infections traumatiques ou chirurgicales (fig. 21).

b) Les *staphylocoques pyogènes*, le *doré*, le *blanc* et le *cereus albus de Passet*, ont été rencontrés aussi dans les foyers d'endocardite septique, seuls ou associés à d'autres microbes. C'est en particulier le staphylocoque doré qui joue le rôle important dans cette série de faits. L'ostéo-myélite, la furonculose, l'otite, la dilatation bronchique et un grand nombre de plaies septiques des téguments se compliquent parfois d'infection sanguine staphylococcique et vont se cultiver à la surface interne du cœur. Presque toujours, alors, les infarctus emboliques sont secondaires à l'endocardite.

c) L'endocardite causée par le *pneumocoque de Talamon-Fränkel*, souvent secondaire à une pneumonie ou à une autre détermination pneumococcique aiguë, est quelquefois l'accident primitif, révélateur de l'infection sanguine par le pneumocoque. L'orifice aortique est son siège de prédilection ; mais le cœur droit est assez souvent atteint, d'après Netter.

L'endocardite pneumococcique s'accompagne fréquemment de petits abcès myocarditiques, susceptibles peut-être de devenir plus tard la cause d'anévrysmes du cœur. Plus d'une fois la méningite cérébro-spinale à pneumocoques, suppurative, complique cette variété d'infection cardiaque.

d) Le *bacille typhique* paraît avoir occasionné, dans de très rares exemples, une endocardite aiguë. Ce qui ne veut pas dire que l'endocardite aiguë, bénigne ou grave, soit exceptionnelle au cours, et surtout au déclin, de la fièvre typhoïde. Presque toujours il s'agit d'une infection secondaire, greffée sur un terrain typhique. Le bacille d'Eberth, dont la proche parenté avec le bacterium coli commune est mieux connue aujourd'hui qu'il y a quelques années, semble avoir été réellement trouvé dans quelques cas d'endocardite végétante : une remarquable observation de Girode suffirait pour en donner la preuve.

e) Le *bacille tuberculeux* a été décelé plusieurs fois à la surface des végétations. Les exemples indiscutables se comptent et l'on peut dire, comme pour l'endocardite typhique, que l'endocardite des tuberculeux appartient plus aux infections secondaires, streptococciques ou autres, entées sur la tuberculose, qu'au bacille de Koch lui-même. Nous verrons bientôt que la péricardite tuberculeuse est aussi commune que sont exceptionnelles les localisations du bacille sur l'endocarde ou dans le myocarde.

f) Toutes les autres maladies infectieuses aiguës, non seulement celles dont le microbe pathogène est encore inconnu, comme la variole, la scarlatine, le rhumatisme vrai aigu, la rougeole, la varicelle, mais encore celles classées parmi les infections spécifiques connues, comme les oreillons, la blennorrhagie, la morve et la diphtérie, peuvent se compliquer d'endocardite aiguë. Cette maladie se montrera infectante ou non, c'est-à-dire hyper-infectieuse et destructive, ou simplement plastique. Seulement, les microbes qui en déterminent les lésions, ou bien font défaut lors de la recherche bactériologique, ou bien sont représentés simplement par des germes pathogènes banals, tels que le streptocoque, le staphylocoque, le bacterium coli ou le pneumocoque.

Il résulte de ce qui précède qu'on peut, à bon droit, considérer la plupart des endocardites aiguës comme des infections secondaires et comme des complications tout accidentelles.

AFFECTIONS VALVULAIRES DU CŒUR

Les affections valvulaires du cœur sont presque toujours consécutives à l'une quelconque des endocardites étudiées précédemment. Il existe cependant quelques exemples d'affections traumatiques des valvules du cœur gauche, plus spécialement de l'orifice aortique, qui paraissent avoir été produites par un choc brusque, en particulier par une chute d'un lieu plus ou moins élevé (Potain).

Les ruptures traumatiques des valvules ou des tendons valvulaires sont trop exceptionnelles pour les décrire à part. D'ailleurs, les rares faits qu'on connaît sont assez discutables, une endocardite aiguë latente ayant pu être soupçonnée, sinon reconnue, dans quelques cas.

Parler d'une affection valvulaire n'est pas simplement désigner une affection orificielle du cœur. On comprend, en effet, qu'une dilatation brusque du cœur puisse déterminer une ectasie proportionnelle de l'orifice mitral ou tricuspidien, tout en respectant la structure des valvules. L'insuffisance tricuspide, qui caractérise la lésion primordiale de l'asystolie, est causée par la surdistension de l'anneau fibreux de l'orifice auriculo-ventriculaire, avec intégrité parfaite du jeu valvulaire: seule, la coaptation des valves est devenue impossible.

Dans le langage courant, affection valvulaire est synonyme d'endocardite valvulaire chronique. Ce n'est pas ici le lieu de rappeler les caractères séméiologiques des différents bruits de souffle organiques. Il suffit de noter que les déformations d'un orifice, du cœur droit ou du cœur gauche, peuvent, ce qui est rare, demeurer indéfiniment silencieuses; mais, dès que les cavités situées en amont sont violemment forcées par l'asystolie, les bruits de souffle valvulaires disparaissent d'ordinaire.

Les lésions valvulaires se divisent en deux groupes, selon que l'orifice se trouve dans l'impossibilité de s'ouvrir d'une manière complète (rétrécissement), ou de se bien fermer (insuffisance), aux stades précis de la révolution cardiaque. Le siège, la forme, le degré des altérations de l'endocarde se combinent pour créer l'un ou l'autre de ces désordres fonctionnels, ou même les deux, réunis sur un même orifice : d'où les *sténoses* et les *insuffisances* orificielles du cœur.

Toute endocardite aiguë ou chronique, est capable de produire l'une ou l'autre, souvent même l'une et l'autre de ces deux affections. L'endocardite aiguë (végétante, ulcéreuse) peut, nous l'avons vu, rompre la valvule, tantôt vers son bord libre, tantôt vers sa partie médiane, ou encore au niveau de ses insertions fibreuses sur l'anneau orificiel, et constituer une insuffisance valvulaire aiguë. Les tendons des piliers de la mitrale ou de la tricuspide, les piliers eux-mêmes, sont susceptibles, dans ces conditions, d'être brisés par l'endocardite et produisent ainsi une insuffisance valvulaire de cause directe, dont le diagnostic clinique se perd dans celui de l'affection mitrale ou tricuspidienne chronique qui lui succède, une fois la maladie infectieuse aiguë guérie.

Les insuffisances valvulaires les plus typiques appartiennent aux affections chroniques, à ce qu'on appelait naguère les *affections organiques* du cœur. Il s'agit presque toujours d'endocardite aiguë non ulcérative devenue chronique, parfois aussi d'une endocardite chronique d'emblée (athérome).

Lésions valvulaires droites. — Ces affections progressives déforment l'orifice d'une manière assez dissemblable suivant leur localisation. De tous les orifices du cœur, l'orifice de l'artère pulmonaire est certainement celui qui est le moins fréquemment touché après la naissance. Par contre, c'est lui, avec la partie avoisinante de l'endocarde tapissant l'infundibulum, qui est la région vouée aux endocardites toxi-infectieuses, de causes mal déterminées, mais assez communes, comme on le sait, pendant la vie fœtale.

La grande majorité, sinon la totalité, des affections dites congénitales du cœur reconnaissent pour cause unique l'endocardite fœtale de l'infundibulum et de l'orifice pulmonaire. L'affection décrite sous le nom de *cyanose* ou maladie bleue, permettant une survie plus ou moins longue (qui ne va guère au delà de la vingt-cinquième année), s'accompagne nécessairement d'un rétrécissement de l'infundibulum ou de l'orifice pulmonaire avec, secondairement, un arrêt de développement de la cloison inter-ventriculaire et une communication des deux sangs à travers le septum. La persistance du trou de Botal, les anomalies artérielles ou veineuses (aorte bifide, ectopie des sous-clavières, des carotides ou de la veine cave supérieure, permanence du canal artériel, etc.), si irrégulières soient-elles, semblent dater d'une époque de la vie fœtale postérieure au développement de l'endocardite du cœur droit.

L'aspect des lésions est des plus caractéristiques : s'il s'agit d'une sténose valvulaire proprement dite, l'infundibulum, plus ou moins intact, apparaît dilaté et semble se fermer brusquement sur un diaphragme convexe par en haut, concave par en bas, constitué par les valvules sigmoïdes pulmonaires. Celles-ci sont soudées les unes aux autres au point, parfois, de ne livrer accès qu'à un mince filet de sang à travers l'orifice qu'elles laissent béant au centre de l'axe vasculaire. Ce dôme, convexe en sens inverse des saillies valvulaires qui semblent comme renversées, est souvent constitué par deux sigmoïdes seulement, dont le tissu fibroïde, nacré, entoure l'orifice d'un bourrelet lisse et arrondi : autant de preuves en faveur et de l'origine inflammatoire et de l'ancienneté des lésions de l'endocarde.

Souvent, le canal musculaire formé par le haut de l'infundibulum est le siège d'une endocardite chronique pariétale facile à reconnaître, qui transforme en un cylindre étroit et plus ou moins allongé la région sous-orificielle.

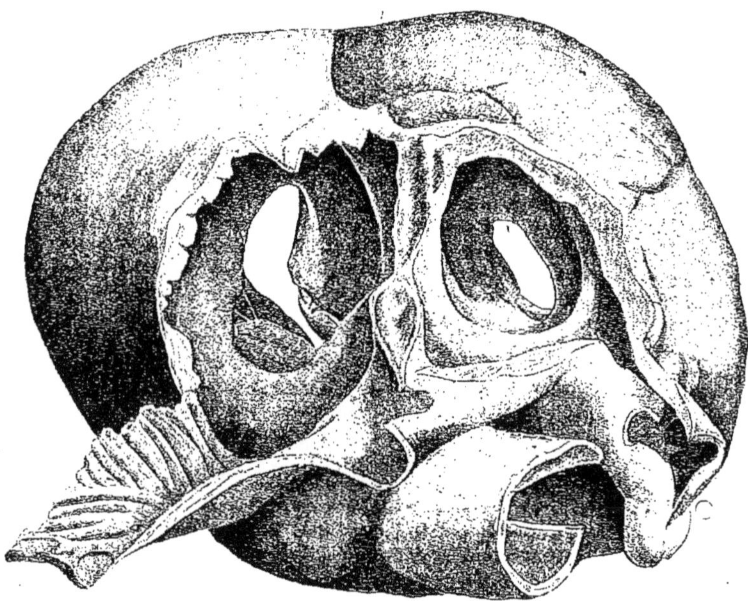

FIG. 22. — RÉTRÉCISSEMENT MITRAL ET RÉTRÉCISSEMENT TRICUSPIDE.

Vue du cœur par les oreillettes ouvertes largement.

Au fond, à gauche, orifice tricuspide ayant encore conservé sa forme triangulaire ; les valvules sont épaissies et rapprochées. A travers la fente, on aperçoit une partie de la paroi ventriculaire sous-jacente. — A droite, l'orifice mitral rétréci, ovalaire, se montre au fond d'une cavité conique dont il forme le sommet. — En bas et en avant, les coupes de l'artère pulmonaire et de l'aorte, dont les canaux sectionnés se reconnaissent, mais dont les orifices ne sont pas visibles. En avant, à gauche, un fragment de la face antérieure de l'oreillette droite hypertrophiée, dont les muscles dessinent des saillies anormales.

Il semble, alors, que l'infundibulum s'arrête brusquement par en haut, sur un cul-de-sac au fond duquel on aperçoit un orifice étroit, angulaire ou vaguement arrondi (fig. 5) : les plicatures froncées qui l'entourent, l'induration scléreuse de l'endocarde qui le recouvre, empêchent de confondre cet orifice avec l'orifice pulmonaire. Il faut l'inciser, passer le long d'un conduit cylindroïde, étroit et serré (qui n'est que le haut de l'infundibulum rétracté et atrophié), pour atteindre l'artère pulmonaire. L'orifice pulmonaire est souvent muni de valvules incomplètes, mal formées, et même atteintes de sclérose inflammatoire ancienne. Il donne accès dans le tronc atrophié de l'artère pulmonaire que son calibre réduit rend inapte à lancer la totalité du sang veineux dans le poumon. L'aorte, au contraire, toujours dilatée à son origine, reçoit, par le haut du septum inter-ventriculaire non comblé, le sang du cœur droit; elle lance souvent dans le canal artériel demeuré perméable, et de là dans l'artère pulmonaire, une partie des deux sangs mélangés. La cyanose, quand elle existe, résulte de l'arrêt du développement du septum inter-ventriculaire.

Il est impossible d'insister davantage sur les caractères des malformations concomitantes de la sténose de l'artère pulmonaire. Il suffit de savoir reconnaître le siège et la forme de ces lésions et de n'en point ignorer la genèse.

Lésions valvulaires gauches. — En suivant l'ordre chronologique des affections valvulaires du cœur, on observe, au seuil de la vie extra-utérine, une maladie organique, bien étudiée depuis quelques années, et que les cliniciens ont coutume de désigner sous le nom de *rétrécissement mitral pur*. Cette affection, presque spéciale à la femme, se caractérise, au moment de la puberté, par un état chlorotique confondu avec la vraie chlorose, maladie d'évolution sur laquelle nous n'avons pas à insister.

Certains auteurs modernes, frappés de la coïncidence fréquente de la tuberculose pulmonaire, du rétrécissement mitral pur et de la chlorose, s'efforcent de coordonner dans un ensemble pathogénique complet ces diverses affections, si dissemblables, qu'elles sont aujourd'hui encore séparées dans les traités de pathologie (fig. 22).

Ce qui importe, c'est de savoir reconnaître cette affection organique mitrale, afin de la différencier du rétrécissement acquis. Si je m'en rapporte aux trois ou quatre exemples typiques que j'ai pu recueillir, un entre autres dans le service du professeur G. Sée, le rétrécissement mitral pur est constitué par une déformation régulière et concentrique de l'orifice. Vu par l'oreillette, il apparaît comme comblé par un diaphragme régulier, lisse et fibroïde. La lumière, au centre de ce diaphragme, se montre arrondie, extraordinairement petite, au point de ne donner accès, dans les cas les plus extrêmes, qu'à une plume d'oie, à un manche de porte-plume ordinaire (5 à 6 millimètres de diamètre).

Examiné par la cavité ventriculaire, l'orifice siège au sommet d'un tronc de cône, sorte d'infundibulum fibreux, dans la structure duquel il est impossible de reconnaître les deux valves de la mitrale. Les tendons des piliers, les piliers eux-mêmes, sont atrophiés, transformés en cordons fibreux. Il n'est pas rare de constater sur l'endocarde pariétal, surtout dans la cavité de l'oreillette, les traces d'une endocardite ancienne devenue fibreuse, avec une coloration plus ou moins nacrée.

Je n'insiste pas sur les végétations fibrineuses, parfois énormes, que l'on trouve souvent insérées sur la face auriculaire de l'orifice sténosé, non plus que sur les lésions emboliques secondaires. Il me paraît plus utile de noter la coexistence extrêmement fréquente d'une affection tricuspidienne également sténosante (fig. 23).

Signalé par plusieurs auteurs, ce *rétrécissement tricuspidien* m'a paru

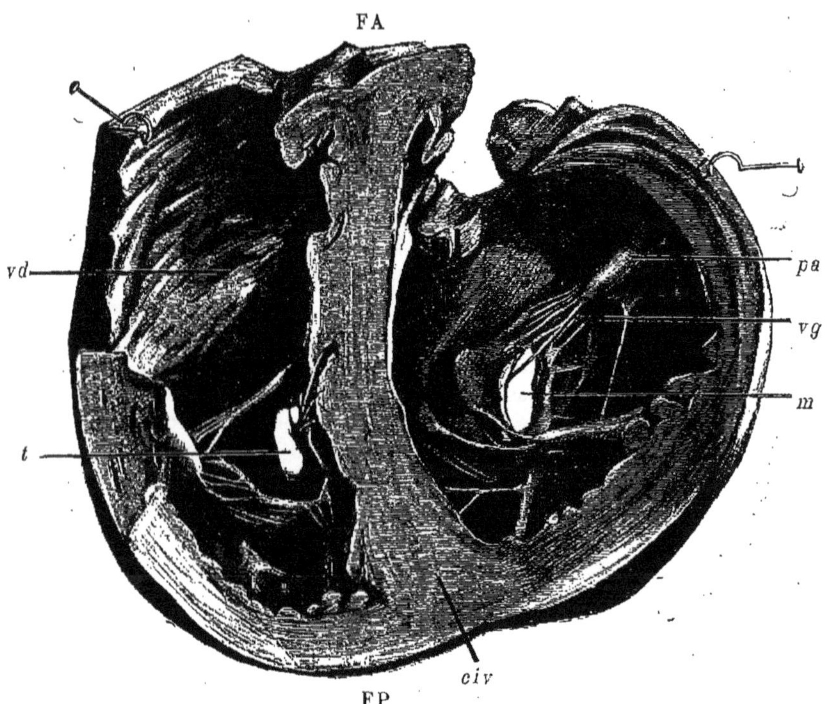

FIG. 23. — RÉTRÉCISSEMENT MITRAL ET RÉTRÉCISSEMENT TRICUSPIDE.

Coupe transversale passant par la partie moyenne des ventricules du même cœur que celui de la figure 22 et montrant les orifices mitral et tricuspide vus par leur face inférieure ou ventriculaire. — La cloison interventriculaire coupe en deux parties distinctes la figure : à gauche, le ventricule droit ; à droite, le ventricule gauche.

FA, face antérieure du cœur. — FP, sa face postérieure. — *civ*, cloison inter-ventriculaire. — *m*, orifice mitral très rétréci, ovalaire ; le bord de la valvule est manifestement épaissi, arrondi. — *pa*, pilier antérieur de la valvule mitrale. — *vg*, ventricule gauche, dont l'épaisseur est moindre que normalement ; la cloison inter-ventriculaire, par exemple, est notablement plus épaisse que le myocarde du ventricule gauche. — *vd*, le ventricule droit, au contraire, est très hypertrophié. — *t*, valvule tricuspide, dont les trois bords, bien dessinés, sont plus étroits et beaucoup plus épais qu'à l'état normal (au fond de l'orifice tricuspide, on aperçoit les parois de l'oreillette droite, terminées dans la profondeur par une fente éclairée, qu'il ne faut pas prendre pour l'orifice tricuspide, placé sur un plan beaucoup plus rapproché).

constant dans mes observations. Seulement, autant que j'en ai pu juger, il diffère du rétrécissement mitral par ce fait que la forme de l'orifice est respectée : les trois valves épaissies, blanchâtres, dessinent, peut-être mieux qu'à l'état normal, les trois côtés du triangle orificiel. En outre, le rétrécissement est beaucoup moindre et laisse passer aisément deux doigts d'adulte.

Conformations des lésions. — Nous avons décrit précédemment les hypertrophies et les dilatations des divers segments du cœur atteint d'affection valvulaire. Il est intéressant de suivre l'évolution des lésions orificielles. A cet égard, le cœur gauche apparaît aussi fréquemment touché par les lésions valvulaires acquises, que le cœur droit en semble à peu près indemne. On sait la fréquence et la gravité de l'endocardite rhumatismale, qui est la cause la plus ordinaire des maladies mitrales. Après le rhumatisme, c'est la sclérose progressive ou l'artério-sclérose, qui constitue l'élément pathogène important des affections valvulaires du cœur gauche, spécialement de l'orifice aortique.

Ici, l'insuffisance s'explique de deux façons. Tantôt, il s'agit de l'épaississement fibroïde, rigide, d'une valve sigmoïde : l'orifice aortique n'est qu'incomplètement fermé, puisque les valvules ne battent plus suffisamment; de même l'orifice mitral, dont les valves ont un jeu encore bien mal connu dans le mécanisme de sa fermeture. Le sang reflue donc dans la cavité qu'il devrait avoir quittée d'une manière définitive. Tantôt, l'inocclusion résulte d'une déformation valvulaire produite par un accolement vicieux, par une soudure anormale, et alors il s'agit d'une insuffisance valvulaire liée à une sténose orificielle.

La sténose, comme l'insuffisance, peut exister isolée : l'orifice est, dans le premier cas, plus petit que normalement, mais il se ferme parfaitement au moment précis de l'occlusion physiologique.

Il suffit de réfléchir aux dispositions diverses que peuvent présenter les lésions de l'endocardite chronique pour comprendre ce qui précède. La pratique démontre que le rétrécissement aortique exempt d'insuffisance est une rareté, tandis que la même lésion, au niveau de l'orifice mitral, est considérée comme excessivement commune.

Quelques notions complémentaires ne seront pas inutiles à cet égard. Voyons d'abord l'orifice aortique : trois valvules sigmoïdes, quelquefois réduites à deux par suite d'une malformation congénitale, assurent sa fermeture au moment de la diastole ventriculaire. Qu'une ou deux de ces valvules en nid de pigeon viennent à s'incruster de sels calcaires au niveau de leur bord d'insertion, ce qui arrive fréquemment dans le cas de vieille endocardite chronique, même d'origine rhumatismale : l'aire de l'orifice sera rétrécie d'autant, sans que les portions encore mobiles et souples des valvules cessent de s'accoler, comme normalement, aussitôt que le ventricule entre en relâchement.

Les quelques exemples de *rétrécissement aortique* que je possède sont disposés de cette façon (fig. 24).

Dans certains cas, plus rares à la vérité, la soudure des valvules se fait au niveau de leurs angles d'insertion : une endocardite aiguë a rendu définitif le contact intermittent des bords libres des valvules, et l'on assiste à un rétrécissement concentrique de l'orifice, produit sur trois points correspondant aux trois intervalles des nids valvulaires. Le plus ordinairement, une *insuffisance aortique* complique le rétrécissement.

Pour ce qui est de l'orifice mitral, ainsi d'ailleurs que du tricuspide, moins souvent atteint, la sténose se produit presque toujours par le mécanisme de la soudure des bords valvulaires.

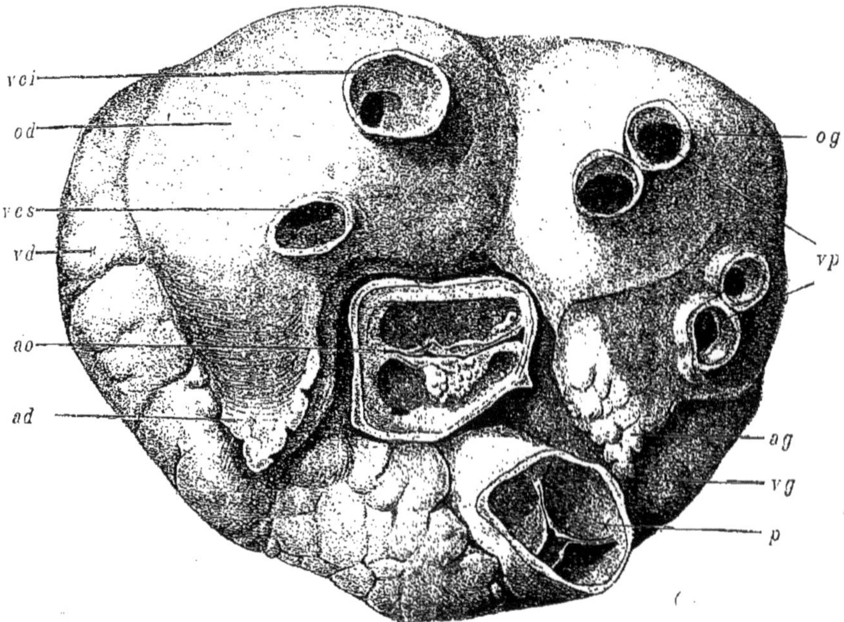

Fig. 24. — Rétrécissement aortique sans insuffisance valvulaire.

(Vue de la base du cœur).

Par suite de malformation congénitale, l'orifice aortique ne possède que deux valvules sigmoïdes : l'une antérieure et l'autre postérieure. Une endocardite aiguë, devenue chronique, a déformé la valvule antérieure ; on la voit, au-dessous de l'orifice linéaire, tracée sur la figure ; elle est épaissie et boursouflée ; une masse calcifiée occupe sa partie moyenne et s'enfonce dans le nid valvulaire. La valvule postérieure (supérieure sur la figure) possède aussi deux îlots calcaires que l'on voit en relief.
Le rétrécissement est considérable, l'insuffisance nulle.

ao, aorte. — *ad*, auricule droite. — *vd*, ventricule droit. — *vcs*, veine cave supérieure. — *od*, oreillette droite. — *vci*, veine cave inférieure. — *og*, oreillette gauche. — *vp*, les deux paires de veines pulmonaires. — *ag*, auricule gauche. — *vg*, ventricule gauche. — *p*, artère pulmonaire, avec ses trois valvules normales.

De même que pour les valvules sigmoïdes, l'endocardite plastique, organisatrice au premier chef des parties desquamées de la séreuse, prédomine au niveau des angles valvulaires. Il en résulte une véritable symphyse des valves, soudure qui s'effectue, non pas dans toute la hauteur des valves, mais bien à 1 ou 2 millimètres de leur bord libre, sur la face auriculaire, en un mot au niveau des points de contact normaux établis par la fermeture de l'orifice pendant les contractions systoliques des ventricules.

Nous avons vu que précisément à ce niveau l'endocardite aiguë trouve un point de moindre résistance et végète avec vigueur.

En somme, qu'il s'agisse de l'orifice aortique ou du mitral, la sténose est presque toujours le résultat d'une cicatrice de l'endocarde valvulaire. Est-ce que, comme le prétendent certains auteurs, les lésions de stricture sont d'emblée à leur maximum, pendant les jours qui appartiennent à l'endocardite aiguë? Faut-il incriminer, au contraire, le travail de rétraction nodulaire auquel se trouve progressivement soumis l'endocarde, comme tout tissu conjonctif enflammé? Question de minime importance : les déformations sténosantes sont indiscutablement les plus accentuées pendant l'évolution de l'endocardite aiguë; les déformations consécutives, qui appartiennent à la rétraction cicatricelle, sont surtout cause d'insuffisances valvulaires.

Lésions combinées d'insuffisance et de rétrécissement. — Il est très commun d'observer des lésions combinées, capables de produire à la fois l'insuffisance et le rétrécissement d'un orifice. D'autre part, plusieurs orifices du cœur peuvent être atteints simultanément, ou d'une manière successive, de plusieurs lésions valvulaires. Pour l'orifice aortique, l'insuffisance, fréquemment isolée, complique souvent le rétrécissement. Au niveau de l'orifice mitral, la simple insuffisance existe journellement et peut se prolonger pendant un nombre d'années considérable, sans s'accompagner de rétrécissement.

De même pour la sténose mitrale acquise, au cours de laquelle l'insuffisance mitrale secondaire me paraît des plus rares et tout à fait négligeable.

Il suffit d'étudier avec quelques détails les lésions macroscopiques du rétrécissement mitral pour se rendre compte du bien fondé de cette remarque. En effet, dans ses coarctations extrêmes, l'orifice mitral apparaît sous forme d'une fente plus ou moins étroite, froncée, et au travers de laquelle s'enchevêtrent les tendons valvulaires eux-mêmes épaissis, soudés partiellement, en un mot couturés de cicatrices. Là, l'insuffisance orificielle est tellement minime, si tant est qu'elle existe, physiologiquement parlant, qu'elle n'est d'aucune importance dans la symptomatologie générale, non plus que dans l'évolution de la maladie.

Tout au contraire, lorsque l'insuffisance mitrale, surtout déterminée par les déformations inflammatoires du bord libre de la valvule et des tendons sous-jacents, s'accompagne d'un certain degré de sténose orificielle, cette double lésion constitue un état complexe des plus intéressants. On la désigne volontiers en clinique sous le nom de *maladie mitrale*. Il faut reconnaître que, dans ces cas, chacune des deux lésions joue, simultanément, un rôle pathogénique important : l'insuffisance, en diminuant le débit du sang destiné à l'aorte et en laissant refouler dans l'oreillette une partie de la colonne sanguine; le rétrécissement, en retenant dans ladite oreillette une quantité du sang oxygéné proportionnelle au degré de la sténose.

Comme on le voit, les deux séries de troubles valvulaires se combinent, s'accumulent, loin de se contrarier, et produisent, au bout d'un temps variable, fort difficile à fixer, les désordres chroniques de la surréplétion du poumon et du cœur droit, en un mot, de l'asystolie. Ainsi, l'insuffisance et la sténose mitrales associées se complètent.

En est-il de même pour l'insuffisance et la sténose aortiques? Incontestablement oui, puisque l'une et l'autre ont pour conséquence une augmentation de la pression sanguine intra-ventriculaire : la première, grâce au reflux d'une partie de la colonne artérielle; la seconde, par suite de l'impossibilité du débit total de la masse sanguine intra-ventriculaire.

Ceci dit, sachant que les différents orifices du cœur, droit et gauche, peuvent être atteints simultanément des diverses lésions en question, peut-on concevoir la possibilité, émise par certains auteurs anciens, de diverses combinaisons de lésions valvulaires compensatrices l'une de l'autre? Pour accepter une pareille hypothèse, il faut imaginer une série d'altérations favorable au jeu anormal du cœur. Prenons un exemple.

Un rétrécissement aortique, qui s'accompagnerait d'une insuffisance mitrale, pourrait-il être dit compensé, par ce fait que le sang, incapable de se frayer un chemin suffisant à travers l'origine de l'aorte, se refoulerait en partie à travers l'orifice mitral béant pendant la systole? Théoriquement, la chose est possible. Il se peut que l'hypertrophie du cœur gauche, inévitable puisqu'elle est dominée par deux causes valvulaires, soit plus tardive ou moins considérable que dans le cas d'un simple rétrécissement aortique.

La vérité est que ces distinctions sont purement schématiques, j'oserai dire scholastiques. La clinique démontre qu'une affection mitrale et une autre aortique, réunies sur un même cœur, constituent une maladie doublement grave, destinée qu'elle est, par sa nature même, à épuiser plus ou moins rapidement la contractilité et les réserves musculaires du cœur.

Toutes les autres affections valvulaires associées, telles que : insuffisance aortique avec insuffisance mitrale, insuffisance aortique avec rétrécissement mitral, etc., produisent la série assez variée des lésions valvulaires combinées et nullement antagonistes. Pas plus que celles du myocarde, les lésions des valvules ne sont susceptibles de produire, à mon avis du moins, des altérations compensatrices. L'hypertrophie cardiaque, nous l'avons vu, ne compense jamais une lésion valvulaire : elle lutte contre les désordres mécaniques qui sont la conséquence des déformations orificielles, et elle ne saurait les annihiler.

Structure des lésions. — Considérées à un point de vue général, les affections valvulaires représentent un reliquat de maladie aiguë : ce sont, suivant l'expression imagée de Landouzy, comme les séquelles des endocardites toxi-infectieuses. Pour un petit nombre d'affections valvulaires débutant dans l'âge mûr, il s'agit d'une sclérose dégénérative, symptomatique d'une perturbation nutritive lente et chronique, que les cliniciens modernes résument en deux mots : l'artério-sclérose.

Dans l'une comme dans l'autre hypothèse, la valvule malade se présente toujours épaissie, sa couleur est blanche ou nacrée, quelquefois jaunâtre par suite de l'infiltration athéromateuse des tissus sclérosés. Sa consistance est dure, fibroïde, souvent même, dans les cas anciens, calcaire. Détail intéressant, la masse de la valvule malade peut être lisse, régulière, sans trace aucune d'érosions, d'ulcérations ou de végétations. D'autres fois, au contraire, les surfaces sont végétantes, comme semées de granulations fibreuses ou calcaires; autant de lésions chroniques anciennes, qui révèlent le processus endocarditique aigu, éteint, il est vrai, mais ayant laissé une certaine quantité de tissus néo-formés.

Quelquefois, la surface de la valve malade présente des déformations révélatrices de lésions plus graves : c'est ainsi qu'on peut observer, dans l'épaisseur des valves mitrales ou des valvules sigmoïdes, des altérations particulières décrites sous le nom d'anévrysmes valvulaires.

C'est sous forme de petits nids, plus ou moins régulièrement arrondis, du volume d'un pois à une noisette, que ces masses apparaissent, appendues à la face auriculaire de la valve mitrale ou à la face ventriculaire de la valvule sigmoïde. Il va sans dire que ces anévrysmes valvulaires eux-mêmes peuvent être rompus secondairement ou devenir le point de départ d'une endocardite infectieuse aiguë.

D'autres fois, une érosion, voire même une déchirure, a lieu au niveau d'un point calcifié de la valvule épaissie. Il en résulte, tantôt une végétation fibrineuse, variété de phlegmatia alba non dolens du cœur, d'après l'expression de Peter, tantôt une véritable caverne, une ulcération fibrino-calcaire d'une portion de la valvule. L'une et l'autre peuvent devenir le point de départ d'embolies multiples, infectieuses ou non, capables d'arrêter brusquement l'affection chronique du cœur.

Pour terminer la série des altérations, signalons la vascularisation constante de la valvule chroniquement atteinte; la mitrale, surtout, montre facilement visibles à l'œil nu ces arborisations vasculaires, perméables au sang, jusqu'au bord libre de la partie malade.

Le tissu valvulaire est devenu fibreux; les fibres élastiques ont plus ou moins complètement disparu, remplacées par des trousseaux épais de fibres d'aspect tendineux. Ces masses fibreuses, homogènes, tassées les unes contre les autres, pauvres en cellules connectives, mal irriguées par des vaisseaux capillaires presque imperméables, souvent même oblitérés, s'infiltrent peu à peu de sels calcaires, à l'instar des couches profondes de la membrane interne d'une artère athéromateuse. On trouve encore, de place en place, des dépôts de pigment sanguin, preuve évidente d'un processus inflammatoire aigu aujourd'hui éteint.

Ce court résumé histologique montre qu'il s'agit bien d'une cicatrice produite dans l'intimité d'un tissu séreux.

Il ne faut pas en conclure nécessairement à l'incurabilité absolue de toutes les lésions valvulaires. Cette incurabilité irrémédiable, la règle pour les maladies organiques du cœur adulte, peut, dans des circonstances assez rares il est vrai, être vaincue, lorsqu'il s'agit des affections valvulaires de l'enfance.

Sur le cœur qui n'a pas encore atteint son développement complet, les valvules sigmoïdes frappées d'endocardite sont susceptibles, quelquefois, d'un allongement progressif qui restaurera les désordres fonctionnels, tout en respectant les lésions matérielles définitivement acquises.

En sorte que, tous les médecins d'enfants le reconnaissent, une insuffisance aortique, contractée pendant les premières années de la vie, a pu disparaître totalement chez un adulte, cardiaque depuis son enfance. L'insuffisance mitrale, elle aussi, a pu, mais moins souvent, se restaurer.

Les considérations développées à propos des sténoses orificielles me permettent de conclure à leur irréductible incurabilité.

LÉSIONS DE L'ASYSTOLIE

CACHEXIE CARDIAQUE

Les lésions de l'asystolie ne consistent pas uniquement dans les stases passives subies par le sang veineux incapable de franchir les cavités du cœur droit distendu à l'excès. Si l'on ne tenait compte que du mot, la dilatation suraiguë et brutale du cœur droit dans l'effort prolongé (course forcée, apoplexie pulmonaire, congestion aiguë du poumon, etc.) pourrait, à la rigueur, être considérée comme l'unique lésion de l'asystolie. Mais ces observations de cœurs sains, vaincus d'une manière tout accidentelle, constituent une rareté exceptionnelle, peut-être même discutable.

L'asystolie vraie, c'est la dilatation progressive du cœur droit. Survenant d'ordinaire par accès, elle aboutit, au bout d'un temps variable, à l'ectasie chronique : sa caractéristique est l'insuffisance fonctionnelle de l'orifice tricuspide.

La dilatation terminale du cœur est entretenue, et l'on pourrait dire complétée, par deux ordres de lésions : 1° la série innombrable des perturbations matérielles et fonctionnelles de tout le système vasculaire (asthénie cardio-vasculaire des auteurs); 2° les altérations nutritives irrémédiables de la totalité des organes et des tissus (cachexie cardiaque).

Pour étudier les lésions de l'asystolie, il faut donc : connaître l'ensemble des altérations subies par le cœur forcé; dépister les causes, valvulaires, musculaires ou nerveuses, de cette déchéance organique; enfin, par-dessus tout, grouper en ordre, après les avoir analysées, les altérations des tissus et organes composant l'individualité morbide.

Lésions du cœur. — Les premières lésions, celles du cœur proprement dit, se trouvent naturellement décrites dans les chapitres précédents consacrés aux hypertrophies, aux dilatations, aux myocardites, à l'obésité cardiaque et aux affections valvulaires; nous ne rappellerons que quelques détails importants.

La dilatation du cœur droit est la règle; la distension de l'oreillette et celle du ventricule, habituellement équivalentes pour chacune des deux cavités, atteignent parfois des proportions considérables.

Le cœur droit contient, d'ordinaire, une grande quantité de caillots cruoriques, qui se continuent, à plein canal, avec des coagulations également récentes, logées à l'intérieur de l'artère pulmonaire et des veines caves.

Dans les cas de distension chronique et prolongée des deux cœurs, on rencontre souvent, enchevêtrées entre les colonnes charnues qui cloisonnent la face interne des ventricules et surtout des auricules, un nombre variable de végétations globuleuses.

Ces masses, ramollies à leur centre, ayant une coloration blanche ou blanc-jaunâtre, lisses à leur surface, sauf au niveau du point où elles adhèrent à l'endocarde pariétal, sont composées de globules blancs conglomérés et de fibrine désorganisée. Elles contiennent dans leur intérieur une bouillie crémeuse, blanc-grisâtre ou lie de vin, très exceptionnellement évacuée dans la cavité cardiaque. Presque toujours, la végétation globuleuse, dont les dimensions peuvent varier d'un gros pois à une mandarine, s'insère sur une partie de l'endocarde chroniquement enflammée, ou tout au moins au voisinage d'une lésion chronique atrophique du myocarde (plaques de sclérose sous-endocardique, atrophie chronique partielle des colonnes charnues, infarctus anciens, anévrysmes pariétaux du cœur).

Malgré l'ectasie de ses cavités, le cœur droit, habituellement hypertrophié ou surchargé de graisse, n'offre guère de lésions musculaires importantes ; et, fait paradoxal en apparence, les coupes histologiques du myocarde dénotent presque toujours une intégrité notable des cellules musculaires.

Il est exceptionnel, en effet, de trouver dans le cœur droit quelques-unes des nombreuses altérations signalées à propos des myocardites chroniques. Tout au plus rencontre-t-on une surcharge pigmentaire péri-nucléaire très accusée, et l'on sait combien cette altération est commune. Elle acquiert cependant une certaine importance lorsqu'on la décèle très marquée dans toutes les régions du cœur asystolique, chez un adulte.

L'atrophie granuleuse, l'état fibrillaire, l'état fendillé des cellules musculaires, leur désintégration suivant les raies scalariformes d'Eberth, m'ont paru des plus rares, au niveau du cœur droit, lors de mes nombreuses autopsies d'asystolie survenue à la suite d'une affection valvulaire du cœur gauche. Il m'est arrivé, plus d'une fois, de trouver quelques capillaires infiltrés de microbes en chaînettes ou en amas, en particulier lorsque la mort survenait après eschares et lymphangite des membres œdématiés, ou encore à la suite de broncho-pneumonie ou d'infarctus suppurés des poumons. Il est à remarquer que le cœur droit, dans ces cas, est atteint plus tard que le myocarde gauche et par conséquent beaucoup moins malade que lui.

Donc, la mort survient à un moment où le ventricule droit est en pleine hypertrophie ; s'il lui était possible de récupérer sa capacité normale, il pourrait fournir encore une longue série d'efforts. En un mot, dans le plus grand nombre des cas, lors même qu'il s'agit d'une affection cardio-pulmonaire (emphysème, bronchite chronique, etc.), l'état microscopique du

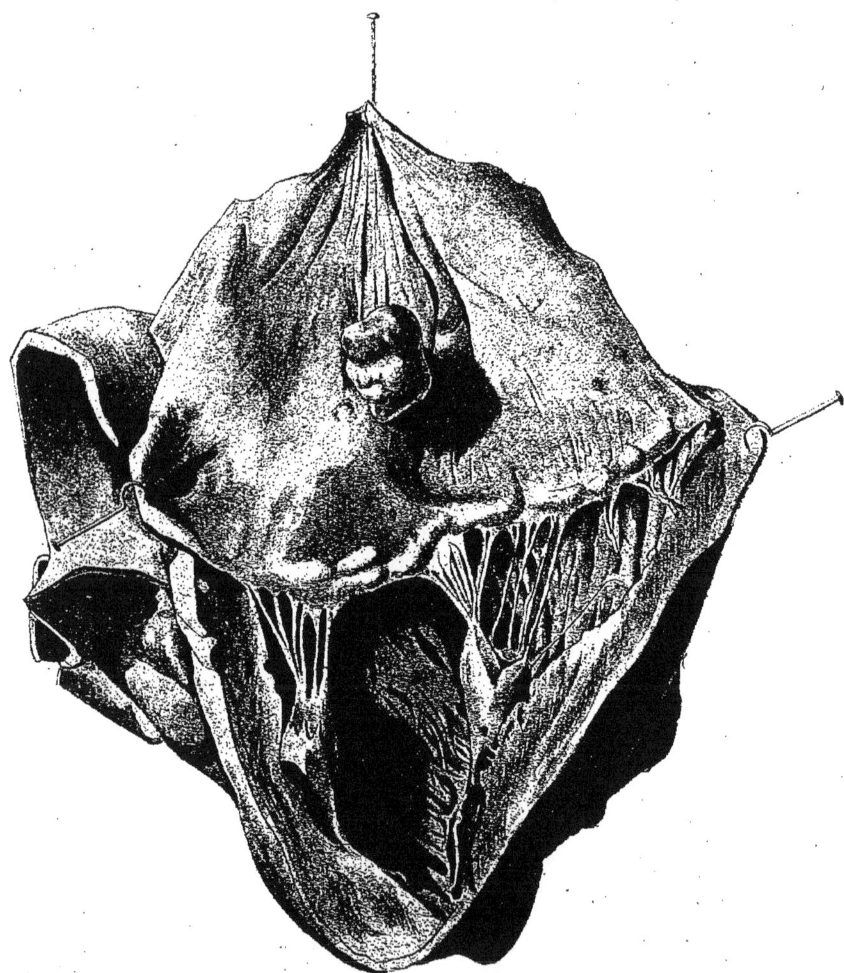

Fig. 25. — Polype du cœur. Polype fibreux de l'oreillette gauche, consécutif a une endocardite ancienne, pariétale et valvulaire.

Insuffisance mitrale par épaississement fibroïde et rétraction des lames des valvules.

La tumeur de l'oreillette est insérée au niveau du trou de Botal; à droite et à gauche d'elle, apparait une plaque d'endocardite érosive, récente, causée par le contact de la surface de la tumeur fibroïde. — La face auriculaire des valves mitrales présente, au niveau de ses facettes de contact, une série presque continue de bourrelets arrondis, lisses, nacrés, indice des lésions endocardiques anciennes devenues fibreuses.

myocarde droit ne suffit pas pour expliquer, à lui seul, le mécanisme de la mort dans l'asystolie. Nous avons vu qu'il en est absolument de même pour le cœur gauche atteint d'affection valvulaire; d'où la nécessité de chercher ailleurs les causes et le mécanisme de la mort dans les affections cardiaques.

Lésions veineuses. — Les deux gros troncs veineux qui déversent dans l'oreillette droite le sang noir et la lymphe, provenant de toutes les parties du corps, sont béants, dilatés. La clinique le montrait déjà sur le vivant, par l'énorme tuméfaction des veines jugulaires superficielles, indice révélateur de la distension du cœur droit, et par le pouls veineux jugulaire, preuve de l'insuffisance tricuspidienne.

La stase veineuse produit dans la sphère de la veine cave inférieure ces œdèmes déclives des membres inférieurs, si constants lorsque le cœur droit est définitivement forcé. Bientôt l'anasarque, plus ou moins généralisée, prédominant longtemps dans le segment sous-diaphragmatique du corps, et en même temps la cyanose des extrémités, démontrent à l'observateur la stagnation générale du sang veineux et les altérations dyscrasiques des liquides nourriciers.

L'artère pulmonaire est la première veine prise dans l'asystolie : tout ce que nous venons de dire, à propos de la distension asystolique du cœur droit, le prouve surabondamment. Là, en effet, la tension sanguine est extrême, que la cause en soit dans des lésions pulmonaires protopathiques, ou que la gêne de la circulation dans les veines pulmonaires ait été la première en cause (lésions mitrales, lésions aortiques). La conséquence en est une hypertension avec dilatation de l'artère pulmonaire, dont l'insuffisance valvulaire est cependant à peu près inconnue. Souvent, des caillots autochtones s'y forment, par suite d'une thrombo-phlébite toxique, sinon constamment infectieuse ; ceux-ci, d'ordinaire, déterminent la série des lésions connues sous le nom d'infarctus pulmonaires, c'est-à-dire les apoplexies partielles du poumon.

D'autres fois, la thrombose veineuse se produit avant l'origine de l'artère pulmonaire, autrement dit dans un des points du grand réservoir veineux constitué par l'oreillette, l'auricule et le ventricule droits (*phlegmatia alba non dolens* du cœur, de Peter). L'auricule est le siège de prédilection de ces caillots autochtones. Dans ces cas, l'oblitération d'une ou plusieurs branches de l'artère pulmonaire, possible encore, n'a plus lieu, comme précédemment, par le mécanisme de la thrombose, mais bien par embolie : des fragments de caillots fibrineux cardiaques, se détachant d'une manière accidentelle, sont entraînés par le torrent sanguin veineux à travers les ramifications de l'artère pulmonaire. Parfois aussi, les veines périphériques, principalement les veines saphènes, plus rarement les veines des membres supérieurs (en particulier la veine sous-clavière), deviennent, dans l'asystolie, le siège d'une thrombo-phlébite également capable de causer, à distance, des embolies de l'artère pulmonaire.

Si les lésions veineuses sont aussi accusées au niveau des trois premiers gros troncs de l'organisme, il en doit être de même, inévitablement, pour les veinules les plus petites et, par conséquent, pour ce réseau innombrable des capillaires sanguins, origine véritable du système veineux.

Lésions capillaires. — Les altérations chroniques des vaisseaux capillaires, au cours de l'asystolie chronique, sont particulièrement intéressantes

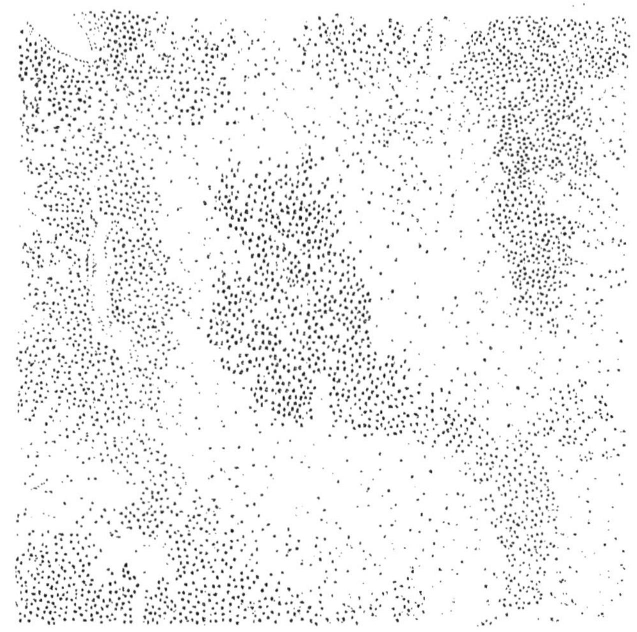

FIG. 26. — FOIE CARDIAQUE. CYANOSE ET ATROPHIE CENTRO-LOBULAIRES.

On reconnaît, au centre de la préparation, un espace porte entouré d'un nombre encore assez considérable de tronçons de tubercules hépatiques. — Les capillaires inter-trabéculaires, à ce niveau, sont manifestement dilatés. — Plus loin, au milieu des énormes quantités de globules rouges, reconnaissables à ce grossissement, on aperçoit quelques veines centrales très épaissies, dilatées. — Les lobules sont, de la sorte, presque complètement atrophiés, de leur centre à la périphérie. La grande majorité des trabécules hépatiques du centre et de la zone intermédiaire a totalement cédé sous la pression du sang. (GROSSISSEMENT 45/1).

à étudier dans l'intimité des viscères. La gravité des désordres irrémédiables produits par la stase sanguine au sein de ces organes essentiels à la vie, apparaît aussi évidente que possible quand, par exemple, on examine de près les lésions du *foie cardiaque* (fig. 26).

La stase imposée au sang dans le système cave inférieur détermine au niveau des veines sus-hépatiques, si rapprochées du cœur, une réplétion et une stagnation facilitées par la structure même du lobule hépatique.

Le long de la veine centrale du lobule, en effet, s'échelonnent un nombre considérable de capillaires sanguins radiés, par conséquent divergents, qui s'anastomosent, dans l'intimité du lobule, à plein canal, avec les capillaires nés de l'artère hépatique, d'une part, et de la veine porte, d'autre part. Les trabécules hépatiques, colonnettes de cellules épithéliales cuboïdes, se logent, comme on sait, dans leurs étroits intervalles. Ces espaces, à peine plus larges qu'une ou deux de ces cellules, sont formés par l'écartement des capillaires (capillaires inter-trabéculaires).

L'anatomie microscopique démontre encore l'exact accolement de la trabécule hépatique (par conséquent, de chaque cellule) contre les capillaires adjacents.

Ceci dit, que la tension sanguine vienne à augmenter accidentellement dans la veine cave inférieure (distension du cœur droit), les capillaires centraux du lobule, origine réelle de la veine sus-hépatique, se dilateront aussitôt. Leur ectasie, pour peu qu'elle persiste, déterminera d'une manière inévitable l'écrasement des colonnettes trabéculaires juxtaposées (fig. 26).

Ainsi, peu à peu, grâce à la surréplétion progressive de son système veineux central, le lobule hépatique voit s'atrophier par compression ses cellules épithéliales, dont le rôle dans la vie générale de l'organisme a une importance de premier ordre. Le foie cardiaque débute de la sorte, soumis à une congestion passive, permanente, aggravée de poussées intermittentes, variables selon la résistance et surtout suivant les lésions du cœur droit. La clinique reconnaît bien et décrit ces altérations du gros foie cardiaque douloureux, pesant, animé de battements isochrones aux contractions du cœur droit.

Un jour arrive où les stases capillaires du foie muscade dépassent le centre du lobule, envahissent non seulement les lignes trabéculaires qui bordent les veines sus-hépato-glissonniennes, mais encore la région intermédiaire du lobule et jusqu'aux confins de l'espace porte. Le foie cyanotique apparaît gorgé de sang, qui suinte en nappes abondantes sur la surface de section ; il est bouleversé dans sa texture ; souvent, ses lobules se montrent plus ou moins profondément intervertis (Sabourin).

Certains îlots trabéculaires, s'isolant pour ainsi dire de la masse du lobule, ou encore esquissant une lutte réactionnelle contre les désorganisations environnantes, produisent les désordres topographiques décrits sous les termes d'évolutions, d'hyperplasies nodulaires. Enfin, dominant les atrophies trabéculaires même les plus étendues, apparaît la cirrhose cardiaque, c'est-à-dire l'inflammation chronique, dégénérative, vaguement fibroïde, du squelette constitutif du lobule et des parois des capillaires ectasiés.

Cette lésion ultime, propre à la cachexie cardiaque, proclame la déchéance terminale du lobule hépatique. Le foie, atrophié, cyanotique en même temps, est parfois frappé par un processus nécrobiotique aigu, toxique ou infectieux suivant les cas, capable de donner lieu, en clinique, au syndrome de l'ictère grave secondaire, commun à toutes les destructions aiguës de la cellule hépatique (fig. 27).

Lésions viscérales. — Le *rein cardiaque*, ou, en d'autres termes, la cyanose cardiaque du rein, se caractérise par des lésions, sinon identiques, du moins comparables à celles du foie cardiaque. Les urines rares et colo-

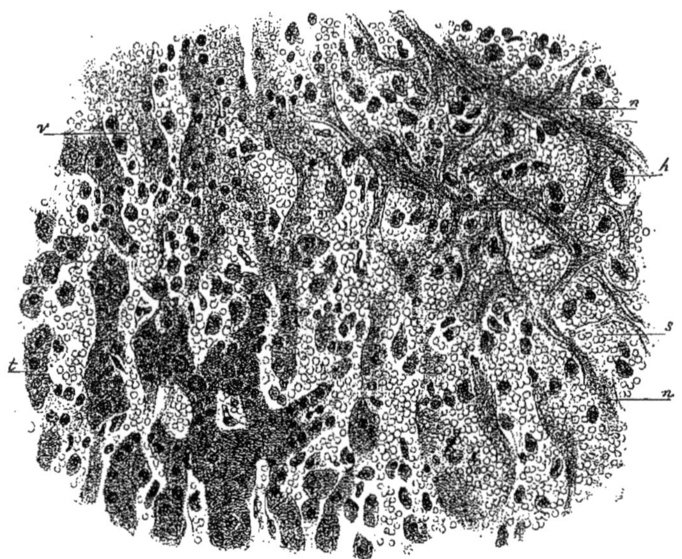

FIG. 27. — FOIE CARDIAQUE. NÉCROSE DES TRABÉCULES HÉPATIQUES PAR COMPRESSION.

Au bas et à gauche de la préparation, quelques tronçons de trabécules hépatiques en voie de dislocation. Les capillaires dilatés sont encore reconnaissables. — En haut et à droite, la compression exercée par les épanchements sanguins et par les capillaires surdistendus a produit une nécrose fibrinoïde des cellules hépatiques. Cependant, on reconnaît encore la disposition aréolaire des parties constitutives du lobule.

t, trabécules hépatiques dont les noyaux sont plus volumineux que ceux des cellules épithéliales situées sur le bord du foyer hémorrhagique. — *s*, capillaires distendus par la cyanose apoplectiforme. — *v*, capillaire inter-trabéculaire très dilaté, avec deux cellules endothéliales boursouflées, desquamées. — *n*, *n*. trabécules nécrosées fibrinoïdes, sans noyaux. — *h*, une cellule hépatique isolée, en pleine hémorrhagie. (GROSSISSEMENT 300/1).

rées, l'albuminurie légère, permettent au clinicien d'en soupçonner le début. Le rein est congestionné, violacé, tendu, lisse. Sur la coupe, l'organe apparaît d'un ton vineux uniforme, presque aussi marqué au niveau de la substance corticale que le long des pyramides de Malpighi. Le sang veineux s'est largement accumulé à la hauteur de la voûte artério-veineuse qui sépare de la substance corticale la base des pyramides.

Les capillaires sanguins et les veinules sont distendus dans toute la hauteur de la pyramide; ils y tracent d'énormes colonnes cylindriques, farcies de globules rouges. Dans la substance corticale, les capillaires inter-tubulaires sont également dilatés, sinueux; d'une manière évidente, ils gênent dans leurs fonctions les tubes contournés intermédiaires. Ces derniers contiennent souvent une notable quantité de globules rouges, surtout lorsque des foyers d'apoplexie interstitielle se sont développés, soit au hasard dans les régions labyrinthiques, soit aux dépens des capillaires du glomérule (apoplexie glomérulaire). Enfin, les capillaires du glomérule peuvent être bourrés d'hématies.

Les veines corticales, qui forment le pédicule des étoiles de Verheyen, ectasiées pour leur propre compte, s'entourent, tôt ou tard, d'îlots inflammatoires chroniques et contribuent, en dernière analyse, aux déformations granuleuses de la surface du rein, quand cet organe arrive à la cirrhose cardiaque. Le tissu conjonctif inter-tubulaire, comme aussi les zones connectives péri-glomérulaires, lentement irrités par l'ectasie chronique des capillaires, finissent par s'enflammer et par déformer peu à peu l'organe.

Ajoutons que, dans un grand nombre d'affections cardiaques, ces lésions cyanotiques du rein, loin de rester pures, comme nous venons de les esquisser, se compliquent des deux ordres d'altérations : 1° d'inflammations subaiguës des épithéliums et des glomérules (néphrites diffuses), déterminées, sans doute, par la série des innombrables substances toxiques ou toxi-infectieuses accumulées dans un organisme atteint de cardiopathie; 2° de lésions des rameaux des artères rénales qui sont, comme on sait, des artères terminales. Ces lésions, diverses quant à leur origine (artérite chronique, artério-sclérose, thrombo-artérite, embolies artérielles), sont univoques quant aux altérations destructives qu'elles occasionnent : on peut les grouper sous le terme d'infarctus du rein.

La *rate*, gorgée de sang, devient dure et d'une coloration violacée ; je compare volontiers son aspect, sur une coupe, à celui de la betterave rouge, bien cuite.

L'*estomac* et la totalité du tractus intestinal, également cyanosés, montrent leur muqueuse couverte de sugillations plus ou moins marquées. Les capillaires distendus compriment les glandes et semblent troubler, non seulement l'excrétion, mais même les sécrétions glandulaires.

Quant aux *centres nerveux*, leurs lésions cyanotiques, bien que moins appréciables et moins connues, ont cependant un intérêt capital : les différents centres du bulbe et de la protubérance, qui tiennent sous leur dépendance la mécanique générale de la respiration, de la circulation et de l'assimilation, mal irrigués, de plus en plus mal nourris par un sang adultéré, s'épuisent progressivement. Parfois même, le mécanisme des actes réflexes auxquels ils président s'arrête et détermine la mort subite, accident noté dans toutes les cardiopathies valvulaires, plus spécialement dans les affections organiques de l'aorte et de son orifice.

Pour terminer cette énumération des lésions multiples dues à l'asystolie, examinons celles du poumon et du cœur.

Le *poumon* est le premier organe touché : par lui, en somme, doit nécessairement débuter le cycle morbide qui aboutira à la cachexie cardiaque, à condition qu'aucun accident aigu intercurrent ne vienne l'interrompre. Qu'il

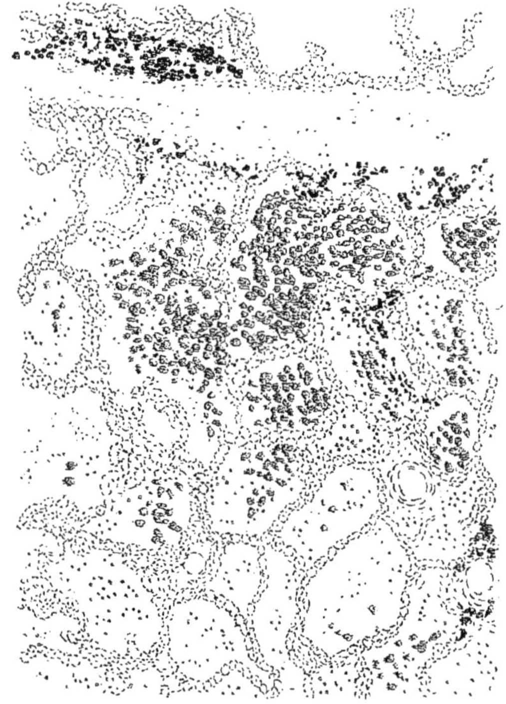

FIG. 28. — POUMON CARDIAQUE. INDURATION ROUGE DU POUMON.

A la partie supérieure de la préparation, une cloison interlobulaire épaissie, anthracosique. — Les cloisons alvéolaires sont, dans toute la figure, extrêmement dilatées; leurs capillaires dessinent des festons saillants dans les cavités aériennes. — Tous les alvéoles sont remplis. Les uns, en haut, sont bourrés de cellules pigmentaires (cellules cardiaques); le pigment ocre qui les surcharge forme des placards épais. Les autres contiennent des cellules épithéliales desquamées et quelques leucocytes; de plus, une grande quantité de sérosité rosée comble le plus grand nombre des cavités. (GROSSISSEMENT 85/1).

en soit la cause (affections cardio-pulmonaires) ou l'effet (poumon cardiaque), le parenchyme respiratoire est soumis, dans tous les cas, à une double stase vasculaire qui devient rapidement le prototype des lésions viscérales cyanotiques. Les affections de la valvule mitrale, en particulier la sténose, sont la cause la plus effective de ces altérations de l'alvéole pulmonaire. Les veines pulmonaires (périphériques par rapport au lobule pulmonaire), soumises à une hypertension excessive, se distendent et refoulent le sang artérialisé : première stagnation autour du lobule. Pendant ce temps, les ramifications de l'artère pulmonaire vont porter dans l'intimité des replis alvéolaires leurs capillaires veineux, gorgés de sang surchargé de substances toxiques.

Du conflit de ces deux courants sanguins, l'un central et l'autre périphérique, résulte une cyanose alvéolaire fort remarquable, surtout caractéristique dans la lésion décrite sous le nom d'induration rouge ou cyanotique du poumon. Les alvéoles sont en partie comblés par une couronne de capillaires énormes, festonnés, dont la lumière béante et distendue contient souvent plusieurs globules rouges de champ. Tuméfié par une sorte d'infiltration œdémateuse, l'épithélium alvéolaire tombe dans la cavité. A l'instar des leucocytes qui y ont passé par diapédèse, il se gorge de granulations pigmentaires. Ces poussières colorées sont le résidu des hématies projetées dans les cavités aériennes par l'énorme hypertension capillaire (apoplexies alvéolaires) (fig. 28).

Peu à peu, les parois alvéolaires et le tissu interstitiel, irrités, s'hypertrophient, se sclérosent, sans grande hypergenèse du tissu élastique. Divers alvéoles se comblent de ces cellules pigmentées (cellules cardiaques), qu'on peut déceler, au microscope, dans les crachats brunâtres des cardiaques.

Les apoplexies alvéolaires se multipliant, un emphysème compensateur vient forcer les alvéoles voisins. Puis, la stagnation progresse et l'œdème pulmonaire s'installe aux bases.

D'autre part, apparaissent les infarctus, foyers plus volumineux d'apoplexie, réglés par des oblitérations, soit emboliques, soit thrombosiques, des rameaux de l'artère pulmonaire. Ils se localisent dans les régions déclives des poumons, à la base, le long du bord antérieur, ou même ailleurs, mais presque toujours près de la surface de la plèvre.

L'irritation inflammatoire, inévitable dans tant de départements mal nourris, y détermine à la longue, non seulement une induration cyanotique souvent étendue, mais aussi, surtout aux bases, des poussées d'abord subaiguës, puis chroniques, de bronchite et de bronchiolite. La bronchite chronique est même de règle chez certains cardiaques.

Il n'est pas jusqu'aux cultures microbiennes qui ne s'éveillent à leur tour, pour donner lieu à des infections secondaires (voies respiratoires, voies digestives et téguments externes).

Les infections des voies respiratoires, d'abord facilitées par tant d'hyperémie, sont entretenues ensuite par une asthénie trachéo-bronchique constante. Diverses variétés de congestion broncho-pulmonaire, de splénisation, de broncho-pneumonie, peuvent en résulter, nouvelles sources d'accidents redoutables.

La plèvre elle-même s'enflamme souvent à la base d'un infarctus. Cette irritation locale donne naissance à diverses variétés d'hydrothorax, subaigu ou chronique, ainsi qu'à des pleurésies séreuses. Toutes ces complications, communes chez un grand nombre de cardiopathes, sont fréquemment rebelles, au point de nécessiter un grand nombre de thoracentèses.

Le *cœur* n'échappe pas non plus à la gêne circulatoire passive imposée à l'organisme; en sorte que l'on pourrait décrire, à côté du poumon et du foie cardiaques, les lésions du cœur cyanotique. Pour ma part, j'ai plus d'une fois rencontré la stase passive des capillaires du myocarde, dans le ventricule gauche, dans les parois molles et atrophiées, accompagnant la sténose

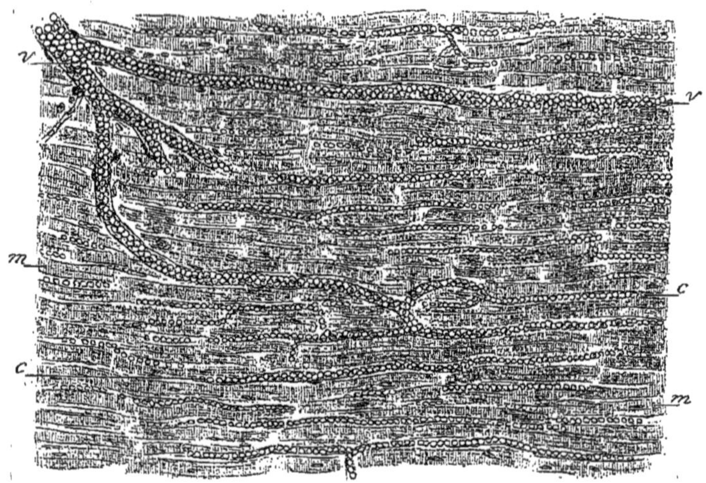

FIG. 29. — CYANOSE DU CŒUR. VENTRICULE GAUCHE.

Dilatation considérable des capillaires sanguins interfasciculaires du cœur.

v, veinule dilatée, perpendiculaire aux faisceaux musculaires; elle reçoit plusieurs veinules plus petites et des capillaires. — *c*, *c*, capillaires, contenant de champ un seul ou plusieurs globules rouges, et couchés parallèlement aux cellules musculaires. — *m*, *m*, cellules musculaires, normales quant à leurs striations, mais décollées, pour la plupart, de leurs congénères (dislocation selon les raies scalariformes d'Eberth). (GROSSISSEMENT 220/1).

mitrale. Sur une coupe longitudinale, les cellules musculaires apparaissent couchées dans le champ de la préparation et séparées les unes des autres par des colonnes parallèles de vaisseaux capillaires gorgés de sang, réunis les uns aux autres, de place en place, par des branches perpendiculaires à la direction des fibres (fig. 29).

Toutefois, les lésions du cœur cardiaque ne s'accompagnent habituellement pas de grosses altérations musculaires et n'y déterminent nullement la sclérose interstitielle, si commune dans le foie et dans le rein cyanotiques.

Il faut reconnaître, d'ailleurs, que, dans nombre d'observations, les altérations asystoliques des viscères sont loin d'être aussi pures, aussi isolées qu'on pourrait le croire au premier abord. Très fréquemment, tel ou tel organe, quelquefois la totalité des viscères, sont touchés par différents processus inflammatoires subaigus ou chroniques, compliquant d'une manière parfois inattendue l'aspect des lésions. D'une part, l'innombrable série des auto-intoxications progressives, qui sont, comme nous l'avons vu, la conséquence inévitable des troubles circulatoires dus à la cardiopathie; de l'autre, les infections, toxigènes elles aussi, qui viennent se greffer sur l'organisme, au cours des maladies chroniques du cœur; enfin, bien d'autres raisons expliquent la variété des altérations constatées à l'autopsie. Pour ne citer qu'un exemple, n'est-il pas démontré que l'alimentation défectueuse, les écarts de régime, l'alcoolisation sous toutes ses formes, se surajoutent très souvent, chez les cardiaques, aux troubles de l'appareil digestif purement secondaires à la stase passive du sang veineux?

ASYSTOLIES PARTIELLES

L'esquisse générale qui précède donnerait des indications erronées, si l'on croyait que toute maladie asystolique du cœur doit présenter, à l'autopsie, l'universalité des lésions que nous venons de décrire. La clinique, au besoin, mettrait en garde contre de pareilles conclusions; elle démontre, chaque jour, que nombre d'asystoliques peuvent n'être atteints que partiellement, au point de vue des troubles viscéraux secondaires. Lorsque l'asystolie prédomine d'une manière très évidente au niveau de tel ou tel organe, ce foyer peut dominer la scène et créer une variété d'asystolie partielle.

Nous avons vu le foie touché d'une manière beaucoup plus marquée que les autres viscères. Cette asystolie hépatique est quelquefois tellement prépondérante que le reste de l'organisme paraît être à peu près intact. Il en est de même pour le rein cardiaque qui, plus rarement, semble résumer en lui-même tous les troubles circulatoires d'origine cardiaque. Les choses, en clinique, vont parfois de telle façon, qu'elles exposent l'observateur à une erreur de diagnostic : on a pu prendre pour une néphrite, compliquée de troubles cardiaques secondaires (cœur rénal), une simple cyanose du rein symptomatique d'une cardiopathie primitive.

Il en est de même pour l'estomac, le poumon, enfin et surtout pour les centres nerveux. Plus d'une observation recueillie dans un hospice d'aliénés où les malades cardiaques, asystoliques délirants, avaient été admis par erreur, suffirait pour le démontrer.

Toutes les asystolies partielles, qu'elles s'accompagnent ou non d'œdème des membres inférieurs, d'albuminurie, d'oliguric, de cyanose des lèvres et des téguments, ou d'œdème pulmonaire, constituent autant d'observations favorables à l'hypothèse du *locus minoris resistentiæ*.

L'ectasie du cœur droit consécutive à une affection chronique du poumon, par-dessus tout à l'emphysème compliqué de bronchite chronique, se caractérise d'ordinaire par une telle hypertrophie des cavités droites, que le diagnostic peut être fait, à première vue, en comparant les deux cœurs. Le rétrécissement mitral ancien s'accompagne d'une mollesse et d'une atrophie

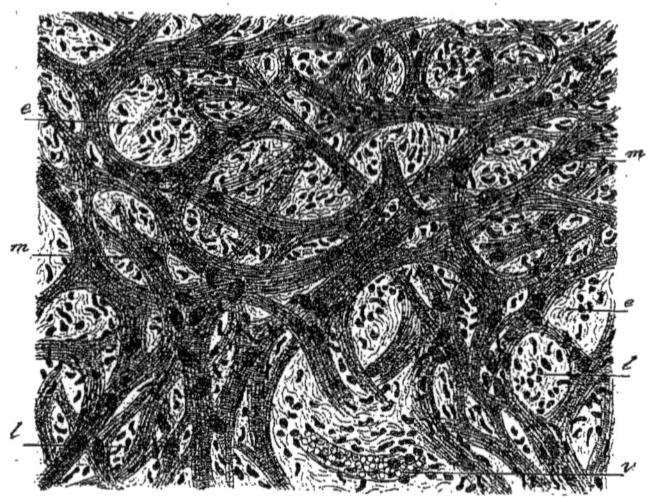

FIG. 30. — ŒDÈME INTERSTITIEL DU CŒUR.

Coupe de la pointe du ventricule gauche dans un rétrécissement mitral. — Les espaces interstitiels, limités par des fibres musculaires réticulées, sont élargis.

e, e, espace péri-fasciculaire, béant, rempli de sérosité dans laquelle flottent quelques globules blancs. — *l, l*, leucocytes, en petits amas, sans rapport direct avec les vaisseaux sanguins. — *v*, un vaisseau, capillaire veineux, gorgé de sang et entouré de nombreux globules blancs. — *m, m*, cellules musculaires anastomotiques, formant un véritable réseau contractile dans les mailles duquel stagne la sérosité. Les noyaux musculaires sont, pour la plupart, volumineux, vésiculeux, arrondis, contrairement à l'état normal. (GROSSISSEMENT 250/1).

du myocarde ventriculaire gauche, dont le diagnostic est fort aisé. Au microscope, les espaces péri-fasciculaires, vers la pointe du cœur, sont lâches, élargis, et remplis d'une sérosité œdémateuse (fig. 30).

PÉRICARDITES

Contrairement à ce qui se passe au niveau de l'endocarde, les lésions inflammatoires du péricarde reconnaissent les mêmes règles générales que celles qui dominent l'inflammation des autres membranes séreuses. La péricardite peut être aiguë, subaiguë ou chronique.

Les péricardites aiguës diffèrent selon la nature des exsudats déposés à la surface de la séreuse.

S'il s'agit, ce qui est la règle la plus commune, de la formation de fausses membranes fibrineuses, stratifiées, en couches d'épaisseur variable, entre les deux feuillets de l'enveloppe du cœur, la péricardite est dite fibrineuse, alors même qu'à l'ouverture du sac une certaine quantité de liquide séreux, jaune citrin, s'écoulerait au dehors.

La péricardite est séreuse ou séro-hémorrhagique quand les lésions consistent essentiellement en la présence d'une notable quantité de liquide jaunâtre ou sanguinolent; en même temps, la membrane est devenue le siège d'une inflammation végétante.

Enfin, la péricardite suppurée se définit d'elle-même : c'est un épanchement de pus dans le sac péricardique. La quantité de pus peut être très peu considérable, mélangée à des flocons blanchâtres, mous, sortes de fausses membranes flottantes ou peu adhérentes à la séreuse; ou bien l'épanchement purulent est énorme et comprime manifestement le cœur et les poumons.

Quelques particularités intéressantes dominent l'histoire des péricardites aiguës.

La *péricardite séreuse* est extrêmement rare. Elle correspond presque toujours à une infection tuberculeuse du péricarde, chez l'enfant ou chez l'adulte, infection subaiguë produisant à la surface du cœur un épaississement fibro-caséeux, plus ou moins végétant, de l'épicarde. Inversement, la péricardite tuberculeuse du vieillard est souvent sèche, fibrino-caséeuse.

Le sac péricardique, refoulé par la sérosité inflammatoire, se laisse distendre lentement, d'une manière progressive. Il s'épaissit proportionnellement, infiltré qu'il est, lui aussi, par les amas bacillaires. L'épanchement séreux peut atteindre des proportions considérables, que j'estime ne pouvoir guère dépasser 1 litre à 1.500 grammes. En pratique, toute péricardite séreuse abondante est subaiguë et doit être, d'emblée, réputée de nature tuberculeuse.

La *péricardite hémorrhagique aiguë* est à peu près inconnue. Plus ordinairement, on a affaire à une péricardite subaiguë ou chronique, souvent partielle et néo-membraneuse. Les hémorrhagies se produisent en un point ordinairement circonscrit; elles peuvent y former des caillots volumineux. L'épanchement séro-hémorrhagique, dans lequel le sang est resté fluide, constitue une exceptionnelle rareté.

La vraie *péricardite aiguë* est surtout *fibrineuse*, à peine séreuse. De toute façon, la sérosité inflammatoire, rapidement résorbée, cède la place aux membranes et aux néo-membranes (frottements de retour). Les fausses membranes exsudées se déposent d'abord en certains points de prédilection. Il en résulte que, maintes fois, et pendant une période variable, la péricardite fibrineuse est une inflammation circonscrite par îlots disséminés, ou conglomérés.

La clinique a reconnu depuis longtemps cette tendance aux localisations anatomiques et fixé les foyers d'auscultation des frottements péricardiques : 1° en dedans de la pointe; 2° à la partie moyenne des ventricules (à la hauteur des troisièmes espaces intercostaux, près du sternum); 3° au niveau des vaisseaux de la base, parmi les replis formés par les saillies et les dépressions de l'aorte, de l'artère pulmonaire et des auricules (deuxièmes espaces intercostaux, droit et gauche); 4° enfin, à la face inférieure ou diaphragmatique du cœur, région inaccessible à l'oreille.

La curabilité complète des péricardites est démontrée par d'innombrables autopsies. Les taches laiteuses du cœur, si communes à la face antérieure du viscère, ainsi qu'à sa face postérieure, correspondent très fréquemment à une péricardite guérie, libérée de ses adhérences. L'aspect blanchâtre, porcelainé, de la séreuse autour des adhérences partielles du cœur, ne diffère en aucune façon de la tache laiteuse. Il m'est arrivé plus d'une fois de trouver en un point quelconque de l'épicarde ventriculaire, une tache laiteuse au centre de laquelle existait encore un mince cordon fibroïde, lâche et nacré, en voie d'atrophie manifeste.

CARACTÈRES GÉNÉRAUX

La description générale de la péricardite aiguë peut être prise comme modèle quand on veut étudier les altérations aiguës, subaiguës et chroniques, des membranes séreuses. Il est utile d'y distinguer trois phases.

Première phase : ***Exsudat aigu***. — Pour comprendre la progression des lésions, on doit examiner d'abord un cas tout récent. Une péricardite au troisième jour, par exemple, trouvée au hasard des autopsies, caractérise assez bien la première phase du processus inflammatoire ; ce n'est, comme on sait, que vers le quatrième jour qu'apparaîtront la karyokinèse des endothéliums irrités et les néoformations vasculaires au milieu des exsudats fibrineux.

A l'œil nu, la surface de l'épicarde semble un peu rugueuse, dépolie par îlots. De place en place, quelques fausses membranes molles, blanc-jaunâtres, se montrent, avec un aspect réticulé, d'inégale hauteur. Ces masses floconneuses sont cependant trop peu épaisses pour voiler complètement la couleur rouge vif et la vascularisation exagérées des couches sous-épicardiques.

Les fausses membranes encore humides adhèrent légèrement à la séreuse ; quelques-unes, libres, flottent dans la cavité péricardique, au milieu d'une légère quantité de sérosité trouble, jaune citrin, onctueuse, collant aux doigts.

La sérosité inflammatoire renferme un grand nombre de leucocytes que le microscope montre parfois gorgés de microbes ou de cadavres d'hématies.

La proportion de globules rouges encore frais ou déjà altérés y est rarement considérable.

Histologie des lésions récentes. — Tel est l'exsudat aigu récent. A ce moment, la surface de la séreuse n'offre, hormis les fausses membranes, que des altérations minimes, inappréciables à l'œil nu, à moins de circonstances exceptionnelles.

Le squelette fibro-élastique de la séreuse, formé par les couches connectives fondamentales, d'une épaisseur variable suivant les points, est le siège d'une hyperdiapédèse d'autant plus accusée qu'on examine des régions plus rapprochées de la surface. Les espaces conjonctifs péri-vasculaires (les vaisseaux les plus superficiels demeurant, à l'état normal, toujours assez éloignés de la couche endothéliale) et les simples espaces inter-fasciculaires contiennent un nombre considérable de cellules lymphatiques, mononucléaires ou polynucléaires. Souvent, une grande quantité de globules rouges accompagnent les leucocytes.

Les cellules fixes, les endothéliums des espaces et des vaisseaux lymphatiques, sont tuméfiés. Tout le système lymphatique de la séreuse est donc gorgé de sucs trop riches en éléments cellulaires. Souvent même, la lymphe interstitielle est coagulée au voisinage de la surface; elle constitue ainsi des exsudats fibrino-leucocytiques interstitiels, assez rapprochés des fausses membranes insérées à la surface du péricarde.

Les vaisseaux capillaires et les veinules qui sillonnent la face profonde de la séreuse sont distendus, remplis d'un sang chargé de leucocytes.

La surface endothéliale de l'épicarde montre plusieurs sortes de lésions.

Les endothéliums de revêtement (étalés normalement en une couche unique et continue) sont déformés, tantôt totalement décollés les uns des autres et de la membrane, tantôt en partie soulevés, boursouflés, retenus encore à la surface par un prolongement protoplasmique. Ils laissent, de la sorte, à nu la couche fibroïde sous-endothéliale. Avec leurs noyaux tuméfiés et pâles, comme œdémateux, avec leur énorme protoplasma globuleux, clair ou granuleux, ces éléments endothéliaux sphériques ou polymorphes deviennent méconnaissables. D'ailleurs, un grand nombre d'entre eux ont succombé, empoisonnés par les toxines microbiennes, et sont venus sans doute contribuer à la formation des colonnettes fibrineuses dont nous allons parler.

La fibrine exsudée à la surface de l'épicarde, en d'autres termes la couche primordiale des fausses membranes péricardiques s'implante, de place en place, sur la couche fibroïde dénudée. Cette insertion a lieu par des points d'attache caractéristiques : ce sont des séries d'arcades plus ou moins régulièrement espacées, dont les piliers sont presque toujours perpendiculaires à la surface desquamée. La série de ces colonnettes fibrineuses hyalines (qui se fixent de diverses façons sur la séreuse) limite une longue théorie de logettes sus-épicardiques à la fois et sous-pseudo-membraneuses. Leur ensemble crée une espèce d'espace cloisonné, qui sépare de la séreuse la masse totale des fausses membranes.

Cet espace sous-pseudo-membraneux est gorgé d'éléments cellulaires, endothéliums et cellules lymphatiques, accumulés en proportions considérables. Là apparaîtront les premières formations vasculaires, lors de l'organisation prochaine des fausses membranes en néo-membranes inflammatoires.

Au-dessus de ces logettes, la fibrine forme, d'ordinaire, une première couche fibrillaire condensée, ou même massive. Elle dessine, à une faible distance de la membrane à laquelle elle demeure parallèle, comme une coque primitive, fixée à la séreuse par les arcades fibrineuses. Plus tard, et sur certains points, toute cette disposition structurale disparaîtra.

Le diagnostic histologique de cette partie de l'exsudat est facile, même en dehors des réactifs colorants habituels [1] : l'aspect hyalin, brillant, des blocs fibrineux et le réticulum finement fibrillaire de la fibrine exsudée constituent un feutrage des plus caractéristiques.

Le reste de l'exsudat est composé de blocs fibrineux denses, contournés en tourbillons ; ceux-ci résultent, à n'en point douter, du brassement de la fibrine dans la cavité de la séreuse.

Ces masses adhèrent plus ou moins solidement les unes aux autres ; elles s'accumulent en couches successives, d'épaisseur variable, séparées, à intervalles irréguliers, par des espaces ou fentes lacunaires.

Les lacunes inter-pseudo-membraneuses sont remplies de liquide séreux, de fibrilles fibrineuses lâches et d'éléments cellulaires où dominent les globules rouges et les leucocytes poly-nucléaires ; parfois aussi des microbes pathogènes s'y sont logés (fig. 31).

1. La fibrine est vivement colorée en rouge brique par le picro-carmin de Ranvier. La méthode de Weigert permet de la colorer en bleu violâtre dans toute lésion exsudative durcie par l'alcool.

Au milieu des tractus fibrineux enroulés en tourbillons et agglomérés en amas compacts, la coupe montre quelques fentes ténues, anguleuses, auxquelles sont accolés un ou plusieurs éléments nucléaires. Parfois aussi, ces blocs sont percés des petits orifices arrondis, taillés comme à l'emporte-pièce, ressemblant à des vacuoles.

Tantôt, ces sortes de lames fibrineuses fenêtrées résultent du procédé de durcissement employé ; tantôt aussi, il s'agit véritablement d'une fonte vacuolaire de la fibrine exsudée.

Enfin, la surface même de l'exsudat se montre, sur la coupe, telle qu'on l'a trouvée au moment de l'autopsie, sinueuse et irrégulièrement découpée.

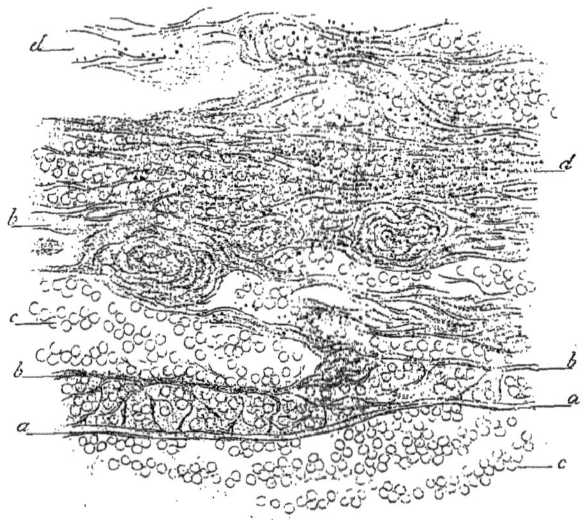

FIG. 31. — PÉRICARDITE AIGUE AU DÉBUT.

Exsudat fibrineux et hémorrhagique à la surface de l'épicarde. — Microbes nombreux parsemés dans l'exsudat.

a, a, lame fibreuse de l'épicarde, au-dessous de laquelle de nombreux globules rouges sont épanchés. — *b, b*, exsudat fibrineux, dont le plan profond dessine une lame parallèle à l'épicarde et distante de lui. Des tractus se détachent perpendiculairement et s'attachent à l'épicarde. — *c*, globules rouges. — *d*, microbes, streptocoques, mélangés à l'exsudat.

DEUXIÈME PHASE : *Organisation de l'exsudat* (karyokinèse, néo-formations vasculaires). — L'inflammation, loin de s'éteindre, progresse; des couches successives de fausses membranes se déposent les unes au-dessus des autres, aussi bien au niveau du feuillet viscéral que du feuillet pariétal. L'exsudat, dont l'adhérence était légère, s'attache de plus en plus à la séreuse dépolie; si bien, qu'au bout de quelques jours, l'aspect des lésions est devenu des plus caractéristiques. A l'ouverture du sac enflammé, la surface du cœur apparaît jaunâtre, jaune grisâtre, quelquefois même mouchetée de placards hémorrhagiques, rugueuse, hérissée de saillies verruqueuses. La surface et la consistance des parties ont été comparées à celles du dos de la langue du chat. Il faut frotter énergiquement les exsudats, si l'on veut mettre à nu l'épicarde et les couches cellulo-adipeuses sous-jacentes.

Que s'est-il passé pour modifier de la sorte l'ensemble du processus? Deux phénomènes importants, qui surviennent aux environs du quatrième jour : d'une part, la karyokinèse ou multiplication indirecte des noyaux des divers éléments connectifs ayant échappé à la mort; d'autre part, la néo-formation

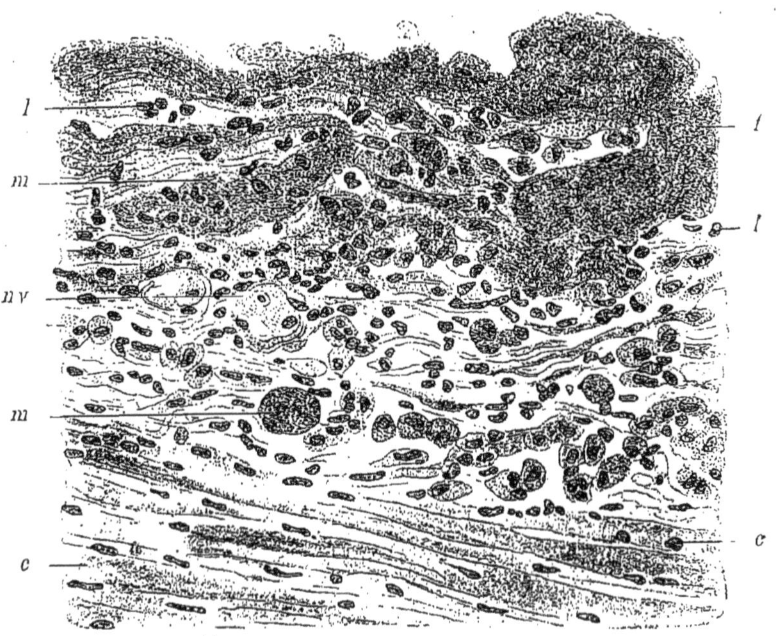

Fig. 32. — Péricardite aigue récente.

Péricardite à pneumocoques, au cinquième jour d'une pneumonie. — Organisation de la fausse membrane formée à la surface de l'épicarde.

c, travée fibreuse fondamentale de la séreuse épicardique; la structure en paraît normale. La fausse membrane, déjà en voie d'organisation néo-membraneuse, s'attache directement sur la surface dénudée. — *m*, *m*, masses granuleuses, englobant des noyaux pâles et logées dans les interstices de la fausse membrane. Ces blocs se distinguent nettement des cellules lymphatiques et des éléments connectifs parsemés dans les interstices voisins. — *f*, fibrine fibrillaire disposée en blocs ou en lamelles à peu près parallèles à la surface du péricarde. Ces amas de fibrine sont morcelés dans la partie profonde de la pseudo-membrane; ils sont tassés et denses à la surface de l'exsudat, c'est-à-dire dans les régions les plus récentes. — *nv*, coupe transversale de deux cavités vasculaires néo-formées au milieu des mailles profondes de l'exsudat. On les reconnaît à leurs contours arrondis et aux jeunes cellules endothéliales, saillantes et pâles, limitant leur cavité. — *l*, *l*, éléments lymphatiques de diverses dimensions, diapédésés dans l'épaisseur de l'exsudat péricarditique. (Grossissement 350/1).

de vaisseaux embryonnaires appelés à végéter, dès le cinquième jour, dans l'épaisseur des fausses membranes adhérentes (fig. 32).

Karyokinèse et vascularisation des exsudats, ces deux termes représentent la réaction vitale de l'organisme, la défense des territoires menacés. Ce n'est pas ici le lieu de passer en revue les détails de l'acte inflammatoire. Il me suffira de rappeler que le péricarde est un lambeau de tissu conjonctif spécialisé pour un service déterminé, le glissement facile du cœur entre les poumons. Sitôt enflammée, la séreuse perd ses propriétés : elle redevient tissu conjonctivo-vasculaire banal. Vis-à-vis des lésions exsudatives comblant sa cavité, elle se comporte à la façon d'un tissu conjonctif sous-jacent à une plaie découverte.

Dans ce département, toute cellule connective va pouvoir entrer en prolifération. Sous ce nom de cellules connectives, entendons les éléments plasmatiques du tissu conjonctif (cellules fixes interstitielles, endothéliums vasculaires et lymphatiques). Il n'est pas rare de rencontrer, au milieu des exsudats, des grosses cellules épithélioïdes et des éléments polynucléaires, voire même des plaques protoplasmiques gorgées de noyaux. Les unes sont des macrophages ayant absorbé des cellules mortes ou des microbes ; les autres semblent bien être des éléments connectifs néo-formateurs, parmi lesquels plusieurs auteurs ont cru reconnaître plus d'une fois des cellules vasoformatives de Ranvier (fig. 32).

A côté de tous ces éléments doués d'une vitalité excessive, apparaissent des fila-

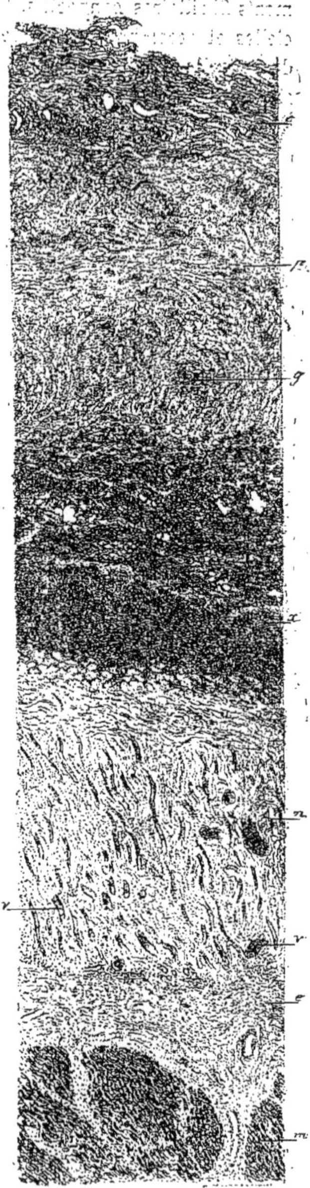

FIG. 33. — SYMPHYSE TUBERCULEUSE DU PÉRICARDE.

Néo-formations conjonctivo-vasculaires à la surface des deux feuillets de la séreuse.

c, tissu conjonctif du médiastin. — *p*, péricarde pariétal considérablement épaissi et végétant à sa face interne, où l'on aperçoit de nombreux vaisseaux. — *g*, cellules géantes tuberculeuses, logées dans l'épaisseur des végétations vasculaires du péricarde pariétal. — *x*, exsudat fibrineux, en grande partie caséifié, remplissant en ce point l'espace compris entre l'épicarde et le péricarde pariétal. — *n*, néo-membrane très vasculaire, trois ou quatre fois plus épaisse que la couche épicardique à la surface de laquelle elle s'est développée. Le plus grand nombre des vaisseaux sont perpendiculaires à l'épicarde. — *v*, *v*, vaisseaux de nouvelle formation, de dimensions variables, ayant poussé à la surface de l'épicarde et s'enfonçant dans la néo-membrane. — *e*, épicarde, épaissi, fibroïde, avec ses vaisseaux fondamentaux dilatés. — *m*, myocarde ventriculaire, normal. (GROSSISSEMENT 15/1).

ments fibrillaires connectifs, ténus; ceux-ci assurent les élaborations cicatricielles et accompagnent d'une façon plus ou moins régulière les vaisseaux de nouvelle formation. Ces derniers sont toujours le plus nombreux au voisinage de la surface séreuse coiffée de placards fibrineux. Ils semblent se glisser dans les interstices des blocs fibrineux; de plus, ils affectent, dès qu'on peut les y surprendre, des rapports de continuité les plus manifestes, soit avec les capillaires ectasiés, soit avec les veinules fondamentales du squelette fibro-élastique de la membrane.

Les fausses membranes se vascularisent avec une rapidité telle, qu'au huitième ou dixième jour par exemple, on les aperçoit cloisonnées, dans toute l'étendue de la séreuse, par de larges canaux gorgés de sang, et cela jusqu'au contact des couches de fibrine les plus superficielles, partant les plus récentes. Les blocs fibrineux sont dissociés, segmentés par îlots irréguliers. Bien que la direction générale de leur système néo-vasculaire soit perpendiculaire à la membrane épicardique, d'innombrables anastomoses collatérales y forment de larges mailles.

Ce qui se passe à la surface du cœur se répète, d'une manière identique, à la face interne du sac fibreux. Aussi, malgré les mouvements incessants et rythmiques du viscère, les deux surfaces recouvertes de fibrine finissent-elles souvent par s'accoler. Deux phénomènes peuvent alors se produire.

La poussée inflammatoire aiguë s'éteint rapidement et l'organisation des néo-membranes ne va pas plus loin; bientôt même, la résorption progressive de la fibrine, sa fonte granuleuse, l'atrophie des néo-vaisseaux feront rentrer les surfaces du péricarde dans un état peu à peu normal; en moins d'un mois, on n'y trouvera presque plus trace des accidents inflammatoires (plaques laiteuses). L'inflammation avait une telle intensité, les destructions élémentaires y ont été si profondes, que la végétation du tissu cicatriciel a produit le maximum de ses effets : la soudure totale ou partielle du péricarde, assurée par des adhérences cellulo-vasculaires plus ou moins lâches, lamelleuses ou fibroïdes suivant les cas : c'est la symphyse.

Troisième phase : ***Symphyse péricardique.*** — Les adhérences dont résulte la symphyse péricardique, ne sont autres que les néo-membranes de chacune des deux faces du péricarde, accolées par l'intermédiaire de leurs vaisseaux et du tissu conjonctif, d'abord embryonnaire puis adulte, qui les accompagne. Une riche circulation anastomotique s'est établie entre les deux feuillets. La cavité a disparu, pour faire place à une bande d'un tissu conjonctif pourvu de vaisseaux capillaires, veineux, artériels même, de canaux lymphatiques et même de filets nerveux, de nouvelle formation.

Ultérieurement, lorsque les adhérences sont lâches et que la symphyse cardiaque n'est pas généralisée à toute la cavité péricardique, les mouvements de l'organe aidant, ces liens pourront s'amincir et disparaître d'une manière complète. On trouve assez souvent des adhérences partielles du péricarde au niveau de l'aorte et de l'artère pulmonaire, à la face postérieure du cœur, reliquats certains d'une poussée aiguë beaucoup plus étendue.

La symphyse totale du péricarde peut n'immobiliser le cœur que d'une façon très lâche; dans ce cas, elle ne semble pas influencer profondément l'organe central de la circulation. La mort subite constitue cependant une terminaison assez fréquente de la symphyse cardiaque, si l'on s'en rapporte aux autopsies médico-légales d'individus réputés sains, et dont la mort ne s'explique par aucune autre cause appréciable.

Enfin, quand les adhérences péricardiques sont épaisses et fibroïdes, lorsqu'en somme la péricardite chronique enserre d'une manière énergique le myocarde, le tableau symptomatique, sur lequel je n'ai pas à m'étendre, devient celui de la dilatation chronique du cœur et se termine par l'asystolie.

L'asystolie chronique d'origine péricardique n'appartient guère, il me semble, aux symphyses rhumatismales, non plus qu'aux autres infections aiguës compliquées de péricardite.

Dans la très grande majorité des cas, les symphyses fibroïdes du péricarde sont avant tout des péricardites tuberculeuses (fig. 33).

Dans ces cas, quel que soit l'âge du sujet, enfant, adulte ou vieillard, fort souvent le feuillet fibreux du péricarde apparaît deux ou trois fois plus épais que normalement, nacré, criant sous le scalpel. Sa face interne est tapissée ou non d'un magma caséeux. Il suffit de décortiquer avec soin les deux couches de la séreuse pour découvrir, à la surface, soit du sac pariétal, soit du myocarde, un semis de granulations ou de masses tuberculeuses, fibroïdes ou caséeuses suivant les circonstances.

La symphyse tuberculeuse du péricarde n'est pas très rare; son intérêt s'accroît encore par le fait qu'elle est, sur le vivant, d'un diagnostic à peu près impraticable. Souvent elle se développe, non pas chez des tuberculeux confirmés, mais bien sur des organismes touchés par une tuberculose depuis longtemps éteinte, au moins en apparence (vieux foyers bacillaires caséeux des ganglions, de l'épididyme, de l'intestin, de la plèvre, du poumon, etc.).

CARACTÈRES PARTICULIERS

Péricardite hémorrhagique. — Cette forme, fort rare, appartient presque exclusivement à l'âge avancé. Il ne s'agit pour ainsi dire jamais d'une inflammation aiguë néo-membraneuse, comparable, par exemple, à ces pleurésies sanglantes dans lesquelles le liquide séreux, retiré par ponction, entraîne avec lui un grand nombre de globules rouges à peu près intacts. La péricardite hémorrhagique est chronique ; elle est comparable aux pachyméningites et aux pachy-vaginalites hémorrhagipares. Le sac péricardique est presque toujours symphysé, tout au moins cloisonné par des vieilles adhérences, vascularisées. L'épanchement de sang, véritable hématome, circonscrit dans une partie plus ou moins restreinte de la séreuse, est habituellement coagulé. Ces symphyses partiellement hémorrhagiques sont beaucoup plus communes que la vraie péricardite séro-hémorrhagique généralisée à la totalité de la séreuse. Dans ce dernier cas, le péricarde est communément atteint de graves lésions préexistantes (tuberculose, cancer, endocardite ulcéreuse).

Péricardite purulente. — C'est peut-être la forme la plus rare des inflammations de la séreuse. Deux variétés comprennent l'ensemble des cas : 1° la péricardite suppurée primitive, causée par l'envahissement, métastatique à l'ordinaire, d'un microbe pathogène commun, le pneumocoque, le streptocoque, le staphylocoque, etc. ; 2° la suppuration du péricarde, secondaire à une lésion de voisinage, péricardite par propagation, ou même par perforation, comme on peut l'observer à la suite de l'endocardite ulcéreuse, de la pleurésie purulente, du cancer de l'œsophage, des adénopathies trachéo-bronchiques tuberculeuses ou autres.

Dans la *péricardite suppurée primitive* les lésions diffèrent quelque peu suivant la cause. Les cultures infectieuses se développent à la surface d'une séreuse saine jusqu'alors, ou déjà altérée. En outre, la quantité et la qualité du pus sont loin d'être toujours identiques; elles varient surtout suivant l'espèce des germes pathogènes. Il y a donc des altérations communes à toute péricardite suppurée, et d'autres spéciales à certaines variétés.

Toute péricardite purulente, pour peu qu'elle ait duré quelques jours, se caractérise par un épaississement plus ou moins considérable du sac fibreux péricardique qui se montrera, sur la coupe, comme œdémateux, gorgé de sucs. De même, le feuillet viscéral peut apparaître tuméfié et opacifié au point de cacher les vaisseaux, la graisse et les muscles sous-jacents. Si la péricardite suppurée a duré un certain temps, jusqu'à devenir subaiguë, pour ainsi dire chronique, les infiltrations inflammatoires de la membrane seront parfois extraordinaires. Du pus peut s'être collecté dans les interstices celluleux et entre les lames aponévrotiques, sans cependant jamais perforer l'épicarde ni détruire les couches du myocarde. Inversement, le sac fibreux s'est montré quelquefois ulcéré par les foyers purulents.

La face interne de la séreuse est devenue villeuse, hérissée de masses végétantes qui baignent dans le pus.

Le tissu cellulaire du médiastin, le centre aponévrotique du diaphragme, les plèvres médiastines et les ganglions lymphatiques correspondants, sont fréquemment envahis par les cultures pyogéniques.

La péricardite purulente à pneumocoques, dont on connaît aujourd'hui quelques exemples, n'est pas nécessairement secondaire à la pneumonie ou à la broncho-pneumonie, même chez le jeune enfant. Elle fournit un pus phlegmoneux, souvent crémeux et jaunâtre, qui peut s'étaler à la surface du cœur en placards opaques, sortes de fausses membranes purulentes, peu adhérentes à la séreuse. D'autres fois, le pneumocoque produit un liquide simplement séro-purulent, fluide, non grumeleux, qui distend la cavité du péricarde, en même temps que des fausses membranes épaisses tapissent la surface de la séreuse.

La péricardite à streptocoques produit un pus plus séreux, moins crémeux que la précédente, peut-être aussi plus abondant. Tandis que la première succède aux manifestations pulmonaires ou extra-pulmonaires de la maladie pneumococcique, la péricardite à streptocoques relève surtout de la scarlatine, de la septicémie puerpérale, maternelle aussi bien qu'infantile. En général, les différents accidents pyogéniques susceptibles de frapper l'organisme, depuis la lymphangite aiguë des membres, l'angine phlegmoneuse, jusqu'à la dysenterie et l'ostéo-myélite aiguë, peuvent se compliquer de péricardite streptococcique.

Les staphylocoques, blanc ou doré, causent parfois également la péricardite purulente, que cette localisation de leurs cultures soit secondaire à l'anthrax, à la périostite phlegmoneuse diffuse, ou qu'elle soit primitive, au sens clinique du mot.

La plupart de ces infections microbiennes du péricarde ont une allure d'une acuité extrême ; aussi, fréquemment, la quantité de pus épanché n'est-elle pas très abondante, à moins que la suppuration n'ait été secondaire à une inflammation séro-fibrineuse ou séro-hémorrhagique. Les fausses membranes, puriformes, molles, flottent au milieu d'une sérosité trouble; ou bien elles adhèrent faiblement à la séreuse, en particulier au niveau des replis de la base du cœur. En un mot, à l'ouverture du péricarde, l'œil a souvent l'impression d'une infection suraiguë, tout accidentelle.

Enfin, détail qui ne manque point d'intérêt, on saura trouver souvent la cause de la suppuration péricardique et constater qu'elle n'était pas, de toute nécessité, une infection suppurative. Un même microbe pathogène peut, on le sait, ne créer, lors de sa manifestation première, qu'une série de lésions hyperémiques légères, et produire à distance, dans le péricarde ou ailleurs, des infections secondes, modifiées dans leur virulence, et douées d'un pouvoir pyogénique variable.

Remarquons, en passant, que les suppurations du péricarde ne sont pas fatalement mortelles : on conçoit la possibilité de la guérison d'une collection purulente circonscrite à cette séreuse, de la même façon que l'on connait la curabilité d'un certain nombre de péritonites, de pleurésies et d'arthrites suppurées, spontanément guéries, après ou sans évacuation.

Les *péricardites suppurées secondaires* peuvent se caractériser par un mot : ce sont des infections par propagation de lésions inflammatoires du voisinage. Leurs causes sont des plus variées, sans être obligatoirement suppuratives : la pleurésie purulente, les ostéites du sternum, les affections ulcératives du myocarde et de l'endocarde, ne sont pas plus fréquemment l'origine de la péricardite suppurée que le cancer de l'œsophage, l'adénopathie sous-trachéo-bronchique, la bronchite ulcéreuse, la bronchectasie, la gangrène du poumon, le cancer et l'abcès du foie, et les ulcérations perforantes de l'estomac (pyo-pneumothorax sous-phrénique).

Dans la plupart des cas, la péricardite purulente secondaire est d'allure plus sourde, plus insidieuse, que la suppuration primitive du péricarde; d'ailleurs, ses altérations sont autrement complexes et son évolution est plus variable. C'est ainsi qu'on a signalé des observations où un pyo-pneumo-péricarde, une hémo-péricardite, sont venus, dans diverses circonstances, surajouter leurs lésions à la suppuration secondaire de la séreuse.

La *péricardite purulente chronique* serait caractérisée par un épaississement extraordinaire des deux feuillets et par une accumulation considérable d'un magma crémeux, d'un pus caséeux, dans sa cavité. Il est malaisé, vu la rareté des cas, de les interpréter en connaissance de cause. Toutefois, si l'on raisonne par analogie avec ce qui se passe pour la plèvre, le péritoine et les grandes séreuses articulaires, il est raisonnable de penser que la plupart des observations publiées ont trait à la tuberculose, et qu'il s'agissait d'abcès caséeux du sac péricardique.

Péricardites chroniques. — Les péricardites chroniques ne nous arrêteront pas particulièrement. La symphyse, partielle ou générale, résume le reliquat d'un passé pathologique : le plus habituellement, c'est une péricardite aiguë devenue subaiguë et néo-membraneuse, puis fibroïde. Les adhérences lâches, cellulo-vasculaires, se perdent au milieu des lésions concomitantes du cœur, de l'endocarde, de la plèvre ou du poumon. Elles n'ont d'importance, au point de vue anatomo-pathologique, que si elles s'accompagnent d'hémo-péricarde circonscrit (péricardite hémorrhagique, hématome du péricarde).

Quand elles apparaissent fibroïdes, épaisses, transformant en coque rigide, en carapace solide, toute l'enveloppe du cœur, les symphyses sont le plus souvent des tuberculoses péricardiques ; sinon, elles se calcifient par placards, par lames étendues, et signalent la déchéance ultime des lésions inflammatoires de la séreuse.

Quelquefois, la plèvre avoisinante et le tissu cellulaire du médiastin sont chroniquement enflammés, rétractés et fortement sclérosés (pleuro-médiastinite calleuse).

ARTÉRITES

Les lésions inflammatoires, que nous avons vues envahir le tissu conjonctif du cœur ainsi que ses enveloppes séreuses, peuvent frapper de même les vaisseaux sanguins et les lymphatiques.

Les artères, lames de tissu conjonctivo-élastique tassées et abouchées en canaux cylindriques de plus en plus petits, sont justiciables d'inflammations aiguës, subaiguës ou chroniques. Toutefois, certaines conditions de structure, jointes à la fonction toute particulière de l'organe, font qu'une artère est accessible à des altérations inflammatoires extrêmement variées.

Il n'entre pas dans notre plan d'étudier dans tous ses détails la texture normale des différents types d'artères. Il nous suffira de rappeler quelques notions fondamentales.

Une artère, abstraction faite de son volume, est toujours composée de trois couches distinctes : l'endartère, la mésartère, la périartère.

L'endartère, ou membrane interne, se compose de deux couches fort distinctes. *a*) L'endothélium, lame d'une minceur extrême, consiste en une seule rangée de cellules plates, anguleuses, dont les bords sinueux s'engainent avec ceux du voisinage et leur adhèrent par un ciment imprégnable au moyen du nitrate d'argent. *b*) Cette mince couche vernissée recouvre une couche sous-endothéliale épaisse, invasculaire, constituée par plusieurs séries superposées de cellules connectives rameuses, munies d'un noyau, anastomosées les unes avec les autres dans tous les plans. Une substance connective interstitielle, dense, vaguement fibrillaire, sépare ces cellules rameuses.

D'ordinaire, la couche sous-endothéliale s'arrête brusquement au niveau d'une bande épaissè de tissu élastique, appelée lame élastique interne, qui sépare d'une manière très nette l'endartère de la membrane moyenne et se reconnaît aisément, sur les coupes, à sa réfringence et à ses ondulations régulières.

La lame élastique interne trace un point de repère facile : elle dessine en dehors de l'endartère une ligne festonnée, brillante, caractéristique. En dedans d'elle, d'ordinaire, les fibres élastiques font à peu près défaut, alors qu'elles sont fort abondantes, et comme feutrées, en dehors d'elle.

La mésartère, membrane moyenne, est essentiellement constituée par des couches imbriquées de tissu élastique et de cellules musculaires lisses. Les intrications de l'élastique sont portées au maximum dans toute la longueur de l'aorte, presque dépourvue, comme on sait, de cellules musculaires. Les fibres musculaires s'accumulent, au contraire, en couches denses et serrées, perpendiculaires à l'axe du vaisseau, au niveau des artères dites musculaires, en particulier le long des membres.

La périartère, membrane adventice, est une couche de tissu cellulo-élastique, vasculaire, condensée, qui s'isole du reste des tissus avoisinants. Elle est sillonnée de nerfs et de vaisseaux artériels, veineux et capillaires, décrits sous le nom de *vasa-vasorum*, bien qu'ils ne servent manifestement pas à la nutrition de la membrane interne, car ils ne la viennent jamais affleurer, à l'état normal.

Même sur les artères les mieux musclées, les vaisseaux dits nourriciers ne dépassent guère la moitié externe de la couche musculo-élastique. L'aorte, bien qu'à peu près dépourvue de fibres musculaires, est couverte d'un riche lacis de vaisseaux sanguins. Sa membrane moyenne est, pour ainsi dire, invasculaire.

La nutrition de la membrane interne et d'une grande partie de la mésartère ne peut se faire qu'aux dépens des sucs plasmatiques circulant, à travers l'endothélium, parmi les interstices des couches sous-endothéliales.

Le liquide sanguin qui baigne la membrane interne la nourrit donc par imbibition. De même, à l'état pathologique, les sucs interstitiels influenceront les éléments constitutifs au moyen des substances toxiques que le sang véhicule, peut-être aussi par le contact direct des microbes pathogènes libres ou englobés dans les leucocytes, le long de la couche limitante de Poiseulle.

Les détails précédents expliqueront pourquoi l'anatomie pathologique des artérites diffère d'une manière très notable, suivant la membrane atteinte. Les lésions de la périartère (périartérite des auteurs) sont imputables, soit aux affections du voisinage, soit même aux vasa-vasorum (embolies infectieuses, artériolites aiguës, etc.). L'endartérite relève directement des infections et des intoxications du plasma sanguin.

ARTÉRITES AIGUES

Les artérites aiguës sont de deux ordres, très dissemblables. *a*) L'artérite aiguë suppurée, affection exceptionnellement rare, est constituée par des foyers de suppuration, logés dans la périartère ou dans l'épaisseur de la membrane moyenne. Cette variété de lésion suraiguë occupe, de préférence, les gros vaisseaux, l'aorte en particulier. Le pus ne se vide, pour ainsi dire, jamais dans la cavité vasculaire, car, le plus souvent, il respecte l'endartère. Le vaisseau, dans la plupart des cas, n'est pris qu'accidentellement : une culture microbienne, embolisée dans un département du tissu conjonctif, s'est faite au hasard des territoires envahis, et s'est logée au contact d'un vaisseau artériel. Il s'agit bien plutôt d'un abcès péri-vasculaire que d'une artérite véritable. *b*) L'artérite aiguë végétante a pour prototype l'aortite aiguë; mais il faut l'étudier aussi sur les artères de moyen et de petit calibre, à cause de ses conséquences multiples, telles que la sténose et les oblitérations vasculaires.

En règle générale, toute artérite aiguë est infectieuse, ce qui ne veut pas dire que des colonies microbiennes, implantées sur l'endartère, soient la cause nécessairement décelable et constante de tout placard d'endartérite.

Cette affection frappe souvent des régions privilégiées, en rapport avec la moindre résistance, les efforts plus considérables, les traumatismes habituels, quasi physiologiques, subis par tel ou tel vaisseau, par telle ou telle portion d'une paroi vasculaire. A ce titre, la crosse de l'aorte, soumise, à l'occasion de chaque contraction ventriculaire, au choc énergique de l'ondée sanguine, constitue un des points faibles les mieux connus. Les éperons vasculaires et la vive arête dessinés par l'origine des rameaux collatéraux, ou des branches de bifurcation de l'arbre artériel, sont également des régions d'appel pour l'inflammation aiguë. Dans le même ordre d'idées, on comprend que les artérites aiguës infectieuses frappent de préférence les membres inférieurs (fémorale, tibiale postérieure). Enfin, les artères plus petites, et surtout les artérioles viscérales, sont journellement atteintes d'artérite aiguë, au cours des différentes maladies infectieuses.

Parmi les fièvres éruptives, la variole semble tenir le premier rang; puis, de toutes les infections aiguës, la fièvre typhoïde est, sans contredit, la cause la plus commune d'artérite aiguë. Il demeure cependant établi qu'une maladie infectieuse quelconque, depuis la pneumonie jusqu'à la grippe et au choléra, peut se compliquer d'artérite aiguë. Les maladies infectieuses plus habituellement chroniques, comme la syphilis et la tuberculose, en font de même.

A l'exemple de ce qui se passe lorsque toute membrane séreuse est envahie par des lésions infectieuses, les germes pathogènes qui causent ces lésions inflammatoires sont souvent des microbes banals : tels le pneumocoque et principalement le streptocoque, peut-être aussi le bacterium coli commune. L'ignorance où nous sommes des germes spécifiques de la plupart des maladies infectieuses de l'homme, fait qu'il est impossible d'affirmer le rôle propre ou la simple coopération des microbes communs dans la genèse des artérites infectieuses. A plus forte raison en est-il de même, lorsque l'examen bactériologique n'y peut révéler aucun microbe : cet accident, communément noté par différents observateurs, n'est pas spécial aux lésions aiguës des artères.

Au cours de la tuberculose chronique, l'artérite aiguë, accident rare, qui

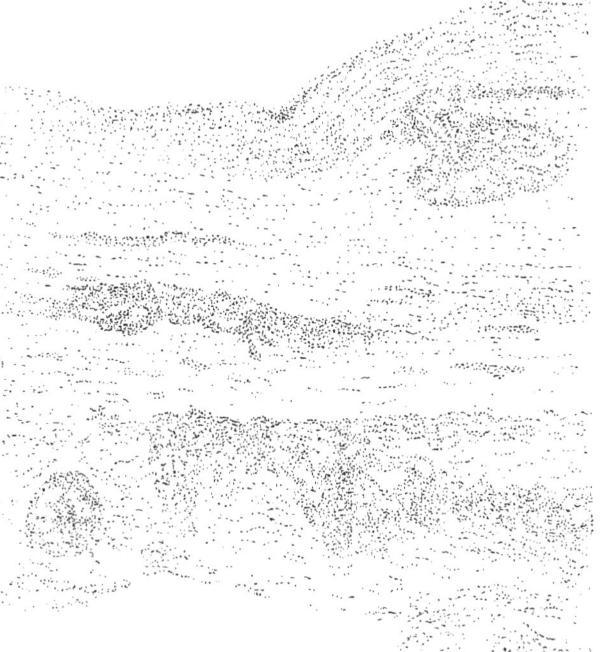

Fig. 34. — Aortite aigue, au cours d'accidents syphilitiques secondaires.

A la partie supérieure de la préparation, l'endartère se montre épaissie, en particulier à droite ; les noyaux des cellules plasmatiques de la couche sous-endothéliale ont proliféré. Au niveau de la lame élastique interne, on voit, toujours à droite, une accumulation notable d'éléments nucléaires. — La membrane moyenne, reconnaissable à sa couleur jaune-verdâtre, est le siège de lésions inflammatoires aiguës, surtout apparentes au niveau de deux foyers distincts. L'un, situé aussitôt au-dessous de la lame élastique interne, dessine en haut de la coupe une figure piriforme dont le pédicule s'attache à la partie profonde de la couche sous-endothéliale. L'autre forme une bande transversale, parallèle à la surface de l'aorte et non perpendiculaire comme la précédente. Enfin, de place en place, les bandes élastiques de l'aorte sont sillonnées de fusées embryonnaires ou lymphatiques, dont les éléments sont aisément reconnaissables à leur ton rosé vif. — La membrane externe, couche adventice, conjonctivo-vasculaire, est également enflammée. Vers la partie médiane de la préparation les éléments nucléaires s'accumulent en placards épais et gagnent le contact de la paroi externe de la membrane moyenne. — En résumé, aortite aiguë avec tuméfaction de la couche sous-endothéliale, endartérite, mésartérite et périartérite concomitantes. (Grossissement 25/1).

se localise de préférence le long d'un membre, n'est presque jamais déterminée par le bacille tuberculeux. Inversement, l'artérite tuberculeuse, dont nous dirons quelques mots plus loin, complique fréquemment la méningite tuberculeuse.

La syphilis, la maladie infectieuse qui frappe avec la prédilection la plus marquée les vaisseaux sanguins et les lymphatiques, détermine dans les artères une série de lésions inflammatoires aiguës, subaiguës et chroniques, des plus remarquables; nous les étudierons plus loin, par comparaison avec les autres lésions, non spécifiques, des parois artérielles (fig. 34).

CARACTÈRES ANATOMIQUES

L'aspect macroscopique d'une artérite aiguë diffère, suivant qu'on examine un gros tronc artériel, tel que l'aorte, ou des branches de moyen calibre. Sur l'aorte, dès l'ouverture du vaisseau, l'œil est frappé par l'aspect irrégulier, comme bosselé, de la membrane interne, qui a perdu son état lisse, son éclat et sa couleur blanchâtre. S'il s'agit d'une maladie récente, souvent la face interne des artères présente une coloration rougeâtre, rouge vineuse, qui résiste à l'épreuve de l'eau et que les anciens considéraient comme la preuve d'une inflammation aiguë du vaisseau : simple imbibition cadavérique de l'endartère par la matière colorante du sang, qui n'a aucun rapport avec une lésion inflammatoire quelconque.

Les parties saillantes, par conséquent déformées, de l'endartère, se montrent sous forme de plaques ou placards plus ou moins arrondis, de dimensions variables, depuis une petite tête d'épingle jusqu'à une pièce de 2 francs. Ces plaques sont d'autant moins opaques, d'autant plus molles, qu'elles sont plus récentes. Souvent d'apparence œdématiée, ces plaques, gélatiniformes, selon l'heureuse expression de Bizot, demeurent habituellement lisses et ne donnent presque jamais (tant qu'il s'agit de lésions simples) insertion à des caillots fibrineux. Bientôt, à mesure que les lésions de l'endartérite tourneront à la chronicité, les caractères des placards se modifieront et occasionneront toute une série de désordres, caractéristiques de l'endartérite chronique.

Le nombre et les dimensions des plaques gélatiniformes, leur siège, créent autant de variétés, souvent même de complications, dont nous pouvons dire un mot en passant. Une seule plaque d'aortite aiguë, placée, par exemple, exactement autour de l'orifice de l'artère coronaire gauche, déterminera, dans certaines circonstances, une sténose, voire une oblitération complète de cette artère, si importante dans le fonctionnement du myocarde. L'angine de poitrine, la mort subite, ont été maintes fois signalées en pareille occurrence. La conglomération des mêmes processus endartéritiques dans l'aorte, au niveau de l'origine, soit de l'artère sous-clavière gauche, soit de la carotide primitive gauche, soit encore du tronc brachio-céphalique, est susceptible d'occasionner une ischémie redoutable dans les régions irriguées par ces gros troncs vasculaires.

Les plaques gélatiniformes ne se trouvent guère sur les artères dont le calibre est inférieur à celui de la radiale. D'ordinaire alors, la tuméfaction inflammatoire (qui se fait encore par îlots plus ou moins isolés) produit un épaississement des parois surtout appréciable sur les coupes tranversales.

CARACTÈRES HISTOLOGIQUES

Ceci nous amène à l'étude microscopique des artérites aiguës. Signalons d'abord les caractères généraux propres à la lésion.

L'artérite aiguë est, par-dessus tout, constituée par la tuméfaction inflammatoire de la couche sous-endothéliale. L'endothélium lui-même paraît intact au-dessus de la plaque gélatiniforme. Le plus souvent, du moins, il a disparu, à l'autopsie, comme le fait l'endothélium normal de tous les gros vaisseaux. D'autres fois, il est confondu dans un bloc fibrino-leucocytique, adhérent à la surface enflammée; on a alors affaire à une variété particulière d'artérite, la thrombo-artérite aiguë, dont nous nous occupérons plus loin.

La règle commune, sinon constante, est donc que la plaque gélatiniforme fait dans la lumière du vaisseau une saillie libre de tout exsudat. La tuméfaction peut être légère ; elle est d'ordinaire considérable, dépassant 5, 10, 20 fois, et plus encore, le niveau normal de l'endartère.

D'habitude, une très mince couche sous-endothéliale intacte sépare l'îlot endartéritique de la colonne sanguine. Les cellules fixes, rameuses, qui constituaient les éléments normaux des couches sous-endothéliales, sont déformées, proliférées : leur noyau s'est multiplié d'une manière excessive, si bien que, là où, à l'état normal, on ne comptait qu'un noyau mince logé dans un espace interstitiel, on en voit 5, 10, ou davantage encore, couchés en bandes parallèles habituellement à la surface interne du vaisseau.

Les minces travées connectives interstitielles de la couche sous-endothéliale sont tuméfiées, comme distendues par un liquide infiltré dans leur masse : leur coloration pâle, leur aspect flou, leur épaisseur énorme donnant une impression des plus caractéristiques.

Ces multiplications nucléaires se reproduisent par couches successives et sont d'autant plus abondantes, d'ordinaire, qu'on examine un point plus rapproché de la surface endothéliale. Les couches voisines de la lame élastique interne peuvent paraître à peu près intactes.

En outre, on reconnaît assez fréquemment des leucocytes immigrés dans l'épaisseur de ces placards endartéritiques. S'il s'agit d'une artère munie d'une membrane moyenne puissamment musclée, il n'est pas exceptionnel de trouver, parmi les faisceaux de cellules musculaires lisses, de nombreux leucocytes infiltrés, assez souvent, jusqu'au contact de la lame élastique interne.

Parfois, enfin, la périartère est, au niveau même de la plaque d'endartérite, le siège d'une inflammation subaiguë, caractérisée par l'ectasie des vaisseaux nourriciers, la diapédèse péri-veineuse de leucocytes et l'accumulation de cellules lymphatiques dans les mailles du tissu conjonctivo-élastique.

D'ordinaire, l'artérite aiguë la plus infectieuse s'en tient à ces désordres aigus, légers en somme, pour ce qui est du présent, graves pour l'avenir, à

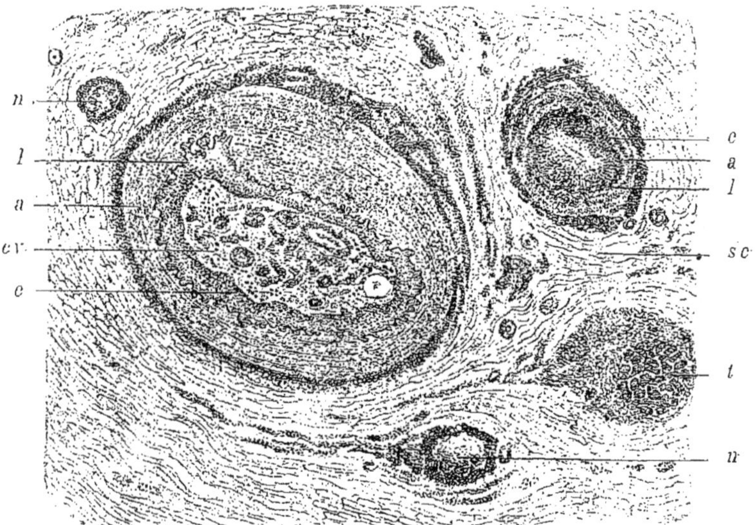

Fig. 35. — Endartérite végétante. Néo-formations vasculaires intra-vasculaires.

Coupe de différentes artérioles sillonnant les bords d'un ancien ulcère simple de l'estomac. — A gauche de la préparation, une grosse artériole presque complètement oblitérée et contenant dans son intérieur un bloc de tissu conjonctivo-vasculaire végétant, consécutif à une thrombo-artérite oblitérante. A droite et en haut, une artériole beaucoup plus petite, atteinte d'endartérite végétante non thrombosique : la lumière du vaisseau est considérablement rétrécie.

a, membrane moyenne, musculaire, très hypertrophiée, entourée d'épaisses couches de tissu élastique. — *l*, *l*, la lame élastique interne, beaucoup plus épaissie au niveau de la petite artériole qu'au niveau de la grande. — *e*, *e*, membrane interne, portion sous-endothéliale, beaucoup plus hypertrophiée dans l'artériole de droite, simplement épaissie au niveau de l'artériole de gauche, mais donnant, dans cette dernière, insertion au tissu conjonctivo-vasculaire, reliquat de la thrombo-artérite. — *cv*, ce tissu conjonctif de nouvelle formation, parsemé de vaisseaux nombreux et de blocs pigmentaires : sa couleur plus pâle tranche nettement sur les tons foncés de l'endartère adjacente. Un petit orifice encore perméable se montre à la partie inférieure et droite. — *sc*, tissu scléreux au milieu duquel se trouvent répartis (*n*, *n*, *t*) des nerfs différemment altérés. (Grossissement 50/1).

cause des lésions indélébiles qui pourront en résulter (artérites chroniques, athérome, artério-sclérose, anévrysmes artériels).

Variétés histologiques. — L'*artérite végétante* consiste essentiellement en ce que l'endartère, fort enflammée, a formé sur la face interne du vaisseau une saillie, bourgeonnante et exsudative, contre laquelle (comme dans l'endocardite) la fibrine s'est quelquefois déposée. Au point de contact, les masses fibrineuses s'unissent avec le tissu conjonctif embryonnaire développé aux dépens de la couche sous-endothéliale. Des capillaires de nouvelle formation apparaissent rapidement dans l'épaisseur des couches végétantes; ces vaisseaux se continuent plus ou moins directement avec l'appareil vasculaire dilaté, parfois proliféré, de la membrane moyenne. Les exemples d'artérite végétante aiguë sont assez rares; très circonscrite, d'ordinaire, elle occupe de préférence l'aorte ou l'un de ses gros troncs secondaires, et donne lieu, à

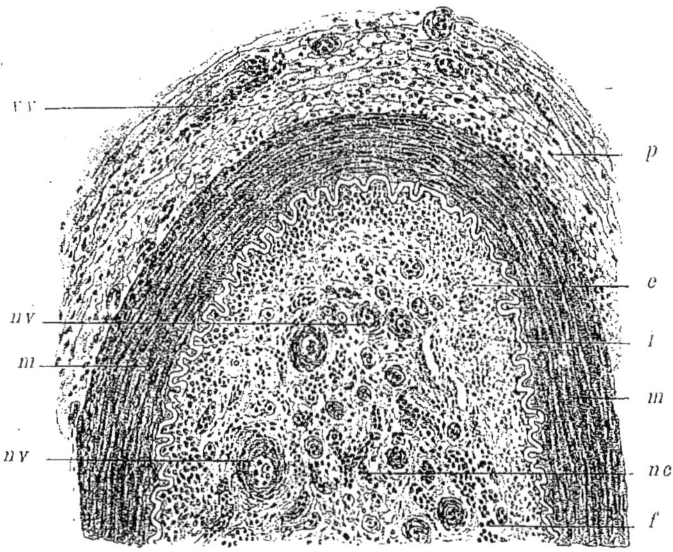

Fig. 36. — Endartérite végétante néo-vasculaire. Thrombo-artérite ancienne organisée.

Les vaisseaux de la péri-artère (vasa-vasorum) ne traversent pas la membrane moyenne musculaire. La lame élastique interne et la couche sous-endothéliale paraissent intactes et le bloc de tissu conjonctivo-vasculaire a comblé toute la lumière du vaisseau.

v v, vaisseaux dits nourriciers, sillonnant la membrane adventice de l'artère. — *p*, péri-artère, paraissant normale. — *m*, *m*, membrane moyenne ou musculaire, reconnaissable à son ton opaque et à ses noyaux volumineux couchés parallèlement à la surface de coupe. — *l*, lame élastique interne, reconnaissable à son éclat et à ses sinuosités. — *e*, couche sous-endothéliale, qui se fond insensiblement en dedans avec le tissu conjonctif de nouvelle formation : elle se reconnaît à son invascularité, à la distribution régulière de ses travées fibrillaires, au petit nombre de ses noyaux. — *n v*, vaisseaux de nouvelle formation, munis de plusieurs couches d'éléments concentriques à la lumière. Ces vaisseaux, parallèles à l'axe de l'artère qu'ils parcourent, établissaient une irrigation assez abondante du bloc fibro-vasculaire néo-formé. — *nc*, néo-capillaires rameux, dont les parois sont richement nucléées. (Grossissement 120/1).

distance, à des infarctus emboliques (simples ou septiques), en tout comparables aux embolies de l'endocardite infectieuse (fig. 35).

La *thrombo-artérite* se caractérise par deux sortes de lésions, bien différentes d'origine, identiques quant à leurs conséquences : c'est une artérite aiguë avec tendance à l'oblitération de la lumière vasculaire par les thrombus inflammatoires. Dans certains cas, l'arrivée d'un embolus fibrineux, trop volumineux pour passer outre, sera la cause déterminante de l'inflammation aiguë, réactionnelle, de l'endartère traumatisée. Dans d'autres cas, au contraire, moins rares que les premiers, l'inflammation du vaisseau s'est caractérisée par la desquamation de l'endothélium et la formation d'un thrombus fibrino-leucocytique contre le point altéré. Le bourgeonnement des couches sous-endothéliales et l'irritation hyperdiapédétique des autres membranes de l'artère suivront plus ou moins vite, à la façon des artérites végétantes primitives décrites plus haut. Il ne s'agit plus dès lors que de phénomènes réactionnels ordinaires.

Le diagnostic différentiel entre ces deux variétés de lésions thrombosiques est aisé au début : l'embolus, composé d'un caillot fibrineux ancien, pulpeux, tranche vivement, au centre d'une couronne de végétations récentes rapidement néo-vasculaires (endartérite secondaire). Bientôt, au bout de quelques jours, il n'en va plus de même : dans les deux variétés, en effet, on découvrira, sur les coupes transversales, un caillot obturateur organisé, sillonné de vaisseaux (fig. 35 et 36). Le thrombus se fond dans l'énorme bourgeonnement de l'endartérite concentrique à l'axe du vaisseau. Il est bon de noter cependant que l'artérite infectieuse, secondairement thrombosée, est souvent partielle, non circulaire. Les coupes parviennent quelquefois à révéler ce détail et permettent un diagnostic rétrospectif intéressant.

L'*artérite térébrante*, qu'il ne faut pas confondre avec l'artérite ulcéreuse, diffère des ulcérations artérielles consécutives aux suppurations ou à la gangrène péri-artérielles (carie du rocher, phlegmon péri-amygdalien, etc.) par deux caractères spéciaux : l'envahissement des couches artérielles, de la profondeur vers la surface, l'intégrité habituelle des tissus et organes circonvoisins.

Bien qu'aucun caractère pathognomonique absolu ne puisse, actuellement du moins, lui être assigné, l'artérite térébrante paraît ressortir uniquement à la syphilis. Elle a été surtout bien étudiée par mon ami le Dr Brault. Les observations cliniques n'en sont pas si rares qu'on pourrait croire, vu le petit nombre d'autopsies publiées. Il suffit de songer que, pour être térébrante, une artérite n'est pas nécessairement rompue. Certains anévrysmes, aigus ou subaigus, de l'aorte et des gros troncs artériels, causés par la syphilis, en relèvent sans doute. Les anévrysmes syphilitiques, mieux connus aujourd'hui, n'excitent plus, comme jadis, les doutes et la méfiance des cliniciens.

Or, les altérations rapides des artères syphilitiques, compliquées ou non de thrombo-artérite, semblent souvent appartenir à l'artérite térébrante. Il s'agit, la plupart du temps, d'une syphilis peu ancienne, au cours de laquelle le sujet a succombé, par exemple, à des accidents cérébraux aigus, à l'ictère secondaire aigu, etc.

Deux types de lésions peuvent se rencontrer.

Dans le premier, on trouve l'aorte ou un gros tronc vasculaire dilaté, bosselé, atteint d'ectasie énorme; quelquefois le vaisseau est creusé, sur un ou plusieurs points, de poches arrondies, anévrysmatiques, avec des bords taillés à pic. Le fond de l'anévrysme est encore limité par une faible partie des parois artérielles, au moins par la péri-artère; mais les couches vasculaires ont manifestement cédé sous le poids de la pression sanguine. Le reste de l'endartère, dans le voisinage de l'anévrysme, est parsemé des placards d'artérite aiguë, gélatiniforme, révélateurs des poussées récentes. L'organisme montre, en outre, des lésions artérielles ou viscérales multiples, relativement caractéristiques de la vérole (ramollissement cérébral, coronarite végétante (fig. 37), infarctus rénaux, cicatrices et gommes du foie).

L'autre type, beaucoup plus saisissant, a été décrit par Brault. Un homme,

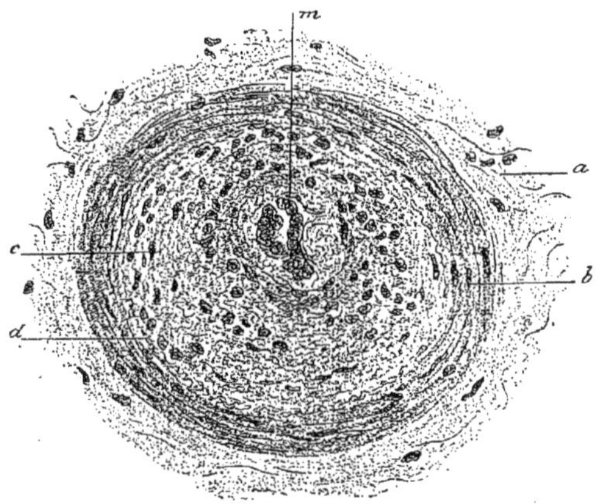

FIG. 37. — CORONARITE VÉGÉTANTE. ENDARTÉRITE. RÉTRÉCISSEMENT CONCENTRIQUE DE LA LUMIÈRE VASCULAIRE ENVAHIE PAR L'HYPERTROPHIE DE LA COUCHE SOUS-ENDOTHÉLIALE.

Coupe d'une artériole du ventricule droit dans un cas de syphilis artérielle.

a, membrane adventice, périartère normale. — *b*, membrane moyenne, mésartère, dont on reconnait les noyaux musculaires couchés parallèlement à la coupe et concentriquement au canal. — *c*, endartère, huit ou dix fois plus épaisse que normalement. La substance fondamentale, peu fibrillaire, est, proportionnellement au nombre des noyaux visibles sur la coupe, beaucoup plus abondante que les cellules connectives sous-endothéliales proliférées. — *m*, noyaux des endothéliums proliférés mêlés à des leucocytes. — *d*, lame élastique interne. (GROSSISSEMENT 300/1).

syphilitique depuis quelques mois, succombe subitement, sidéré par une hémorrhagie méningée. L'autopsie découvre, entre autres lésions, une perforation de l'une des artères intra-craniennes (carotide interne, cérébrale, etc.). Les parois voisines bourgeonnent ou non dans l'intérieur de la cavité vasculaire. Ici, l'artérite térébrante est des plus significatives et a été l'unique cause de la mort.

L'histologie de cette variété de lésions montrera la totalité des parois artérielles infiltrée, sur un point circonscrit, par des lésions embryonnaires diffuses. La membrane interne peut avoir végété, elle n'a pu produire des couches connectives suffisamment étendues et résistantes. Gorgée d'éléments lymphatiques, elle s'est laissée déprimer par la pression sanguine. Les cellules rondes, réunies, de place en place, en îlots nodulaires confluents, ont une allure suspecte. On parvient, de temps à autre, sinon à y reconnaître, du moins à y soupçonner la formation de gommes miliaires. La présence de cellules géantes spécifiques, non bacillaires, au milieu de la paroi malade, n'a été signalée jusqu'à présent que dans un très petit nombre d'observations (Heubner, Joffroy).

Quant à la mésartère et surtout à la péri-artère, on les voit envahies par des infiltrats interstitiels aigus, identiques aux précédents. Leur topographie se règle souvent sur celle des plaques d'endartérite embryonnaire (fig. 36).

L'action du virus syphilitique sur ces points circonscrits est si tenace[1], qu'à un moment donné la paroi, privée de ses fibres élastiques, organes de défense, privée aussi de ses cellules musculaires, se réduit à une simple cloison de tissu conjonctif embryonnaire, épaisse de toute l'épaisseur du vaisseau. Bientôt elle va céder; elle se rompra même, si, comme la cérébrale antérieure ou la sylvienne, l'artère est normalement peu épaisse, eu égard à son volume. Certaines formes d'anévrysme disséquant de la crosse aortique appartiennent peut-être à cette variété de lésions syphilitiques artérielles.

Souvent, l'artère malade se contente de s'ectasier d'une manière extraordinairement rapide, ainsi qu'on l'observe au niveau de la crosse aortique ou de la poplitée.

Thromboses aiguës des artères. — Les conséquences les plus habituelles de ces diverses lésions sont la thrombose artérielle, c'est-à-dire l'oblitération complète ou incomplète de la lumière vasculaire, avec les perturbations circulatoires les plus variées dans le département sous-jacent. Tout dépend, non seulement de l'arrêt du sang sur un point donné, mais surtout de la rapidité plus ou moins grande de l'occlusion du vaisseau, enfin de l'établissement, facile ou impraticable, d'une circulation collatérale. Il est, par conséquent, impossible de comparer les désordres irréparables produits dans le champ circulatoire d'une artère terminale (artères cérébrales, artère splénique), ou pauvrement anastomotiques (artères rénales, artères mésentériques), avec les perturbations souvent presque insignifiantes causées par la thrombose inflammatoire aiguë de la fémorale ou de l'humérale, observée au décours de la fièvre typhoïde, de la grippe ou de la pneumonie, pour ne citer que les exemples les plus communément notés en clinique.

1. Il est peut-être d'autres maladies toxiques ou infectieuses capables de produire des lésions térébrantes des parois artérielles. La *périartérite noueuse* décrite par Flechter, Kussmaül, Maier, etc., n'est pas de nature syphilitique. Elle semble frapper simultanément la périartère et l'endartère et ne détruire qu'ensuite la mésartère.

ARTÉRITES CHRONIQUES

Les transitions entre les artérites aiguës et les formes subaiguës de l'inflammation artérielle sont insensibles, eu égard au peu d'acuité, à l'insidiosité d'un grand nombre d'observations, reconnues aiguës surtout par le fait de leurs lésions histologiques.

Les artérites chroniques ont une allure progressive quelquefois si accusée que, même au point de vue clinique, un certain nombre de cas pourraient rentrer dans le cadre des inflammations subaiguës de l'endartère.

Malgré ses diversités d'aspect, l'artérite chronique est une, considérée au point de vue de la pathologie générale : elle se caractérise par une inflammation, une transformation fibroïde des parois vasculaires. Il est inutile d'ajouter que, dans la série des lésions, c'est l'endartère qui doit tenir la première place, puisque, suivant les circonstances, ses lésions sauront respecter, modifier ou supprimer, le courant sanguin.

Selon le siège des lésions inflammatoires, l'artérite chronique est couramment désignée par des termes différents. Au niveau de l'aorte et des gros troncs artériels, c'est l'athérome, avec ses différentes formes macroscopiques, que nous verrons plus loin; sur les artères de petit calibre, et en particulier sur les artérioles, l'artérite chronique devient l'artério-sclérose. D'ailleurs, dans la pratique journalière, les termes d'artério-sclérose et d'athérome sont volontiers confondus, employés indifféremment.

La pathologie générale, plus éclectique, les utilise d'ailleurs et démontre que l'artério-sclérose n'est jamais une maladie uniquement circonscrite au système artériel, puisqu'elle atteint aussi les autres vaisseaux. Elle démontre encore que l'artérite chronique généralisée s'accompagne souvent d'autres lésions, également chroniques, non seulement des différents départements du tissu conjonctif (varices, ostéo-arthrites), mais encore de la plupart des tissus et des viscères (dilatation cardiaque, emphysème pulmonaire, néphrite chronique, ramollissement cérébral).

Les placards d'artérite aiguë (plaques gélatiniformes) s'entremêlent d'ordinaire avec les îlots d'athérome.

CARACTÈRES GÉNÉRAUX

Avant toute ouverture du vaisseau, l'artérite chronique se reconnait à trois caractères constants.

Le volume de l'artère est augmenté : presque toujours, elle est plus grosse que normalement. Sa forme est aussi modifiée. La dilatation de l'artère peut être régulière : c'est l'aspect normal mais amplifié; ou bien elle est inégale, irrégulière, et le vaisseau apparaît bosselé. Sur un point circonscrit, la bosselure devient anévrysmatique. Tout anévrysme spontané, à moins d'être syphilitique (et souvent alors aigu), relève de l'artérite chronique. Si les bosselures se succèdent, comme en nodosités sériées, le long des artères, on a affaire à l'artérite noueuse décrite par Lancereaux.

Le volume et la forme sont encore communément modifiés par l'allongement hyperplasique du vaisseau. Cette longueur excessive se traduit par la formation de flexuosités, parfois considérables, sur le trajet de l'artère. Ce caractère, d'une constatation très facile sur les artères superficielles, telles que les temporales, les humérales et les radiales, permet, à lui seul, en clinique, un diagnostic précis.

La consistance du vaisseau atteint d'artérite scléreuse est toujours aug-

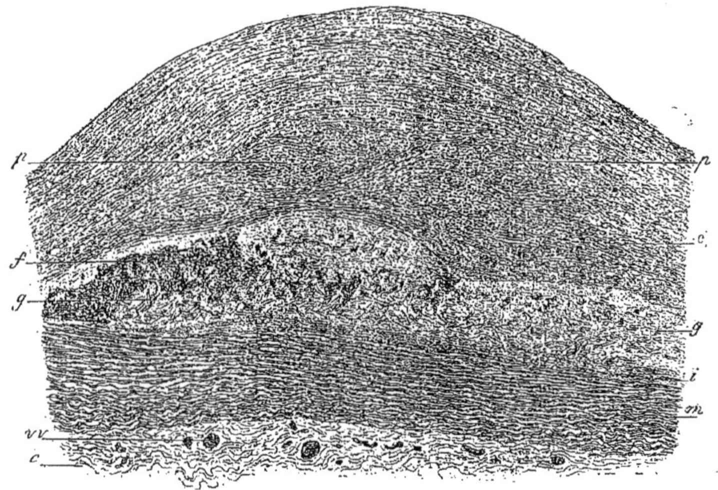

Fig. 38. — Artérite chronique. Athérome de l'artère pulmonaire.

Dégénérescence graisseuse et calcaire de la partie profonde, avec hypertrophie des lames superficielles de la couche sous-endothéliale.

c, périartère, normale, parsemée de vaisseaux capillaires et de veinules notablement dilatés. — *vv*, vasa-vasorum abordant à peine la paroi externe de la membrane moyenne. — *m*, mésartère, membrane moyenne normale, dont les faisceaux musculaires, onduleux, sont couchés parallèlement à la surface. — *i*, lame élastique interne, légèrement épaissie, surtout à droite de la préparation. — *g*, *g*, foyer athéromateux, exactement limité en bas par la lame élastique interne. On aperçoit, à ce faible grossissement, des cristaux clairs d'acides gras, et des placards opaques formés par des granulations calcaires. — *f*, limite interne du foyer athéromateux, représentée par une bande fibroïde, peu nucléée. — *e*, le reste de la couche sous-endothéliale de la membrane interne, extrêmement épaissie. — *p*, *p*, îlots d'endartérite subaiguë, remplis d'éléments cellulaires. (Grossissement 40/1).

mentée. Il a perdu cette souplesse élastique si caractéristique au doigt : les parois sont plus résistantes, rigides même, et, lorsque l'athérome les a envahies largement, elles offrent des inégalités, des duretés partielles, justifiant les comparaisons couramment employées (artères en tuyau de pipe, en trachée de poulet, etc.).

Incisons ces troncs et ces branches malades. L'aorte, ouverte[1] avec soin, apparaît épaissie, dure, comme fibroïde. Sa face interne est tapissée, soit de place en place, soit dans toute son étendue, par des plaques boursouflées, arrondies d'une manière générale, et plus ou moins confluentes. Ces plaques, toujours opaques, le plus habituellement jaunâtres ou jaune-blanchâtres, dessinent un relief accusé à la surface de l'endartère épaissie. Leur saillie est soit plane, soit ombiliquée par suite d'un affaissement léger du centre de la zone athéromateuse. Leur bord est parfois saillant, en forme de bourrelet; le plus souvent, il s'élève en pente assez brusque jusqu'au plateau central.

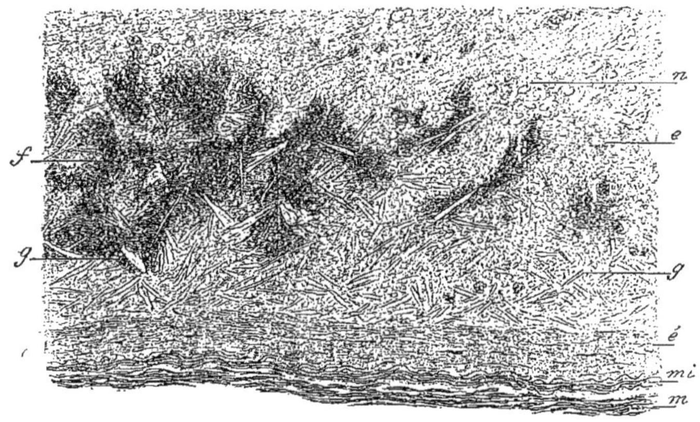

FIG. 39. — DÉTAILS DU FOYER ATHÉROMATEUX.

Cette préparation est destinée à montrer la structure d'une partie du foyer athéromateux représenté dans la figure précédente.

m, la partie la plus interne de la membrane moyenne. On reconnaît les fibres musculaires lisses de la mésartère. — *mi*, lame élastique interne, reconnaissable à ses nombreuses fibrilles élastiques. — *é*, la portion la plus profonde de la couche sous-endothéliale de l'endartère. En ce point, les cellules rameuses sont raréfiées et la gangue interstitielle est épaissie. — *g*, *g*, immédiatement au-dessus, commence le foyer athéromateux. La limite interne de ce foyer n'est pas représentée. On aperçoit des cristaux d'acides gras, brillants et clairs, aciculés, entremêlés avec des débris granuleux et calcaires. — *e*, ces débris de l'endartère forment un magma amorphe, parsemé de quelques rares noyaux *n*, de leucocytes diapédésés dans le foyer. — *f*, amas pulvérulents calcaires, épars au milieu de la graisse. (GROSSISSEMENT 170/1).

Les dimensions de chacune des plaques sont variables : rarement inférieures à celle d'un pois, d'une lentille, elles peuvent atteindre, dépasser même, la forme et l'épaisseur d'une large tache de bougie. Leur surface est souvent

---

1. Pour bien ouvrir une aorte détachée du tronc avec le plus long fragment possible de ses branches collatérales et terminales, on doit, au moyen de l'entérotome, faire partir l'incision du milieu de la face antérieure de la crosse et descendre le long de la face antérieure de l'aorte thoracique, jusqu'à la fin de l'aorte abdominale. Il est facile de mesurer le diamètre de l'artère à ses différentes hauteurs, son épaisseur, et même son poids, toujours considérablement augmenté dans l'athérome aortique généralisé.

lisse, unie, sans dépressions ni fissures. Aucun exsudat fibrineux ne s'étant formé à leur niveau, le sang glissait donc sur elles sans arrêt, sans tendance à la coagulation.

Si l'on sectionne sur son milieu, par une incision perpendiculaire à la surface de l'endartère, une plaque athéromateuse, on peut trouver, dans un seul et même îlot inflammatoire, différents points où l'âge des lésions diffère profondément. C'est ainsi que le centre est souvent occupé par un bloc jaunâtre, plus opaque que le reste, plus sec ou plus mou, suivant les cas, mais toujours autrement friable (fig. 38). Le reste de la plaque est formé d'un tissu conjonctif blanchâtre ou opalescent, souple; on peut, avec une pince à disséquer, la décomposer en lambeaux lamellaires parallèles à la surface.

Qu'on examine au microscope ces différentes parties dissociées dans l'eau : les îlots opaques, jaunes, se montrent composés d'amas granuleux ou graisseux, de cristaux d'acides gras, de lamelles de cholestérine, de pigments d'origine hématique et de gros corpuscules arrondis, formés d'amas de granulations graisseuses (corpuscules de Glüge). C'est tout, et cela suffit pour permettre d'y reconnaître un tissu conjonctif scléreux, en dégénérescence granulo-graisseuse.

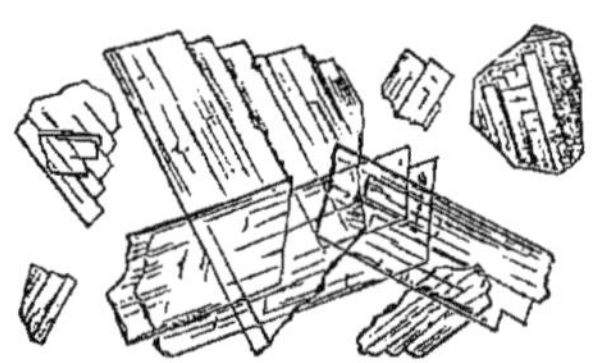

Fig. 40.
Lamelles de cholestérine.

Les lamelles de tissu fibroïde sont caractéristiques : si l'on a pris soin de les arracher par lambeaux ténus, on aperçoit un tissu conjonctif densifié, fibreux, dont les travées serrées laissent entre elles des espaces interstitiels comblés par des éléments cellulaires de deux sortes : *a*) des cellules rameuses, cellules fixes de la couche sous-endothéliale, anastomosées les unes avec les autres, fréquemment atteintes de dégénérescence granulo-graisseuse, ou même totalement transformées en amas anucléaires polygonaux, rameux, anastomotiques, graisseux; *b*) des cellules rondes, éléments dits embryonnaires, cellules lymphatiques ou leucocytes, provenant, soit de la multiplication de cellules fixes non dégénérées, soit de l'arrivée par diapédèse de cellules lymphatiques attirées dans le foyer inflammatoire.

Le microscope expliquera mieux l'agencement de ces deux séries de lésions, les premières n'étant que les plus anciennes et arrivées à leur terme ultime de déchéance, les secondes montrant bien en place les processus inflammatoires chroniques.

La topographie des lésions est intéressante. Les îlots les moins étendus sont toujours développés au contact de la lame élastique interne; peu à peu, ils s'élèvent de la profondeur de l'endartère vers sa surface, qu'ils peuvent même entamer. Sur d'autres coupes, la lésion semble commencer en même temps au-dessous de la lame élastique interne, par conséquent à la partie la plus profonde de la mésartère (fig. 38 et 39).

L'histologie montre encore une série de désordres importants, non seulement pour l'étude des diverses variétés d'artérite, mais aussi au point de vue, plus général, de la pathologie des artères et de leur inflammation. Résumons brièvement quelques-unes des particularités les plus utiles à reconnaître.

L'endartère qui recouvre la plaque athéromateuse est toujours épaissie, formée de couches superposées de cellules connectives en prolifération (fig. 38); diversement tassées, ces cellules sont séparées par des lamelles de fibrilles connectives. Des vaisseaux embryonnaires, mis en communication avec les vaisseaux de la mésartère et de la péri-artère, se forment par îlots, qui prédominent au pourtour et au-dessous du centre de la plaque artéritique.

L'endothélium est, d'habitude, indifférent au processus inflammatoire sous-jacent; sinon, des lésions ulcératives peuvent apparaître, que nous verrons plus loin.

La lame élastique interne, souvent détruite par le foyer athéromateux, réagit fréquemment aussi, quand la lutte est possible. On la voit pousser, dans l'épaisseur de la couche sous-endothéliale, des fibres élastiques épaisses, irrégulières, des amas de grains élastiques, en abondance autour du foyer dégénéré.

Le tissu conjonctif de nouvelle formation accumulé dans l'endartère se dessèche et se tasse, en vieillissant; sa sénilité est précoce. Bientôt, les zones inflammatoires y offrent une densité et une réfringence hyaline qui augmentent en proportion de l'atrophie des cellules fixes intercalaires. Ces dernières affectent parfois des formes anguleuses, comme hérissées, en se logeant dans des cavités irrégulières, taillées au milieu de masses conjonctives devenues hyalines. Cette disposition rappelle assez bien l'apparence des trabécules osseuses, avec leurs ostéoplastes, après décalcification (fig. 41). L'ossification vraie des parois artérielles est niée par le plus grand nombre des auteurs. Cependant, tout tissu conjonctif chroniquement enflammé peut s'ossifier, au sens histologique du mot (ossification des adhérences pleurales, des placards de pneumonie chronique fibreuse, des travées fibreuses de la néphrite chronique).

La sclérose inflammatoire de l'endartère ne diffère aucunement des autres inflammations scléreuses. Les masses de tissu fibreux hypertrophié peuvent y devenir considérables.

L'athérome n'est autre que la désintégration partielle des placards artéritiques. Cette dégénérescence granulo-graisseuse est toujours secondaire, quoi qu'on ait pu croire autrefois. Elle procède par foyers, isolés ou cohérents, qui viennent compliquer les procédés inflammatoires.

La membrane externe subit, de son côté, une évolution inflammatoire fibroïde identique, avec hypertrophie des travées connectives, hypergenèse élastique et néo-formations vasculaires.

Toutefois, ici, les éléments lymphatiques peuvent s'accumuler beaucoup plus abondamment dans les espaces interstitiels, où la circulation des sucs n'est point entravée de la même façon que dans l'intimité de l'endartère.

Les travées connectives se serrent, les fibres élastiques deviennent plus abondantes. Enfin, les vaisseaux eux-mêmes (vasa-vasorum), soumis aux mêmes causes de déchéance inflammatoire, sont ou proliférés, ou atteints également d'endartérite hypertrophique. Le relief de cette lésion est capable, sinon d'oblitérer totalement, au moins de rétrécir à l'extrême la lumière des artérioles nourricières des couches extérieures de l'artère. On sait que la

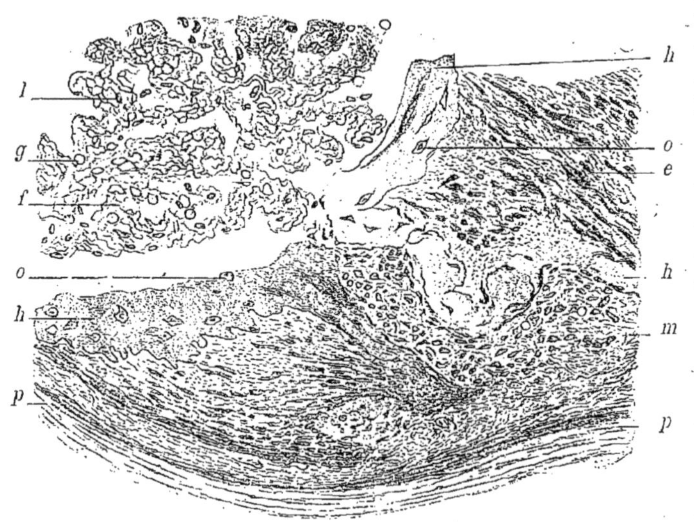

Fig. 41. — Artérite chronique. Paroi d'un foyer athéromateux. Dégénérescence hyaline des couches artérielles.

Fragment d'une coupe d'une artère calcifiée. La portion des couches artérielles immédiatement adjacente à la bouillie athéromateuse est le siège d'une dégénérescence hyaline très accusée. Les cellules connectives enclavées dans ces bandes hyalines rappellent assez bien la forme des ostéoblastes.

f, bouillie athéromateuse développée aux dépens de l'endartère. — *l*, noyau de leucocytes errants au milieu du foyer athéromateux ramolli. — *g*, globules de graisse, reconnaissables au milieu des sels calcaires et des détritus remplissant le foyer ramolli. — *h*, *h*, *h*, placards de dégénérescence hyaline ou cartilaginiforme. Cette matière opalescente s'étale en bordure autour du foyer calcaire et graisseux; elle envoie des prolongements à droite, en pleine couche sous-endothéliale. Elle contient des éléments cellulaires anguleux rares, comparables à des cellules osseuses après décalcification. — *o*, *o*, ces cellules anguleuses, minces, déformées, en voie d'atrophie manifeste, sont logées dans des cavités polygonales allongées, qu'il ne faut pas prendre pour des cavités ostéoplastiques. — *e*, couche sous-endothéliale de l'endartère, considérablement épaissie à droite de la préparation, complètement détruite à gauche. Elle est parsemée de travées fibreuses et de gros éléments nucléaires, au milieu desquels on aperçoit quelques globules graisseux. — *m*, membrane moyenne, devenue fibreuse et très atrophiée. — *p*, *p*, péri-artère, membrane adventice sclérosée. (Grossissement 150/1).

constatation de semblables lésions, qu'il considérait comme circonscrites exactement aux vasa-vasorum sous-jacents aux placards graisseux ou athéromateux, inspira à Hippolyte Martin sa théorie des scléroses dystrophiques.

La mésartère est la membrane qui résiste le mieux et le plus longtemps aux processus inflammatoires chroniques. Nous l'avons vue lutter de même contre l'inflammation aiguë. Elle peut cependant se laisser entamer sur ses deux faces, surtout dans les cas anciens et graves. A travers la lame élastique interne, désorganisée, l'endartérite mord sur les fibres élastiques et dissocie les cellules musculaires de la membrane moyenne. Ses éléments s'écartent, se pulvérisent ou s'atrophient, en même temps que ses fibres connectives se densifient.

De même, sur la face externe de la mésartère, bien reconnaissable à sa densité musculaire et élastique, on verra apparaître, çà et là, des encoches composées de coulées inflammatoires remplies d'éléments cellulaires et de vaisseaux embryonnaires. Ces bandes conjonctives morcellent les travées musculo-élastiques; puis, devenues rapidement îlots scléreux, elles marchent à la rencontre des placards d'endartérite : ce processus peut finir par corroder toute l'épaisseur de la membrane moyenne (fig. 34).

Les conséquences sont faciles à prévoir. Les parois artérielles, en ce point donné, vont être dégarnies d'éléments résistants. La disparition des fibres élastiques et des fibres musculaires, poursuivie sur une large surface, permet à la colonne sanguine de déprimer le canal artériel et de le dilater. Le mécanisme qui préside à la formation des anévrysmes artériels est le même, toutes proportions gardées. Une exception peut être admise pour certains anévrysmes aigus et subaigus des artères de petit calibre, vraisemblablement consécutifs à des embolies intra-artérielles toxi-infectieuses (anévrysmes emboliques).

L'hypertrophie des fibres élastiques de la membrane moyenne, qui s'associe plus d'une fois à l'atrophie des fibres musculaires, n'empêche pas la distension progressive de la paroi : nouvelle preuve, donnée par cette variété de sclérose élastique, que la résistance des artères leur vient, avant tout, des faisceaux musculaires lisses.

CARACTÈRES PARTICULIERS

Les considérations qui précèdent donnent un aperçu général de l'artérite chronique compliquée d'athérome. Il est encore d'autres lésions de quelque importance.

La *calcification*, appelée aussi, à tort, dégénérescence calcaire des foyers d'artérite chronique, est une des complications les plus communes.

Les amas athéromateux, réduits en bouillie, s'infiltrent de sels de chaux, principalement de carbonate calcaire; les travées fibroïdes, souvent hyalines, de l'endartère épaissie subissent le même processus (fig. 41). Cette mortification terminale n'est pas spéciale aux parois artérielles : on la voit fréquemment transformer en placards ossiformes les adhérences anciennes de la péricardite ou de la pleurésie chroniques.

On ne confondra pas cette infiltration calcaire avec l'ossification proprement dite, accident très rare, caractérisée par la formation de lamelles osseuses, irrégulières à la vérité, mais semées de cavités ostéoplastiques plus ou moins bien sériées. Ces cavités seront reconnaissables à leurs fins canalicules ramifiés et anastomotiques. Le microscope ne montre, dans la calcification simple, que des poussières calcaires tassées dans le tissu conjonctif des parois artérielles et y formant des taches opaques, sèches, entourées de nombreux éléments lymphatiques.

Les plaques calcaires des artères leur donnent une consistance inégale, irrégulière, des plus caractéristiques, même sur le vivant. A l'autopsie, la plaque rend, au choc, un son sec, et peut se briser entre les doigts.

Il arrive que les foyers athéromateux, calcifiés ou non, se rompent spontanément dans la cavité vasculaire. La mince lame d'endartère qui sépare du sang la bouillie granulo-graisseuse cède, soit par effraction d'une lame calcifiée voisine, soit même, ce qui est fort rare, sous l'influence de la progression des lésions dégénératives qui gagnent la surface de l'endartère. Parfois encore, à la surface de la plaque athéromateuse se développe une inflammation subaiguë, vraisemblablement infectieuse, qui précipite la fibrine et produit la formation d'un thrombus. Simultanément, sous ce processus aigu local, la mince couche d'endartère recouvrant le foyer athéromateux se désagrège à fond.

Quel que soit d'ailleurs le mécanisme de la rupture, ses conséquences peuvent être de deux sortes.

Les masses pulvérulentes, graisseuses ou calcaires, lancées dans la circulation, y créent autant d'emboles : ceux-ci vont se fixer au hasard des chemins parcourus ; ils s'arrêtent en particulier au niveau des artérioles du rein, de la rate et de l'encéphale. Plus rarement peut-être, la périphérie des membres est envahie par ces petits corps étrangers : d'où la possibilité d'ecchymoses et même d'îlots de gangrène cutanée. Ces embolies mécaniques diffèrent des embolies infectieuses par ce fait, que les lésions qui en dérivent relèvent uniquement des arrêts circulatoires.

Inversement, les foyers athéromateux ramollis sont-ils contaminés par une culture infectieuse ? Les corps étrangers embolisés (poussières et caillots fibrineux) entraînent-ils avec eux des germes pathogènes ? La plupart des infarctus emboliques secondaires, viscéraux ou périphériques, deviennent autant de foyers infectieux nouveaux. Suivant les cas, ceux-ci détermineront dans leur sphère d'action, soit des réactions inflammatoires simples, soit des phénomènes pyogéniques (infarctus suppurés), absolument comme dans l'endocardite infectieuse aiguë. Le siège du foyer primitif (cœur, aorte thoracique, aorte abdominale) aura, seul, une importance de premier ordre.

Une complication des plus rares, causée par la rupture spontanée d'une plaque athéromateuse ou calcaire, consiste en la formation d'un *anévrysme disséquant*. L'aorte est à peu près le siège unique de cette lésion. Le sang, pénétrant à travers une fissure de la membrane interne, décolle, grâce à sa pression centrifuge, un lambeau suffisamment large de l'endartère et s'infiltre progressivement entre les différentes couches vasculaires, surtout entre les feuillets de la membrane interne et de la membrane moyenne. Le sang peut, dans quelques circonstances, fuser non seulement le long de la crosse aortique (sans, bien entendu, s'épancher dans le médiastin), mais encore suivre les différentes branches de l'aorte, les carotides, les sous-clavières, et venir former jusqu'aux poignets des ecchymoses péri-artérielles pathognomoniques. . .

Il s'en faut que toute artérite chronique produise nécessairement une dilatation de la cavité vasculaire. Si l'ectasie, généralisée ou partielle (anévrysmes pariétaux), en est la conséquence la plus commune pour les grosses artères, l'inverse est à peu près la règle au niveau des artérioles.

Dans l'intimité des viscères, dans l'épaisseur des muscles, y compris le myocarde, les artères et les artérioles les plus ténues sont fréquemment le siège d'une endartérite chronique hypertrophique, qui tend plus ou moins régulièrement vers l'oblitération de la lumière.

L'endartère peut y acquérir une épaisseur huit à dix fois plus considérable que normalement (fig. 37).

L'hypertrophie des couches sous-endothéliales évolue d'une manière lente, et les néo-formations vasculaires font fréquemment défaut. L'endothélium reste normal : sinon, un thrombus se produit à sa surface et oblitère définitivement le vaisseau ; mais cet accident est rare.

La mésartère peut subir, de même, un épaississement hypertrophique : les cellules musculaires lisses s'accumulent en anneaux épais, concentriques à l'axe du vaisseau. En même temps, la péri-artère est soumise, d'une façon diversement appréciable, à un processus de sclérogenèse, qui servait, naguère, d'assise à certaines théories médicales (rôle pathogénique de la péri-artérite dans les scléroses viscérales). C'est, pour le dire en passant, sur la constatation histologique de l'épaississement hypertrophique des membranes interne et moyenne des artérioles que Gull et Sutton étayaient leur conception de la fibrose artério-capillaire.

Lorsque le même procédé d'inflammation hypertrophique envahit des ramifications artérielles plus volumineuses, l'artérite chronique sténosante est constituée. Le rétrécissement artériel généralisé, étudié par les chirurgiens, cause de certaines gangrènes périphériques étendues, rentre dans cet ordre de lésions. De même, peut-être, pour la maladie décrite par Lancereaux et ses élèves sous le nom d'aplasie artérielle, dont les causes, encore inconnues, peuvent frapper l'homme à tout âge et dans toutes les parties de son organisme. La gangrène sénile, qui se développe de préférence à la périphérie des membres inférieurs, ressortit à l'athérome artériel. Les lésions d'endartérite oblitérante sont constantes dans ces cas et frappent jusqu'aux vasa nervorum des régions ischémiées.

Le rétrécissement artériel peut, on le comprend, être concentrique à l'axe du vaisseau, ou demeurer pariétal. Cette dernière disposition, plus fréquente que la première, correspond aussi à des artérites moins généralisées. Les tibiales, les poplitées, la sous-clavière, sont les régions les plus privilégiées à cet égard.

Localisations de l'artérite chronique. — L'artérite chronique, athérome,

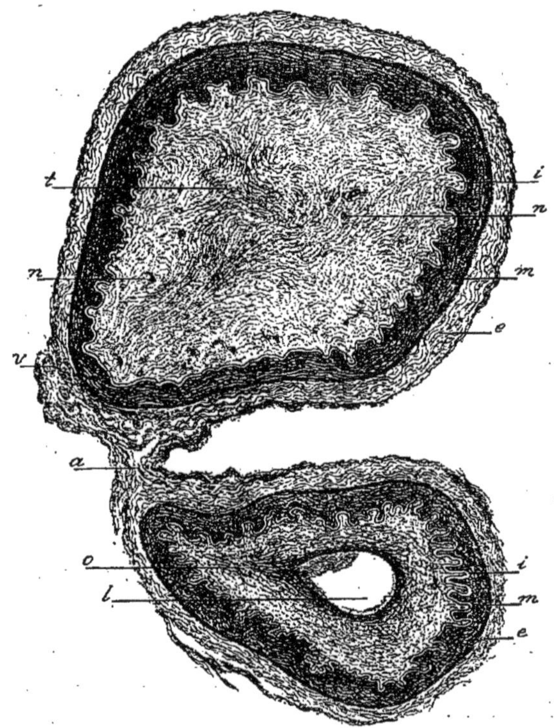

FIG. 42. — OBLITÉRATION ANCIENNE D'UNE ARTÈRE SYLVIENNE PAR EMBOLIE.

Endartérite végétante d'une de ses branches collatérales.

La sylvienne, complètement obstruée, montre : *e*, *e*, péri-artère légèrement épaissie. — *v*, un vaisseau nourricier de l'artère. — *m*, membrane moyenne, musculaire, d'apparence normale. — *i*, lame élastique interne, bien reconnaissable à son aspect brillant, à ses sinuosités. En dedans d'elle, commence l'endartère, dont les végétations ont comblé la cavité vasculaire, en faisant disparaître le caillot obturateur embolisé. — *n*, *n*, série des vaisseaux néo-formés visibles à ce grossissement. On remarquera que tous les vaisseaux se détachent assez loin de la lame élastique interne. Ils partent manifestement de l'ancienne limite interne de l'endartère. — *t*, tissu conjonctif fibrillaire, dont les ondulations paraissent plus épaisses au centre même du vaisseau qu'au voisinage de l'endartère. — *a*, point de continuité de la périartère ou membrane adventice entourant la sylvienne et sa branche collatérale, située plus bas. Cette branche collatérale est rétrécie d'une manière concentrique par une ancienne endartérite végétante, beaucoup moins vasculaire que la précédente. Les lettres *m*, *i*, ont la même signification que plus haut. — *l*, lumière rétrécie du vaisseau. — *o*, tissu conjonctif végétant ayant épaissi, quatre ou cinq fois plus que normalement, la couche sous-endothéliale de la membrane interne. (GROSSISSEMENT 40/1).

artério-sclérose, peut être généralisée à la presque totalité, à l'ensemble même du système artériel. Bizot, Lobstein, Rokitansky, et tout récemment Huchard, se sont efforcés d'établir, par ordre de fréquence, la série des artères vouées, plus que les autres, à l'artérite chronique. La plupart des anatomo-pathologistes négligent, au cours de l'autopsie, l'examen des artères périphériques, particulièrement des artères musculaires. En pratique, toutes les branches de l'aorte devraient être inspectées à tour de rôle, et les artères des membres palpées, sinon ouvertes.

Voici, d'après Huchard, l'ordre des artères frappées d'artérite chronique, suivant leur degré de fréquence : la crosse de l'aorte, l'aorte abdominale, les artères coronaires, les artères de l'abdomen, les artères du thorax, les rénales, les temporales, les artères de la base du crâne, les sous-clavières, les carotides primitives, les iliaques, la splénique, les brachiales, les radiales, les crurales, les poplitées, les cérébrales, les bronchiques, l'artère pulmonaire (qui n'est pas une artère, mais une veine), les mésentériques, les spermatiques, puis la multitude des autres rameaux artériels.

Comme on le voit, l'aorte et ses branches tiennent le premier rang. Une conclusion s'impose à l'esprit : le traumatisme, exercé par l'ondée sanguine sous pression, joue un rôle dans le mécanisme des désordres inflammatoires. La longue série, encore incomplètement connue, des causes toxiques, pathogènes de l'artérite, ne viendrait qu'ensuite.

A ce point de vue, les intoxications aiguës, conséquences des maladies infectieuses, ont autant d'importance que la goutte, le saturnisme, le diabète, le rhumatisme ou la dyspepsie, ces sources multiples de poisons transportés par le sang. L'arthritis de nos pères, l'herpétisme de Lancereaux, la scrofulo-tuberculose, l'impaludisme et la syphilis, se rangent à côté de causes plus discutées, comme l'alcoolisme, l'absinthisme, le tabagisme.

Cependant, l'hérédité de l'artério-sclérose apparaît à d'autres comme une cause unique, vraiment indiscutable, comme une variété de l'hérédité arthritique (aortisme héréditaire de Huchard). Enfin, les troubles dyspeptiques chroniques (perturbations du chimisme gastrique) et les troubles fonctionnels du rein, précurseurs de la néphrite chronique atrophique, paraissent à nombre d'auteurs contemporains la source la plus certaine des poisons irritants de l'endartère.

Artérites spécifiques. — Deux variétés d'artérites, la syphilitique et la tuberculeuse, peuvent être considérées, la seconde surtout, comme spécifiques ; elles rentrent dans le cadre des artérites infectieuses.

Artérites syphilitiques. — La syphilis frappe souvent d'une façon subaiguë ou chronique les parois des artères; trois évolutions sont possibles.

On voit la vérole donner lieu à une endartérite végétante, sténosante au premier chef, capable d'oblitérer d'une façon complète ou incomplète une artère de n'importe quel volume, sans avoir, pour cela, recours à la thrombose. La mésartère sera peu ou modérément touchée. La péri-artère, au contraire, sera gorgée de lésions subaiguës, nodulaires et végétantes, souvent accolées à de véritables gommes miliaires infiltrées dans les tissus circonvoisins (péri-artérite gommeuse). Bientôt, l'artère syphilitique, devenue fibroïde et de plus en plus scléreuse, se rétrécira en s'atrophiant. Bref, il ne restera du vaisseau qu'une simple colonnette fibreuse, absolument méconnaissable. Telle est l'artérite syphilitique oblitérante.

D'autres fois, au contraire, les lésions subaiguës ou même aiguës, éteintes sur place, se sont circonscrites sur une largeur assez grande. Ces placards d'artérite atrophique, avec affaissement fibroïde des parois, déterminent des ectasies partielles, anévrysmes latéraux. Communes le long des artères encéphaliques, ces poches compriment les centres nerveux. Elles sont susceptibles de guérison, mais capables aussi de rupture, et par conséquent fort redoutables. Les anévrysmes syphilitiques peuvent, ainsi que nous l'avons vu, se développer sur les gros troncs artériels, y compris la crosse de l'aorte.

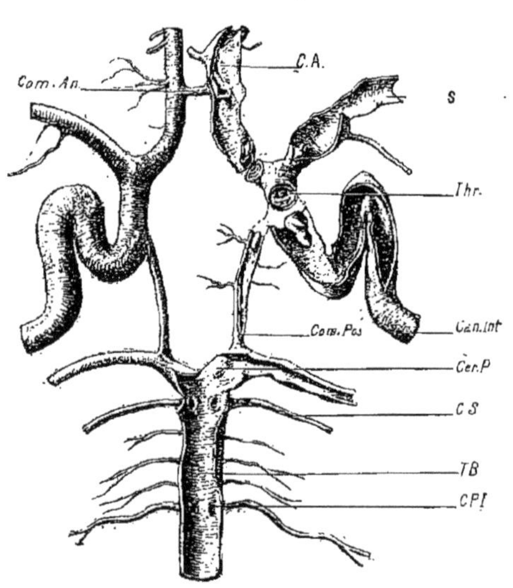

Fig. 43. — Artérite syphilitique (thrombo-artérite) de la carotide interne gauche, au niveau de sa terminaison.

Mort par ramollissement cérébral aigu.

CA, cérébrale antérieure, ouverte, vide et normale. — *Com. An*, communicante antérieure. — S, artère sylvienne gauche, à l'origine de laquelle on aperçoit l'extrémité antérieure, libre, du caillot thrombosique — *Car. Int*, carotide interne gauche, dont on reconnait les sinuosités logées dans le sinus caverneux. Au voisinage de sa terminaison, avant qu'elle ne se bifurque en sylvienne et cérébrale antérieure, se montre l'extrémité inférieure du caillot thrombosique qui l'a oblitérée complètement. Le caillot adhère à la paroi supérieure de l'artère. — *Thr*, thrombus, dont un fragment a été réséqué. Le caillot obturateur se bifurque par en haut sous forme d'Y et envoie un prolongement gauche terminé en pointe dans l'artère sylvienne; le prolongement droit oblitère l'origine de la cérébrale antérieure, en se prolongeant sur une petite étendue et sous la forme d'un placard fibrineux aplati, adhérent à la partie supérieure. Par en bas, le thrombus envoie également deux prolongements : l'un, à gauche, dans la cavité de la carotide interne, l'autre, à droite, dans la partie terminale de l'artère communicante postérieure gauche. — *Com. Pos*, communicante postérieure gauche, oblitérée à sa partie supérieure, au niveau de son embouchure dans la carotide interne. — *Cer.* P, cérébrale postérieure ouverte, normale. — CS, cérébelleuse supérieure. — TB, tronc basilaire normal, ouvert, avec ses artères protubérantielles. — CPI, cérébelleuse antéro-inférieure. Toutes les artères du côté droit sont normales et non ouvertes.

Enfin, le mécanisme le plus habituel de la syphilis artérielle consiste dans la formation de foyers d'endartérite nodulaire, à la surface desquels l'endothélium, irrité, desquamé ou nécrosé, occasionne la formation de thrombus. Cette thrombo-artérite syphilitique oblitère sans peine, et d'une manière définitive, la lumière vasculaire. Le plus grand nombre des observations cliniques où la syphilis cérébrale a été traitée, avec ou sans succès, ont trait à cette manifestation, dite secondaire ou tertiaire, selon les cas. Les foyers de ramollissement cérébral qui en résultent permettront souvent une survie indéfinie, à condition, bien entendu, que des centres importants de la substance encéphalique n'aient pas été radicalement détruits (fig. 43). Il faut se rappeler que la thrombo-artérite syphilitique peut oblitérer le plus petit comme le plus volumineux des vaisseaux encéphaliques, y compris la carotide interne (dont je possède un bel exemple) et le tronc basilaire (Joffroy.)

Artérites tuberculeuses. — La tuberculose artérielle est plus spécifique encore que la syphilis, en ce sens qu'il est possible de déceler dans les parois malades le germe pathogène, logé au milieu des désordres par lui engendrés. Dans ses formes chroniques habituelles, la tuberculose, qui procède par colonies massives, respecte le plus souvent les artères tant soit peu volumineuses, alors qu'elle envahit avec une prédilection marquée les parois des artérioles, des veines, et des veinules.

Les blocs caséeux formés dans les viscères tels que le poumon, le rein, l'intestin, englobent toujours de nombreuses artérioles. Le mécanisme en était déjà étudié, longtemps avant qu'on ne connût le bacille pathogène. L'invascularité des tubercules crus représente, aujourd'hui encore, leur caractère distinctif par excellence; c'est elle qui, d'ordinaire, rend facile le diagnostic différentiel entre la gomme syphilitique et la gomme tuberculeuse. L'infiltration caséeuse constitue, pour la plus grande majorité des cas, le mode de tuberculisation classique des artérioles; dans ces conditions, l'artérite fait, à proprement parler, défaut.

Dans la tuberculose chronique, les artères de moyen calibre ne présentent guère de lésions tuberculeuses vraies; il faut excepter les trois localisations suivantes : les artères cérébrales, les artères rénales et les ramifications lobulaires de l'artère pulmonaire. Encore, cette dernière détermination pourrait-elle prêter à la discussion, puisqu'il s'agit d'un vaisseau veineux; mais les altérations de ces trois ordres de canaux sont identiques et méritent d'être décrites simultanément.

Les artérites cérébrales tuberculeuses appartiennent à la méningite bacillaire. Simple propagation des cultures développées dans les espaces sous-pie-mériens, l'artérite procède de dehors en dedans, de la même façon, toutes proportions gardées, que le mal de Pott tuberculeux dans l'épaisseur des trois membranes d'enveloppe protectrices de la moelle épinière. Les follicules tuberculeux progressent le long de la gaine lymphatique des artères, principalement dans la péri-artère des branches de la sylvienne, voire même autour de son tronc d'origine. Peu à peu, la membrane moyenne, puis l'endartère, sont prises à leur tour. Les cellules géantes se forment aux dépens des cellules fixes de la couche sous-endothéliale (Cornil). Enfin, l'endothélium altéré assure le dépôt d'un thrombus fibrineux, qui oblitérera définitivement la lumière du vaisseau, déjà fort rétrécie. Ainsi naîtront les ramollissements étendus de la substance cérébrale.

Les lésions tuberculeuses de l'artère pulmonaire appartiennent en propre à l'histoire des cavernes pulmonaires, dont nous nous occuperons plus tard. Le mécanisme, tout en restant le même, produit des désordres différents dans un certain nombre de circonstances. L'évidement du lobule pulmonaire, ulcéré par la fonte caséeuse des nodules tuberculeux péri-bronchiques, détermine le long des petites ramifications de l'artère pulmonaire la même caséification des parois et de leur contenu, que subit toute artériole logée dans une masse caséeuse quelconque.

Au niveau d'une branche importante de l'artère pulmonaire, satellite d'une bronche sus-lobulaire plus ou moins volumineuse, la tuberculose peut agir autrement. Le lobule ulcéré, devenu caverne, est disséqué, et la bronche avec son artère pulmonaire s'y trouve mise à nu. De ces deux organes entourés de substance tuberculeuse, l'un, la bronche, se dilate et s'ulcère, l'autre, l'artère, d'abord irritée, esquisse une poussée pariétale d'endartérite au niveau de la caverne. Peu à peu, l'infiltration tuberculeuse envahit ses couches, de la surface vers la cavité; la paroi cède sur un point plus ou moins étendu et donne lieu à la formation d'un anévrysme de Rassmussen. D'autres fois, l'endartérite devient thrombosique, auquel cas la circulation est définitivement supprimée dans le territoire en question.

L'anévrysme de l'artère pulmonaire est donc logé dans une caverne dont les dimensions, souvent considérables, peuvent ne pas dépasser celles d'une noisette. La poche anévrysmatique est toujours pariétale, appendue à une division vasculaire assez grosse. Le volume de l'anévrysme varie depuis celui d'un gros pois jusqu'à une fève, une noix, un œuf de poule. Il peut remplir la totalité de la caverne, et cette dernière est, d'ordinaire, perméable. Parfois, au contraire, elle est fermée par l'anévrysme lui-même, qui l'obstrue, comme j'ai pu l'observer dans un cas. Souvent cachée dans quelque anfractuosité pariétale de la caverne, la tumeur est tantôt recouverte de muco-pus caséeux, tantôt tapissée de caillots noirâtres ou cruoriques qui la dissimulent.

Quand elle se rompt, la mort, presque constamment, survient par hémoptysie abondante, ou même foudroyante, et les traces de l'hémorrhagie peuvent être suivies depuis la trachée jusqu'à la caverne. La rupture est d'ordinaire fissuraire; la coque fibro-caséeuse de la poche se brise, comme fendue sous la pression du sang.

Le microscope montre une endartérite chronique pariétale invasculaire, habituellement en voie de dégénérescence hyaline; cette couche enflammée peut, à son tour, avoir été nécrosée, par suite de la propagation des poisons caséifiants tuberculeux, de la surface de la caverne à la totalité des couches constitutives de l'artère. Sur la surface extérieure de l'anévrysme, s'étale soit un placard fibro-caséeux, désorganisé, dont le fond est extrêmement friable, soit un tissu nodulaire tuberculeux. Dans la structure de ce tissu entrent, suivant les cas, des follicules tuberculeux, avec ou sans cellules géantes, des amas embryonnaires, enfin et surtout des blocs caséeux, infiltrés, par bandes nécrobiotiques, dans l'épaisseur des parois vasculaires.

La fréquence des anévrysmes tuberculeux de l'artère pulmonaire est assez grande pour justifier la règle qui commande au clinicien de soupçonner cette lésion, dès qu'une forte hémoptysie survient chez un phtisique cavitaire.

Dans le rein tuberculeux, plus spécialement dans la tuberculose miliaire de cet organe, on trouve parfois des lésions bacillaires systématisées le long des artères radiées : l'infection microbienne s'est embolisée par la voie sanguine. La thrombose infectante consécutive peut se reconnaître à l'œil nu; c'est ainsi que l'on voit les traînées caséeuses infiltrées le long des pyramides de Ferrein, sous forme de bandes ou même de cônes comparables à des infarctus.

Ailleurs, c'est au niveau d'un appareil glomérulaire (artère afférente et capillaires du glomérule) que la colonie bacillaire s'arrête. On y peut suivre le bacille de Koch, d'abord dans son trajet intra-vasculaire, puis au milieu des nodules caséeux péri-vasculaires créés par effraction.

La tuberculose rénale pourra quelquefois être diagnostiquée, grâce à l'étude bactériologique de l'urine, qu'il ne faut jamais négliger dans les cas douteux.

PHLÉBITES

Peu de questions anatomo-pathologiques ont subi autant de fluctuations que celle des phlébites. La connaissance exacte des inflammations veineuses ne date que des travaux de Cruveilhier (1834).

Avant lui, on n'admettait guère que deux variétés de phlébite, la phlegmatia des accouchées, mise en lumière par Hull, Davis, Guthrie, Robert Lee, Dance, et la phlébite des opérés de chirurgie (Hunter, Hogdson, Sédillot, Velpeau).

Cruveilhier reconnut et démontra l'identité de la phlébite puerpérale et des phlébites septiques post-opératoires. Il fit plus : il entrevit la grande série des causes, aujourd'hui mieux connues, capables d'irriter la membrane interne des veines au moyen d'un sang devenu phlogogène. Cette notion pathogénique simple, acceptée par un grand nombre d'auteurs, régna sans partage jusqu'à Virchow.

Avec l'illustre anatomo-pathologiste allemand, en effet, commençait, il y a bientôt quarante ans, une théorie nouvelle : microscope en main, Virchow et ses élèves rejetèrent l'idée de l'inflammation primitive de l'endophlèbe dans la plus grande majorité de phlegmatia trouvées à l'autopsie d'individus cachectiques (cancéreux, phtisiques, etc.). Virchow créait, de toutes pièces, la thrombose marastique.

L'absence de lésions endothéliales au niveau des coagulations sanguines adhérentes l'engageait à admettre le double mécanisme pathogénique suivant : *a*) altérations chimiques spéciales du liquide sanguin, consécutives à la cachexie ; *b*) perturbations mécaniques survenant dans le débit du sang veineux. Les remarquables études de Virchow sur la thrombose, l'autorité attachée à son nom et à ses travaux, amenèrent à lui, pendant nombre d'années, la plupart des observateurs. La phlegmatia alba dolens redevint une entité nosologique : le ralentissement de la circulation veineuse était la cause presque unique de la formation du caillot sanguin. En France, Lancereaux établissait les lois mécaniques de la stase veineuse et de la thrombose cachectique.

A la suite de ces travaux, beaucoup d'expériences furent tentées en vue de confirmer la doctrine de Virchow. Malheureusement, la presque totalité des observateurs n'obtinrent que des faits négatifs. Brücke, reprenant ses recherches anciennes, constatait que le sang, isolé dans un segment de veine vivante, ne parvient à se coaguler qu'après une altération évidente des parois vasculaires. Zahn démontrait, à l'aide de l'imprégnation des endothéliums par les sels d'argent, que la coagulation du sang dans une veine mésentérique exposée à l'air commence toujours à la hauteur des endothéliums altérés.

Frantz Glénard perfectionnait bientôt l'expérience de Brücke; il montrait que l'apparition du caillot dans un segment de veine, liée et extraite hors de l'animal, est consécutive à la nécrose des parois veineuses. Durante, Baumgarten, Hayem, confirment et complètent ces expériences.

La question en était là, il y a quelques années encore, sans que la théorie de Virchow, sapée de toutes parts, fût définivement vaincue. On avait prouvé que le sang ne peut se coaguler dans une veine qu'à la condition d'une altération préalable de la membrane interne. Comme on ne connaissait point encore ces altérations, on chercha d'abord dans le sang lui-même les éléments de sa coagulation. Les anciennes idées de l'hypérinose (exagération de la quantité de fibrine dans le sang) et de l'inopexie (coagulabilité exagérée du sang) n'avaient plus cours, abandonnées presque au lendemain de leur apparition (Vogel, 1854).

L'histologie fournit bientôt de précieuses indications. Zahn remarque que le caillot commence toujours par un dépôt de cellules blanches adhérentes à la paroi; les fibrilles de fibrine n'apparaissent qu'ensuite. Hayem, le premier, dans ses belles recherches sur le sang, décrit l'existence des hématoblastes, dont la précipitation nécrosique marque la première étape de la formation du caillot. Bizzozero, Eberth et Schimmelsbusch attribuent la même propriété aux « plaquettes » du sang.

Ce n'est pas ici le lieu de discuter la question de savoir exactement l'origine première de la précipitation de la fibrine. Il suffira de rappeler les notions suivantes, aujourd'hui classiques en pathologie générale. *a*) La fibrine est une substance qui ne préexiste pas dans l'organisme, à l'état normal. *b*) Quel que soit le mécanisme qui préside à la précipitation du fibrinogène (sous l'action du ferment-fibrine, dans un milieu chimiquement déterminé), la fibrine est toujours un produit nécrobiotique. *c*) La totalité des éléments figurés appartenant à la série du tissu conjonctivo-vasculaire, depuis les globules blancs jusqu'aux cellules fixes et aux endothéliums, peuvent, en mourant, donner naissance à des coagulations fibrineuses. *d*) Les épithéliums de revêtement peuvent également subir le même procédé de mortification.

Ces morts cellulaires rentrent dans la catégorie des lésions décrites par Weigert sous le nom de *nécrose de coagulation*.

Le court résumé qui précède permet d'expliquer la réaction qui se fit, il y a quelques années, dans les idées au sujet de la thrombose veineuse des cachectiques. Dès 1874, mon maître Vulpian réclamait à nouveau l'examen microscopique des veines thrombosées et prévoyait la découverte de lésions endothéliales protopathiques. Peu après, les travaux de Renaut, de Troisier et de Damaschino, pour ne citer que les plus importants, établissaient la préexistence constante d'altérations de l'endophlèbe, au niveau de l'origine du caillot thrombosique.

Ces notions acquises furent complétées par les recherches microbiques. En 1880, Doléris, un élève de Pasteur, décrit et figure des colonies de microbes à la face interne des grosses veines atteintes de phlébite puerpérale. Enfin, c'est en particulier Cornil et ses élèves, surtout Widal, qui établirent définitivement la nature infectieuse, streptococcique, de la phlegmatia des femmes en couches. Tout récemment, mon collègue et ami Vaquez consacrait à l'étude de la phlegmatia des cachectiques une série de travaux méthodiques et démontrait la présence fréquente de germes pathogènes, connus et banals, dans les parois des veines thrombosées.

La notion de la nature infectieuse de la plupart des phlébites aiguës se base aujourd'hui sur un assez grand nombre de faits. Pour ne citer que quelques auteurs, Cornil, Hutinel découvrent des microorganismes dans certains cas de phlébite dothiénentérique. Girode trouve le bacterium coli commune dans une phlébite typhique. Weigert, R. Durand-Fardel, Kiener, Chantemesse, Widal, Vaquez, rapportent des cas de thrombose veineuse bacillaire au cours de la tuberculose. En outre, Vaquez publie plusieurs observations de phlébite, oblitérante ou non oblitérante, chez des cancéreux et des tuberculeux, dans lesquelles la présence de microorganismes (streptocoques ou staphylocoques) était d'une constatation facile. Mya a même pu reconnaître le pneumocoque dans un caillot phlébitique.

On peut, en somme, accepter sans trop grande réserve ces deux notions : que les agents infectieux rencontrés dans les veines atteintes de phlébite sont vraisemblablement la cause de la thrombose inflammatoire qui les entoure ; que la variété de phlébite aiguë appelée jadis phlegmatia, rentre dans la série variée des infections secondaires, complications mieux étudiées, qui surviennent au cours des maladies chroniques, telles que le cancer, la tuberculose, la goutte et la chlorose.

Le mécanisme admis par les auteurs, pour expliquer le mode de pénétration des microbes pathogènes dans les différentes couches constitutives de la veine, sera étudié dans un autre chapitre.

CARACTÈRES GÉNÉRAUX

L'étude anatomo-pathologique des phlébites les divise en phlébites aiguës, subaiguës et chroniques.

Phlébites aiguës. — Les phlébites aiguës sont de deux ordres : suppuratives et exsudatives.

Les *phlébites suppuratives*, les plus rares de toutes, communes autrefois, alors que la chirurgie ignorait l'asepsie, sont à peu près inconnues maintenant. Une des causes les mieux établies de la phlébite suppurée était la saignée, trop fréquemment pratiquée à l'aide d'instruments contaminés, et à travers des téguments malpropres.

De nos jours, on ne décrit plus guère que deux variétés de phlébite suppurative : les phlébites utérines, causées par le streptocoque pyogène, élément du puerpérisme infectieux, et la pyléphlébite, inflammation de la veine porte, dont la forme pyogénique se rattache le plus souvent à une infection microbienne d'origine intestinale (dysenterie, ulcérations typhiques ou tuberculeuses, appendicite et typhlite ulcéreuses).

On peut signaler encore, en passant, les cas exceptionnellement rares de périphlébite suppurée, d'abcès phlegmoneux développés au voisinage d'une veine et se compliquant de l'ulcération des parois veineuses, avec pénétration du pus en nature dans le torrent sanguin (phlegmons cervicaux, otite suppurée, psoïtis, etc.).

Il suffira de rappeler que les phlébites suppurées se présentent tantôt avec la cavité de la veine remplie d'un pus caractéristique, tantôt, au contraire, avec une veine incomplètement comblée par des caillots ramollis, putrilagineux, gris-rougeâtres, au milieu desquels il est extrêmement difficile de reconnaître un liquide purulent. Les phlébites puerpérales des sinus veineux utérins et des grosses veines logées sur les bords de la matrice fournissent un exemple de la première variété. La pyléphlébite suppurée correspond souvent à la seconde. Il est inutile de noter que les parois des veines, ainsi que leur contenu, sont, dans ces deux cas, gorgées de leucocytes et de microbes pathogènes.

La *phlébite exsudative*, la seconde forme de phlébite aiguë, la plus commune, correspond en réalité à la majorité des cas décrits sous le nom de phlegmatia alba dolens : c'est la thrombose aiguë et circonscrite d'une cavité veineuse.

Ici, la difficulté n'est point tant de savoir si le caillot thrombosique s'est déposé primitivement sur un endothélium sain, auquel il s'est accolé, ou si les altérations aiguës de l'endothélium ont précédé nécessairement la formation du thrombus. Le problème s'est modifié, par suite des données microbiques modernes.

Lorsqu'on ouvre une veine atteinte de phlegmatia alba dolens récente, on constate toujours, sur un point déterminé du caillot cruorique, quelle qu'en soit d'ailleurs la longueur, une région intimement adhérente à la paroi interne de la veine.

En ce point, il est fréquemment possible de reconnaître, même à l'œil nu, un épaississement plus ou moins régulier de la paroi veineuse.

D'ordinaire, cette tuméfaction de l'endophlèbe n'est point annulaire ; elle n'occupe point, sur une surface donnée, la totalité de la lumière du vaisseau.

L'étendue du caillot thrombosique est des plus variables. Dans certains cas de phlébite superficielle des membres, on mesurera des petits thrombus de 2 à 3 centimètres. Ces phlébites insulaires, isolées ou multiples, discrètes ou cohérentes, s'observent de préférence dans les veinules du mollet, ou le long de la saphène ; j'en ai vu plusieurs cas localisés aux différents segments des veines superficielles du membre supérieur.

Plus ordinairement, la phlébite thrombosique s'étale davantage. Elle peut envahir, par exemple, la totalité de la veine saphène interne, les deux saphènes, la fémorale et la poplitée, l'ensemble des veines profondes du membre inférieur, etc. La phlébite puerpérale, partie des sinus veineux de l'utérus, gagne les veines utérines, la veine hypogastrique du même côté, monte jusqu'à la veine iliaque externe, et redescend dans toute la hauteur de la fémorale et de ses branches, en même temps qu'elle peut remonter, par l'iliaque primitive, jusqu'à l'origine de la veine cave inférieure, et au delà.

Dans tous les cas, au bout de quelques jours, vers la seconde semaine, l'aspect du caillot thrombosique est des plus caractéristiques. Il se divise d'une manière plus ou moins parfaite en deux régions distinctes.

La première partie, centrale, libre ou à peine adhérente, la plus rapprochée du cœur, est composée d'un caillot arrondi, avec une extrémité mousse, comparée par les auteurs à une tête de serpent, à un battant de cloche ; elle est colorée en rouge-brun (caillot cruorique récent), ou en gris blanchâtre (caillot fibrineux déjà plus ancien), ou bien est disposée en placards alternativement rouges et gris.

L'autre partie du caillot, périphérique, la plus éloignée du cœur, est adhérente aux parois veineuses au point d'être intimement confondue avec elles. Suivant les cas, cette base du caillot oblitère complètement le vaisseau, quel qu'en soit le calibre, ou ne fait que rétrécir partiellement la cavité vasculaire (thrombus pariétal).

La surface du caillot adhérent est lisse ; sa masse s'enchevêtre dans les anfractuosités formées par le tronc principal et les branches afférentes envahies à leur tour. Les nids valvulaires, s'il en existe dans la région malade, sont comblés par les caillots, et leurs replis englobés dans la masse fibrineuse.

Quand les lésions sont plus anciennes, il n'est pas rare d'observer un ramollissement puriforme du caillot : au centre d'une coque fibrineuse, d'une densité et d'une friabilité variables, le couteau met à jour une poche remplie d'un liquide crémeux, grisâtre, en tout comparable au contenu des lésions que nous avons appris à connaitre sous le nom de végétations globuleuses et de kystes fibrineux du cœur.

Plus rarement, la cavité intra-thrombosique est devenue kystique et ne contient plus qu'un liquide séreux.

Plus tard encore, on pourra trouver une série de masses calcaires au centre du caillot, variété peu commune de phlébolithes, dont nous aurons à nous occuper.

Enfin, l'anatomie pathologique démontre que les veines les plus volumineuses, une fois thrombosées, peuvent récupérer plus ou moins complètement leur lumière. Dans ces cas, très rares à la vérité, la résorption totale des caillots obturateurs s'est effectuée, grâce à la riche vascularisation des masses fibrineuses. La fibrine est envahie secondairement par des lacunes vasculaires qui se mettent en communication avec les vaisseaux de la paroi et avec les régions sus et sous-jacentes à la portion oblitérée (Ball, Damaschino, Troisier). La vascularisation du caillot ne diffère aucunement de l'organisation des néo-membranes inflammatoires des séreuses.

Les parois de la veine sont toujours épaissies dans la hauteur des lésions internes. Les vasa-vasorum et le tissu cellulaire qui les accompagne, parfois même les artères et les nerfs satellites de la veine, sont englobés dans un tissu conjonctif densifié, chroniquement irrité. Les veines collatérales sont toujours ectasiées (circulation collatérale).

Lorsque l'oblitération de la veine est définitive, le vaisseau apparait transformé en un cordon fibreux, dur, lisse, souvent beaucoup plus petit que n'était la veine normale. L'organe est supprimé, comme sa fonction, et l'examen microscopique y révèlera l'organisation définitive des caillots en un tissu fibroïde de cicatrice. La disparition totale d'une veine atrophiée est même possible ; sa sténose générale post-phlébitique n'est pas rare.

Lésions histologiques. — La phlébite suppurée ne nous arrêtera pas longtemps. Il s'agit d'une infiltration des trois membranes de la veine par une multitude de leucocytes et de germes pathogènes. Tantôt cependant, suivant la cause, le phlegmon pariétal est prépondérant au niveau de la membrane interne, infectée la première par la pyohémie ; tantôt, au contraire, la progression des lésions suppuratives s'étant faite de dehors en dedans, c'est la membrane externe qui est le plus largement envahie par les microbes pathogènes (streptocoque, staphylocoque, coli-bacille, pneumocoque) et par les leucocytes qui ont afflué en vertu des lois de l'hyperdiapédèse.

Les phlébites aiguës non suppurées, exsudatives, purement thrombosiques, dont le prototype est fourni par la phlegmatia alba dolens, sont plus intéressantes à connaître.

Un premier point, bien mis en lumière par les travaux modernes, en particulier par Vaquez, est le suivant : la thrombo-phlébite, ordinairement partielle et localisée aux régions déclives des membres inférieurs, est presque toujours caractérisée, au moins sur quelques points de son étendue, par des lésions végétantes de l'endophlèbe. C'est donc plutôt une endophlébite végétante et par conséquent subaiguë, non pyohémique, qu'une phlébite exsudative aiguë, purement endothéliale. Il suffit de rechercher avec soin, dans les points les plus adhérents du caillot, pour trouver, reconnaissables à l'œil nu, ces bourgeonnements punctiformes, arrondis, de la paroi interne de la veine. Enchâssés dans l'intimité des blocs fibrino-leucocytiques, ils apparaissent comme la signature d'un processus réactionnel moins violent, plus réparateur aussi, que celui qui caractérise les phlegmasies aiguës hyperinfectieuses.

La clinique confirme ces données fournies par le laboratoire : elle montre que la phlébite aiguë simple, qui complique, comme nous l'avons dit, la plupart des maladies infectieuses (depuis la fièvre typhoïde jusqu'à la grippe, le rhumatisme aigu franc, et la pneumonie), n'est point ordinairement pyogénique. La phlegmatia alba dolens des femmes en couches, quand elle survient après le 15-20e jour, quoique habituellement streptococcique, comme l'a prouvé Widal, est également plus bénigne dans ses déterminations veineuses que la phlébite hyperinfectieuse des premiers jours des couches. Nous laissons de côté, bien entendu, pour le moment, ses complications emboliques, si redoutables à plus d'un titre.

En outre, l'examen minutieux des malades, aussi bien de ceux atteints d'une infection aiguë vraie que de ceux victimes d'une cachexie devenue infectieuse par accident (cancer, tuberculose, goutte, chlorose), fournit quelques données importantes. La clinique montre, en effet, que cette phlegmatia a ses prodromes locaux et généraux, et qu'en réalité le début soi-disant subit de la thrombose n'est, le plus ordinairement, que le moment précis de l'oblitération complète du tronc veineux. Vaquez a justement décrit sous le nom de période pré oblitérante ces prémisses de la phlébite thrombosique.

Ainsi, les lésions circonscrites de l'endophlèbe auront eu le temps de naître silencieusement, d'irriter la membrane interne (en la desquamant sur un ou plusieurs endroits), de solliciter la réaction végétante de la paroi, d'une façon identique aux processus évoluant à la surface de l'endocarde ou de toute autre membrane séreuse enflammée. Les lésions mécaniques ne seront qu'un second acte, une manifestation deutéropathique.

Des remarques qui précèdent une série de considérations découle, que nous allons résumer en quelques lignes.

L'endophlébite insulaire, qui caractérise la phlegmatia, débute sourdement, dans des points variables de la séreuse. Les nids valvulaires, que certains auteurs prétendaient devoir être le siège de prédilection de l'inflammation veineuse, n'y jouent qu'un rôle banal, semblable aux autres régions de la membrane.

La desquamation de l'endothélium est constante dans ces zones premièrement frappées. Un exsudat s'y produit, qu'il ne faut pas considérer, à tout prix, comme uniquement produit par la coagulation du sang circulant dans la cavité veineuse.

Cette coagulation de la colonne sanguine, au début même de la maladie, est si rare, qu'on peut la regarder comme exceptionnelle. Sauf les cas de contusion, de compression violente et prolongée (ligature aseptique) de la veine, de plaie veineuse expérimentale ou chirurgicale, l'oblitération subite et complète de la lumière vasculaire n'existe pas.

L'expérience démontre, au contraire (traumatismes aseptiques des veines), que la formation d'un thrombus pariétal n'est pas absolument nécessaire pour réparer des délabrements fort étendus des parois veineuses.

Au bout d'un temps très court, l'irritation inflammatoire de l'endophlèbe détermine sa tuméfaction. La prolifération des cellules fixes de la couche sous-endothéliale en est la conséquence. Un bourgeonnement de l'endophlèbe a lieu ; il s'accompagne d'un mince exsudat superficiel, composé de cellules endothéliales enflammées, nécrosées, fibrinifiées ou proliférées, et d'un certain nombre des éléments cellulaires et des globules rouges du sang. En ce point précis, par exemple, les hématoblastes d'Hayem se fixent, forment des amas, et, par leur mort, donnent naissance à une quantité variable de fibrine. De même, quelques leucocytes du sang s'immobilisent, quelques hématies s'arrêtent ; tous s'emprisonnent dans les mailles de matériaux nécrosés (fibrine) qui adhèrent à la couche sous-endothéliale.

Les choses peuvent en demeurer là, quant aux dépôts de substances mortes fixés sur la plaque d'endophlébite. Le sang continue à circuler à la surface ; les lésions demeurent pariétales et par suite à peu près sûrement ignorées du clinicien. Ce dernier, en effet, vu l'absence d'œdème, oublie d'interroger la douleur, souvent localisée au trajet du vaisseau veineux. Aussi, l'endophlébite risquera-t-elle, en pareil cas, de rester une surprise d'autopsie.

Plus souvent, à la vérité, la maladie locale progresse. La totalité des parois veineuses prend part, dans cette lutte exercée par l'endophlèbe contre les microbes ou leurs poisons déposés à sa surface.

La membrane moyenne s'irrite, se laisse envahir par des proliférations, embryonnaires, nées des vaisseaux de la membrane adventice. On assiste à une végétation néo-vasculaire qui pousse, perpendiculairement aux couches connectives et musculaires, ses capillaires de nouvelle formation ; leur exubérance, ultérieurement, deviendra peut-être excessive. L'endophlèbe se vascularise à son tour : de vastes mailles vasculaires, où le sang circule largement, se forment à la base de la couche sous-endothéliale et envoient leurs pointes protoplasmiques dans la totalité des masses fibrino-leucocytiques accumulées à la surface de la membrane enflammée.

Alors, si la cause qui a créé la phlébite interne est permanente, surtout si elle a suscité d'emblée une violente réaction de l'endophlèbe, on voit d'énormes bourgeons néo-connectifs et néo-vasculaires se glisser au milieu des blocs fibrineux adhérents. Ces thrombus ont une épaisseur d'autant plus grande, et l'endophlébite est d'autant mieux oblitérante, que le procédé inflammatoire initial aura été plus étendu en surface et d'une durée plus prolongée.

J'ai vu plusieurs cas d'obstruction complète de gros troncs veineux (veine sous-clavière, grande veine mésaraïque, veines surrénales, etc.), dans lesquels une organisation totale de l'aire vasculaire oblitérée s'était effectuée au voisinage d'une lésion péri-veineuse irréductible : je citerai, par exemple, les

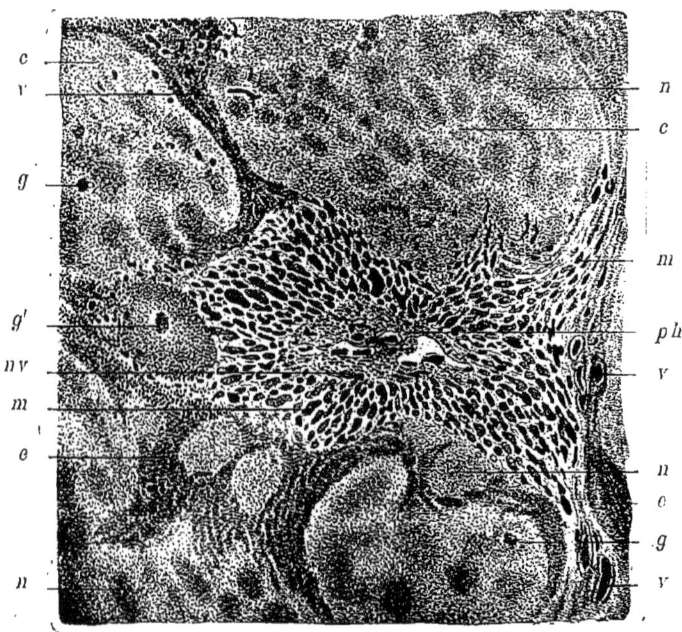

Fig. 44. — Endophlébite oblitérante.

Coupe d'une veine surrénale entourée d'amas caséeux, au centre d'une capsule surrénale. — La veine oblitérée contient des cavités vasculaires qui sillonnent le tissu conjonctif développé dans sa cavité.

ph, membrane interne enflammée, ayant comblé la lumière du vaisseau, et parsemée de cavités néo-vasculaires contenant du sang. — *n v*, vaisseaux de nouvelle formation, tapissés d'endothéliums et formés aux dépens des végétations inflammatoires endophlébitiques. — *v*, *v*, vaisseaux du tissu conjonctif de la périphlèbe, dilatés : la circulation s'y trouve entravée par la compression des masses caséeuses. — *m*, *m*, membrane moyenne, mésophlèbe, musculaire, déformée et comprimée de toutes parts par les masses caséeuses ayant envahi la membrane adventice. — *n*, *n*, *n*, nodules tuberculeux caséeux, accumulés autour de la veine. — *g*, *g*, cellules géantes, dont quelques-unes, comme en *g'*, ont entamé les parois veineuses. — *c*, *c*, placards caséeux. — *e*, *e*, tissu conjonctif péri-tuberculeux. (Grossissement 30/1).

adénites chroniques cervicales fibro-caséeuses, juxta-veineuses, les grosses masses tuberculeuses de la surrénale (maladie d'Addison) (fig. 44).

Un nombre considérable de phlébites aiguës, ordinairement secondaires (convalescence d'une maladie infectieuse, cachexies tuberculeuse, cancéreuse ou chlorotique, cardiopathies chroniques), ressortissent à une infection pariétale de la veine, causée par l'une quelconque des familles microbiennes connues et banales. La preuve en a été fournie maintes fois, nous l'avons dit plus haut.

Les cas négatifs, dont il faut tenir compte, peuvent s'expliquer par plusieurs raisons : l'examen trop tardif de la région malade, la phlébite aiguë, qui guérit souvent, permettant une survie prolongée favorable à l'extinction des germes pathogènes; l'étude incomplète ou mal topographiée de la veine malade, car c'est aux points les premiers frappés qu'il faut s'adresser pour trouver la cause, le reste du thrombus demeurant souvent aseptique, et la recherche des microbes pathogènes devant porter sur la totalité des parois, notamment les couches adventices et les vasa-vasorum.

Il est intéressant de noter, à ce propos, qu'on a pu rencontrer les microbes pathogènes, non seulement à la surface de l'endophlèbe (partie adhérente du caillot), mais encore dans la mésophlèbe et dans la membrane adventice, y compris les vasa-vasorum. Ces vaisseaux, dans quelques cas, se montraient bourrés de germes, et, dans d'autres, totalement oblitérés eux aussi par une thrombose, jugée contemporaine, consécutive ou même préexistante, suivant les circonstances. Voilà pourquoi certains auteurs acceptent, au point de vue pathogénique, l'influence prépondérante des lésions infectieuses des vasa-vasorum.

A cette opinion doctrinale, qui reflète quelque peu les idées concernant l'origine vaso-vasculaire des artérites, on a le droit de répondre en réclamant des faits plus démonstratifs. Il paraît aussi simple, et plus logique, d'admettre que les germes pathogènes trouvés dans les parois d'une veine proviennent de sa cavité, qu'ils tendent à quitter, en vertu d'une action diapédétique, accordée, d'ailleurs, à la plupart des microbes. A quoi bon invoquer l'inoculation du vaisseau en deux temps : par effraction des germes, d'abord à travers les parois des vasa-vasorum; puis, à travers les membranes musculaire et interne du gros tronc veineux? Cette explication trop compliquée du mécanisme des lésions, suffirait pour la rendre suspecte. Le discrédit qui, de nos jours, règne sur les vasa-vasorum dans leurs rapports avec les artérites subaiguës et chroniques, aggrave encore, si possible, les réserves qu'il me paraît utile de faire à propos de l'origine vaso-vasculaire des endophlébites aiguës infectieuses.

Enfin, il est logique de penser que les substances toxiques incessamment véhiculées dans le sang, au cours des maladies aiguës infectieuses et pendant les maladies chroniques (goutte, chlorose), sont capables d'adultérer la membrane interne des veines, aussi bien que les germes pathogènes eux-mêmes. En d'autres termes, une phlébite, survenant pendant une maladie infectieuse, peut n'être qu'une manifestation de la toxicité du sang, sans qu'aucun microbe ait eu à intervenir mécaniquement, *loco dolenti.*

Ces questions sont encore à l'étude ; elles ne comportent donc pas une solution ferme immédiate. Il suffit de les avoir rappelées incidemment.

Phlébites chroniques. — Sous le terme de phlébites chroniques on décrit plusieurs variétés de lésions veineuses très dissemblables.

Certaines sont le reliquat d'une endophlébite aiguë thrombosique. L'organisation fibro-vasculaire du caillot obturateur l'a transformé en un cordon scléreux complètement plein, plus souvent lacunaire. L'altération occupe une étendue très variable, par exemple la totalité de la veine fémorale et de la veine poplitée.

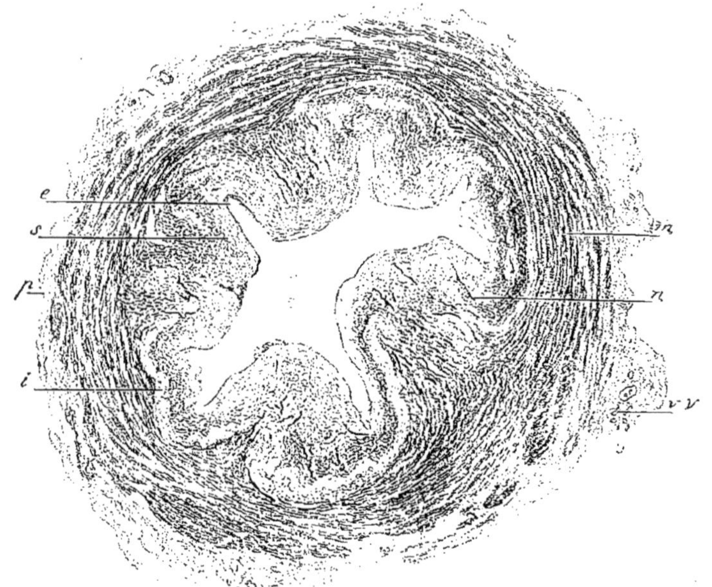

Fig. 45. — Phlébite chronique végétante de la veine saphène interne.

Coupe transversale de la veine, au voisinage d'une thrombose cachectique. — La lumière du vaisseau est rétrécie par des végétations d'apparence papillaire, formées aux dépens de la membrane interne, chroniquement enflammée et vascularisée.

e, couche endothéliale, reconnaissable en certains points à la ligne noirâtre qu'elle forme sur le bord de la cavité de la veine. — *s*, couche sous-endothéliale considérablement épaissie et sillonnée, de place en place, par des vaisseaux capillaires gorgés de sang. — *n*, un de ces néo-capillaires de la couche sous-endothéliale ; le vaisseau s'étend perpendiculairement à la surface de la veine. — *i*, lame élastique interne de la veine considérablement épaissie, permettant de constater la vascularisation anormale des tissus endophlébitiques logés au-dessus d'elle. — *m*, couche musculeuse de la veine saphène, extrêmement épaissie. — *p*, membrane adventice de la veine, parsemée de vaisseaux. — *vv*, vasa-vasorum, vaisseaux dits nourriciers, paraissant plus larges que normalement. (Grossissement 20/1).

D'autres cas ont trait à des altérations chroniques d'emblée, circonscrites à la membrane interne ou généralisées à l'ensemble des parois veineuses.

Ces phlébites partielles sont souvent entremêlées à des îlots d'endophlébite subaiguë, végétante, progressivement organisée et devenue fibreuse à son tour. La cavité vasculaire, dans ces circonstances, est normale ou dilatée, c'est-à-dire variqueuse : la phlébite chronique ressortit alors aux varices, comme nous le verrons bientôt.

Il est d'autres variétés encore de phlébite chronique, caractérisées non plus par la dilatation mais par le rétrécissement de la lumière vasculaire. L'induration des parois est générale. Le microscope montre, en même temps qu'une transformation fibroïde de la membrane adventice et de la couche musculeuse, un épaississement énorme, endophlébitique, de la membrane interne parsemée de vaisseaux capillaires. Une lame élastique interne très épaisse sépare la membrane moyenne de la membrane interne. L'endothélium seul est demeuré normal (fig. 45).

Localisation des phlébites. — Il faut se garder de croire que les détails précédents n'ont trait qu'au système veineux des membres. Toutes les veines de l'organisme peuvent être atteintes de l'une ou de l'autre des variétés de phlébite décrites plus haut. Sans doute, le système de la veine cave inférieure, avec ses ramifications nombreuses sillonnant les membres et les organes abdominaux, est plus exposé que les systèmes sus-diaphragmatiques aux inflammations phlébitiques. Cependant, on cite de nombreux cas où les veines jugulaires, les sinus veineux du crâne et de la dure-mère, le tronc de la veine cave supérieure, ont été également envahis (grippe, fièvre typhoïde, chlorose, tuberculose, cancer).

Seules, peut-être, les veines pulmonaires, tout au moins leurs gros troncs terminaux, semblent relativement inaccessibles : la phlébite aiguë ou chronique d'une grosse veine pulmonaire intra-médiastine est à peu près inconnue. La composition du sang (artériel) qui les parcourt joue, sans doute, un certain rôle dans cette remarquable intégrité de leur membrane interne.

Les phlébites viscérales sont extrêmement communes dans une foule d'affections. Elles offrent un intérêt tout particulier : elles démontrent d'une manière péremptoire que les lésions de l'endophlèbe peuvent être des plus végétantes sans, pour cela, occasionner nécessairement la précipitation d'un thrombus à leur niveau.

Pour ne citer qu'un exemple, on observe fréquemment, à l'autopsie d'une hépatite diffuse subaiguë (cirrhose hypertrophique subaiguë), un grand nombre de troncs veineux sus-hépatiques rétrécis, voire oblitérés, par endophlébite subaiguë ou chronique.

Dans un autre ordre d'idées, il n'est pas rare de constater un épaississement fibroïde de la membrane interne des veines sous-muqueuses de l'œsophage ou de l'estomac, quand elles sont atteintes de varices gastro-œsophagiennes, au cours des différentes maladies accompagnées de pléthore abdominale.

La pyléphlébite chronique, qui relève si souvent de l'impaludisme ou de l'alcoolisme, est un exemple non moins frappant de l'étendue considérable que peuvent couvrir les lésions inflammatoires des veines. En effet, la totalité des rameaux veineux d'origine de la veine porte (petite et grande mésaraïque, veine splénique, etc.) peuvent être thrombosés, soit isolément, soit en même temps que le tronc entier de la veine porte, avec l'ensemble de ses ramifications intra-hépatiques.

L'artère pulmonaire, enfin, que l'on peut considérer à juste titre comme un système veineux spécial, destinée qu'elle est à charrier dans les lobules du poumon le sang noir de l'organisme mélangé à la lymphe, est parfois le siège de thrombo-phlébite pariétale; la lésion se localise tantôt sur le gros tronc d'origine ou sur les premières branches de bifurcation, tantôt sur les ramifications intra-pulmonaires (rougeole, coqueluche, chlorose, asystolie, etc.).

CARACTÈRES PARTICULIERS

Phlébites spécifiques. — Outre ces phlébites subaiguës ou chroniques, il est encore un groupe de lésions inflammatoires particulières, caractérisées par des altérations spécifiques.

D'une manière générale, les phlébites spécifiques sont de trois ordres : tuberculeuses, syphilitiques et cancéreuses, ces dernières causées par la pénétration de cellules néoplasiques dans leur intérieur.

Phlébite tuberculeuse. — Il s'en faut que les phlébites tuberculeuses soient toutes calquées sur un type déterminé.

Lorsqu'un amas de follicules tuberculeux se développe, dans un tissu, au contact d'une veine de n'importe quel volume, la caséification, autrement dit le processus de mortification causé par la présence des bacilles de Koch et par les toxines qui s'en dégagent, peut frapper en masse la totalité des parois du vaisseau ainsi que son contenu. Un cylindre caséeux en résulte, sur les bords duquel on peut, encore quelque temps, reconnaître le squelette élastique des membranes vasculaires. Ici, la mort a touché, d'une manière diffuse mais spécifique, la totalité des éléments constitutifs de l'organe veineux. La pneumonie caséeuse pseudo-lobaire, dans les blocs de laquelle toutes les parties composites du poumon sont simultanément atteintes de nécrose, en fournit un type démonstratif. Les gros tubercules massifs du foie, du rein, de la capsule surrénale ou des ganglions lymphatiques, pour ne citer que ces exemples, répondent journellement aussi à une telle disposition. Il n'est même pas rare d'y rencontrer des tubercules géants dont le centre, caséifié en larges amas, est constitué par le squelette vivement coloré d'un gros vaisseau sanguin, lequel est assez aisément reconnaissable, à ses caractères anatomiques, comme étant une veine thrombosée morte (nécrose fibrinoïde, nécrose de coagulation). Aucune trace de noyaux ne s'y peut déceler, et la masse sanguine, elle-même, s'est précipitée en détritus opaques, secs et cassants (caséification du sang) (fig. 46 et 49).

D'autres fois, c'est une tuberculose péri-veineuse qui donne lieu à des altérations encore spécifiques, mais bien différentes des précédentes. Tantôt, par exemple, les bacilles s'accumulent en amas pressés dans la périphlèbe et dans la mésophlèbe, au point de faire presque disparaître les éléments constitutifs de ces couches concentriques. L'endophlèbe reste intacte, ou n'est

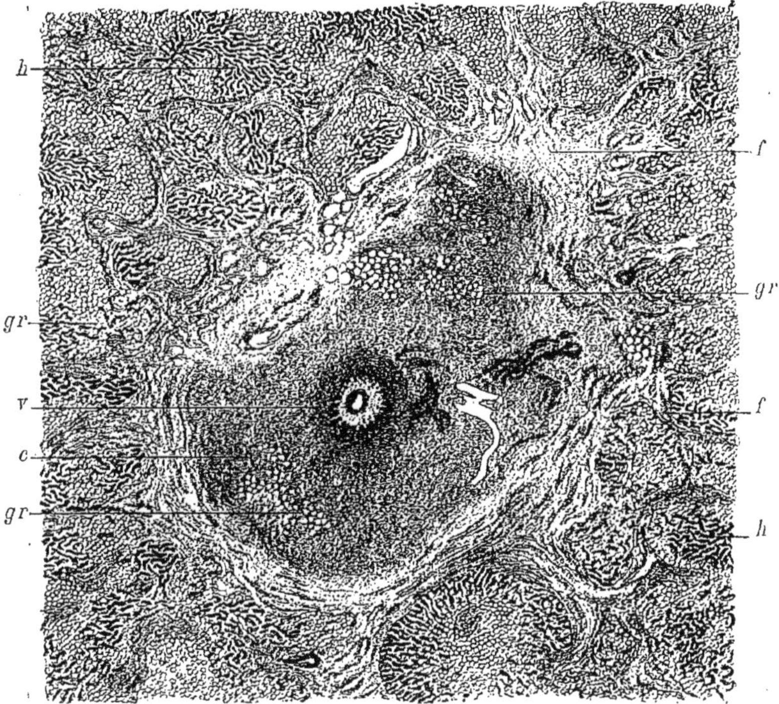

FIG. 46. — NÉCROSE CASÉEUSE D'UNE VEINULE PORTE AU CENTRE D'UN TUBERCULE MASSIF DU FOIE.

Le gros tubercule caséeux est entouré d'une série radiée de travées fibreuses. Son centre est occupé par un vaisseau nécrosé, dont la lumière n'est pas perméable.

f, *f*, travées fibreuses se détachant de la coque fibreuse du tubercule. — *gr*, *gr*, *gr*, masses graisseuses enclavées dans le tubercule ou logées dans les cellules hépatiques péri-tuberculeuses. — *h*, *h*, trabécules hépatiques non graisseuses. — *c*, masse caséeuse opaque, contenant, de place en place, des globules de graisse, reliquats des cellules hépatiques saisies par le tubercule. — *v*, la veinule porte nécrosée au centre du tubercule géant et demeurée perméable, au moins en apparence. (GROSSISSEMENT 10/1).

qu'à peine infiltrée de quelques bacilles, et le sang continue à circuler dans la cavité du vaisseau, sans s'y thromboser (fig. 47 et 48). Une survie plus prolongée aurait probablement nécrosé le cylindre vasculaire en question. Tantôt encore, comme j'ai pu l'observer plusieurs fois dans la tuberculose des capsules surrénales (maladie d'Addison), les îlots folliculaires tuberculeux s'accumulent dans l'épaisseur de la périphlèbe, concentriquement au vaisseau qui se trouve comprimé d'une façon plus ou moins irrégulière. La mésophlèbe, si richement musclée dans les veines surrénales, résiste, s'enflamme légèrement, sans se laisser disséquer par les zones embryonnaires péri-tuberculeuses (fig. 44). Une endophlébite subaiguë s'organise ; celle-ci, nullement bacillaire, pas plus que thrombosique, rétrécit d'une manière irrégulière la lumière du vaisseau et ne laisse, entre la coalescence de ses masses bourgeonnantes, que quelques fentes lacunaires encore perméables au sang. En pareil cas, l'endophlébite végétante simple, non tuberculeuse, coexiste, sur un même point, avec une péri-phlébite caséeuse essentiellement bacillaire.

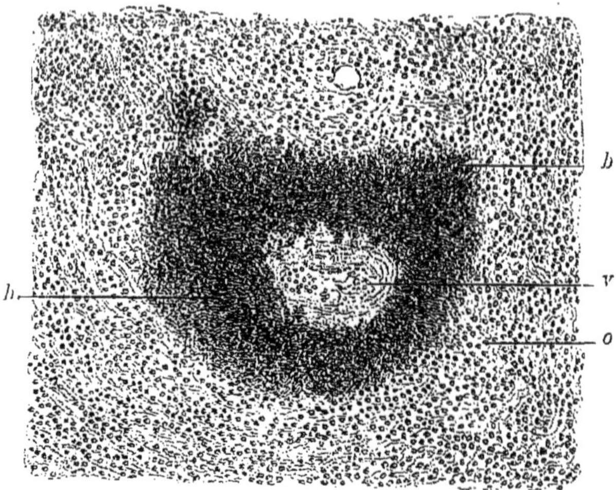

Fig. 47. — Épiploïte tuberculeuse.

Coupe d'une veine épiploïque entourée d'une colonie très dense de bacilles tuberculeux. — L'amas de bacilles tuberculeux péri-veineux est tellement considérable, qu'il était visible à l'œil nu, après coloration par le Ziehl.

v, coupe de la veinule épiploïque, béante, contenant quelques globules. — *b*, *b*, le placard de bacilles tuberculeux colorés, formant une bande opaque qui s'étale dans l'atmosphère péri-veineuse. — *o*, tissu épiploïque. (Grossissement 110/1).

On comprend, sans plus amples développements, comment, au besoin, par transitions insensibles, toutes les formes d'endophlébite chronique accompagneront, dans l'intimité d'un tissu tuberculisé, les manifestations les plus variées de la bacillose viscérale. L'étude de la phtisie pulmonaire révèle en particulier les innombrables lésions des systèmes veineux ramifiés dans l'appareil respiratoire.

Phlébite syphilitique. — Des phlébites syphilitiques nous parlerons peu, attendu que la syphilis des gros troncs veineux des membres n'est ni commune (Lang, Mauriac, Gosselin), ni bien connue. Les altérations spécifiques développées autour des veines viscérales sont essentiellement caractérisées par des gommes miliaires péri-veineuses, en tout comparables aux tubercules péri-veineux non compliqués d'obstruction ou de caséification de la lumière vasculaire. Les recherches récentes des neuro-pathologistes sur la syphilis médullaire démontrent que, dans la moelle épinière, les gommes microscopiques s'accumulent avec une prédilection marquée autour des grosses veines des méninges. Il en est sans doute de même pour certains syphilomes de l'encéphale. Presque toujours, même dans les cas exceptionnels, comme celui

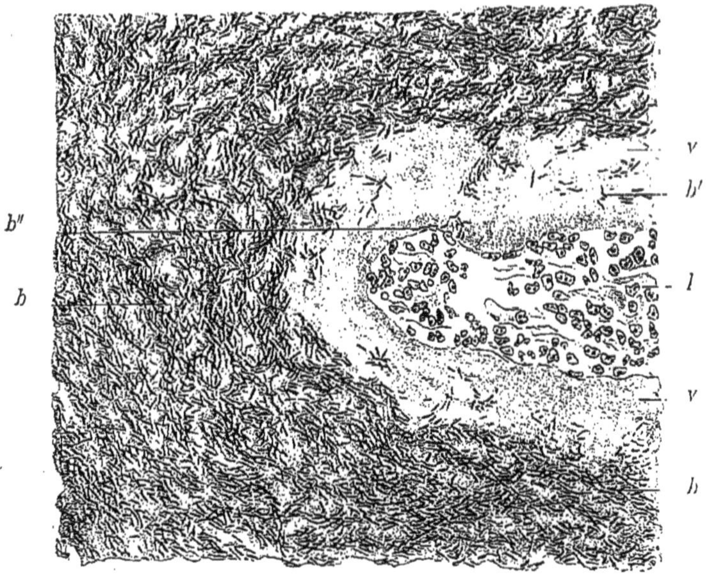

Fig. 48. — Tuberculose bacillaire d'une veine épiploïque.
(Même préparation que la figure précédente.)

Les colonies microbiennes sont accumulées en quantités innombrables dans les couches externe et moyenne de la veine.

v, *v*, la couche sous-endothéliale, confondue avec la partie interne de la mésophlèbe, commence à être infiltrée par les poussées bacillaires. — *b*, *b*, bacilles de Koch en amas denses, infiltrant toutes les couches de la veine. Ils ne respectent qu'une mince épaisseur de la membrane interne. — *b′*, quelques bacilles rapprochés de la membrane interne. — *b″*, bacilles au contact de la surface interne de la couche sous-endothéliale. L'endothélium a disparu, desquamé après la mort. Il n'existe aucune coagulation du sang dans la cavité vasculaire. — *l*, globules blancs en quantité notable, entremêlés aux cellules endothéliales desquamées, indice révélateur d'une stase des leucocytes du sang. (Grossissement 300/1).

de Lancereaux (phlébite d'un sinus dure-mérien au contact d'une gomme de la tente du cervelet), on a affaire à une périphlébite gommeuse avec endophlébite banale, de contiguïté, pourrait-on dire. Ici, la syphilis, pas plus que la tuberculose, n'a d'action directe sur les processus thrombosiques consécutifs. La spécificité demeure extra-vasculaire et son rôle est simplement accidentel.

Phlébite cancéreuse. — Quant à la troisième variété de phlébite spécifique, la phlébite cancéreuse, deux cas peuvent se présenter.

Dans le premier cas, le cancer, développé au voisinage d'un tronc veineux de quelque importance, l'envahit par végétation intra-vasculaire. L'adénome du foie, dont les bourgeons épithéliomateux rétrocèdent à l'intérieur des veines portes accolées aux noyaux néoplasiques, en est un mode; de même pour le cancer du rein, qui, selon une règle presque constante, pousse des boyaux épithéliaux dans la cavité de la grosse veine rénale. Souvent même,

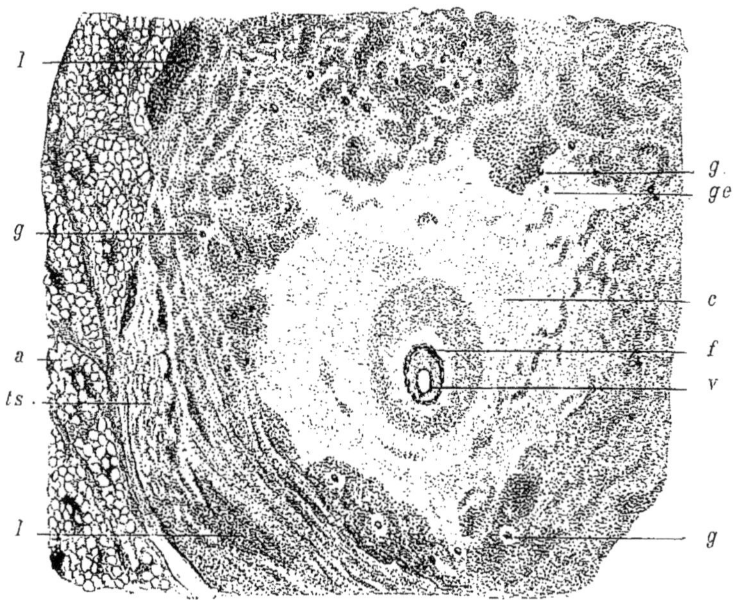

FIG. 49. — VEINE SURRÉNALE NÉCROSÉE AU CENTRE D'UN GROS TUBERCULE CASÉEUX DE LA GLANDE SURRÉNALE.

La veinule surrénale est englobée dans une zone caséifiée assez régulièrement concentrique, entourée elle-même d'une couronne presque complète de cellules géantes bacillaires.

v, la veinule nécrosée ; ses différentes couches, mortifiées en masse, ont des tons variables. La lumière n'est pas oblitérée. — *f*, couche externe, adventice, du vaisseau, donnant la réaction de la fibrine par le picrocarmin. — *c*, matière caséeuse, parsemée de rares noyaux encore colorables. — *g*, *g*, *g*, cellules géantes distribuées concentriquement à l'amas caséeux poly-nodulaire. — *ge*, une cellule géante en pleine masse caséeuse. — *l*, *l*, éléments lymphatiques accumulés en amas nodulaires autour des blocs caséeux. — *t*, *s*, quelques trabécules surrénales encore intactes, repoussées à la périphérie par le tubercule massif central. — *a*, cellules adipeuses du tissu conjonctivo-vasculaire péri-surrénal. (GROSSISSEMENT 10/1).

la veine reste libre, sans coagulations thrombosiques, et demeure incomplètement obstruée par des masses tumorales.

Dans le second cas, l'envahissement des parois a lieu par contiguïté de tissus, de l'extérieur vers la cavité du vaisseau. Par exemple, un ganglion cancéreux accolé à la veine sous-clavière, ou bien un cancer du corps thyroïde ou du thymus adjacent à l'un quelconque des gros troncs veineux des régions cervicale ou médiastine, infiltre lentement de ses cellules parasitaires les couches concentriques de la veine. Puis l'endophlèbe, vaincue, cancérisée à son tour, assure la précipitation en masse du sang veineux. Finalement, elle forme une thrombo-phlébite aiguë ou subaiguë, exceptionnellement suraiguë et pyogénique.

Ce processus est absolument comparable à celui des phlébites infectieuses dont il a été question précédemment.

La seule différence, fondamentale en l'espèce, réside dans le fait que les

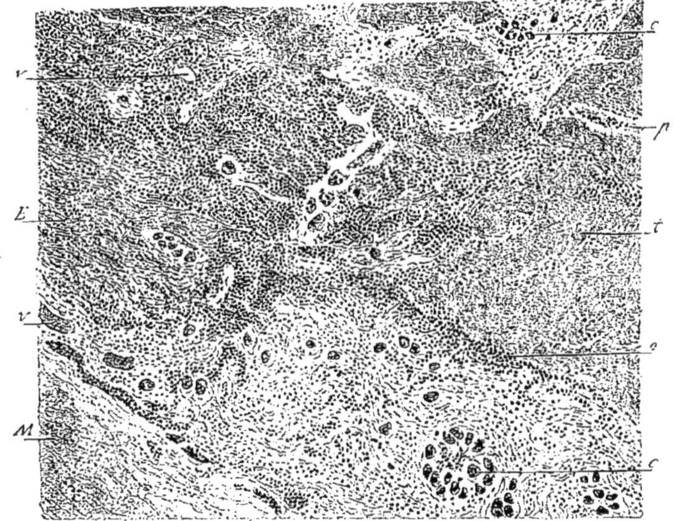

Fig. 50. — Coupe d'une partie du tronc veineux brachio-céphalique, au voisinage d'un ganglion lymphatique cancéreux. — Envahissement des parois veineuses par les cellules cancéreuses.

M, mésophlèbe, normale en cet endroit, au-dessous du point envahi par les végétations cancéreuses. — E, endophlèbe considérablement épaissie, vascularisée et végétante; la membrane interne est infiltrée d'îlots cancéreux. — *v*, *v*, vaisseaux de nouvelle formation, développés dans les différentes couches de l'endophlèbe. — *c*, *c*, cellules cancéreuses réunies en amas ou solitaires, logées dans l'épaisseur de la membrane interne, végétante, et jusque dans les caillots sanguins (thrombus oblitérant la lumière du vaisseau). — *e*, éléments embryonnaires accumulés à la face interne de l'endophlèbe, au contact du thrombus fibrineux. Au milieu de la préparation, ces amas cellulaires forment un îlot creusé d'une cavité anfractueuse dans laquelle se trouvent logées plusieurs cellules cancéreuses, reconnaissables à leurs formes irrégulières et à leurs noyaux multiples énormes. — *t*, caillots fibrineux, anciens, denses, parsemés de fentes vasculaires aisément reconnaissables (caillot organisé). — *p*, végétation conjonctivo-vasculaire, s'infiltrant entre les amas fibrineux du caillot. (Grossissement 100/1).

éléments parasitaires sont, dans ce cas, des cellules épithéliales douées d'une activité formative monstrueuse et capables d'une mobilisation extraordinaire. L'intervention de microbes ou de coccidies n'a absolument rien à voir dans un pareil processus (fig. 50).

Un autre point de comparaison entre les parasites pathogènes de la phlébite infectieuse et les cellules cancéreuses, réside dans la possibilité, pour les microbes comme pour ces cellules, de donner lieu, une fois introduits dans la cavité des vaisseaux, à des embolisations plus ou moins éloignées de leur point de départ.

Phlébites microbiennes et phlébites cancéreuses peuvent, en effet, au même titre, créer des embolies, soit purement mécaniques (caillots aseptiques décollés), soit infectantes. Dans le premier cas, le caillot microbien véhiculé est un foyer qui jettera dans tout l'organisme, en passant par le poumon, une série variée de lésions secondaires : infections secondaires septicémiques ou pyohémiques, d'origine phlébitique. Dans l'autre, les embolies cancéreuses, qui choisissent plus volontiers peut-être les voies lymphatiques, précipiteront dans le cœur droit où elles s'arrêtent parfois, à l'instar des microbes embolisés, et dans l'artère pulmonaire, des colonies cancéreuses, en tout comparables aux infarctus microbiens.

Ces deux ordres de foyers secondaires (infarctus des poumons), déclives et corticaux, sont également susceptibles de généralisation pleurale : pleurésies infectieuses d'origine embolique, pleurésies cancéreuses et cancer pleuro-pulmonaire secondaires au cancer embolique du poumon.

L'identité, on le voit, se poursuit jusque dans ses extrêmes limites; ce qui ne veut pas dire du tout que le cancer soit une maladie parasitaire, au sens microbien du mot. Les recherches modernes me paraissent, au contraire, démontrer surabondamment la spécificité épithéliale des familles cancéreuses ainsi que de leurs lésions.

VARICES

Les varices désignent, en clinique, la dilatation permanente ou tout au moins prolongée des veines superficielles ou profondes, que cet état pathologique soit appréciable ou non à nos moyens habituels d'investigation.

Bien que la distinction qui va suivre n'ait rien d'absolu, il est bon de reconnaître, au point de vue anatomique, deux variétés de varices : celles qui résultent de la distension forcée des parois veineuses par un obstacle invincible au débit de leur contenu, et celles qui se produisent sous l'influence d'un affaiblissement de la tonicité des couches musculeuses du vaisseau, par asthénie symptomatique (altérations matérielles des tissus constitutifs de l'organe). La différence reste, un certain temps au moins, capitale, puisque, dans le premier cas, tout rentre dans l'ordre, l'obstacle une fois levé, alors que les lésions histologiques causant les varices dites diathésiques sont irrémédiables et progressives.

CARACTÈRES GÉNÉRAUX

Les varices peuvent occuper n'importe quel département veineux. Leur siège de prédilection est cependant le segment sous-diaphragmatique du corps, autrement dit le domaine de la veine cave inférieure. Les difficultés apportées au cours du sang (qui doit lutter contre les lois de la pesanteur) contribuent à augmenter le relâchement des parois veineuses. De même, les rapports des gros troncs profonds avec les organes adjacents ont été signalés pour expliquer certaines prédilections régionales; le croisement de la veine iliaque primitive gauche et son passage au-dessous de l'artère iliaque primitive droite rendent compte, en partie au moins, de la fréquence plus grande des varices du membre inférieur gauche. L'abouchement à angle droit des veines spermatiques gauches dans la veine rénale du même côté favorise la prédilection des varices du cordon pour le côté gauche du scrotum.

Les dispositions structurales et le jeu normal d'équilibre circulatoire qui associent les systèmes veineux superficiel et profond du membre inférieur contribuent également, pour leur part, aux localisations des varices. On sait, surtout depuis les recherches de Verneuil, que les varices de la jambe, loin de débuter, comme le croyaient les anciens, par les branches sous-cutanées dessinées par la veine saphène interne et par la saphène externe, ont toujours une origine profonde. C'est au niveau des canaux anastomotiques veineux intra-musculaires et des branches inter-musculaires, munis de valvules assurant le courant sanguin, que commencent d'ordinaire les lésions ectasiques. Pour certains auteurs, les varices profondes de la partie interne du mollet ne réagissent que sur les vaisseaux de la sphère de la saphène interne, et les veines profondes dilatées de la région péronière retentissent sur la saphène externe exclusivement.

Faut-il incriminer, en outre, les efforts prolongés anormaux des muscles de la jambe condamnée, par exemple, à l'immobilité dans la station verticale, aux fausses positions dans la station assise, etc. ? Les marches forcées, qui surmènent les muscles et les exposent à des contractions irrégulières ou désordonnées, doivent-elles entrer en ligne de compte? La seule réponse plausible tient implicitement dans cette remarque, que les varices surviennent aussi bien chez les gens sédentaires que chez les grands marcheurs, sitôt qu'une certaine prédisposition, volontiers héréditaire, commence à intervenir.

Cette prédisposition fait souvent apparaître les varices chez des jeunes gens : dès l'âge de quatorze ou quinze ans, par exemple, comme je l'ai souvent constaté. Les varices spontanées, celles qui ne se rattachent à aucune compression, ressortissent donc le plus habituellement à un état général que nous avons déjà rencontré bien des fois, et que résume une expression communément employée, à l'artério-sclérose.

Être atteint, à n'importe quel âge, de varices au mollet, c'est être victime d'une nutrition défectueuse du tissu conjonctivo-vasculaire.

Les artères demeureront peut-être souples, non fibroïdes, pour un temps indéterminé; l'alopécie dite arthritique, la dyspepsie, les hémorrhoïdes, le varicocèle, l'emphysème pulmonaire et le catarrhe chronique des bronches, les arthrites sèches et le rhumatisme d'Héberden, puis la néphrite scléreuse atrophique et l'ischémie cérébrale par athérome artériel, en un mot tous ou l'un quelconque des stigmates de la maladie, surviendront peut-être ultérieurement, si même ils n'ont précédé le développement des varices. La preuve n'en sera que plus complète.

On voit certains accidents légers, rarement sérieux, servir de prodromes aux varices et relever du même processus. Telle est l'apparition, au niveau des masses du mollet, d'une ecchymose avec gonflement des parties profondes; cette affection, désignée en clinique sous le nom de coup de fouet, n'est que la rupture (spontanée, ou produite à l'occasion d'un effort) d'une des veinules musculaires (jumeaux, soléaire, fléchisseurs des orteils) déjà variqueuses. La thrombo-phlébite qui en résulte est ordinairement bénigne, aseptique; mais la cicatrisation de cette déchirure veineuse devient fréquemment le point de départ de fortes dilatations secondaires des veines sous-cutanées.

De même, une névralgie sciatique légère, très tenace, précède souvent l'apparition des varices dans le membre gauche. Les recherches contemporaines, en particulier celles de Quénu, tendent à établir que les veinules satellites du tronc du nerf sciatique, ectasiées pour leur propre compte, occasionnent une sclérose atrophique intra et extra-fasciculaire du nerf : d'où les douleurs persistantes, irradiées dans la totalité des nerfs de la jambe.

Quoi qu'il en soit, les varices des membres inférieurs peuvent atteindre des dimensions invraisemblables. Tant que les gros canaux bleuâtres, qu'elles forment au-dessous de la peau aussi bien que dans la profondeur des couches musculaires du mollet, ne dépassent pas le volume d'un gros porte-plume, et que leur allongement n'amplifie pas à l'extrême les arabesques dessinées par les réseaux normaux, tout peut aller longtemps sans encombre. Cependant, à force d'être distendue, la veine finit par irriter le tissu cellulo-adipeux et même les téguments cutanés; le vaisseau se creuse autour de lui un lit induré, un canal fibroïde, reconnaissable parfois jusque dans les couches superficielles du tibia, dont la face interne devient rugueuse, sillonnée de rivulations causées par le torrent veineux.

Si les lésions inflammatoires s'accusent davantage, si les filets nerveux adjacents s'enflamment et que la peau, mal nourrie (dystrophie pigmentaire, eczéma variqueux, état lisse atrophique), sans cesse traumatisée, cède, deux ordres d'accidents peuvent survenir. La rupture d'une varice adhérente à la peau amincie peut donner lieu à une série d'hémorrhagies, assez graves pour devenir en quelques cas mortelles. L'ulcération des téguments voisins des varices, une fois installée, représente une infirmité : les lenteurs de cicatrisation d'un ulcère essentiellement atonique, ses fréquentes et trop faciles rechutes, les infections microbiennes qui le menacent incessamment, en sont les principales causes.

Les varices des membres inférieurs devenues énormes forment, surtout à la face interne du genou et de la cuisse, au creux poplité et au bas du triangle de Scarpa, des tumeurs veineuses capables d'atteindre le volume d'un poing d'adulte. L'envahissement des deux membres par la phlébectasie générale est loin d'être la cause d'une impotence fonctionnelle extrême. Nous trouvons journellement, dans les hôpitaux, de ces variqueux valides encore, malgré nombre d'ulcérations et d'autres manifestations trophiques (arthrite sèche, mal perforant, eczéma chronique, etc.). Les hémorrhoïdes, le varicocèle, accompagnent souvent ces désordres des membres inférieurs.

L'œdème permanent des téguments correspond, semble-t-il, à un état cachectique, et la stagnation du sang, par gêne au débit des veines saphènes, n'est qu'un des éléments pathogéniques, le moindre peut-être, de la transsudation de la sérosité du sang dans les mailles du tissu cellulo-adipeux. L'œdème vraiment variqueux cède, d'ordinaire, au décubitus horizontal suffisamment prolongé.

CARACTÈRES PARTICULIERS

La presque totalité des veines, nous l'avons vu, peuvent être atteintes de dilatations variqueuses. Les varices des membres inférieurs, le varicocèle et les hémorrhoïdes quand ils sont spontanés, reconnaissent d'ordinaire pour origine première une asthénie vasculaire consécutive à certaines intoxications chroniques. Inversement, les varices de la paroi abdominale, du tronc, des membres supérieurs, de la tête, se rattachent presque uniquement à des obstacles mécaniques, et sont, par conséquent, symptomatiques d'une lésion matérielle. Cette distinction n'a rien d'absolu.

La grossesse, pour ne prendre qu'un exemple, ne dilate pas seulement les veines originelles de la veine cave inférieure, en comprimant les veines iliaques et les honteuses, ainsi que les hémorrhoïdales; nombreux sont les exemples de varices de la jambe ou de la vulve se montrant presqu'au début, avant le quatrième mois, alors que le volume de l'utérus gravide est encore incapable de causer pareils désordres. L'afflux énorme du sang dans les organes pelviens, les actions réflexes vaso-motrices secondaires à l'imprégnation ovarienne, jouent là un rôle indiscutable. Le poids des organes génitaux, extraordinairement hypertrophiés sous la charge de l'œuf humain, intervient d'une manière singulièrement active après quelques mois.

Les causes des varices sont donc complexes. Les tumeurs pelviennes, les oblitérations des veines iliaques ou fémorales par une phlébite infectieuse ou cancéreuse, viennent, elles aussi, dilater à l'extrême les veines des membres inférieurs. Les affections chroniques du foie, les maladies du cœur, produisent, à distance, la dilatation des veines hémorrhoïdales, aussi énergiquement que le fait la pléthore abdominale, commune chez les goutteux, les diabétiques, et parmi les populations des pays orientaux, vouées à la constipation et aux poussées congestives du foie et de la rate.

Ceci dit, voyons, suivant les régions, les causes les plus habituelles des varices. Commençons par l'abdomen. Toute cause de distension des parois abdominales, l'ascite, l'oblitération de la veine porte (pyléphlébite), les tumeurs du ventre et surtout les lésions chroniques du foie, en particulier la cirrhose atrophique, peuvent déterminer la dilatation des veines superficielles des parois abdominales et de la totalité des veines sous-cutanées du tronc. Dans certains cas, le riche lacis veineux péri-ombilical devient le siège d'une ectasie telle, que la masse des varices y produit une véritable tumeur, comparée à la tête de Méduse, réductible, et soufflante sous le stéthoscope.

On voit encore d'énormes dilatations variqueuses partir des membres inférieurs ou seulement de l'aine, monter en serpentant le long des parois abdominales et gagner le thorax; elles suivent le trajet des mammaires et se terminent dans les creux sous et sus-claviculaires. Elles indiquent ainsi un large courant anastomotique entre les vaisseaux des membres inférieurs et la veine cave supérieure. Il ne faudrait pas croire que, dans ces conditions, l'obstruction complète de la veine cave inférieure avec envahissement des veines azygos soit constante. Si le cancer du foie, la phlébite du tronc de la veine cave, l'anévrysme de l'aorte abdominale, ont été surtout signalés comme cause d'une pareille dilatation variqueuse, dans nombre d'autres observations, il s'agissait seulement de ce qu'on pourrait appeler la diathèse variqueuse, c'est-à-dire d'une tendance progressive et vraisemblablement congénitale des veines à la phlébo-sclérose ectasique généralisée.

Signalons encore les varices profondes ou cachées. Elles peuvent occuper toutes les régions : depuis les varices prostatiques et vésicales, communes chez les hémorrhoïdaires, les varices de la vulve, du vagin, de l'utérus et des trompes, observées chez nombre de femmes enceintes, jusqu'aux varices des plexus spermatiques ou urétéraux. Les plus communes de toutes sont celles circonscrites aux veines sous-muqueuses des premières portions des voies digestives, œsophage, estomac, duodénum.

On peut adjoindre à ces départements veineux les autres régions limites, munies, à l'état normal, de canaux anastomotiques entre les veinules d'origine de la veine porte et certains réseaux veineux primordiaux ressortissant aux deux systèmes caves.

En effet, deux des petits systèmes portes accessoires (Sappey) établissent entre la veine porte et les veines caves des anastomoses devenant très importantes, dans certaines conditions pathologiques : ce sont les veines du ligament suspenseur du foie et les veinules para-ombilicales.

Le long de la muqueuse du rectum, la veine hémorrhoïdale supérieure, branche d'origine du système porte, s'anastomose avec les veines hémorrhoïdales moyennes et avec les hémorrhoïdales inférieures, toutes deux tributaires de la veine cave inférieure (par l'intermédiaire de l'hypogastrique ou de la honteuse interne).

Immédiatement au-dessous du diaphragme, au pourtour du cardia, les radicules d'origine de la veine coronaire stomachique (branche de la veine porte) s'anastomosent largement avec les veines œsophagiennes, tributaires des intercostales ou des azygos; ce sont autant de canaux de dérivation facile pour le sang allant de la veine porte vers la veine cave.

Un certain nombre de radicules des veines mésentériques s'anastomosent avec d'autres veinules originelles de la veine porte, mais allant se jeter directement soit dans la veine cave inférieure, soit dans une de ses branches affluentes.

La veine splénique communique, au voisinage de la queue du pancréas, avec les radicules d'origine de la grande veine azygos (Luschka).

Certaines anomalies veineuses, telles que celle relevée par Rindfleisch, qui trouva une veine porte oblitérée se déversant en totalité dans le plexus spermatique devenu variqueux, peuvent être encore invoquées; de même aussi les cas de Hyrtl : anastomose d'une veine urétérale avec une veine colique gauche (branche de la petite mésaraïque), anastomoses des plexus veineux vagino-utérins avec la grande veine mésaraïque.

Toutes ces voies de dérivation, d'autres encore créent, en cas d'obstacle au cours du sang porte, autant de régions béantes, bientôt variqueuses. Les plus exposées, et sans doute les plus considérables, de ces ectasies sont les sinuosités des veines œsophagiennes, déjà fort volumineuses à l'état normal.

Les riches réseaux péri, méso et intra-œsophagiens sont parfois distendus, surtout à la partie inférieure de l'œsophage; les varicosités peuvent même occuper toute la hauteur de l'organe. La cause, presque constante, est un obstacle apporté au débit du sang dans la veine porte, ou plus simplement dans un de ses troncs d'origine, comme la grande mésaraïque ou la splénique. La cirrhose du foie, la pyléphlébite, la phlébite thrombosique de la mésaraïque, de la splénique, l'alcoolisme chronique, les cardiopathies, sont les causes les moins discutables de ces varices. La même ectasie peut encore, plus rare cependant et plus discrète, envahir les riches réseaux des veines sous-muqueuses de l'estomac, simultanément et d'une façon prédominante, ou même isolément.

La gravité des varices gastro-œsophagiennes est considérable, au moins pour ce qui est des réseaux sous-muqueux. Les saillies dessinées par ces cordons dilatés et sinueux dans la cavité de l'organe sont, plus peut-être encore que les veines superficielles des membres, exposées aux traumatismes : rappelons les frottements inévitables exercés sur elles par le bol alimentaire, au moment de la déglutition. Les contractions des couches musculeuses de l'œsophage et de l'estomac exagèrent encore la tension des vaisseaux variqueux. Des adhérences anormales entre la surface culminante de la varice et la couche profonde de la muqueuse s'établissent. Un moment arrive où le point adhérent de la varice se rompt, donnant issue à des quantités variables de sang veineux : l'œsophagorrhagie, qui se traduit en clinique par des hématémèses ou par des melæna, occasionne parfois la mort subite par hémorrhagie interne, le sang tombant à flots dans l'estomac et donnant lieu à une syncope mortelle (fig. 51).

L'expérience m'a appris qu'il faut chercher méticuleusement sur la muqueuse œsophagienne les traces des ruptures ainsi produites. Quand la mort est survenue rapidement, après quelque hémorrhagie abondante, on n'aperçoit d'ordinaire qu'une ou plusieurs petites pertes de substance, arrondies, taillées à l'emporte-pièce, véritables érosions sans saillies, larges tout au plus comme un grain de millet, un petit pois. Loin d'être remplies de sang, les varices risquent de passer inaperçues, perdues dans les plicatures longitudinales de la muqueuse œsophagienne. On a peine à croire que les énormes hémorrhagies qui se sont succédé aient pu être occasionnées par d'aussi minimes lésions. Dans ces cas, l'examen attentif de la surface de la muqueuse m'a permis, plus d'une fois, de déceler des petites cicatrices étoilées, lisses, situées sur le trajet plus ou moins apparent des ectasies veineuses, preuve de la restauration possible des érosions hémorrhagiques, par organisation des caillots obturateurs déposés au niveau de la rupture.

Pour l'estomac, les accidents évoluent de même, avec cette difficulté surajoutée que les varices peuvent se dissimuler au fond des replis de la muqueuse; aussi, les érosions vasculo-muqueuses échappent-elles aisément à l'œil, cachées sous le mucus épais adhérent à la surface des conduits glandulaires.

Les dilatations variqueuses des veines des membres supérieurs sont rares, en dehors des compressions et des obturations produites par des tumeurs ou par des thrombo-phlébites oblitérantes. On a cité cependant des observations de dilatation congénitale des veines d'un ou des deux membres supérieurs, symétriques dans ce dernier cas, chez des jeunes gens bien portants d'ailleurs.

Habituellement, les dilatations variqueuses des veines superficielles du membre supérieur doivent faire penser à une compression des veines profondes (axillaire, sous-clavière, tronc veineux brachio-céphalique), et la distribution des réseaux ectasiés, leur circonscription à telle ou telle partie du corps, la participation ou l'intégrité des veines des régions cervicales, sont autant d'éléments précieux pour le diagnostic du siège de l'obstacle et de sa nature. Ce n'est pas le lieu de tracer l'esquisse séméiotique de ces dilatations variqueuses; il suffit de rappeler que les ganglions lymphatiques, satellites des vaisseaux profonds du cou, de l'aisselle et du médiastin, dégénérés par le cancer ou la tuberculose, sont, parfois, la cause de phlébites partielles thrombosiques d'un diagnostic fort malaisé.

Les tumeurs du médiastin, principalement les néoplasmes primitifs (lympho-sarcomes et épithéliomes), nées aux dépens du thymus, envahissent presque inévitablement les gros troncs veineux rétro-sternaux, y compris la veine cave supérieure.

Enfin, la phlébite aiguë, surtout quand elle survient au cours de la tuberlose et de la chlorose fébriles, peut toucher les veines du membre supérieur, en particulier la veine axillaire et les veines jugulaires. Devenue permanente, l'obstruction dilate les veines anastomotiques voisines (épaule, région mammaire, région sus-claviculaire). Ces dilatations variqueuses, tantôt s'installent définitivement, tantôt s'effacent au bout de quelque temps, alors même que, comme plusieurs autopsies l'ont prouvé, l'oblitération du vaisseau phlébitique serait devenue irréductible.

Les varices de la tête et du cou ne nous arrêteront pas, vu leur excessive rareté. Nous ne ferons que citer la dilatation congénitale des veines jugulaires, beaucoup plus rare que leurs varices par compression tumorale ou par dilatation chronique du cœur droit (asystolie chronique). Les varices des lèvres, de la langue, des paupières, de l'oreille, ne sont pas exceptionnelles, soit qu'elles relèvent d'un vice de conformation congénitale, soit que la vieillesse favorise l'ectasie de ces riches réseaux superficiels. Chez le vieillard, il n'est pas rare d'observer, en même temps que quelques petites tumeurs variqueuses du bord ou de la face inférieure de la langue, des varicosités similaires sur les lèvres, le dos de la main et les membres inférieurs. Parfois même, à l'instar des curieuses observations de Cruveilhier et de Velpeau, on parviendra à sentir des bosselures variqueuses au-dessous des aponévroses et dans les sillons inter-musculaires, le long des membres supérieurs ou inférieurs.

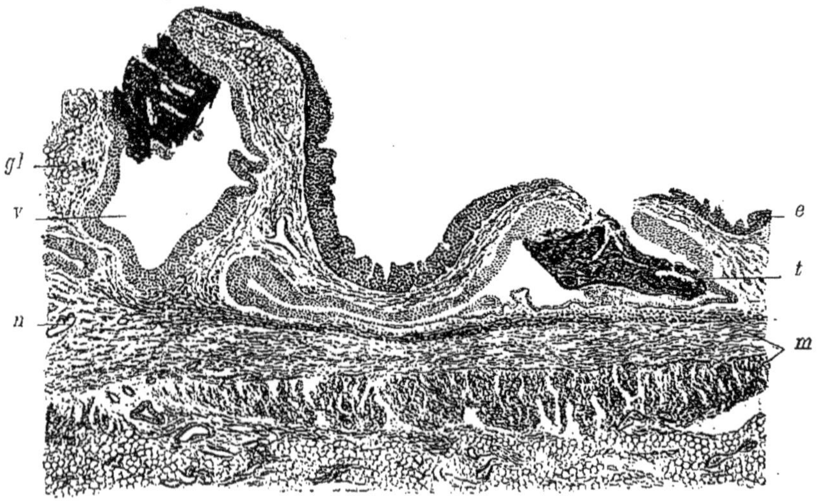

Fig. 51. — Rupture des varices œsophagiennes dans la cirrhose hépatique.

Dilatation extrême de deux veines sous-muqueuses de l'œsophage. Chacune s'est rompue à travers la muqueuse. La veine de gauche montre son ulcération comblée par un caillot sanguin adhérent aux parois de l'ulcère ; à droite, la veine, dilatée mais affaissée transversalement, n'est pas complètement obturée par un caillot adhérent en deux endroits à la membrane interne épaissie.

v, cavité de la veine variqueuse, comblée en haut par un caillot qui ferme la rupture. — *gl*, coupe de glandes muqueuses acineuses. — *e*, couche épithéliale pavimenteuse stratifiée, qui s'amincit et disparaît au niveau de l'ulcération. — *t*, le caillot obturateur qui adhère en deux points à la membrane interne, chroniquement enflammée, de la varice de droite. — *n*, une veinule dilatée de la couche sous-muqueuse de l'œsophage. — *m*, les deux couches musculeuses de l'œsophage ; au-dessous d'elles, le tissu cellulo-adipeux péri-œsophagien. (Grossissement 10/1).

Les varices des veines de la face, de la veine ophtalmique, des veines osseuses du crâne, des veines méningées, n'ont pas pour nous d'intérêt pratique. Il suffit de les citer, au même titre que les varices de l'azygos ou des plexus veineux du rachis, sans aucun profit à en retirer pour la connaissance de l'affection qui nous occupe.

LÉSIONS VARIQUEUSES

Caractères macroscopiques. — Suivons les lésions des veines variqueuses, tant dans l'intimité des parois vasculaires, qu'à distance, c'est-à-dire dans l'épaisseur des tissus adjacents, irrigués par ces canaux atteints d'une maladie chronique, irréparable pour l'immense majorité des cas.

Ectasiée, la veine s'indure de plus en plus : elle se sclérose, ce qui est un moyen insuffisant pour résister à la pression centrifuge exercée par la colonne sanguine. Ces irritations fibroïdes ne sont d'ordinaire que partielles, disséminées le long du canal variqueux qui cède davantage dans les intervalles. En outre, le tissu fibroïde néoformé est, à dire vrai, de mauvaise qualité ; mal nourri, nous le verrons bientôt, il s'organise mal et doit succomber dans la lutte, en s'infiltrant de masses calcaires. Il obéit aux mêmes lois que tout département conjonctif peu vascularisé : il est voué à la sclérose, autrement dit à l'inflammation chronique. Cette calcification des parois veineuses, appréciable au doigt, n'est pas le phénomène le moins curieux de la pathologie des varices. Suivant les cas, la paroi malade et dilatée se transforme en un placard ligneux, fibroïde, rappelant, toutes choses égales d'ailleurs, les lésions scléro-athéromateuses des artères. Ailleurs, un dépôt de masses calcaires a lieu, tantôt dans un segment des parois scléreuses, tantôt dans une des nombreuses ampoules collatérales échelonnées le long des veines, au hasard des effondrements pariétaux.

La conséquence de cette mortification calcifiante est la formation d'une phlébolithe, d'un calcul veineux, que complète souvent un coagulum sanguin enchatonné dans l'ampoule vasculaire. Peu à peu, la masse s'isole du torrent circulatoire, et l'on est en droit de penser que la calcification n'envahit que tardivement le thrombus. L'organisme, qui ne dispose pas d'un nombre extraordinairement varié de procédés de mortification, réédite, ici, en miniature, les phénomènes de la calcification ordinaires au niveau des parois et jusque dans les caillots sanguins des vieux anévrysmes artériels.

Les phlébolithes ont des dimensions minimes ; rarement elles dépassent le volume d'un pois, d'une lentille : elles en affectent volontiers la forme. On cite comme une rareté les calculs phlébolithiques ayant atteint la grosseur d'un haricot ou d'une noisette. Elles se logent de préférence sur le trajet de la saphène interne, au voisinage de la face correspondante du tibia, sur lequel elles glissent ou se fixent, selon les cas. Elles deviennent tôt ou tard de simples corps étrangers accolés à la veine, dont elles se séparent définitivement.

Les varices contractent des adhérences avec les tissus voisins. Cette dilatation chronique avec allongement anormal ne va pas sans irriter le tissu cellulaire péri-veineux qui se sclérose à son tour et s'épaissit quelquefois même d'une manière prédominante. Les veines, ectasiées, énormes, cèdent sous une pression modérée et semblent s'enfoncer dans les rigoles sinueuses qui serpentent au-dessous de la peau. Cette disposition est surtout marquée le long du tibia dont le périoste s'enflamme et peut donner naissance à des lésions hyperostosiques considérables.

Le même phénomène, plus redoutable, s'opère à la face profonde de la peau amincie, usée par les masses variqueuses.

Le moindre effort, l'érosion la plus légère, une infection locale, une pustule d'acné, suffisent pour la rompre, en même temps que la paroi veineuse atrophiée et soudée à elle. L'hémorrhagie qui en résulte a pu quelquefois causer la mort.

Les ruptures des varices des membres se produisent, comme celles des varices viscérales, le plus habituellement sous forme de petites érosions arrondies; quelquefois une véritable eschare a lieu au sommet d'une ampoule variqueuse dont la chute ouvre le vaisseau malade.

La rupture d'une varice profonde est suivie d'une thrombose inflammatoire (phlébite variqueuse), simple le plus souvent, mais nécessitant cependant de grands ménagements, par le danger, toujours à craindre, d'embolies veineuses à distance (infarctus pulmonaire).

Cette phlébite, traumatique à proprement parler, est la plus bénigne des phlébites variqueuses.

On voit journellement les varices superficielles non ulcérées devenir le siège d'un foyer de phlébite aiguë spontanée, partielle, fort douloureuse.

Deux variétés de phlébite variqueuse spontanée doivent être isolées : la phlébite thrombosique et la périphlébite aiguë.

Dans la *phlébite thrombosique*, le rôle pathogénique des microbes véhiculés dans le sang m'a paru plus d'une fois indiscutable[1]. Le caillot ne s'étend pas très haut; il s'embolise rarement. Toutefois, les varices de la grossesse, par exemple, favorisent la propagation de la phlébite (depuis les veines iliaques jusqu'aux canaux profonds du mollet), au cas d'infection puerpérale des sinus veineux utérins.

La *périphlébite aiguë* peut être légère et localisée, sur une faible étendue, au pourtour d'une varice. D'habitude, la lésion se termine par une induration pigmentée des téguments, indélébile; d'autres fois, la périphlébite variqueuse est pyogénique : une collection purulente se forme autour ou le long du vaisseau, et s'ouvre à l'extérieur. Le pus fuse rarement dans la profondeur; il n'occasionne pour ainsi dire jamais d'accidents pyohémiques par effraction intra-vasculaire.

---

1. J'ai recueilli plusieurs observations de phlébite thrombosique simple et de périphlébite variqueuses, suppurées ou non, consécutives à l'amygdalite phlegmoneuse, à la grippe, à la broncho-pneumonie.

On doit se garder de confondre les ruptures des varices et leurs ulcérations. Les ruptures ne sont pas fréquemment suivies d'une ulcération véritable ; la perte de substance de la peau se répare plus ou moins vite. Tout autre est l'ulcère variqueux. Délabrement atonique, logé le plus souvent à la face interne de la jambe, sur le trajet de la saphène interne, plus rarement développé sur le domaine de la saphène externe, l'ulcère variqueux est une plaie de mauvaise nature. Le processus destructif naît sous l'influence des troubles nutritifs complexes auxquels sont condamnés les tissus arrosés par des veines malades ; il est entretenu par les défauts de soins, la station verticale et la mauvaise hygiène du membre malade. D'ailleurs, l'athérome des artères accompagne si souvent les varices veineuses qu'il peut réclamer sa part dans tous ces désordres.

Signalons encore la longue série des troubles trophiques causés par les varices. Sans revenir sur l'atrophie du tissu cellulo-adipeux et sur sa sclérose, non plus que sur les ostéopathies consécutives, rappelons les intéressantes recherches de Quénu, Gombault, Gilson, Pilliet, Broca, sur les névrites des membres variqueux. Les veinules satellites de ces nerfs, les plus petites comme les plus importantes, viennent, étant variqueuses, collaborer à l'atrophie fibroïde des branches nerveuses qu'elles accompagnent. Une foule d'accidents peuvent en résulter dans les tissus des membres inférieurs : mal perforant, myopathies, etc., y compris, peut-être, l'ulcère atonique, l'œdème éléphantiasique des téguments et leur sclérose pigmentée.

L'œdème chronique du membre, les érythèmes eczématoïdes et les pigmentations anormales de la peau, les phlébites et les eschares, les poussées de dermatite subaiguë et de lymphangite érysipélatiforme, compliquent, d'une façon commune et itérative, l'allure chronique de l'affection ; ces accidents ont le droit de compter au nombre des phénomènes anatomo-pathologiques des varices, dont ils font pour ainsi dire partie.

Caractères histologiques. — Qu'on ouvre des veines atteintes de dilatation chronique cylindroïde ou sacciforme, qu'il s'agisse de varices serpentines ou de tumeurs variqueuses, un double caractère frappera l'observateur : d'une part, l'allongement hypertrophique du vaisseau et l'épaississement du tissu cellulo-vasculaire périphérique, dans lequel se fond la membrane adventice ; d'autre part, les inégalités et les déformations de la membrane interne.

L'endophlèbe, en effet, est toujours altérée : ici, amincie, à l'intérieur des poches anévrysmatiques collatérales ; là, épaissie, munie de saillies longitudinales irrégulières, sortes de replis causés par l'hypertrophie inflammatoire de la membrane interne. Dans les cas extrêmes, l'endoveine apparaît comme tomenteuse, colorée en brun ; elle est en tout semblable à une membrane séreuse chroniquement enflammée, fibroïde et vascularisée, ou, au contraire, elle apparaît calcifiée, jaunâtre et sèche, à la façon de l'endartérite athéromateuse la plus avancée.

Les valvules sigmoïdes assez nombreuses aux membres inférieurs, sont d'ordinaire atrophiées, réduites à des moignons, à des bourrelets transversaux, fibreux, insuffisants à maintenir la direction du courant sanguin.

Les coupes microscopiques montrent une série d'altérations atrophiques portant sur la totalité des parois vasculaires.

La *membrane interne*, épaissie, est atteinte d'endophlébite fibroïde, le plus souvent invasculaire ou peu vascularisée, véritable sclérose bâtarde des couches sous-endothéliales. La lésion est susceptible de déformer la lumière du vaisseau. Quelquefois, la poussée inflammatoire a donné lieu à de véritables bourgeonnements néo-vasculaires, endophlébitiques, point d'appel pour la thrombose.

La *membrane moyenne* est touchée, mais par un procédé phlogogénique un peu différent : les fibres musculaires (dont la richesse et la topographie diffèrent beaucoup, suivant le siège du vaisseau veineux) se sont dissociées, par îlots peu volumineux. Le tissu conjonctivo-élastique intermédiaire a subi des modifications : c'est d'abord une augmentation des faisceaux connectifs, avec condensation plus grande de leurs fibrilles qui deviennent comme lamellaires (sclérose); puis, c'est une diminution assez souvent proportionnelle des fibres élastiques intermédiaires.

On sait que les lames élastiques manquent dans les parois veineuses : la lame élastique interne, limite rigoureuse, dans les artères, entre la membrane interne et la membrane moyenne, n'existe presque pas ici. Aussi, la transformation fibroïde de la mésophlèbe semble-t-elle d'autant plus facile, plus diffuse, que sa richesse musculaire et élastique est moindre.

Quant à la *membrane adventice*, ou la périphlèbe, nous l'avons vue se scléroser sous la poussée irritative du vaisseau ectasié. Elle offre, de plus, un caractère saisissant, bien mis en lumière par Cornil, c'est la dilatation souvent excessive des vaisseaux nourriciers et surtout des veinules des vasa-vasorum de la veine. Un véritable tissu caverneux peut en résulter, ramifié à l'infini dans l'intimité de la paroi extérieure et même de la membrane moyenne, établissant une voie facile de dérivation du sang par des conduits accessoires à peu près parallèles au vaisseau malade, mais, d'autre part, formant une disposition déplorable pour la nutrition des faisceaux conjonctifs et musculaires, les seuls éléments de défense pour le vaisseau en question. Mauvaise nutrition et stase sanguine associées, ne peuvent qu'aggraver la situation des organes malades et favoriser le développement de toutes les complications précédemment énumérées.

Telles que nous venons de les exposer, les varices doivent être considérées comme une variété intéressante de phlébite chronique scléreuse. Au même titre, les dilatations chroniques des artères, avec sclérose et athérome, rentrent dans la série des artérites chroniques. Les recherches récentes de Spilmann et de son élève Thiébaut sur les veines de malades atteints d'artério-sclérose prouvent l'analogie, sinon l'identité, des altérations artérielles et veineuses. Les gros troncs veineux sous-diaphragmatiques sont souvent, d'après ces auteurs, le siège de lésions diffuses, ou réunies en foyers : on y trouve des plaques gaufrées, des plaques blanches athéromateuses et même des îlots calcaires, qui ne diffèrent guère des placards artériels. On remarque seulement l'absence de ramollissement et de bouillie athéromateuse à leur niveau. Au microscope, la phlébo-sclérose se caractérise par une prolifération cellulaire et néo-vasculaire du tissu conjonctif fondamental des membranes veineuses, par la dilatation des vasa-vasorum, enfin par la tuméfaction mamelonnée de la membrane interne : autant de caractères identiques à ceux que nous avons assignés aux varices proprement dites.

Les varices ne sont donc que des veines atteintes de phlébite chronique avec distension forcée de l'organe ; les parois ont été affaiblies par la destruction des fibres musculaires et des trousseaux élastiques de soutènement.

L'identité se poursuit jusqu'aux phlébo-scléroses accompagnées de rétrécissement, et non plus d'ectasie, de la lumière vasculaire. Cette forme de phlébite sténosante n'est pas aussi rare que l'artérite homologue, mais l'histologie n'en est pas encore bien fixée. Son existence en clinique (induration chronique des veines) a été établie par des travaux nombreux [1]. J'ai quelques raisons pour supposer qu'il s'agit d'endophlébite chronique hypertrophique, causant la sténose persistante de la lumière vasculaire (fig. 45).

La marche progressive, l'incurabilité trop connue des varices dites diathésiques, bien qu'aujourd'hui les diathèses ne soient plus de mise, la corrélation évidente qui rattache cette variété de phlébite à l'ensemble des manifestations de l'artério-sclérose, justifient tous les traitements, palliatifs ou chirurgicaux, tentés contre elles.

---

1. L'*induration chronique* insulaire des veines superficielles des membres supérieurs ou inférieurs a été rattachée par les auteurs au paludisme (Bitot, Rigollet, Duponchel), à la tuberculose (Letulle, Vaquez), aux cachexies (Hayem), à la syphilis (Handford), au saturnisme (Darier, Letulle), etc., sans qu'on connaisse encore la cause de cette affection.

LÉSIONS DES LYMPHATIQUES

La lymphe représente le véritable milieu intérieur de l'organisme. Tous les éléments cellulaires, tous les tissus, y compris les cartilages invasculaires, baignent dans la lymphe et lui empruntent les substances nutritives nécessaires à leur vitalité. En même temps, ils lui confient les déchets de leur vie protoplasmique. A ce point de vue, le sang artériel n'est donc qu'un tissu adjuvant, chargé d'apporter à la lymphe interstitielle la totalité des substances alimentaires. Le sang veineux emportera vers les poumons, outre l'acide carbonique, une partie des produits de désassimilation. Le reste, les vaisseaux lymphatiques le ramassent et vont le déverser, par l'intermédiaire du canal thoracique et de la grande veine lymphatique, dans le sang noir résidual, à l'origine des deux troncs veineux brachio-céphaliques.

Les gros troncs lymphatiques sont ainsi des canaux de dérivation destinés à assurer le mélange intime des deux liquides dépurateurs, un peu avant leur arrivée dans le cœur droit.

Nous n'étudierons, pour le moment, que l'ensemble des altérations des canaux lymphatiques constitués et des amas de tissu réticulé intercalaires, qui leur sont annexés.

LÉSIONS DES VAISSEAUX

Signalons simplement, vu leur rareté, les malformations des vaisseaux lymphatiques décrites sous les noms de macroglossie, de macrocheilie, etc., et réunies aujourd'hui, à juste titre, sous le nom de lymphangiomes, c'est-à-dire de tumeurs formées par le développement anormal et hyperplasique des vaisseaux lymphatiques d'une région, ou d'un organe. Sous forme de tumeurs ou de tuméfactions le plus souvent congénitales, les lymphangiomes se montrent de préférence au niveau de la langue, des lèvres, du cou et du thorax. La plupart, sinon la totalité, des kystes séreux du cou, des kystes séreux congénitaux, sont des lymphangiomes kystiques. Dans ces masses aréolaires, les cavités sont assez régulièrement tapissées par des endothéliums bien imprégnables à l'argent.

Nous avons peu de chose à dire, également, des varices lymphatiques ou tumeurs lymphangiectasiques, associées souvent à des dilatations des ganglions lymphatiques (adéno-lymphocèle). Le plus grand nombre des cas publiés se rattache à une maladie parasitaire des pays chauds, à la filariose, cause également déterminante de l'éléphantiasis et de la chylurie. Quelques observations, cependant, appartiennent à des Européens et semblent relever de malformations congénitales.

Quelle que soit son origine, l'adéno-lymphocèle est constituée par un énorme paquet de gros vaisseaux lymphatiques noueux, enroulés sur eux-mêmes, tapissés par un endothélium et remplis d'une lymphe chyliforme dans laquelle nagent souvent des filaires. Ces tumeurs siègent de préférence aux deux aines; mais on les a signalées au cou, dans la région sus-hyoïdienne, dans l'aisselle, au pli du coude et même dans les replis du mésentère.

Les varices lymphatiques, concomitantes de l'adéno-lymphocèle, ou isolées, se montrent aux membres inférieurs et aux organes génitaux. Elles occupent, soit les troncs lymphatiques, soit même les réseaux lymphatiques du derme. Parmi les gros troncs lymphatiques ectasiés, il faut citer le canal thoracique, avec sa citerne de Pecquet, et remarquer que la plupart des dilatations des lymphatiques profonds sont causées par des altérations thrombosiques dues aux infiltrations cancéreuse ou tuberculeuse, bien plutôt qu'à des varices proprement dites. On a rapporté des cas de dilatations variqueuses des vaisseaux chylifères et même des ruptures de ces varices (ascite chyleuse).

LYMPHANGITES AIGUES

La lymphangite aiguë, à l'exemple des phlébites, dont elle ne diffère pas sensiblement, peut être simple, thrombosique, c'est-à-dire non suppurative; elle peut être suppurée. Quelle que soit sa variété, elle est toujours de cause microbienne, en un mot infectieuse.

Pour la facilité de l'enseignement, et à cause des points de vue différents où se placent les auteurs, on décrit séparément les lymphangites périphériques, ou chirurgicales, et les lymphangites viscérales, ou médicales. A dire vrai, il s'agit, dans le premier cas, de lésions plus aisément accessibles et, partant, mieux opérables en cas d'urgence; alors que les autres, celles qui se cachent dans l'intimité des viscères, sont plus sourdes, plus insidieuses, et d'un pronostic naturellement plus redoutable. Les adénites ont été divisées de la même façon.

A cette description scindée on découvre quelque excuse, comme, par exemple, la rareté beaucoup plus grande et le diagnostic toujours ardu des lymphangites aiguës viscérales. Elle présente bien plus d'inconvénients; elle entraîne à négliger, et même à oublier, l'examen des lymphatiques viscéraux, au cours des autopsies médicales. En voici une preuve : en France, depuis le remarquable travail de Chouppe, on ne cite pour ainsi dire plus aucune altération aiguë du canal thoracique; et ses lésions chroniques, cancéreuses ou tuberculeuses, seraient des plus rares, si l'on s'en rapportait au silence gardé par les protocoles d'autopsie.

Comment se caractérisent les inflammations aiguës des vaisseaux lymphatiques? A la surface du corps, les innombrables canaux blancs sous-cutanés et profonds s'enflamment fréquemment. Les traumatismes les plus superficiels de la peau sont les meilleures expériences d'inoculation positive des germes phlogogènes. Une grande partie de la pathologie chirurgicale, qui embrasse les phlegmons, les abcès, l'érysipèle, les lymphangites et les phlébites, roule autour de ces phlegmasies de la lymphe, de ses réservoirs interstitiels ou de ses canaux. Les adénites ferment la marche.

Pour résumer la pathogénie microbienne des lymphangites aiguës périphériques, on peut dire que tout foyer infectieux, quel que soit son domicile élu, peut devenir le point de départ d'une lymphangite aiguë. La piqûre anatomique, l'une des infections les plus redoutables, la furonculose, l'érosion péri-unguéale, marchent, à cet égard, de pair avec le phlegmon profond, la périostite, la synovite et l'arthrite suppurées. Les microbes pathogènes connus, le streptocoque, les staphylocoques, se partagent le domaine de la lymphangite. Il faut y joindre peut-être le gonocoque et le bacille morveux.

Toute lymphite périphérique n'est pas cependant forcément pyogénique, alors surtout qu'elle se compliquerait d'accidents formidables, gangréneux par exemple. La forme décrite, en clinique, sous le nom de lymphangite réticulée, dans laquelle les placards érythémateux de la peau dessinent un relief œdémateux diffus, ne suppure pas d'ordinaire. Nombre d'angioleucites tronculaires évoluent, de même, vers la guérison locale, bien que, dans certaines circonstances, elles puissent se compliquer d'adénites suppurées, de néphrite aiguë, voire même d'endocardite infectieuse rapidement mortelle.

L'histologie de la lymphangite aiguë simplement exsudative est facile. Un bouchon fibrineux, assez lâche, obture la lumière du vaisseau; les leucocytes et les microbes sont accumulés dans les interstices des fibrilles de fibrine. Les vasa-vasorum sont distendus, et les couches du canal infiltrées d'éléments blancs. La péri-lymphite est souvent prédominante et crée un bourrelet épais, gorgé de sucs, autour du vaisseau déjà distendu par le caillot fibrineux. La progression des germes pathogènes est entravée, jusqu'à un certain point, par ces thrombus infectieux; mais les espaces péri-vasculaires se chargent de transmettre au-dessus de l'obstacle les colonies rajeunies. Ainsi progressent, d'une manière habituellement centripète, suivant le sens de la lymphe, la plupart des lymphangites aiguës. On comprend, sans peine, la possibilité d'une progression rétrograde, centrifuge, des placards inflammatoires.

La lymphangite suppurée est rarement une endo-lymphite suppurative. Sauf les cas exceptionnels où le pus est, pour ainsi dire, versé à flots dans les canaux lymphatiques béants et sains, comme naguère on le voyait dans la pyohémie puerpérale ou dans l'infection purulente chirurgicale, la lymphite suppurée est souvent bénigne. Il s'agit plutôt d'une série ascendante de nodules infectieux péri-lymphangitiques, d'une péri-lymphangite suppurée, que d'une suppuration des canaux lymphatiques. On suit, surtout le long du membre inférieur, un chapelet de noyaux purulents qui s'ouvrent, comme des petits phlegmons aigus, en évacuant un pus épais et crémeux, et se guérissent rapidement. Les ganglions, tissu d'arrêt, mettent le terme à la marche ascendante des colonies microbiennes, mais ils le font souvent à leurs dépens : l'adénite phlegmoneuse est le complément commun de ces infections par étapes.

La lymphangite aiguë superficielle peut être gangréneuse. Jalaguier a, le premier, étudié à fond cette variété d'inflammation des lymphatiques. Elle se caractérise par l'apparition de placards de sphacèle au milieu des zones d'angioleucite réticulaire. Les eschares sont plutôt superficielles, quelquefois profondes; suivant les cas, la survie est trop courte, ou assez prolongée pour en permettre l'élimination et la cicatrisation.

Les lymphangites viscérales, qu'on doit distinguer des lymphangites profondes des membres ou du tronc (reconnaissables à leurs collections phlegmoneuses, circonscrites ou diffuses), sont moins connues dans leurs formes aiguës que dans leurs variétés chroniques. Dans un organe, cependant, l'utérus, les lymphangites aiguës suppurées ne sont pas exceptionnelles. L'infection puerpérale, due à la culture intensive du streptocoque pyogène dans la cavité vagino-utérine traumatisée (accouchement, avortement, opérations diverses pendant la grossesse ou les suites de couches), se révèle tantôt par une phlébite des sinus utérins, tantôt par une lymphangite diffuse s'infiltrant à travers les espaces et canaux blancs qui sillonnent la muqueuse et le tissu musculaire. Nous avons vu la phlébite utérine se propager par continuité jusqu'aux veines pelviennes et, par les iliaques, aux veines des membres inférieurs. La lymphangite commence au niveau de la plaie utérine, fuse dans les mailles lymphatiques énormes, et vient gorger de pus les vastes sinus béants à la surface du muscle utérin, où sont les origines des lymphatiques supérieurs de l'organe. Les ganglions lombaires, iliaques, et le ganglion sous-pubien reçoivent la lymphe infectée de l'utérus et suppurent à leur tour. La plus grave complication de ces lymphangites hyper-infectieuses est la péritonite puerpérale : circonscrite ou généralisée, suppurée ou fibrineuse, elle est toujours secondaire à l'inoculation des cavités lymphatiques de l'utérus et à la progression des cultures infectieuses.

Dans ses formes les plus graves, l'infection streptococcique est si violente, que les amas microbiens peuvent farcir les cavités lymphatiques sans les faire suppurer : leurs caillots fibrino-microbiens sont des thrombus suraigus. D'autres fois, les globules du pus sont entassés en masses dans les vaisseaux infectés, dont la paroi interne n'est même pas dépolie ; on dirait une injection expérimentale. Le péritoine est encore indemne, ou bien déjà rempli de fausses membranes fibrineuses ou puriformes. On voit encore quelquefois, dans l'intimité du muscle utérin, d'énormes délabrements péri-lymphangitiques, des cloaques putrilagineux, fétides même, sinon gangréneux, qui témoignent de la virulence et des combinaisons variées des germes en culture dans les lymphatiques de l'organe (streptocoque associé au vibrion septique, au coli-bacille ou au pneumocoque).

Signalons les lymphangites tronculaires aiguës circonscrites à quelques vaisseaux chylifères. Cet accident, peu commun à la vérité, a été reconnu dans certaines observations d'adénite suppurée des ganglions mésentériques. Ces bubons mésentériques sont d'ordinaire consécutifs aux infections microbiennes causées par une ulcération intestinale. La fièvre typhoïde se complique parfois d'infection deutéropathique d'une plaque de Peyer ulcérée; il s'agit, plus spécialement peut-être, de la dernière plaque, adjacente à la valvule iléo-cæcale. La dysenterie aiguë, ou chronique, le cancer de l'intestin, et, plus rarement, l'entérite tuberculeuse, sont exposés à cette grave complication. On voit partir du bord adhérent de l'intestin une traînée puriforme, bosselée, qui se rapproche d'un ganglion hyperémié, entouré d'œdème. La coupe découvre un abcès ganglionnaire enchatonné dans le tissu cellulo-adipeux du repli péritonéal. Les bubons mésentériques peuvent devenir l'origine d'une péritonite suppurée, au milieu de laquelle il est fort difficile de reconnaître les chylifères enflammés.

Deux organes encore, le cœur et le poumon, montrent également quelquefois les signes d'une lymphangite aiguë. Pour le cœur, les exemples n'en sont pas fréquents; les sujets qui en faisaient les frais ne sont plus guère infectés. Je parle des nouveau-nés, contaminés, au moment de leur naissance, par la septicémie puerpérale maternelle (phlébite ombilicale, ophtalmie purulente, érysipèle des nouveau-nés). Au bout de quelques jours, surviennent toutes sortes de complications imputables au puerpérisme infectieux. J'ai suivi, jadis, à l'hospice des Enfants-Assistés, dans le service de Parrot, des séries interminables d'arthrite, de péritonite, de méningite et de myocardite suppuratives, chez des nouveau-nés. Souvent, mon regretté maître me confiait des cœurs d'enfant farcis d'abcès et sillonnés de traînées lymphangitiques sous-épicardiques. Les lymphatiques, gorgés de pus, étaient aussi caractéristiques que possible, étant donné l'intégrité presque parfaite de la séreuse épicardique.

Les lymphangites aiguës du poumon ont une allure différente. La richesse de ce tissu en vaisseaux lymphatiques l'expose fréquemment à différents processus inflammatoires. Il n'y a guère de pneumonie, si circonscrite soit-elle, qui ne s'accompagne de lymphangite des vastes sinus péri-vasculaires, péri-bronchiques ou péri-lobulaires, correspondant au bloc pneumonique. Les lymphatiques sous-pleuraux y sont parfois bien visibles. La cavité lymphatique est distendue par une quantité quelquefois énorme de fibrine fibrillaire et de leucocytes, sans que l'apparence des lésions soit rigoureusement identique à celle des exsudats alvéolaires (fig. 52).

Ces lymphangites aiguës, plus ou moins exsudatives dans la pneumonie

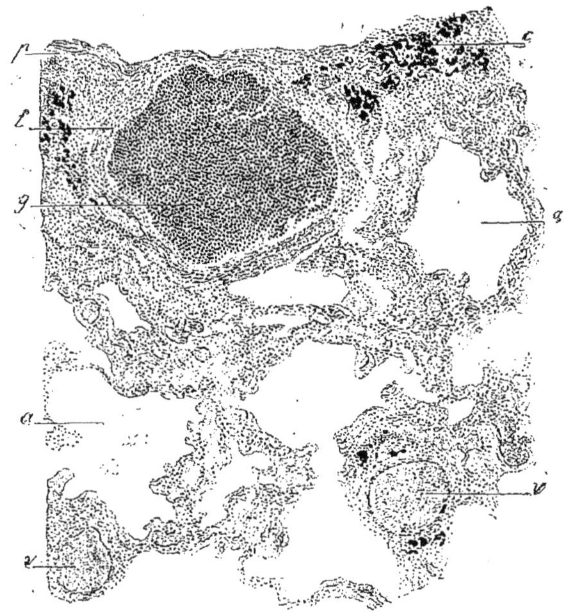

Fig. 52. — Lymphangite aigue du poumon.

Coupe d'un fragment du poumon droit avec la plèvre viscérale, dans un cas de pneumonie gauche.

Plusieurs lymphatiques sous-pleuraux étaient gorgés de pus et de microcoques. La figure ne montre qu'un des plus gros vaisseaux ; le reste du poumon est intact.

p, feuillet fibreux de la plèvre viscérale, au-dessous de laquelle se trouve logé le vaisseau lymphatique. — *l*, la paroi épaissie, mais fibroïde, du canal lymphatique enflammé. Le vaisseau est dilaté outre mesure par un énorme bouchon de cellules purulentes. — *g*, globules blancs, accumulés en masses très denses et distendant les parois du lymphatique. — *c*, charbon infiltré dans les mailles du tissu conjonctif sous-pleural. — *a*, *a*, cavités alvéolaires, emphysémateuses, vides. — *v*, *v*, veines pulmonaires, remplies de sang ; quelques poussières de charbon, en bas, à droite, autour de la veine. (Grossissement 60/1).

légère, franchement hyperleucocytiques, ou même suppuratives, lors d'hépatisation grise, n'ont qu'un intérêt restreint, autant qu'on en peut juger dans l'état actuel de nos connaissances. Elles prouvent, cependant, la diffusion extra-alvéolaire des cultures pneumococciques.

Les innombrables colonies de germes pathogènes (pneumocoques, streptocoques) qu'on y peut rencontrer ne sont pas nécessaires (embolies lymphatiques) pour expliquer la série si variée des complications méta-pneumoniques de la pneumonie : la pleurésie, l'endocardite, les lésions du médiastin antérieur, sont autant de désordres ressortissant aussi bien aux voies sanguines (infection hématique) qu'au système lymphatique contaminé.

Il n'en est peut-être pas de même pour certaines maladies infectieuses aiguës, fort graves, de la plèvre et du poumon, variétés encore assez mal connues de destructions phlegmoneuses, voire même gangréneuses, de l'appareil respiratoire. Etudiées, d'après leurs formes, sous les noms de phlegmon diffus du poumon, de pneumonie disséquante, de gangrène corticale du poumon, et de pleurésie gangréneuse primitive, ces altérations semblent relever d'infections lymphatiques diffuses.

Pour nous en tenir à la mieux décrite, à la pneumonie disséquante, rappelons que, frappé dans sa presque totalité, le poumon peut être totalement détruit et n'être plus représenté que par sa coque pleurale, intacte ou rompue. La séreuse viscérale renferme un magma purulent, où sont venus se fondre en détritus pulpeux la totalité des lobules pulmonaires.

Les résidus de l'arbre bronchique et les vaisseaux sanguins, disséqués par les lésions infectieuses périlobulaires, nagent au milieu du pus. Ces altérations se rapprochent tellement de certaines péripneumonies des animaux domestiques, que bien des auteurs ont voulu les identifier. Les vaisseaux lymphatiques, dans les deux cas, semblent être les voies d'apport, et, par conséquent, l'origine de l'infection microbienne aiguë. Il s'agirait, si j'en peux juger par deux de mes observations, de lymphangite diffuse suppurée; le streptocoque paraît évoluer concomitamment avec une flore microbienne des plus variées. Cette lymphangite diffuse diffère profondément des lymphangites de la pneumonie lobaire, même compliquée d'hépatisation grise.

LYMPHANGITES CHRONIQUES

Les lymphangites chroniques sont plus intéressantes encore, parce qu'elles offrent un certain nombre de variétés spécifiques, d'une haute importance.

On peut compter quatre grandes espèces de lymphangites chroniques : les lymphangites chroniques simples, tuberculeuses, syphilitiques, cancéreuses.

Lymphangites chroniques simples. — On ne connaît guère d'exemple de lymphangite tronculaire chronique simple; la plupart, sinon la totalité des observations anciennes, ont trait à des lymphangites tuberculeuses. La lymphite réticulaire est commune, au contraire : c'est elle qu'on observe dans les tuméfactions pseudo-éléphantiasiques de la cachexie cardiaque. Sous l'influence des poussées réitérées de dermatite subaiguë, l'œdème chronique se transforme et s'indure. Les mailles du derme, sclérosées, maintiennent béants les vastes lacs lymphatiques distendus par une sérosité chargée de fibrine, de leucocytes et de poisons. Suivant les cas, la surface de la peau des jambes ou du scrotum, plus rarement des grandes lèvres, présente un aspect lisse, brillant ou desquamé, avec un corps papillaire atrophié (éléphantiasis glabre des auteurs). Ailleurs, le derme épaissi bourgeonne d'une manière exubérante, et ses papilles, très hypertrophiées, se recouvrent de lames épithéliales d'une dureté remarquable, tandis que leur centre est creusé d'énormes cavités lymphatiques enflammées (éléphantiasis verruqueux). La confluence des bourgeons papillaires sous forme de masses tuberculeuses ou noueuses donne lieu à l'éléphantiasis noueux ou tubéreux.

L'éléphantiasis endémique, dû à la filaire du sang, est, de même, une des manifestations les plus typiques de la lymphangite chronique conglomérée. Le paludisme paraît être aussi la cause de certaines variétés d'éléphantiasis. Dans la filariose, les parasites, une fois morts, forment autant de corps étrangers qui s'incrustent, non seulement dans les espaces et les vaisseaux lymphatiques, mais encore dans les ganglions. Des varices lymphatiques et des lymphorrhagies en résultent, qui ont pour conséquence, selon leurs localisations, soit l'éléphantiasis, soit les lymphangiomes, soit la chylurie, soit enfin l'hydrocèle chyleuse, et peut-être aussi certaines variétés d'ascite chyliforme.

Lymphangites tuberculeuses. — Les lymphangites tuberculeuses viscérales ont été longtemps considérées comme seules caractéristiques. Décrites d'abord par Andral et Cruveilhier au niveau des chylifères, elles furent constatées également autour des lobules pulmonaires, au niveau du canal thoracique et le long des espaces intercostaux. Bientôt, l'étude attentive des ulcérations tuberculeuses de la peau permit de décrire la lymphangite bacillaire des membres et du tronc.

Quel que soit le siège de cette affection chronique, un caractère particulier lui appartient : elle forme, au-dessous de la peau ou de la séreuse, un cordon blanc-jaunâtre bosselé, d'une consistance inégale, bien inférieure à la dureté ligneuse des lymphangites cancéreuses.

Autre détail capital, constant, et pour ainsi dire pathognomonique, le lymphatique tuberculeux se détache toujours directement d'une lésion bacillaire avoisinante, ulcération ou adénite caséeuse. Pour l'intestin, par exemple, il suffit d'examiner sa surface séreuse, d'y voir une traînée blanc-jaunâtre noueuse, habituellement de la grosseur d'un fil de coton à repriser, longeant le bord libre de l'anse intestinale, auquel elle demeure parallèle quelques millimètres, pour s'en détacher brusquement à angle droit et gagner aussitôt le bord mésentérique. Quelquefois, on suit, à la surface du mésentère, le cordon moniliforme, jusqu'à un prochain ganglion lymphatique bosselé, mollasse ou dur, toujours caséeux ou ramolli sur la coupe. Qu'on regarde la muqueuse intestinale au-dessous de l'origine apparente du lymphatique injecté de caséum, on y trouvera d'une manière presque constante une ulcération bacillaire, plus rarement une masse tuberculeuse non encore évacuée dans la cavité intestinale (fig. 53).

Les rares observations de lymphangite tuberculeuse pelvienne ou iliaque, les cas curieux d'adéno-lymphite bacillaire des espaces intercostaux, les exemples peu connus, chez nous (j'ai dit plus haut pourquoi), de lymphangite

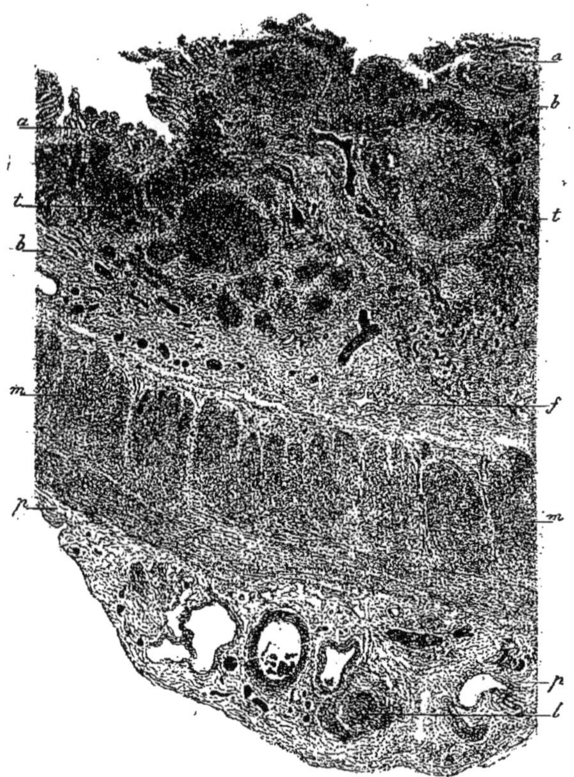

FIG. 53. — LYMPHANGITE TUBERCULEUSE.

Coupe d'un intestin grêle envahi par la tuberculose, au voisinage d'une plaque de Peyer. L'ulcération est en voie d'évacuation.

a, a, muqueuse intestinale, dont on reconnaît, à gauche, les glandes de Lieberkühn ; à droite, ulcération gorgée de vaisseaux dilatés. — *b, b*, couche celluleuse sous-muqueuse extrêmement épaissie, infiltrée de masses tuberculeuses nodulaires. — *t, t*, îlots tuberculeux accumulés dans la sous-muqueuse, sous forme d'amas caséeux, peu nucléés, entourés de zones fibreuses, claires ; de larges travées inflammatoires gorgées d'éléments lymphatiques s'étalent dans les intervalles, principalement vers la muqueuse. — *f*, placard fibreux profond, sus-jacent aux couches musculeuses (sclérose para-tuberculeuse). Une large veinule dilatée se montre au milieu de la plaque scléreuse. — *m, m*, les deux couches musculeuses de l'intestin grêle. — *p, p*, couche sous-péritonéale adipeuse et vasculaire ; elle contient quatre coupes béantes, dans lesquelles on reconnaît une artère et trois veines largement ouvertes. — *l*, coupe d'un chylifère volumineux, distendu par un thrombus caséifié, tuberculeux. Autour du lymphatique thrombosé, on aperçoit une zone inflammatoire, sorte de manchon péri-lymphangitique, elle-même en voie de caséification. (GROSSISSEMENT 20/1).

tuberculeuse du canal thoracique, ont pour point de départ, soit un abcès caséeux, soit une arthrite tuberculeuse, soit enfin une adénite bacillaire ramollie.

Les lymphangites tronculaires des membres reconnaissent aussi la même règle : elles partent d'un ulcère tuberculeux, ou tout au moins d'un foyer de dermatite bacillaire. Souvent, d'ailleurs, les lymphatiques caséifiés ont donné naissance, de place en place, à des nodules ramollis, à des gommes tuberculeuses; les foyers, ulcérés secondairement, se sont ouverts à travers les téguments. L'abcès caséeux évacué laisse une ulcération atone, cratériforme, gorgée parfois de bacilles de Koch.

La structure de ces lymphangites est caractéristique. Le vaisseau thrombosé est rempli de masses caséeuses, d'abord pariétales (nodules pariétaux). Par places, des cellules géantes apparaissent, entourées ou non de cellules épithélioïdes, et noyées au milieu de cellules lymphatiques vouées à la nécrose caséeuse. Ces végétations spécifiques, dans l'intérieur desquelles on peut trouver le bacille tuberculeux, arrêtent la lymphe qu'elles contaminent, la coagulent, et comblent ainsi la lumière du canal. En même temps, la périphérie du conduit est envahie par une péri-lymphite embryonnaire également infectante, nouvelle voie de progression pour les cultures microbiennes.

Lymphangites syphilitiques. — La vérole, sitôt commencée son incubation, frappe largement l'ensemble des systèmes vasculaires et, en première ligne, les vaisseaux et les ganglions lymphatiques. Toutefois, la lymphangite primaire, correspondant, en réalité, au trajet suivi par le virus, de son point d'inoculation (chancre induré) aux premiers territoires ganglionnaires infectés (adénopathie primaire), est rarement constatable.

Cette lymphangite syphilitique précoce est caractérisée par des cordons durs, noueux, souvent nettement moniliformes, que l'on peut suivre au-dessous de la peau de la verge ou dans l'épaisseur des grandes lèvres et du mont de Vénus. D'ordinaire, les téguments sont œdématiés. Le cordon lymphatique peut persister un temps variable. La suppuration de ces nouures est rare, mais possible; elle donne lieu à une variété de pseudo-chancre, croûteux, très rebelle au traitement.

La lymphangite secondaire, accident peu commun, siège au cou, aux membres, parfois même sur le tronc. Il faut la chercher sur le trajet connu des vaisseaux, au voisinage des ganglions tuméfiés.

Enfin, la lymphangite tertiaire, qui survient, comme toutes les manifestations de la même période, à des époques très irrégulières, se présente sous forme de cordons durs, cylindroïdes, fréquemment entourés de travées scléreuses, ou encore avec l'aspect de plaques réticulées, saillantes, comme élastiques.

Lymphangites cancéreuses. — On sait que tout cancer tend à progresser au delà de son foyer d'origine, et à se généraliser par un double système de canaux : par les veines et par les voies lymphatiques.

Nous avons vu les divers procédés d'envahissement des canaux veineux par le cancer ; nous savons que des bourgeons épithéliaux cancéreux peuvent s'emboliser à travers les canaux veineux, tout en respectant leurs parois, ou au contraire les envahir, par contiguïté de tissus, s'y cultiver, et créer *in situ* des colonies cancéreuses intra-veineuses connues sous le nom de phlébites cancéreuses.

La même invasion épithéliale frappe les vaisseaux lymphatiques et, secondairement, leurs ganglions intercalaires. Les lymphangites cancéreuses démontrent de la sorte la marche naturelle du néoplasme. C'est même là, pour le dire en passant, un des arguments théoriques les plus saisissants invoqués par les défenseurs de l'origine microbienne du cancer. Nous nous sommes expliqué sur cette confusion volontairement faite entre les infections microbiennes et les généralisations emboliques des cellules épithéliomateuses.

Les cordons lymphatiques, bourrés de cancer, se voient facilement au niveau de la séreuse pleuro-péritonéale, dans l'épaisseur du diaphragme creusé d'innombrables sinus lymphatiques, le long du canal thoracique, enfin et surtout dans les lymphatiques du poumon.

Les lymphangites cancéreuses du poumon, bien étudiées par Debove et Troisier, sont peut-être les plus caractéristiques de toutes. Elles se présentent, d'ordinaire, avec l'aspect suivant : un cancer viscéral quelconque, siégeant, par exemple, au niveau du rectum, de l'utérus ou de l'ovaire, s'est terminé au milieu d'une cachexie profonde. A l'autopsie, en ouvrant le thorax, on aperçoit, dans la cavité pleurale peut-être demeurée normale, en apparence, le poumon comme injecté, au niveau de ses espaces interlobulaires, par des traînées blanchâtres ou blanc-jaunâtres, quelque peu noueuses, dures et saillantes à la surface de la séreuse (fig. 54). Ces traînées dessinent, quelquefois d'une manière parfaite, et sur une surface plus ou moins considérable, les lignes polyédriques des espaces interlobulaires, tout en respectant l'aire de la base du lobule.

A un examen plus attentif, on remarque que les points de convergence des lymphatiques cancéreux, véritables carrefours situés à l'intersection de plusieurs lobules, sont les plus saillants et forment de véritables nodosités néoplasiques ; les cordons cancéreux semblent, en maints endroits, s'enfoncer dans la profondeur des espaces interlobulaires. On remarque aussi, caractère non moins important, que souvent la plèvre, soulevée par places, reste silencieuse, sans réactions inflammatoires, sans infiltrations cancéreuses. Le phénomène est d'autant plus typique que la plèvre pariétale, plus spécialement peut-être la plèvre diaphragmatique, a également ses lymphatiques sous-séreux gorgés de végétations cancéreuses. Il est facile de les suivre à travers les couches musculaires du diaphragme et de les retrouver aussi abondantes, sinon plus riches encore, dans les lymphatiques sous-péritonéaux serpentant à la face inférieure du diaphragme. On peut descendre ainsi, parfois d'une manière aussi méthodique que possible, à travers la séreuse abdominale, semée, par îlots, de colonies cancéreuses, jusqu'à l'origine même des lésions emboliques (rectum, ovaire, etc.).

Revenons aux lymphangites cancéreuses du poumon, et notons que cette localisation corticale des lésions ne s'arrête pour ainsi dire jamais à la surface même de la plèvre, à moins que la mort ne soit survenue trop tôt. Presque

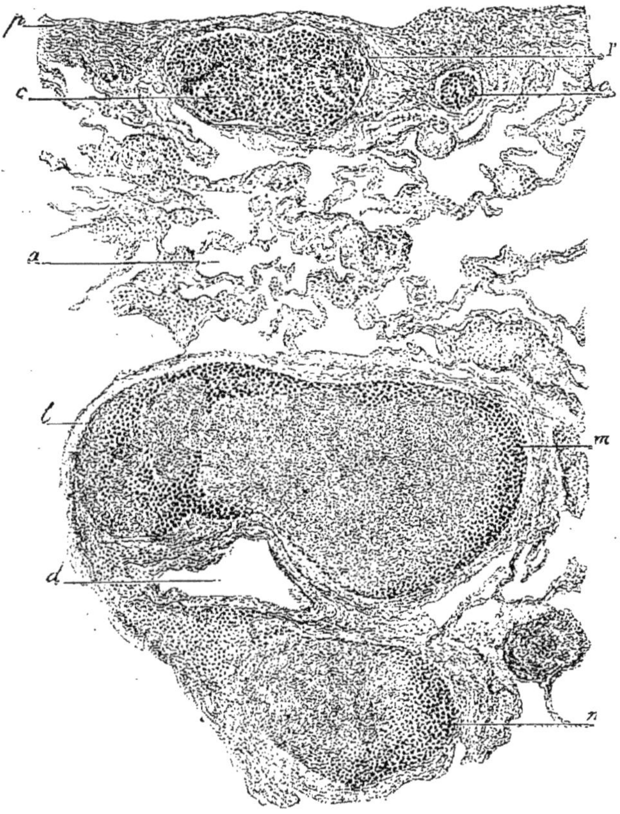

FIG. 54. — LYMPHANGITE CANCÉREUSE DU POUMON.

Coupe d'un poumon atteint de cancer secondaire à un cancer de l'estomac.
Les lymphatiques sous-pleuraux et péri-vasculaires sont distendus par les amas cancéreux.

p, feuillet fibreux de la plèvre viscérale, logeant dans son épaisseur deux vaisseaux lymphatiques d'inégal volume, également cancérisés. — *l'*, paroi épaissie fibroïde d'un gros vaisseau lymphatique sous-pleural. On reconnaît à ce grossissement que le cancer a respecté cette barrière. — *c*, *c*, amas de cellules cancéreuses embolisées et proliférées à l'intérieur d'un vaisseau lymphatique. Les noyaux volumineux et vivement colorés, le riche protoplasma qui les entoure, permettent le diagnostic du cancer, même à ce faible grossissement. — *d*, coupe d'une veine pulmonaire assez volumineuse, entourée de deux énormes masses cancéreuses développées à l'intérieur des lacs lymphatiques péri-vasculaires. — *l*, la paroi épaissie et dense du vaisseau lymphatique sus-jacent à la veine pulmonaire. — *m*, la partie excentrique du bloc cancéreux lymphangitique. On aperçoit plusieurs couches de cellules cancéreuses bien reconnaissables, espacées assez largement. En dedans de cette zone cancéreuse, le bloc lymphangitique est devenu amorphe, sans qu'on puisse y trouver trace d'une organisation cellulaire quelconque. — *n*, même état de la périphérie du bloc cancéreux inférieur. — *a*, alvéoles pulmonaires normaux en cet endroit. (GROSSISSEMENT 60/1).

toujours, les incisions du parenchyme pulmonaire montrent, même sans le microscope, la diffusion des altérations cancéreuses parmi les voies si nombreuses offertes à la lymphe pulmonaire. Les lymphatiques péri-bronchiques, les péri-vasculaires, participent avec les péri-lobulaires à cette injection systématique du poumon par le cancer. On remonte ainsi le long des bronches et des vaisseaux sanguins, en suivant les cordons blanchâtres, durs, saillants sur la coupe, rarement ramollis, jusqu'aux ganglions du hile pulmonaire cancérisés à leur tour (fig. 53 et 54).

L'examen microscopique prouve que la réplétion des vaisseaux par le

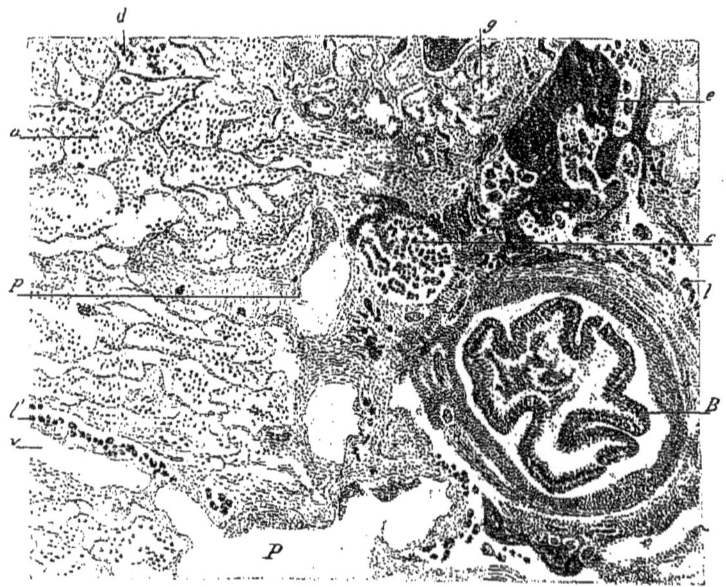

Fig. 55. — Infiltrations cancéreuses des vaisseaux lymphatiques, péri-bronchiques et péri-vasculaires.

Cancer du poumon secondaire à un cancer de la glande thyroïde.

B, Coupe d'une bronche dont l'épithélium cilié, complètement conservé, apparaît flottant dans la cavité. — *e*, tissu conjonctif péri-bronchique et tissu réticulé (ganglion lymphatique), parsemés de vaisseaux lymphatiques cancéreux. — *l*, espace lymphatique péri-bronchique large, béant, contenant quelques cellules cancéreuses; des cavités lymphatiques identiques se voient à la partie inférieure de la préparation. — *c*, gros vaisseau lymphatique rempli de cellules cancéreuses, dont un certain nombre affecte une disposition acineuse rappelant exactement la glande thyroïdienne. — P, coupe d'une artère pulmonaire satellite de la bronche. — *v*, coupe d'une branche de cette artère pulmonaire, le long de laquelle rampe un vaisseau lymphatique (*l'*) farci de cellules cancéreuses. — *l'*, espace lymphatique péri-vasculaire cancéreux. — *g*, masse de glandes muqueuses annexées à la bronche. — *a*, alvéoles dilatés remplis de cellules desquamées. — *d*, un alvéole pulmonaire envahi par les cellules cancéreuses. (Grossissement 22/1).

cancer peut être des plus complètes. Sur les coupes, on voit des cylindres assez réguliers, farcis de cellules épithéliales, souvent dégénérées. Il n'est même pas rare, comme l'a prouvé Troisier, que les cellules cancéreuses accumulées à la périphérie du vaisseau, où elles sont bien reconnaissables, fassent défaut au centre, occupé par un magma granuleux amorphe, dans lequel on reconnaît quelquefois la trace des cellules lymphatiques et de la fibrine désagrégées (fig. 54).

Au bout d'un temps variable, les colonies cancéreuses logées dans le vaisseau lymphatique en rompent la paroi et vont créer, dans les alvéoles voisins, des noyaux de pneumonie cancéreuse, également spécifiques (cancer secondaire du poumon).

LÉSIONS DES GANGLIONS

Nous ne nous occuperons ici que des adénites, ou lésions inflammatoires des ganglions lymphatiques, considérées à un point de vue général.

Les adénites peuvent être aiguës ou chroniques et, dans l'un comme dans l'autre cas, se rattacher, soit à des altérations du voisinage, propagées par les vaisseaux lymphatiques afférents, soit à des causes éloignées, sans rapport direct avec le cours normal de la lymphe.

ADÉNITES AIGUES

Le premier groupe de ces adénites par propagation de lésions inflammatoires de voisinage, comprend les cas les plus communs et les plus nombreux. Toutes les adénites inguinales, axillaires ou cervicales, occasionnées par des érosions, des ulcérations ou des plaies septiques de la peau ou de la muqueuse correspondante, en font partie; de même aussi, les adénopathies profondes ou viscérales, secondaires aux altérations des organes thoraciques ou abdominaux.

Les adénites par infection éloignée, plus rares, sont plus discutées. On a signalé, par exemple, des adéno-phlegmons cervicaux consécutifs à la pneumonie, à l'entérite, à la fièvre typhoïde, des bubons mésentériques secondaires à la variole, à la scarlatine, au typhus. Les embolies microbiennes roulant, au hasard, dans le torrent lymphatique, viendraient se fixer au niveau de telle ou telle région ganglionnaire. Quelles sont les raisons locales de ces points d'arrêt (adénite chronique antérieure, anthracose ganglionnaire, etc.)?

On doit s'efforcer de trouver la porte d'entrée des germes infectieux, toutes les fois qu'on assiste au début d'une adénite aiguë. Cette constatation permettra parfois de compléter un diagnostic jusque-là hésitant. L'exemple fourni par l'adénite aiguë sous-maxillaire prodromique, au début d'un érysipèle de la face, est trop connu pour nous arrêter.

Souvent, la lésion originelle, cause de l'adénite, a déjà disparu d'une manière plus ou moins complète, sans laisser de trace, comme si les germes inoculés s'étaient portés directement jusqu'aux ganglions en respectant, sur leur passage, la plus grande partie, sinon la totalité, des voies lymphatiques intermédiaires. Nombre de piqûres anatomiques, les plus graves peut-être, se manifestent de la sorte, par une adénite axillaire, ou par des adéno-phlegmons diffus, sous-scapulaires ou sous-pectoraux, fréquemment mortels.

Les adénites aiguës ne sont pas nécessairement phlegmoneuses; souvent, le processus inflammatoire s'arrête à l'hyperémie et à l'exsudat hyperdiapédétique et fibrineux. Chacun de ces degrés est désigné, en clinique, par un terme distinct : l'engorgement aigu et la suppuration.

Dans l'engorgement, qu'on pourrait à juste titre appeler adénite exsudative, le ganglion, tuméfié, apparaît rougeâtre, de couleur chair musculaire, sur la coupe ; il est ferme, rempli de sucs qui s'écoulent à la moindre pression. Les sinus lymphatiques et les follicules sont farcis de cellules blanches, de fibrine fibrillaire et de débris granuleux de toutes sortes ; les endothéliums sont tuméfiés, desquamés en partie, et les cloisons connectives considérablement épaissies. Tous les vaisseaux regorgent de sang; enfin, les microbes, ceux du moins qui sont colorables, apparaissent comme incrustés dans toute l'étendue de la glande.

Ils en ont même pu dépasser les limites normales, et leur diffusion autour de la coque fibreuse ganglionnaire n'est pas une des causes les moins importantes du développement de la péri-adénite concomitante, qui ne fait jamais défaut. La péri-adénite tuméfie le tissu conjonctif en raison directe de l'intensité des lésions ganglionnaires. Lorsque la suppuration s'établit, elle peut se localiser, soit dans la coque, soit autour d'elle, soit en même temps dans le ganglion et autour de lui, et donner ainsi lieu aux diverses combinaisons des adénopathies et des péri-adénites suppurées, bien connues des chirurgiens.

La suppuration est, ici comme partout, caractérisée par la destruction hyperleucocytique des tissus fondamentaux de l'organe, c'est-à-dire du tissu réticulé et des vaisseaux sanguins. Le ganglion suppuré est transformé en une masse plus ou moins épaisse, cloisonnée, creusée d'îlots puriformes, ou transformée en une poche remplie de pus phlegmoneux.

La péri-adénite suppurée détermine les limites de l'affection décrite sous le terme d'adéno-phlegmon. Certaines espèces d'adéno-phlegmons voisins des cavités normales (surtout de la bouche, de la fosse iliaque et de l'excavation pelvienne) semblent trouver une gravité tout exceptionnelle dans la proximité de la muqueuse digestive. La pénétration de germes saprogènes (spirilles, etc.), l'inoculation du foyer inflammatoire par des microbes pathogènes ultra-virulents, expliquent les accidents terribles qui terminent souvent ces affections. L'angine de Ludwig est un phlegmon diffus sous-maxillaire, d'origine dentaire, qui se complique de phénomènes gangréneux, envahissant jusqu'aux médiastins, et reconnaît probablement la même pathogénie.

Les adénites suppurées profondes, logées dans les régions les moins accessibles du corps, tirent leur grand intérêt, non seulement de la difficulté du diagnostic, mais aussi de leurs rapports avec des organes importants. On a présenté, depuis plusieurs années, à la Société anatomique, des observations démonstratives d'adénopathies aiguës péri-trachéo-bronchiques, suppuratives ou même gangréneuses, de cause mal déterminée, ayant occasionné tantôt une pleurésie putride, tantôt un phlegmon du médiastin postérieur, ailleurs une péricardite suppurée, ou encore une gangrène partielle du canal bronchique et du poumon adjacent.

Dans le même ordre d'idées, on connaît depuis longtemps les adénopathies suppurées des ganglions mésentériques et prélombaires, secondaires à l'infection des chylifères au niveau d'ulcérations intestinales, en particulier dans le voisinage de l'angle iléo-cæcal : infections secondes des plaques de Peyer typhoïdiques, suppurations dysentériques, appendicite, typhlite et péri-typhlite ulcéreuses, etc. ; toutes les lésions aiguës du tractus intestinal, y compris certaines altérations chroniques, comme la tuberculose et le cancer, peuvent faire suppurer quelque ganglion, et, par son unique intermédiaire, occasionner les complications péritonéales les plus graves.

Il en peut être de même pour les colonies ganglionnaires échelonnées le long de l'estomac, et pour les pléiades sous-hépatiques et pré-lombaires.

ADÉNITES CHRONIQUES

Hormis les adénopathies simples, lésions résiduales d'une affection aiguë devenue permanente, il n'existe guère d'adénites chroniques simples. Le plus grand nombre de celles réputées telles sont des adénopathies scrofulo-tuberculeuses, bacillaires pures, syphilitiques ou cancéreuses.

Adénites tuberculeuses. — Les adénopathies tuberculeuses diffèrent quelque peu, suivant qu'elles affectent les ganglions périphériques (cou, membres, tronc) ou profonds (cavité thoraco-abdominale). Les adénopathies viscérales ou, pour mieux dire, juxta-viscérales, sont habituellement moins volumineuses, moins caséeuses aussi, que les masses ganglionnaires superficielles, en particulier celles des régions cervicales.

A ce point de vue, la distinction ancienne qui réservait à la scrofule ganglionnaire, aux écrouelles du cou, une place importante dans la pathologie, mérite d'être conservée. Les ganglions strumeux du cou, avec leurs extraordinaires productions de blocs caséeux, leur saillie énorme, leur fonte puriforme et leur tendance aux altérations atoniques, aux fistules, leurs cicatrices difformes, froncées, exemptes habituellement d'ulcérations bacillaires secondaires, ont une physionomie bien à part, que leur pauvreté en bacilles tuberculeux accentue davantage encore. La scrofulo-tuberculose ganglionnaire externe, chirurgicale, peut-être un peu moins spéciale dans l'aisselle ou dans l'aine, diffère réellement des adénopathies viscérales.

Pour les adénites cervicales, un caractère important réside dans l'ignorance presque constante où l'on est des portes d'entrée du bacille, tandis que la loi des adénopathies similaires, si nettement exposée par Parrot, domine la pathogénie des adénites viscérales : généralement, toute lésion bacillaire développée dans un organe interne retentit méthodiquement sur les ganglions lymphatiques correspondants. Un noyau tuberculeux pulmonaire (broncho-pneumonie bacillaire) marque, au passage des bacilles embolisés, les ganglions récepteurs de la lymphe contaminée. Une ulcération tuberculeuse de l'intestin se répercute sur les ganglions mésentériques, etc. Toutefois, l'enfant est sujet à une affection tuberculeuse protopathique des ganglions mésentériques, jadis décrite sous le nom de carreau. L'adénopathie mésentérique tuberculeuse primitive ne se rattache guère qu'à un mécanisme possible : la pénétration, à travers la muqueuse intestinale saine, de bacilles tuberculeux ingérés avec un lait provenant de vaches tuberculeuses. Les travaux modernes l'ont démontré d'une manière absolue, par la clinique et l'expérimentation.

Il y a donc des tuberculoses primitives des glandes mésentériques, comme aussi, sans doute, des ganglions trachéo-bronchiques, prélombaires, prégastriques, sous-hépatiques, et enfin des chaînes cervicales.

Un autre mode de contamination avec lequel il faut compter, pour le bacille de Koch aussi bien que pour tous les autres microbes, c'est leur embolie possible dans les vaisseaux sanguins du ganglion. On doit reconnaître que les pérégrinations du bacille tuberculeux sont aussi peu faciles qu'est aisée la progression du streptocoque, par exemple, parmi les méandres des follicules lymphatiques ganglionnaires. Cependant, le bacille de Koch se fixe avec une prédilection marquée sur tout terrain lymphoïde. Aussi, le ganglion lymphatique est-il, après le poumon, son centre privilégié de germination.

Bien qu'elles relèvent également de la culture des mêmes bacilles, les lésions ganglionnaires tuberculeuses ont deux aspects distincts : le ganglion strumeux et l'adénite tuberculeuse.

Le ganglion scrofuleux montre, sur une coupe, un aspect grisâtre ou gris-rosé ; à mesure que les lésions caséeuses augmentent, on voit, en relief sur la coupe, de larges placards ternes, jaunâtres, comparables à la pulpe du marron d'Inde, qui finissent par se dessécher ou se ramollir.

L'examen microscopique fournit divers renseignements : la coque fibreuse du ganglion est souvent extrêmement épaissie ; des tractus fibroïdes, se détachant de sa face profonde, s'en vont cloisonner la pulpe glandulaire dans tous les sens, et ainsi se trouvent limités des îlots vaguement arrondis de tissu réticulé, ayant chacun 2 ou 3 millimètres de diamètre ; ces îlots se laissent envahir lentement par un processus de caséification, précédé de la désintégration des fibrilles connectives d'abord tuméfiées; les cellules géantes, satellites habituels de la tuberculisation, sont ici à peu près constantes et se logent au milieu des îlots folliculaires en voie de destruction; enfin, la lenteur de cette double évolution, induration scléreuse interstitielle et nécrose caséeuse folliculaire, constitue le caractère presque spécifique de la maladie. On peut y ajouter, si je m'en rapporte à mon expérience, confirmative de travaux antérieurs, la pauvreté de ces lésions en bacilles tuberculeux et la lente éclosion des inoculations aux animaux. Même au milieu des cellules géantes les plus volumineuses, produites, soit aux dépens d'un vaisseau oblitéré, soit par la coalescence d'amas lymphatiques ou de cellules endothéliales en plein tissu réticulé, dans ces ganglions dits scrofuleux le bacille de Koch est rare, ou du moins difficilement colorable. Ajoutons, comme correctif, que ces ganglions strumeux donnent toujours des inoculations positives : plus de 50 observations, recueillies par moi à Berck-sur-Mer, dans le service de mon regretté ami le Dr Cazin, furent expérimentées sur le cobaye avec succès. Ces caractères, attribués aux ganglions scrofuleux, pourront se retrouver aux autopsies de tuberculose viscérale confirmée, en examinant les pléiades ganglionnaires, non plus de la région cervicale, mais de l'aisselle, des chaînes lymphatiques du médiastin, de l'aine, ou de la fosse iliaque.

L'adénite tuberculeuse proprement dite consiste en une tuméfaction, une hypertrophie apparente de la pulpe lymphatique, infiltrée, soit de granulations, soit de nodules tuberculeux conglomérés. Ici, l'inflammation chronique interstitielle est presque négligeable; les tubercules crus se montrent comme semés au hasard parmi les follicules lymphatiques. Les lésions semblent orientées autour de leurs cellules géantes, qui paraissent les centres de la caséification. Les vaisseaux sanguins du voisinage sont régulièrement frappés par ces effondrements spécifiques. En somme, la différence qui sépare le ganglion scrofuleux du ganglion tuberculeux réside, pour celui-ci, surtout dans l'acuité des évolutions nodulaires tuberculeuses, et dans la faible étendue de leurs zones caséifiées. La richesse des colonies bacillaires complète le contraste. Toutes ces altérations, d'ailleurs, granulations grises ou tubercules crus, peuvent subir un ramollissement puriforme et arriver jusqu'à la formation de véritables abcès froids intra-ganglionnaires.

Le ganglion ramolli est ordinairement volumineux; sur la coupe, il laisse sourdre une matière gris-blanchâtre, gris-jaunâtre, tantôt demi-molle, sorte de mastic caséeux, tantôt liquéfiée en une bouillie crémeuse ou grumeleuse, tassée à l'intérieur de la coque fibroïde épaissie. Parfois, enfin, il s'agit d'un véritable abcès, et le pus, assez onctueux, est d'ordinaire parsemé de bourbillons de matière caséeuse.

Il arrive aussi qu'un processus de guérison spontanée intervienne : suivant les cas, l'adénopathie tuberculeuse sera envahie par une sclérose atrophique résiduale, conséquence de la résorption lente des îlots dégénérés; d'autres fois, la calcification viendra se surajouter au processus atrophique et incrustera de sels de chaux les masses caséeuses et jusqu'aux cloisons scléreuses interstitielles.

A cette période, les adénopathies tuberculeuses chroniques peuvent encore occasionner des accidents redoutables, par le fait seul de leur présence en certains points déterminés.

Les adénopathies trachéo-bronchiques tuberculeuses sont par exemple capables, surtout chez l'enfant, après calcification partielle de leurs foyers, d'ulcérer les parois de la bronche, et d'y évacuer leur contenu. Ces cavernes ganglionnaires, péri-bronchiques (phtisie bronchique), donnent assez souvent lieu à des expectorations de calculs phosphatiques, ulcèrent parfois les tissus adjacents et exposent le sujet aux accidents les plus extraordinaires. J'ai vu, pour ma part, une péricardite aiguë purulente produite par l'effraction intra-péricardique d'une vieille adénite tuberculeuse sous-trachéo-bronchique ramollie. J'ai également recueilli l'observation d'un vieillard succombant à une hématémèse foudroyante, causée par l'ulcération anévrysmatique d'une artère bronchique mise à nu dans une caverne ganglionnaire tuberculeuse sous-bronchique; le foyer tuberculeux avait, d'autre part, ulcéré la paroi antérieure de l'œsophage (fistules tuberculeuses de l'œsophage). Du reste, le plus grand nombre des diverticules de l'œsophage, décrits sous le nom de diverticules par traction, résultent de l'adhérence de ganglions pré-œsophagiens tuberculeux. Diverses altérations chroniques de l'œsophage peuvent en être la conséquence.

Les ganglions tuberculeux, logés au voisinage de vaisseaux artériels ou veineux, plus spécialement peut-être au contact des artères et des veines sous-clavières, au sommet de la plèvre et de la cage thoracique, vont quelquefois jusqu'à déterminer, surtout après leur calcification, et grâce à la sclérose péri-ganglionnaire qui en découle, diverses lésions traumatiques des parois vasculaires. Plusieurs observations d'artérite thrombosique et de phlébite insulaire pariétale, de l'artère ou de la veine sous-clavière, se rattachent à ce mode pathogénique.

Les adénites tuberculeuses chroniques peuvent encore devenir la source d'accidents aigus infectieux de deux ordres.

La tuberculose, nullement éteinte dans l'intimité du tissu réticulé, va s'y réchauffer au contraire. Ulcérant une partie de la coque qui l'enveloppe, elle rencontre une cavité séreuse, la plèvre, le péricarde, le péritoine, une articulation, où elle jette à flots les bacilles tuberculeux; une tuberculose miliaire aiguë, un certain temps localisée, en est la conséquence. Si la cavité ouverte par l'ulcération caséeuse est un vaisseau sanguin ou lymphatique (veinules pulmonaires, canal thoracique, etc.), une granulie aiguë généralisée, rapidement mortelle, termine bientôt la scène.

L'adénopathie tuberculeuse est un point d'appel, une barrière affaiblie, pour les germes pathogènes qui passent. La suppuration aiguë, et même la gangrène, peuvent résulter de ces cultures circonscrites. Certains cas de sphacèle aigu des bronches, de phlegmon diffus du médiastin ou de la région cervicale, de péritonite suraiguë péri-cæcale, se rattachent à ce mécanisme un peu compliqué.

Adénites syphilitiques. — Les adénopathies syphilitiques s'observent pour

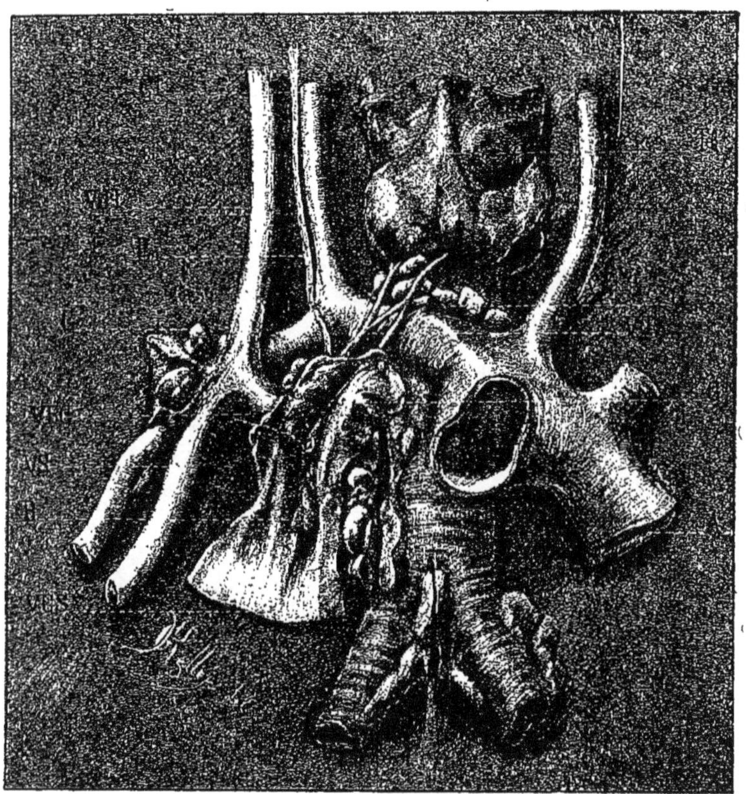

FIG. 56. — CANCER PRIMITIF DE LA GLANDE THYROÏDE.
ADÉNOPATHIES SECONDAIRES COMPRIMANT LE TRONC VEINEUX BRACHIO-CÉPHALIQUE DROIT.

A, aorte thoracique sectionnée immédiatement au-dessous de la crosse. — CI, carotide interne. — VJI, veine jugulaire interne. — VS, veine sous-clavière. — VBC, tronc veineux brachio-céphalique droit. — VCS, veine cave supérieure. — B, caillot fibrineux, non cancéreux, adhérent à la paroi de la veine cave supérieure, au-dessous de l'embouchure du tronc veineux brachio-céphalique droit. — VTh, veines thyroïdiennes inférieures se jetant dans le tronc veineux brachio-céphalique gauche, sectionné immédiatement au-dessus de cette embouchure. — Pn, nerf pneumo-gastrique droit qui passe derrière la masse ganglionnaire cancéreuse. — G, G, G, masses de ganglions cancéreux accumulées au-dessus du tronc artériel brachio-céphalique, à droite de la trachée, en arrière de la veine cave supérieure, ainsi que dans l'angle formé par la convergence de la veine jugulaire interne et de la veine sous-clavière thrombosées. — Th, glande thyroïde, à la partie inférieure et latérale gauche de laquelle on aperçoit une incision passant précisément à travers le noyau du cancer primitif.

ainsi dire dès le début de la maladie infectieuse; mais on a rarement l'occasion d'examiner les ganglions volumineux correspondant au chancre infectant.

Les ganglions cervicaux de la période secondaire sont atteints d'adénite interstitielle, en même temps parfois que de dégénérescence caséeuse de leurs îlots folliculaires.

Les adénopathies tertiaires sont également cirrhosées ou caséeuses. Dans certaines observations (Cornil et Ranvier), ils subissent une tuméfaction dure et blanche, des plus remarquables. Sur la coupe, on voit les sinus caverneux des ganglions, ainsi que toutes les voies lymphatiques péri-ganglionnaires, distendus à l'extrême par la transformation épithélioïde des endothéliums.

Ces cellules épithélioïdes ont plusieurs noyaux, d'où la confusion plus

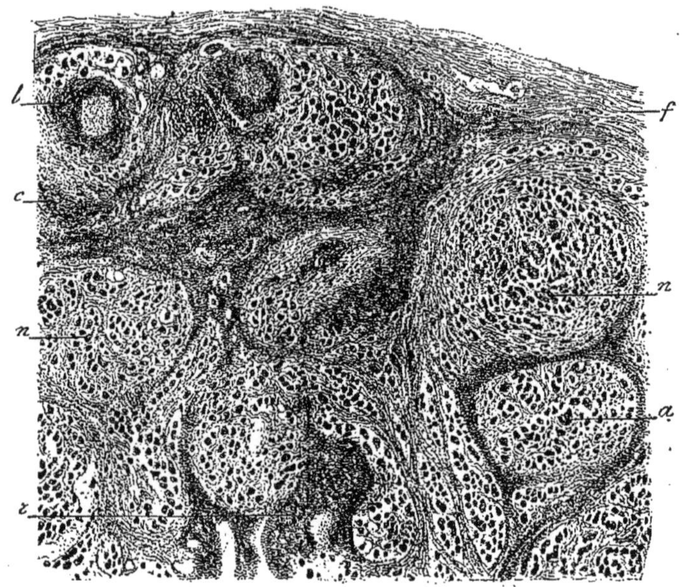

Fig. 57. — Adénopathie cancéreuse secondaire.

Coupe d'un ganglion de la région cervicale profonde, envahi par des colonies épithéliomateuses secondaires à un cancer du corps thyroïde.

f, capsule fibreuse d'enveloppe du ganglion, respectée par les cellules cancéreuses. — *l*, follicules lymphatiques, encore bien reconnaissables, comprimés par les amas cancéreux embolisés dans les sinus péri-folliculaires. Leur centre est nécrosé. — *r*, autres follicules dissociés plus profondément par les nodules cancéreux. On aperçoit, à ce grossissement, les espaces clairs ménagés au milieu du tissu réticulé par les capillaires sanguins. — *c*, un placard de tissu réticulé, repoussé contre d'autres travées lymphatiques, et infiltré de poussières de charbon. — *a*, îlot cancéreux, dans lequel on voit des épithéliums thyroïdiens énormes, clairsemés, parmi les alvéoles dessinés aux dépens du tissu conjonctif aréolaire des sinus. — *n*, *n*, nodules cancéreux complètement formés, arrondis, et dont les alvéoles contiennent des épithéliums volumineux, groupés en amas glandulaires néoplasiques. (Grossissement 25/1).

d'une fois commise avec des lésions néoplasiques primitives (endothéliome, carcinome des ganglions). Leur protoplasma est granuleux. Le tissu réticulé présente ses mailles très élargies. Les travées conjonctives de l'organe sont sclérosées.

Un certain nombre de ganglions syphilitiques sont atteints de dégénérescence amyloïde : les parois des capillaires, un grand nombre de cellules lymphatiques, et jusqu'au réticulum interstitiel, sont envahis par cette transformation dégénérative, commune d'ailleurs à la tuberculose, à l'impaludisme et à la syphilis.

En somme, les lésions ganglionnaires de la syphilis n'ont, à dire vrai, rien de spécifique en elles-mêmes ; elles correspondent simplement aux différentes variétés de l'adénite chronique. Les amas caséeux ne ressemblent pas à la matière des gommes.

Adénites cancéreuses. — Le fait seul, bien et dûment constaté par les histologistes, que le cancer ne saurait exister sans l'envahissement progressif d'au moins un espace conjonctif par des cellules épithéliales, explique l'extrême fréquence des lymphangites et des adénopathies cancéreuses. Pour qu'un cancer puisse naître en un point donné, il faut, en effet, que les colonies épithéliales soient parvenues à aller vivre dans l'intérieur des espaces interstitiels du tissu conjonctivo-vasculaire et y proliférer; c'est la condition *sine qua non.* Les voies lymphatiques sont forcées, dès le début, et inévitablement ouvertes. Les lois de l'embolisation président ici, comme dans les infections microbiennes, à la dissémination des cultures épithéliomateuses, parasitaires au même titre que les microbes pathogènes les plus virulents, et, comme eux, organes sécréteurs de poisons organiques. L'identité se poursuit jusque dans les détails, jusque dans les anomalies de la progression des éléments : ainsi, les lymphangites cancéreuses rétrogrades, les adénopathies similaires, symétriques, métastatiques à distance, sans continuité des lésions néoplasiques, se rencontreront, pour un cas déterminé, isolées ou combinées de la façon la plus inexplicable.

Certaines règles, communes à l'ensemble des adénopathies cancéreuses secondaires, méritent cependant considération, en ce sens qu'elles répondent à la grande majorité des observations; elles doivent être toujours recherchées en séméiologie. Aussi croyons-nous devoir les résumer.

Dès son début, le cancer épithélial est susceptible d'embolisations secondaires dans les ganglions normalement tributaires des lymphatiques de l'organe ou du tissu primitivement atteint. Plus tard, quand les végétations carcinomateuses auront détruit profondément leur matrice connective, l'adénopathie cancéreuse sera la règle, l'intégrité des ganglions l'exception.

La participation des vaisseaux lymphatiques afférents n'est pas constante, les embolus épithéliomateux glissant souvent à la surface des endothéliums vasculaires, sans s'y greffer. A cet égard, les sinus péri-folliculaires jouent le rôle d'un crible plus ou moins longtemps protecteur (fig. 57).

Les îlots cancéreux intra-ganglionnaires végètent dans les espaces, de la même façon que dans les fentes connectives d'un tissu interstitiel quelconque. Leurs cultures écrasent les follicules, puis forcent définitivement les minces barrières qui leur sont offertes par le tissu réticulé. Une fois cancérisé, le follicule donne librement accès aux colonies épithéliales nées chez lui, puis celles-ci injectent à leur tour les vaisseaux lymphatiques efférents du ganglion : nouvelles embolies, nouveaux arrêts dans les prochains ganglions, nouveaux foyers secondaires. Ainsi de suite, jusqu'au jour où les chaînes glandulaires sont totalement infestées, où les voies sont comblées par les éléments parasitaires (fig. 58).

La coque fibreuse du ganglion ne saurait constituer une limite indéfiniment suffisante; pas plus d'ailleurs, nous l'avons vu, que la paroi des vaisseaux lymphatiques; aussi, l'adénite cancéreuse se complique-t-elle fréquemment de péri-adénite carcinomateuse.

La propagation des foyers hors de la glande cancérisée sème le

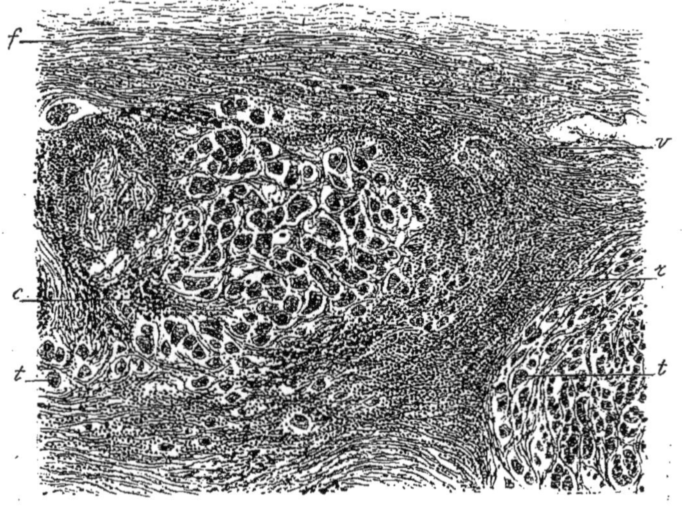

Fig. 58. — Ganglion cancéreux secondaire.

(Même préparation que la figure précédente).

f, la coque fibreuse du ganglion; elle commence à s'infiltrer d'éléments lymphatiques. — *c*, amas de charbon infiltrés dans les espaces interstitiels. Au-dessus d'eux, on voit le restant d'un follicule lymphatique irrité et corrodé par les amas cancéreux. — *r*, tissu réticulé, dissocié de part et d'autre par les colonies épithéliomateuses. On voit les cellules cancéreuses s'infiltrer de proche en proche dans les mailles du tissu lymphatique. — *v*, vaisseaux capillaires dilatés remplis de sang, sur les confins du tissu réticulé. — *t*, *t*, alvéoles cancéreux formés aux dépens du tissu conjonctif fondamental épaissi, et remplis de cellules polymorphes, de volume variable, richement nucléées, flottant en désordre dans les cavités lymphatiques. (Grossissement 70/1).

néoplasme dans les mailles du tissu conjonctif interstitiel ambiant. Les organes adjacents au ganglion sont eux-mêmes atteints, plus ou moins tôt, d'une inflammation chronique, à la fois fibroïde et néoplasique, qui peut produire des désordres secondaires d'une importance extrême. Les nerfs, par exemple, s'infiltrent de boyaux cancéreux logés dans les espaces interstitiels du périnèvre ; les ganglions nerveux s'écrasent ou se désagrègent.

Les veines, contre lesquelles, à l'état normal, tant de ganglions s'accolent dans leurs trajets profonds (aine, aisselle, régions cervicales, médiastin), s'infiltrent peu à peu, de dehors en dedans, puis se thrombosent (fig. 50 et 56). Les muscles ne résistent pas davantage : le périmysium est bouleversé, les espaces inter-musculaires sont injectés de cellules cancéreuses; le faisceau musculaire lui-même cède sous l'invasion; il se pulvérise, pendant que les colonnes épithéliomateuses farcissent l'intérieur du sarcolemme, plus résistant.

On pourrait faire l'énumération complète de tous les tissus, de tous les organes, et les montrer victimes, à leur tour, du même procédé d'infection diffusante. La contiguïté des éléments finit, en dernière analyse, par régler seule l'extension des foyers cancéreux.

Les embolies métastatiques désordonnées, celles qui échappent à la continuité des lésions cancéreuses par les chaînes lymphatiques, sont assez communes, surtout dans les cancers viscéraux, pour que leur recherche, en clinique, constitue une règle de premier ordre.

Parmi les régions les plus souvent affectées, citons l'aine, les pléiades cervicales, et surtout, peut-être, les ganglions rétro et sus-claviculaires, spécialement du côté gauche, ainsi que l'a démontré Troisier, dans les cancers de l'abdomen. Parfois, les adénopathies secondaires sont tellement dominantes et le cancer primitif viscéral ou tégumentaire est si minime, qu'on méconnaît la lésion primordiale et qu'on décrit une néoplasie primitive des ganglions lymphatiques (cancer du testicule, de l'utérus, de l'estomac, du recum). L'erreur, excusable en clinique, n'est plus possible pièces en mains; le microscope mettant en évidence, non seulement la nature épithéliale et la variété spécifique des noyaux ganglionnaires, mais encore le mode d'envahissement périphérique, donc embolique, des colonies carcinomateuses.

L'examen microscopique des ganglions cancéreux est très démonstratif. Le plus ordinairement, on voit, sur la coupe, les sinus bourrés de cellules épithéliales de formes diverses, reconnaissables à leur protoplasma coloré, à leurs noyaux volumineux, souvent multiples, en division indirecte, typique ou atypique (fig. 58). Les cancers secondaires des ganglions reproduisent fidèlement, d'habitude, les caractères histologiques du cancer originel. La forme des épithéliums (pavimenteux, cylindriques, cubiques), leur mode de groupement dans les alvéoles carcinomateux sculptés au milieu des travées conjonctives fondamentales épaissies (globes épidermiques, boyaux tubulés, glandes acineuses de nouvelle formation), ont une réelle importance. Certains caractères spécifiques de structure ou de sécrétion (épithélium hépatique, pancréatique, thyroïdien) permettront, soit de réformer, soit d'assurer le diagnostic anatomo-pathologique de la lésion primitive : tels sont les cancers primitifs des voies biliaires, du canal cholédoque, de l'anus, du rectum.

Le sarcome secondaire des ganglions se différencie souvent sans peine;

les cellules fusiformes de la variété fuso-cellulaire sont faciles à reconnaître, embolisées dans les sinus lymphatiques. Il n'en est plus de même pour les sarcomes à petites cellules et pour les lymphadénomes, qui bouleversent, cependant, de fond en comble, la texture de la glande lymphatique. Les follicules ont disparu, et les vaisseaux sont désorientés, en même temps que leurs parois sont devenues embryonnaires.

Au milieu des diverses lésions néoplasiques, le tissu encore intact des follicules lymphatiques tranche vivement, reconnaissable à ses cellules blanches conglomérées, à ses capillaires sanguins plaqués de fibrilles réticulées et de cellules endothéliales. Amas de pigment sanguin, îlots de poussières charbonneuses, travées fibroïdes inflammatoires, s'associent, suivant les circonstances, aux désordres néoplasiques, et modifient la coloration, la consistance et la topographie des coupes (fig. 55 et 57).

BRONCHES.

POUMONS.

BRONCHES ET POUMONS

ANATOMIE ET PHYSIOLOGIE GÉNÉRALES

Avant d'aborder l'étude anatomo-pathologique des lésions de l'appareil respiratoire, il est nécessaire de connaître la structure normale du parenchyme broncho-pulmonaire.

Pour cela, il faut établir une division entre l'arbre trachéo-bronchique, d'une part, et les lobules pulmonaires, d'autre part, ces deux séries d'organes différant dans leurs caractères généraux. La circulation du poumon demande aussi une étude à part.

L'arbre trachéo-bronchique est l'appareil excréteur de la glande pulmonaire, le grand système de canaux aérifères, destiné à assurer les fonctions des lobules. Chaque lobule pulmonaire représente une glande composée d'acini et reliée, par des canaux intermédiaires (bronche intra-lobulaire, bronchioles terminales), à l'arbre trachéo-bronchique, dans lequel elle déverse ses produits.

ARBRE TRACHÉO-BRONCHIQUE

Trachée. — La forme de la trachée, sur le vivant, est presque régulièrement cylindrique, malgré la large bande fibro-élastique, incomplète, tapissant la face postérieure de la trachée. Après la mort, les fibres musculaires relâchées laissent béant l'organe, qui paraît à la fois plus large et imparfaitement cylindrique.

En outre, l'axe trachéal porte sur son côté gauche deux empreintes quelquefois très évidentes. La première, située au niveau des premiers anneaux, résulte de la compression exercée par le lobe gauche du corps thyroïde; c'est l'empreinte thyroïdienne. La deuxième occupe la partie la plus inférieure des anneaux et se continue sur le bord supérieur de la bronche gauche ; cette dépression, souvent plus marquée que la précédente, porte le nom d'empreinte aortique.

Toute autre déformation sera d'ordre pathologique. Les compressions exercées sur la trachée par les tumeurs de la région cervicale ou du médiastin, en particulier par les anévrysmes de la crosse de l'aorte, du tronc brachio-céphalique ou des carotides primitives, par le cancer de la glande thyroïde, peuvent défoncer la paroi de la trachée, dès que les limites de sa mobilité latérale sont forcées.

Les déformations les plus considérables et les plus communes existent au niveau de la face postérieure, musculo-élastique. Elles résultent, par exemple, de l'envahissement des couches de l'organe par le cancer de la face antérieure de l'œsophage. Les cancers du canal œsophagien peuvent siéger en n'importe quel point de son parcours ; ils affectent une prédilection marquée pour la partie de l'œsophage correspondant à la bifurcation de la trachée. Les nombreux ganglions de cette région favorisent, sans doute, la pénétration des couches de la trachée, qui se trouve ainsi solidement fixée.

De toutes les pléiades ganglionnaires péri-trachéo-bronchiques, la masse logée immédiatement sous la bifurcation de la trachée est peut-être la plus affectée : les adénopathies tuberculeuses y peuvent occasionner des lésions complexes de l'œsophage, de la trachée et de l'une ou l'autre des bronches, des artères bronchiques, parfois même du cœur ou du péricarde (fistules et cavernes sous-trachéo-bronchiques, diverticules de l'œsophage par traction, etc.). Ces diverses altérations gênent les mouvements physiologiques de la trachée (respiration, déglutition, attitudes de la tête et du cou).

On sait qu'à l'état normal, la trachée mesure 12 centimètres de long, chez l'homme, et 11 centimètres, chez la femme ; elle peut s'allonger, dans l'extension du cou, de 4 centimètres : 12 + 4 = 16, c'est-à-dire augmenter du tiers de sa longueur.

On sait aussi que sa béance est assurée par 15 à 20 anneaux superposés, qui maintiennent son diamètre normal.

Ce diamètre, comme l'ont montré les recherches de Nicaise et de Lejars, varie sur le vivant et sur le cadavre.

		CADAVRE	VIVANT
		—	—
Diamètre. . . .	1er anneau.	16,7 millim.	12 millim.
—	9e anneau.	18 —	11,8 —

Ces chiffres, pris pour exemple, montrent que la trachée n'est un cylindre à peu près régulier que sur le vivant. Ils expliquent, d'une part, la difficulté qu'ont les corps étrangers volumineux à pénétrer dans les voies aériennes au delà du larynx, et, d'autre part, l'extrême gravité des rétrécissements, même légers, de la trachée (cicatrices vicieuses de trachéotomie, syphilomes annulaires, etc.).

Rappelons encore que les fibres musculaires qui ferment le 1/5 postérieur du conduit constituent un vrai muscle, le muscle trachéal, et sont presque toutes transversalement orientées.

Au-dessous de la muqueuse, dans toute la hauteur de la portion membraneuse de la trachée, il existe une série de trousseaux élastiques épais, prémusculaires, verticalement dirigés, dont la masse augmente à mesure qu'elle gagne les origines des bronches primitives. On peut considérer ce grand surtout élastique sous-muqueux comme l'attache d'origine du système élastique des bronches et des alvéoles. On s'accorde à reconnaître dans ce remarquable appareil le véritable squelette de l'arbre respiratoire.

Quant à la structure de la trachée, notons seulement le volume, souvent considérable, des glandes en grappe qui tapissent les couches profondes de la sous-muqueuse. Ces glandes mesurent de 1/2 à 3 millimètres de diamètre et font saillie à la surface de la muqueuse, tout en enfonçant leurs culs-de-sac jusqu'au-dessous des faisceaux musculaires de la sous-muqueuse. A première vue, on pourrait prendre pour des lésions ces saillies irrégulières, au centre desquelles parfois se montre l'orifice du canal excréteur rempli d'un bouchon de mucus trouble ou transparent.

Bronches primitives. — Dès leur naissance, au-dessous de la trachée, les deux bronches diffèrent, dans leur mode de divergence en bas et en dehors : la droite tend vers l'horizontale, la gauche affecte une direction plutôt verticale.

Leur longueur varie dans des proportions notables ; on la mesure en prenant pour limite inférieure de la bronche primitive la première des divisions bronchiques, et non son entrée au hile du poumon.

La bronche droite mesure entre 10 et 30 millimètres, avant la naissance de la subdivision destinée au lobe supérieur. La gauche ne se bifurque qu'au bout de 30 à 50 millimètres, pour gagner les lobes correspondants du poumon.

Cependant, que l'on tienne compte de la remarque de Cruveilhier, à propos de la bronche primitive droite : on constatera, sur toutes les pièces, qu'après la naissance du canal destiné au lobe supérieur (naissance qui se fait à angle droit) la bronche, non réduite, continue son chemin pendant encore 25 millimètres environ ; là, elle se divise en deux rameaux terminaux, l'un supérieur, et l'autre inférieur, destinés aux lobes correspondants. Il en résulte, comme le montrent les figures schématiques, qu'un moulage de la fin de la trachée et des deux bronches primitives représenterait une sorte d'Y renversé : les deux branches inférieures auraient à peu près la même longueur, oscillant entre 50 et 55 millimètres au maximum. Il existerait une seule différence : la branche correspondant à la bronche droite porterait, au milieu de son trajet, un gros tronc rétrograde, perpendiculairement implanté sur elle, et dirigé à peu près parallèlement à la trachée, autrement dit au pied de l'Y. La bronchite pseudo-membraneuse chronique, lorsqu'elle est très étendue, certains cas de pneumonie massive avec moules fibrineux trachéo-bronchiques, témoignent de cette disposition.

Comme la trachée, les bronches primitives sont cylindriques d'une façon incomplète, et se continuent telles, jusqu'aux premières ramifications des bronches, qui deviennent régulièrement arrondies.

Cette disposition résulte de la présence de cerceaux cartilagineux irréguliers, assez semblables à ceux de la trachée. Plus bas, des plaques cartilagineuses semées dans la longueur des divisions bronchiques assureront leur forme cylindrique. Dépourvues de cartilages, les plus petites bronches conservent leur calibre régulier, grâce à leurs muscles et à leur feutrage élastique.

Le diamètre des bronches primitives est d'un tiers plus grand pour la bronche droite que pour la gauche :

Bronche droite.	15 à 16 millimètres.
Bronche gauche	10 —

Il est certain que, pendant la vie, leur calibre est beaucoup moindre, proportionnellement sans doute à celui de la trachée. Le poids et le volume des deux poumons expliquent cette disproportion.

Dans leurs rapports, si différents pour la bronche droite et pour la gauche, on doit mentionner la collerette de ganglions lymphatiques qui les entourent toutes les deux suivant une distribution à peu près identique, et les accompagnent parfois très profondément dans le parenchyme pulmonaire, au delà du hile.

Ramifications bronchiques extra-lobulaires. — Les divisions bronchiques nées des bronches primitives ont quelques caractères bien tranchés.

Elles s'enfoncent dans le lobe pulmonaire et donnent naissance à des branches collatérales, tout en diminuant progressivement de volume. Elles finissent, à l'instar de leurs branches collatérales, par se diviser dichotomiquement. Les branches collatérales naissent souvent, à angle droit, des ramifications bronchiques; les divisions dichotomiques s'écartent à angle aigu.

Toutes les divisions bronchiques sont cylindriques et pourvues de cartilages jusqu'au voisinage du lobule pulmonaire, point où commence l'appareil de l'hématose proprement dite.

Les cartilages, de plus en plus réduits, ne vont pas jusqu'à faire des anneaux incomplets : ils forment des lames transversales ou obliques, souvent bifides sur les plus grosses divisions bronchiques. Ils se raccourcissent à mesure que les rameaux bronchiques diminuent de calibre; aussi est-il fréquent de trouver, sur les coupes transversales du poumon, des bronches d'un millimètre, accompagnées d'un ou deux petits noyaux cartilagineux, gros d'à peine 250 μ; ils sont surtout constants dans l'angle formé par la naissance des divisions bronchiques secondaires (fig. 59).

Inversement, à mesure que les cartilages tendent à disparaître, les couches musculaires persistent et assurent de cette façon la résistance des bronches à la colonne d'air inspiré.

La diminution progressive du calibre des ramifications bronchiques, depuis le hile du poumon jusqu'au pédicule de chaque lobule pulmonaire, est des plus rapides. Elle peut s'évaluer, d'après les chiffres classiques, au moyen de la proportion suivante : 10 : 1. La bronche primitive ayant 1 centimètre de diamètre, la bronche sus-lobulaire n'a que 1 millimètre environ.

De cette disposition résulte une première conséquence, importante au point de vue de la pathologie : c'est que les divisions successives des bronches cartilagineuses destinées aux lobules du sommet du lobe supérieur doivent être beaucoup plus rapprochées et demeurer bien plus courtes que celles, du même ordre, dirigées vers la base du poumon. La pénétration verticale de la colonne d'air inspiré, jusqu'aux sommets, semble facilitée par cette texture.

Nous verrons plus loin la rapidité excessive de la décroissance du diamètre des ramifications bronchioliques intra-lobulaires.

Structure. — La structure des bronches, jusqu'à leur entrée dans le lobule pulmonaire, est simple. Les bronches représentent un cylindre fibreux, renforcé de plaques cartilagineuses (cartilage hyalin) et tapissé, à sa face interne, par une membrane muqueuse, élastique et musculaire (muscles de Reissessen).

La tunique fibreuse, véritable gaine fibro-vasculaire des bronches, est constituée par des tractus connectifs, surtout denses au niveau de la trachée et des grosses bronches, encore épais et bien isolables sur les ramifications les plus rapprochées du lobule.

Des rameaux artériels et des veinules, chargés d'assurer la circulation sanguine des parois des bronches, et principalement de la muqueuse bronchique, circulent dans son épaisseur. L'artère bronchique accompagne la bronche jusqu'à une grande distance. J'ai trouvé encore des artérioles bronchiques accolées aux muscles de Reissessen, au niveau de bronchioles de 400 et de 350 μ (bronches intra-lobulaires). De gros canaux lymphatiques entourent la bronche ainsi que les ramifications de l'artère pulmonaire. L'artère pulmonaire, satellite constant de la bronche, n'est séparée d'elle que par un placard de tissu conjonctif. Là passent également les filets nerveux du plexus pulmonaire, et s'enclavent, souvent assez loin du hile, des masses de tissu réticulé, véritables ganglions lymphatiques microscopiques logés sur le trajet des vaisseaux lymphatiques.

Les plaques cartilagineuses, entourées d'un périchondre très vasculaire, s'intercalent, de haut en bas, autour du canal aérien, en s'espaçant de plus en plus largement, à mesure que la bronche se rétrécit. Elles demeurent toujours extérieures à la couche musculeuse ; des glandes acineuses les accompagnent.

Des fibres élastiques assez abondantes sont disséminées dans l'épaisseur des lames fibreuses et dans l'intervalle des cartilages. Mais c'est particulièrement la muqueuse qui est riche en tissu élastique. Dans quelques cas de malformations partielles des bronches, j'ai trouvé leurs cavités réduites à de minces fentes entourées d'énormes placards de cartilage; les cellules cartilagineuses, séparées par des travées et des grains élastiques, formaient une véritable tumeur blanchâtre, enchâssée dans le parenchyme pulmonaire (chondrome élastique).

Couche musculeuse. — En dedans de la gaine fibreuse, commence la couche musculeuse de la bronche; cette couche représente la paroi externe de la muqueuse bronchique. Elle équivaut à la *muscularis mucosæ* de la muqueuse digestive. Elle est séparée de la couche fibro-cartilagineuse par un tissu cellulaire lâche, peu abondant. Ces muscles de Reissessen sont composés de faisceaux de fibres lisses, en grande majorité perpendiculaires à l'axe de la bronche; si bien que, sur une coupe exactement transversale du canal aérien, on doit voir une couronne continue de fibres contractiles couchées dans le champ de la préparation. De telles coupes sont rares; plus souvent, on aperçoit quelques faisceaux obliquement sectionnés, dont on peut établir l'obliquité, normale eu égard à l'axe de la bronche. Quand l'incision de l'arbre aérien est parallèle à son axe, on découvre de chaque côté, en dehors d'un tissu sous-muqueux très élastique, une série successive d'îlots musculaires. Ces faisceaux contractiles sont de vrais sphincters, séparés les uns des autres par des tractus fibro-élastiques, minces, leurs véritables gaines. Les bandes musculaires s'échelonnent verticalement et laissent souvent, sur les plus grosses bronches, passer entre elles les goulots ou les culs-de-sac des glandes mucipares de la muqueuse (fig. 59).

Muqueuse bronchique. — En dedans de la couche musculeuse commence la muqueuse proprement dite. Cette membrane est composée de deux couches distinctes : le chorion et la couche épithéliale. Des glandes mucipares lui sont annexées, dans toute l'étendue des bronches aériennes.

Le chorion de la muqueuse bronchique est constitué par un cylindre de tissu conjonctivo-élastique, richement vasculaire. C'est dans son épaisseur que se distribue le puissant réseau élastique parti de la trachée et des bronches primitives. La direction des fibres élastiques, qui forment à la muqueuse une gaine complète, est, d'une manière générale, parallèle à l'axe du canal aérien; mais les fibrilles élastiques s'enchevêtrent dans tous les sens, passent entre les faisceaux musculaires sous-muqueux, pour se continuer, en dehors d'eux, avec le système élastique de la couche fibreuse.

Le tissu conjonctif est lâche, aréolaire; il contient de nombreux vaisseaux sanguins et possède des espaces lymphatiques souvent gorgés de cellules lymphatiques.

Sur les coupes transversales, la muqueuse est plissée; elle apparaît ainsi dans l'état de moyenne dilatation des bronches; la coupe dessine, dans la lumière du canal, des plicatures comparables à des saillies papillaires. Le derme en constitue la base et s'y recouvre d'épithéliums; de même, dans les régions planes de la muqueuse. Les replis disparaissent au niveau des bronches sus-lobulaires.

Immédiatement à la surface du derme, existe une membrane anhiste, mince, brillante, la membrane basale ou vitrée (basement-membrane des

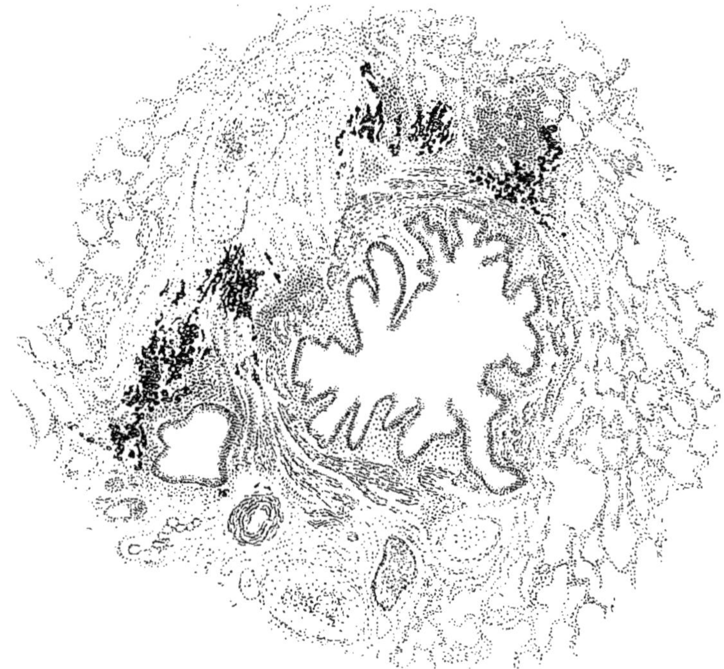

Fig. 59. — Structure d'une bronche cartilagineuse (Coupe transversale).

Au centre de la préparation se montre la bronche avec ses différentes parties constitutives. — La cavité est bordée par une couche d'épithélium cylindrique bien conservé. Les fibres musculaires, à peu près longitudinalement sectionnées en haut et en bas, montrent, à droite et à gauche, leurs faisceaux diversement amputés. — A la partie supérieure de la préparation deux placards de tissu réticulé, coloré en violet, contiennent des quantités notables de poussières de charbon. A droite du placard anthracosique de droite, on voit la coupe transversale du canal excréteur d'une glande muqueuse. A gauche du placard supérieur se montre un gros bloc de cartilage, reconnaissable à ses cavités claires. — A gauche de la bronche principale, et au-dessous de deux placards anthracosiques incrustés dans le tissu conjonctif péri-bronchique, on voit : 1° la coupe transversale d'une bronchiole, collatérale de la bronche principale : la couche épithéliale vibratile est complète ; 2° au-dessous de la bronchiole, quelques acini de glandes muqueuses, et, à droite, la coupe transversale d'une artériole bronchique. — Au-dessous de la bronche principale, et tout à fait au bas de la préparation, deux noyaux cartilagineux moins importants que le précédent, entourés comme lui d'un périchondre bien nucléé. Entre eux, se voit la coupe d'une veinule assez considérable. — A gauche et à droite de la préparation, alvéoles pulmonaires nombreux, de dimensions variables, vides, avec leurs cloisons sinueuses, dont une partie s'insère directement sur la gaine externe de la grosse bronche. (Grossissement 40/1).

auteurs), sur la surface interne de laquelle sont implantées perpendiculairement les cellules épithéliales. Cette membrane-basale forme la limite exacte des deux couches constitutives de la muqueuse : en dehors d'elle, l'épithélium, au-dessous d'elle, le tissu conjonctivo-élastique. Les épithéliums ne peuvent la franchir que dans une seule et unique affection, dans le cancer broncho-pulmonaire, que les néoplasmes y soient primitifs ou secondaires.

L'épithélium des bronches est un épithélium cylindrique vibratile. Sur les bronches principales, et jusqu'au niveau des ramifications bronchiques de 300 μ (3 dixièmes de millimètre), il est stratifié sur trois ou quatre couches, autant qu'on en peut juger d'après les coupes régulièrement transversales. Au-dessous de ce diamètre, la bronche, réduite à une mince paroi fibro-élastique, peu musculaire, n'a plus qu'une seule couche épithéliale cylindrique, encore ciliée.

Bientôt, l'épithélium perd son plateau cilié, devient cubique, en pénétrant au hile du lobule pulmonaire. La couche ciliée est parsemée, surtout au niveau des grosses ramifications bronchiques, de cellules caliciformes, aisément reconnaissables à la goutte de mucus incolore qui les distend.

Si l'on s'en rapporte aux auteurs classiques, la bronche sus-lobulaire, c'est-à-dire la dernière ramification bronchique aérienne proprement dite, porte une couche unique d'épithéliums vibratiles. Sitôt entrée dans le lobule, la bronche (bronche intra-lobulaire) serait tapissée par un épithélium cubique; de même aussi pour les quelques rameaux qu'elle fournirait avant de former la bronche acineuse. En réalité, autant qu'on en peut juger d'après les coupes de poumons normaux de décapités, l'épithélium cubique des bronches intra-lobulaires n'existe que sur une très petite étendue. Stöhr note même l'apparition de cellules épithéliales pavimenteuses au milieu des épithéliums cubiques, dans ce qu'il appelle les bronchioles respiratoires (bronchioles terminales).

Les glandes mucipares annexées à la muqueuse bronchique sont surtout abondantes le long des bronches cartilagineuses. Elles semblent diminuer de nombre et de volume en même temps que les plaques cartilagineuses. C'est ainsi que, sur une bronche cartilagineuse de 2 millimètres, on trouve des grappes de glandes muqueuses mesurant jusqu'à 250 μ et 350 μ, avec des acini de 50 μ de diamètre et un canal excréteur de 55 μ de diamètre.

Plus bas, sur les bronches de 300 μ par exemple, les glandes en grappe, extrêmement réduites, ne se montrent plus que de place en place, avec un ou deux acini sur les coupes les plus heureuses.

Caractères généraux des bronches cartilagineuses.

Résumons dans leurs lignes générales les caractères des parties constitutives de l'arbre bronchique, jusqu'au lobule pulmonaire.

Noyaux cartilagineux. — Les noyaux cartilagineux persistent jusqu'au niveau des bronches de 1 millimètre de diamètre, autrement dit de 1000 μ.

Il est bon de noter que, sur les coupes, le diamètre exact des différents appareils du poumon n'est point facile à obtenir, même quand les procédés de durcissement employés (liquide de Müller) ne modifient pas l'épaisseur des tissus. Il faut admettre avec certaines réserves l'opinion que les cartilages disparaissent au niveau de la bronche sus-lobulaire. Pour ma part, je n'ai jamais trouvé, sur des coupes de poumon normal, des bronches de 500 μ possédant encore des noyaux cartilagineux. En règle générale, au-dessous de 1000 μ (1 millimètre), la bronche perd ses cartilages.

Fibres musculaires. — Les fibres musculaires (muscles de Reissessen) se continuent très loin sur les arborisations bronchiques. Leur épaisseur est même, proportionnellement au diamètre de la bronche, plus considérable au niveau des bronches ténues qu'au niveau des grosses bronches. Le tableau suivant en donnera une idée assez exacte.

J'ai pu mesurer les bronches normales de plusieurs poumons provenant de décapités ou d'hommes morts subitement.

Rapports entre le diamètre de la bronche et l'épaisseur de la couche musculaire.

	DIAMÈTRE	COUCHE MUSCULAIRE
Bronches cartilagineuses	10 millimètres (bronche primitive)	200 μ
	2 millimètres	125 μ
	1 millimètre et demi (1500 μ)	100 μ
	1 — environ (1100 μ)	70 μ
Bronches non cartilagineuses (bronches intra-lobulaires)	675 μ	45 μ
	500 μ (un demi-millimètre)	50 μ
	450 μ	40 μ
	350 μ	30 μ
	225 μ	15 μ

On remarquera que les chiffres qui précèdent sont forcément approximatifs, pour ce qui est, du moins, du diamètre exact des bronches. La lumière du canal, l'état de relâchement ou de tassement des parois, varient, on n'en peut douter, dans des proportions qu'il est impossible d'apprécier, même d'une manière approximative.

Le rapport entre l'épaisseur des muscles de Reissessen et l'épaisseur totale de la paroi bronchique paraît plus exact, malgré les variations de hauteur de la couche muqueuse, plus ou moins plissée sur les points mensurés.

En tenant compte de ces données, j'ai pu obtenir, par exemple, les chiffres suivants, qui me paraissent instructifs, en ce qu'ils confirment les notions courantes d'anatomie microscopique.

Rapport entre l'épaisseur du muscle de Reissessen et l'épaisseur des parois de la bronche.

		PAROI totale	COUCHE musculaire	RAPPORT
Bronches non cartilagineuses (bronches intra-lobulaires)	225 μ de diamètre	75 μ	15 μ	5 : 1
	300 μ —	160 μ	30 μ	5 : 1
	350 μ —	160 μ	30 μ	5 : 1
	450 μ —	200 μ	40 μ	5 : 1
	500 μ —	250 μ	50 μ	5 : 1
	675 μ —	250 μ	50 μ	5 : 1
Bronches extra-lobulaires ou cartilagineuses	1.100 μ de diamètre	400 μ	70 μ	6 : 1
	1.500 μ (1 millimètre et demi)	650 μ	100 μ	6 : 1
	2.000 μ (2 millimètres)	900 μ	125 μ	8 : 1
	10.000 μ (10 millimètres) (bronche primitive)	2.000 μ (?)	200 μ	10 : 1

L'étude comparative de ces chiffres démontre la richesse musculaire des petites bronches et le rapport, à peu près constant pour les bronches purement musculaires (dépourvues de cartilages), entre l'épaisseur des parois et celle du muscle de Reissessen, 5 : 1. Le cinquième environ de la paroi appartient donc à la couche musculeuse ; cependant, il ne faut pas oublier que cette couche devient de plus en plus discontinue, à mesure qu'on descend vers les canaux les plus ténus. Les bronches d'un demi-millimètre (500 μ) m'ont paru constamment les plus riches en tissu musculaire.

Tissu élastique. — Le tissu élastique des bronches est d'une grande richesse ; les fibres enserrent l'organe de mailles serrées. Nous avons déjà vu la distribution du tissu élastique dans l'épaisseur de la muqueuse ; les fibres élastiques sont très nombreuses autour des faisceaux musculaires et dans leurs intervalles.

Épithélium bronchique. — L'épithélium bronchique suit régulièrement les variations d'épaisseur offertes par la muqueuse, à mesure qu'elle s'enfonce dans les ramifications de plus en plus fines.

Jusqu'à la bronche lobulaire, la muqueuse présente, sur les coupes transversales, des plicatures progressivement amoindries.

L'épithélium cylindrique stratifié est composé, sur les plus grosses ramifications bronchiques, de plusieurs couches de cellules petites, tassées, vaguement cubiques : une dernière couche superficielle, unique, les recouvre de grandes cellules cylindriques ciliées, alternant, d'une manière irrégulière, avec de grosses cellules caliciformes.

Sitôt que la bronche perd ses cartilages, aux environs de 500 μ, la couche épithéliale se réduit brusquement ; elle tombe à 25 μ environ et ne paraît plus guère composée que de deux couches, l'une, profonde, avec des cellules irrégulièrement cubiques, l'autre, superficielle, avec un épithélium cylindrique muni d'un plateau cilié.

Au niveau de la bronche lobulaire, où la muqueuse est extrêmement amincie, l'épithélium, réduit à une seule couche de cellules vibratiles, devient cubique, sitôt que la bronche est entrée dans le lobule.

Les mensurations suivantes donneront une idée des variations d'épaisseur de la couche épithéliale des bronches.

Épaisseur de la couche épithéliale des bronches.

DIAMÈTRE DE LA BRONCHE	PAROI TOTALE	COUCHE ÉPITHÉLIALE
2.000 μ	900 μ	125 μ environ
1.500 μ	650 μ	100 μ
1.100 μ	400 μ	100 μ
675 μ	250 μ	70 μ
500 μ	250 μ	25 μ
450 μ	200 μ	25 μ
400 μ	180 μ	25 μ
225 μ	75 μ	25 μ

Pour compléter ces indications, rappelons qu'une cellule épithéliale ciliée mesure 16 à 18 μ de hauteur.

Glandes mucipares. — Les glandes mucipares annexées à l'épithélium bronchique sont fort nombreuses le long des gros canaux bronchiques. C'est ainsi que, jusqu'au niveau des ramifications de 1 à 2 millimètres de diamètre, on trouve souvent, sur une coupe transversale, en même temps qu'un ou deux noyaux cartilagineux ovalaires, de 200 à 275 μ de diamètre, un ou deux amas glandulaires contenant 5 à 7 acini conglomérés, entourés d'une enveloppe connective lâche, très vasculaire. Chaque acinus mesure 50 μ environ; sa couronne épithéliale laisse au centre une lumière étroite. Les épithéliums sont tantôt clairs, tantôt granuleux et sombres, suivant l'état de repos ou de travail où se trouvait la glande au moment de la mort. Tous les acini ne sont pas dans le même stade, pour une glande donnée.

Au-dessous d'un millimètre, les bronches s'appauvrissent en glandes muqueuses. Pour ma part, il m'a été impossible d'en retrouver traces autour des bronches inférieures à 500 μ de diamètre. Encore, avec cette dimension d'un demi-millimètre, la bronche, dépourvue depuis longtemps de cartilage, ne présente-t-elle que de très rares glandules acineuses, réduites à quelques culs-de-sac, avec un canal excréteur de 55 μ environ.

Quand l'épithélium bronchique devient franchement cubique, et à plus forte raison pavimenteux (bronchiole terminale), toute trace de glandes acineuses a disparu.

LOBULE PULMONAIRE

Ramifications bronchiques intra-lobulaires. — Arrivée au lobule pulmonaire, la bronche s'amincit et diminue rapidement de volume. Elle représente l'axe du lobule pulmonaire en même temps que son pédicule.

Devenue intra-lobulaire, la bronche, désormais privée de cartilage, donne naissance à un nombre variable de bronchioles collatérales (bronchioles courtes des auteurs); puis elle se ramifie dichotomiquement, un certain nombre de fois, jusqu'au moment où elle se termine en plusieurs bronches acineuses (bronches terminales).

Le lobule, dont la forme est des plus variables, possède, en moyenne, le volume d'un centimètre cube. Il résume en lui le poumon tout entier, en ce sens qu'il rappelle, par sa structure, la structure même du poumon. Son pédicule est la bronche sus-lobulaire, entourée d'un paquet vasculo-nerveux, composé de l'artère pulmonaire, de vaisseaux lymphatiques, de filets nerveux, et enfin, plus en dehors, des ramifications des veines pulmonaires, périphériques au lobule, à la surface duquel elles s'élèvent en rampant (veines pulmonaires péri-lobulaires). L'artère bronchique se résout en rameaux très ténus, le long du canal aérien. La périphérie du lobule est occupée par une cloison de tissu connectif épais, sillonnée de grosses veines pulmonaires et de canaux lymphatiques (espaces péri-lobulaires).

Dans l'intérieur du lobule, on peut constater, au moins sur les poumons d'enfants, que la masse des cavités aériennes est systématisée suivant les ramifications bronchiques; le lobule lui-même, dans son ensemble, est constitué par un nombre variable d'organismes élémentaires plus ou moins isolés, les acini, dont nous verrons bientôt la structure.

La structure du lobule est, aujourd'hui encore, incomplètement établie. Voici comment on peut la comprendre, un peu théoriquement, et la reconnaître pratiquement, sur les différentes coupes du tissu pulmonaire.

Théoriquement, la bronche intra-lobulaire s'enfonce dans l'intérieur du lobule, perpendiculairement à sa base, base qui est bien reconnaissable, au-dessous de la plèvre, pour tous les lobules périphériques, ou sous-pleuraux.

Bientôt, à une hauteur variable, la bronche intra-lobulaire se bifurque. Chacune de ses bifurcations se dichotomise également : un peu plus bas, chacune de ses branches se divise encore en deux bronchioles terminales ; c'est à elles, en fin de compte, que seraient appendus les acini.

Cette division symétrique de la bronche intra-lobulaire est indépendante des bronchioles collatérales échelonnées d'une manière irrégulière tout le long des différentes ramifications bronchiques. Elle n'est point facile à constater sur les coupes microscopiques. Elle a servi de base aux descriptions magistrales de Charcot.

Mon maître Grancher en a tracé un remarquable schéma, en montrant que le lobule pulmonaire peut être divisé, suivant sa hauteur, en trois étages distincts. Le premier étage correspond au tiers supérieur du lobule, où l'on voit la bronche centrale intra-lobulaire, avec son paquet vasculo-nerveux, entourée d'une gangue conjonctive (espace intra-lobulaire de Charcot). L'étage moyen correspond à la bifurcation des deux rameaux bronchiques secondaires : il donne ainsi quatre coupes des bronches, et par conséquent quatre espaces intra-lobulaires. On y voit chacune des bronches musculaires, de 350 à 500 μ, avec son artériole pulmonaire destinée au quart du lobule. De cette disposition résulte une tendance à la formation de quatre *lobulins* se partageant assez exactement la moitié inférieure du lobule. L'étage inférieur représente le tiers inférieur du lobule. Il est divisé par des cloisons très minces, incomplètes, partant de la périphérie, perpendiculaires à la surface du lobule, et destinées à loger les lymphatiques et les veinules pulmonaires. Il esquisse de la sorte quatre logettes contenant, chacune, quatre bronchioles terminales, plus ou moins régulièrement espacées, toujours accompagnées de l'artériole pulmonaire, qui ne se résout en vaisseaux capillaires que sur les bronches acineuses.

Cette division schématique donnerait donc, sur une coupe idéale du lobule, 16 acini pour la base d'un lobule pulmonaire.

Rindfleisch, qui décrit la grosse bronche intra-lobulaire comme descendant beaucoup plus bas dans le lobule, accepte que le nombre des bronchioles terminales varie de 4 à 30 par lobule pulmonaire, chaque lobule n'ayant pas forcément les mêmes dimensions.

Par ce qui précède on voit que le mode de division des bronchioles intra-lobulaires est loin d'être fixe. Leurs dimensions, sur les coupes, ne varient pas moins, puisque l'on peut leur trouver, depuis 500 μ, avec une couche musculaire fort épaisse, jusqu'à 350 μ et même 250 μ, l'épaisseur des muscles de Reissessen diminuant dans des proportions assez peu considérables.

Toutes ces petites bronches, pourvues d'un épithélium cubique, sont accompagnées par une artériole pulmonaire, qui leur est plus ou moins directement accolée et glisse, comme elles, dans une gangue de tissu conjonctivo-élastique rempli d'espaces lymphatiques.

Les dernières bronchioles terminales mesurent 250 μ ; au-dessous d'elles commencent les bronches acineuses, de 215 à 220 μ.

Sur les coupes longitudinales du lobule pulmonaire, l'orientation est moins aisée encore, même si l'axe de la bronche intra-lobulaire sectionnée dans la coupe permet de reconnaître le sommet et de distinguer la base et les côtés du lobule. Aussi doit-on, autant que possible, ne se guider que sur les coupes transversales des lobules pulmonaires. Pour cela, on pratiquera toujours les coupes parallèlement à la surface de la plèvre.

Les ramifications bronchiques successives qui sillonnent l'intérieur du lobule ne sont encore que des canaux de transmission pour l'air et ne jouent aucun rôle effectif dans les phénomènes de l'hématose. Elles arrivent à la bronchiole terminale et à la bronche acineuse, c'est-à-dire au pédicule bronchiolique de l'acinus.

La *bronchiole acineuse* diffère de tous les canaux bronchiques précédents par des caractères tranchés : elle n'a plus de replis muqueux, son épithélium est pavimenteux; elle n'a plus ou ne possède que quelques rares fibres musculaires; l'artériole pulmonaire, satellite des bronches, a disparu. Déjà, les vaisseaux capillaires apparaissent sinueux sur ses bords, quoique non saillants encore dans la lumière du canal.

Sur une coupe transversale, elle se reconnaît : à la forme régulièrement circulaire de l'espace qu'elle limite; à ses dimensions variant entre 230 et 215 μ, souvent moindres que celles des cavités aériennes qui l'environnent; enfin, à l'élégante figure d'ensemble qu'elle forme au milieu d'une couronne de cavités concentriques, qui sont les *canaux alvéolaires*. Grancher compare à une corolle de fleur d'églantier cette lacune circulaire bronchique, entourée de cinq à six cavités ovalaires, bien plus grandes qu'elle (canaux alvéolaires), nées d'elle et s'insérant sur elle. Il faut ajouter que, souvent, ces lacunes ovalaires sont remplies d'épithéliums ou d'éléments autres, alors que la bronchiole acineuse est tout à fait vide.

Sur les coupes longitudinales les plus favorables, on voit la bronche acineuse, large d'environ 215 μ, donner naissance, au-dessous d'elle, à une série compliquée de cavités respiratoires, dont l'ensemble constitue l'acinus, que nous allons étudier.

Acinus. — Les classiques admettent que la bronche acineuse, en se terminant, subit un court étranglement auquel fait immédiatement suite une dilatation ampullaire qui porte le nom de *vestibule*.

Le vestibule de l'acinus est une cavité sphérique, tapissée par un épithélium pavimenteux, formé de lambeaux protoplasmiques pauvres en noyaux, et recouvrant un réseau capillaire né de l'artériole pulmonaire. La caractéristique du vestibule est la suivante : 1° ses dimensions sont supérieures à celles de la bronchiole acineuse; elles atteignent, si j'en juge d'après mes pièces, jusqu'à 265 et 295 μ; 2° la partie de sa convexité opposée à la bronche acineuse donne naissance à trois ou six canaux alvéolaires, qui divergent dans tous les sens.

Les *canaux alvéolaires* (canalicules respirateurs) se détachent ainsi du vestibule, lequel est, pour ainsi dire, l'assise du pédicule de l'acinus. Chaque espace compris, dans la paroi vestibulaire, entre l'origine de deux canaux alvéolaires, s'appelle un *éperon*. L'arête qui en résulte brise la colonne d'air inspiré et prédispose cette région à des lésions diverses sur lesquelles nombre d'auteurs, en particulier Rindfleisch et Charcot, ont insisté. On comprend que les éperons en question soient des points d'appel pour les corps étrangers, organiques ou inorganiques, parvenus à franchir la filière des bronches intra-lobulaires.

Le canal alvéolaire est caractérisé par sa forme, qui n'est plus cylindrique, mais bosselée, à cause des nombreuses dépressions alvéolaires qui défoncent sa paroi. Ces alvéoles ne diffèrent des cavités similaires sous-jacentes que par leur volume, moindre, ici, au niveau des canaux alvéolaires.

La structure de l'acinus se complique par ce fait, que différents auteurs considèrent le canal alvéolaire comme susceptible de ramifications secondaires dichotomiques. Ces canaux alvéolaires secondaires ne différeraient point du

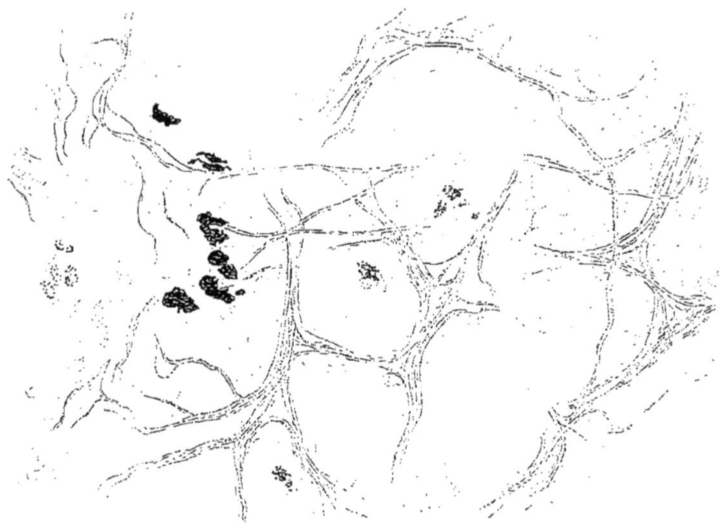

Fig. 60. — Poumon normal. Squelette élastique.

Coupe d'un poumon de décapité traité par l'éosine et la potasse.

Les fibres élastiques, colorées en rose violâtre, délimitent les cavités alvéolaires. — A gauche, la figure atteint la surface pleurale, dont les fibres élastiques apparaissent peu nombreuses. Près de la plèvre, quelques placards d'anthracose entourés d'un tissu conjonctif chroniquement enflammé. — Au milieu de la préparation, deux ou trois cavités alvéolaires complètes, entourées de fibres élastiques parallèles ou divergentes suivant les points. On aperçoit encore, en plusieurs endroits, les capillaires alvéolaires remplis de sang et rampant le long des fibres élastiques. — Dans l'alvéole central, on voit même quelques cellules alvéolaires conservées, en place. — A droite, on peut suivre une grande fibre élastique arciforme, commune à plusieurs cavités. Elle constitue, à sa partie la plus élevée, une cloison inter-alvéolaire bien reconnaissable. — Trois ou quatre cellules à poussières flottant dans les cavités alvéolaires. Elles se reconnaissent à la quantité de charbon qui les infiltre, et au ton flou de leur protoplasma. (Grossissement 300/1).

canal alvéolaire primitif. Acceptons donc, théoriquement, une ou deux séries de divisions dichotomiques du canal alvéolaire. Pratiquement, sur les coupes d'un poumon normal, il m'a paru toujours impossible de démontrer leur disposition, quelque direction qu'ait affectée la coupe.

Dichotomisés ou non, les canaux alvéolaires se reconnaissent à leurs dimensions beaucoup plus considérables que la bronche acineuse et même que le vestibule; on accepte, en effet, que le diamètre d'un canal alvéolaire, y compris ses alvéoles, mesure de 300 à 400 μ.

Chaque canal alvéolaire se termine par un diverticule sans issue, un infundibulum.

L'*infundibulum* est un cul-de-sac limité en tous sens par des alvéoles plus grands que ceux des canaux alvéolaires. On a calculé que chaque infundibulum contient environ douze alvéoles; ces bosselures, plus ou moins égales, communiquent toutes avec la cavité centrale de l'infundibulum.

Les coupes perpendiculaires à la plèvre permettent assez bien de reconnaître les infundibula de la base des lobules, surtout lorsque quelque lésion pathologique est venue les isoler ou les combler. L'infundibulum s'y montre sous la forme d'une poche, dont le fond s'accole au tissu conjonctif sous-pleural. De chaque côté de l'alvéole sous-pleural, se dessinent deux ou trois autres cavités alvéolaires.

Les parois de l'infundibulum, ainsi, d'ailleurs, que celles des canaux alvéolaires, sont entourées de tous côtés par des cavités aériennes plus ou moins identiques. Il en résulte que les cloisons séparant ces différents organismes sont des plus minces, réduites à une petite quantité de fibrilles élastiques, avec quelques rares filaments conjonctifs, et parsemées de vaisseaux capillaires sinueux, serpentant d'un alvéole à l'autre, comme on peut le voir sur les bonnes préparations (fig. 60 et 61).

Une exception doit être faite pour les cloisons alvéolaires qui touchent aux espaces interstitiels, décrits précédemment sous les noms d'espaces péri-lobulaires et intra-lobulaires, et auxquels nous pouvons ajouter les espaces sous-pleuraux, qui occupent la base même du lobule, et les espaces rudimentaires péri-acineux.

Ces espaces péri-acineux sont constitués par une mince couche de tissu conjonctivo-élastique; ils contiennent, outre les premiers capillaires lymphatiques du lobule, un certain nombre de veinules, origines des veines pulmonaires, chargées de sang artériel. Ces confluents des premières veinules résultent de la réunion des capillaires veineux que l'on voit naître du fond de chaque alvéole.

Sur tous ces points, où s'établit le contact des parois alvéolaires avec une certaine quantité de tissu conjonctif interstitiel, la cloison de l'alvéole paraît plus dense, à cause des nombreux vaisseaux capillaires ou veineux adjacents. Ce n'est donc pas là qu'il faut chercher l'épaisseur normale d'un alvéole.

En résumé, l'acinus, organisme élémentaire du poumon, mesure de 1 à 3 millimètres cubes; il résulte de trois modes de dilatation successifs de la bronchiole terminale, qui représente son pédicule d'attache : 1° le vestibule; 2° les canaux alvéolaires, avec leurs divisions dichotomiques; 3° les infundibula.

Ces ectasies ampullaires de l'arbre aérien remplissent l'acinus au même titre que les acini remplissent le lobule pulmonaire. Toutefois, cette description d'ensemble souffre quelques amendements : les limites qui séparent les infundibula sont souvent rompues, sur les poumons les plus normaux, en apparence, et il n'est pas rare de voir communiquer largement entre eux divers acini adjacents. Il faut reconnaître, d'ailleurs, qu'un poumon absolu-

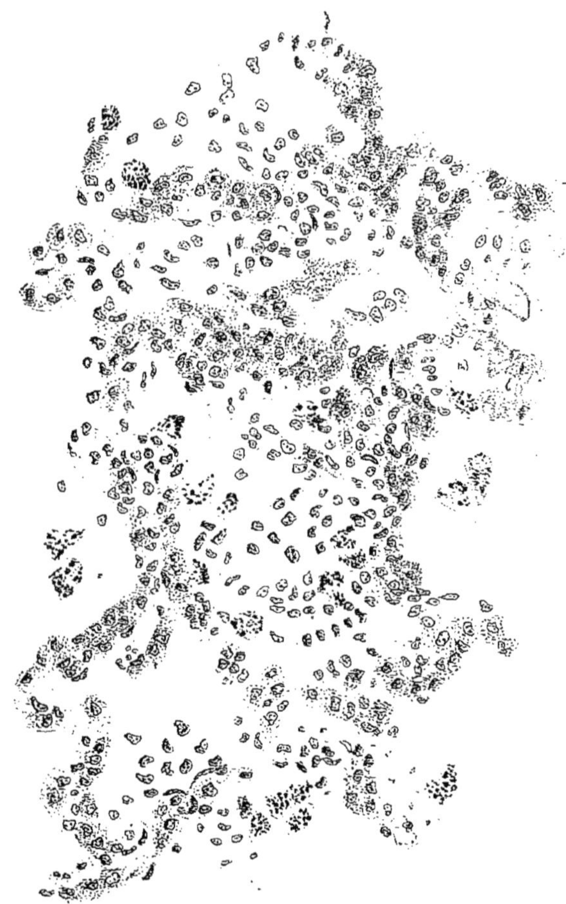

FIG. 61. — STRUCTURE DE L'ALVÉOLE PULMONAIRE.

Epithélium, capillaires, cellules à poussières.

Au bas de la préparation, quelques capillaires sinueux remplis de globules rouges (colorés en jaune). — Dans les cavités alvéolaires, le pavé épithélial se reconnaît à ses bords anguleux, à ses noyaux irréguliers. — Des cellules à poussière parsèment la préparation ; elles flottent dans les cavités. (GROSSISSEMENT 400/1).

ment sain dans toute son étendue est d'une excessive rareté, l'anthracose pulmonaire étant de règle chez les habitants des villes.

Enfin, la stucture déjà si complexe de l'acinus se complique encore par ce fait de détail, accepté par la plupart des auteurs, que les différents ordres de canaux alvéolaires peuvent donner naissance, le long de leurs parois, à des diverticules aériens latéraux, sortes d'*infundibula latéraux* appelés aussi *complexus alvéolaires*, qui augmentent d'autant la surface respiratoire attribuable à un seul acinus.

Alvéole pulmonaire. — L'alvéole pulmonaire est l'organisme irréductible du poumon. On distingue deux variétés d'alvéoles : les alvéoles *pariétaux*, logés le long des canaux respiratoires, et les alvéoles *infundibulaires*, qui, au nombre de 12 en moyenne, composent l'infundibulum.

Les uns comme les autres sont des ampoules globuleuses, arrondies, dans l'état de distension complète par l'air, ne communiquant pas normalement avec leurs voisines, mais s'ouvrant d'une façon directe dans le canal alvéolaire ou dans l'infundibulum duquel elles dépendent.

Les plus petits alvéoles mesurent, en moyenne, de 100 à 150 μ; ils appartiennent plus particulièrement aux conduits respiratoires. Les plus grands mesurent 160 μ, 180 μ, 200 μ, et se rencontrent plutôt le long des infundibula.

Leur paroi est d'une minceur extrême; c'est ainsi qu'on trouve souvent 16 μ, ou même 10 μ, comme épaisseur d'une cloison inter-alvéolaire munie de ses capillaires sinueux et bien remplis de sang.

La structure de l'alvéole est des plus simples : la gangue est composée de fibres élastiques très fines, peu serrées, anastomosées les unes avec les autres et soutenant un réseau capillaire d'une richesse extraordinaire. Après injection de l'artère pulmonaire par une substance colorée coagulable, on constate que la surface occupée par le réseau des capillaires est de beaucoup supérieure à celle des mailles inter-capillaires. En somme, la paroi de l'alvéole consiste, avant tout, en un lac capillaire. L'élasticité des parois est assurée, non seulement par les fibrilles élastiques, mais encore par une membrane fondamentale.

Membrane fondamentale. — Cette membrane de l'alvéole est très mince; elle paraît à peu près anhiste, vitrée, en ce sens qu'on n'y trouve pas de noyaux cellulaires et qu'on n'aperçoit point trace de fibrilles connectives, au moins dans les alvéoles normaux.

C'est sur elle que s'applique la couche unique de cellules épithéliales pavimenteuses, lamellaires, qui sépare les capillaires de l'air atmosphérique, tandis qu'au-dessous d'elle s'insinuent les fibrilles élastiques.

Squelette élastique. — La disposition des réseaux élastiques a été étudiée avec soin par Grancher. Il a montré que l'orifice de l'infundibulum est circonscrit et fixé par un faisceau de fibres élastiques, bien reconnaissables quand on traite la coupe par l'éosine et la potasse (fig. 60).

L'orifice de l'alvéole est également pourvu de fibres élastiques, plus grêles, qui lui forment comme un anneau distensible, non rétractile, moins épais qu'au pourtour de l'orifice infudibulaire. De la convexité de ces fibres annulaires se détachent des fibres, qui vont se ramifiant dans le tissu péri-acineux ou péri-lobulaire, suivant la place occupée par l'infundibulum et par ses alvéoles (fig. 55).

Les anneaux d'orifice sont constitués par des séries de fibres, souvent établies sur trois plans successifs. Le plan interne, formé de fibres continues, accolées et parallèles, *fibres d'orifice*, a pour rôle exclusif de maintenir béante la bordure de l'orifice de l'infundibulum ou de l'alvéole. Le plan des *fibres communes* est placé immédiatement au dessous des fibres d'orifice; elles leur sont tangentielles, mais s'enfoncent dans toutes les directions, relient les orifices des alvéoles entre eux et les rattachent à l'orifice infundibulaire. Le troisième plan est composé par les *fibres du sac*; ces fibres se détachent des fibres communes au-dessous de l'anneau, en s'infléchissant, et se résolvent en fibrilles des plus ténues, anastomotiques encore, dans la profondeur de la membrane vitrée du sac.

Grancher conclut, de cette description, que l'alvéole, quant à sa structure élastique, est une sorte de corbeille dont le réseau tend naturellement à revenir sur lui-même. Par contre, le vide pleural et l'air résidual des voies aériennes maintiennent la béance de l'alvéole pendant l'expiration. Aussi, la remarque de Grancher est-elle des plus légitimes, quand il note que, toutes choses égales, la forme de l'alvéole est pour ainsi dire artificielle et répond plutôt à la fonction de l'organe qu'à sa structure anatomique. L'élasticité est, par conséquent, la qualité dominante du poumon; c'est elle qui assure sa vitalité organique.

Épithélium alvéolaire. — L'épithélium de l'alvéole est composé d'une couche unique; c'est une mince pellicule épithéliale constituée par de grandes plaques protoplasmiques polygonales et par de petites cellules polygonales intercalaires, tassées par petits groupes ou isolées. D'après certains auteurs, ce revêtement serait en totalité dépourvu de noyaux; pour d'autres, il en serait seulement très pauvre, et les noyaux seraient toujours disposés de telle sorte, qu'ils occuperaient exclusivement l'aire des espaces inter-capillaires. Jamais la saillie d'un capillaire n'affleure la saillie d'un noyau; elle est toujours inter-nucléaire.

Cet épithélium respiratoire, comme on l'appelle, ne peut guère être trouvé sur les poumons humains normaux, à moins de conditions particulières, ainsi dans les cas où l'autopsie est pratiquée d'une manière hâtive, chez les décapités par exemple. Parfois encore, quelque lambeau d'épithélium se montre au fond d'un alvéole plus ou moins rempli de sérosité œdémateuse, qui l'a retenu après la mort.

L'épithélium respiratoire est imprégnable par l'argent et montre ainsi ses bords légèrement sinueux. On l'a comparé aux endothéliums des séreuses, dont il diffère par plusieurs caractères. Les endothéliums ont leur noyau et proviennent du tissu connectif; l'épithélium pulmonaire provient, chez l'embryon, du bourgeonnement de la paroi antérieure du pharynx, dont les épithéliums, en s'enfonçant dans le thorax, composent les premières ramifications broncho-pulmonaires. La pathologie, d'ailleurs, démontre souvent, comme on va le voir, la nature épithéliale du revêtement interne des alvéoles qui peut reprendre sa forme fœtale.

VAISSEAUX ET NERFS BRONCHO-PULMONAIRES

Pour terminer l'anatomie histologique du poumon, nous rappellerons en quelques mots la disposition de ses différents appareils circulatoires et de son innervation.

Artères. — Le sang arrive au poumon par deux voies distinctes : l'artère bronchique et l'artère pulmonaire. L'artère bronchique est uniquement destinée à la nutrition des ramifications bronchiques proprement dites. Aussitôt nées de l'aorte ou d'une artère voisine, les artères bronchiques s'accolent, chacune à la bronche primitive correspondante. Elles se trouvent placées chacune sous la bronche, en avant de l'œsophage, contre les pléiades ganglionnaires sous-trachéo-bronchiques : rapports qui expliquent la possibilité de lésions diverses des artères bronchiques, consécutives à différentes altérations de ces organes. C'est ainsi que j'ai observé un anévrysme de l'artère bronchique développé dans une caverne ganglionnaire pré-œsophagienne.

Les ramifications de l'artère bronchique (qui nourrissent d'ailleurs les ganglions lymphatiques du poumon, les vasa-vasorum de l'artère et des veines pulmonaires, et sans doute aussi la plèvre viscérale) se distribuent dans la bronche sous forme de deux réseaux capillaires communiquant l'un avec l'autre. Le réseau externe correspond à la couche des muscles lisses ; le réseau interne, plus étroit, s'étale dans le tissu conjonctif dermique de la muqueuse. Au niveau des plus petites bronchioles, l'artère bronchique n'est plus guère représentée que par des capillaires qui vont se jeter directement dans les capillaires voisins, appartenant manifestement aux parois alvéolaires adjacentes : ces derniers relèvent, par conséquent, des capillaires terminaux de l'artère pulmonaire ou des veinules d'origine des veines pulmonaires. Cependant, les bronches ont dans leur ensemble un système veineux propre, constitué par les veines bronchiques, qui remontent le long des bronches et vont se jeter, la droite dans la grande veine azygos, la gauche dans la petite azygos ou dans le tronc veineux brachio-céphalique.

L'artère pulmonaire, qui apporte à l'ensemble du lobule le sang destiné à l'hématose, se ramifie comme la bronche et l'accompagne jusqu'à ses dernières limites, en formant des rameaux de plus en plus ténus.

Les artérites et artériolites pulmonaires sont communes dans la tuberculose pulmonaire, dans l'emphysème, les cardiopathies, et, d'une manière générale, dans les différentes intoxications, y compris l'impaludisme, l'alcoolisme, le saturnisme et la goutte. Quand le parenchyme pulmonaire est détruit par une ulcération, principalement par la phtisie bacillaire ulcéreuse, il arrive qu'une branche assez volumineuse de l'artère pulmonaire (correspondant à une bronche cartilagineuse de moyen calibre) se trouve mise partiellement à nu le long de la paroi caverneuse. L'artère, mal protégée contre les détritus inflammatoires de la caverne, mal soutenue sur le point où elle se trouve plus dénudée qu'ailleurs, envahie même par la nécrose caséeuse qui morcelle les tissus autour d'elle, se dilate et devient anévrysmatique. Ces anévrysmes de Rassmussen, peu volumineux d'ordinaire (ils ne dépassent guère les dimensions d'un pois, rarement d'un haricot), produisent des hémorrhagies répétées, souvent foudroyantes.

Au niveau de la bronche acineuse, l'artériole pulmonaire, enveloppée d'une petite quantité de tissu conjonctif et de vaisseaux lymphatiques, apparaît comme la dernière expression reconnaissable du système d'apport. Elle est, à vrai dire, une artériole terminale, en ce sens que, dans le territoire qui lui est attribué, elle n'affectera pas d'anastomoses réelles avec les autres artérioles acineuses voisines.

Dès que naissent les canaux alvéolaires, aux dépens du vestibule, l'artère pulmonaire se réduit en capillaires.

Tout le reste de l'appareil respiratoire, c'est-à-dire les canaux alvéolaires, les infundibula et leurs excavations alvéolaires, ne reçoit plus d'autres vaisseaux que des capillaires. Le sang qui circule dans ces innombrables réseaux est du sang artériel, ou du moins en voie d'artérialisation ; il est largement suffisant, au reste, pour assurer la nutrition du squelette alvéolaire et des épithéliums. Les anastomoses qui réunissent, sur toute sa périphérie, la surface de l'acinus aux acini adjacents, prouvent que l'artériole pulmonaire acineuse n'est pas absolument terminale.

Veines. — Les veines pulmonaires appartiennent spécialement au tissu conjonctif interstitiel du poumon. Elles sont donc corticales par rapport au parenchyme pulmonaire. Nées du fond de chaque alvéole par autant de petites veinules, les veines pulmonaires, chargées constamment de sang artériel, forment à la périphérie de l'acinus, puis des lobulins et enfin du lobule, autant de réseaux plexiformes. De ces derniers naissent des branches de plus en plus volumineuses, qui gagnent rapidement le tissu péri-bronchique et remontent en sens inverse des bronches. Elles les accompagnent, placées habituellement du côté opposé à l'artère bronchique, jusqu'au hile du poumon.

Lymphatiques. — Les vaisseaux lymphatiques du poumon sont d'une richesse extraordinaire. On les divise en deux systèmes distincts : les lymphatiques sous-pleuraux, appelés aussi superficiels, et les lymphatiques profonds.

Les lymphatiques sous-pleuraux sillonnent, dans le tissu conjonctif sous-séreux, toute la surface extérieure du poumon. Ils sont parfois, nous l'avons vu, appréciables à l'œil nu, grâce à leur réplétion par les cellules cancéreuses (lymphangites cancéreuses du poumon). Ils dessinent, à la périphérie des lobules, des réseaux régulièrement distribués, plus ou moins apparents au-dessous de la plèvre et s'enfonçant dans les espaces inter-lobulairés, où ils se continuent avec les lymphatiques dits profonds du poumon.

Ces lymphatiques profonds forment un système d'une richesse extrême, dont on peut donner l'idée en disant que, partout où, dans le poumon, existe une quantité, si minime soit-elle, de tissu conjonctif, un puissant réseau lymphatique existe également.

En partant de cette idée, on comprendra comment le lobule, l'acinus, et même l'alvéole, sont entourés, dans toute leur étendue, par d'innombrables réseaux lymphatiques, qui sont dits péri-acineux et péri-lobulaires.

En outre, tout autour de la bronche, quel que soit son volume, de gros lacs lymphatiques s'étendent, qui s'anastomosent, d'une part, avec les réseaux périphériques dont nous venons de parler, de l'autre, avec un autre système de vaisseaux lymphatiques similaires entourant les artères, les veines pulmonaires et même les artérioles bronchiques, sur tout le parcours de leurs ramifications.

Tous ces lymphatiques ont des parois très minces, tapissées d'un endothélium caractéristique. Il est incontestable que cet admirable système lymphatique, en contact intime avec le sang oxygéné (puisqu'on a pu injecter les espaces lymphatiques sous-alvéolaires), et d'autre part avec l'air atmosphérique, doit jouer un rôle capital dans la physiologie générale de la lymphe.

Les lymphatiques du poumon et de la plèvre viscérale convergent vers les ganglions du hile. Ils rencontrent souvent d'autres ganglions, plus tôt, à 3 ou 4 centimètres, dans l'épaisseur même du poumon. Cette disposition explique la possibilité d'adénopathies pulmonaires ou péri-bronchiques, pouvant donner lieu, par exemple, à des cavernes péri-bronchiques, intra-pulmonaires, quoique nullement pulmonaires (phtisie bronchique).

Nerfs. — Les nerfs du poumon forment deux plexus : l'un antérieur, qui s'enfonce dans le poumon en s'accolant à la face antérieure de l'artère pulmonaire, l'autre postérieur, qui glisse en arrière, puis autour de la bronche et de ses ramifications. Sur les coupes, on trouve encore quelques paquets nerveux jusqu'autour des bronches musculaires les plus ténues. Au delà, c'est-à-dire après la bronche acineuse, on perd les filets nerveux. On connait peu leur mode de terminaison dans l'acinus. On a décrit, sur le trajet des nerfs, des petits ganglions nerveux intercalaires.

AUTOPSIE DES POUMONS

EXAMEN DES POUMONS

Les deux poumons, extraits en même temps de la cavité thoracique, maintenus dans leurs rapports normaux avec le cœur et l'aorte thoracique, se présentent appendus à la trachée par leur grosse bronche primitive.

Nous supposons l'autopsie faite avec tout le soin désirable. Les adhérences de la plèvre, par exemple, ont été conservées, en ce sens que le feuillet pariétal a été décollé sur les points symphysés et a suivi le poumon. Si la face inférieure de l'organe était retenue au diaphragme, celui-ci a été enlevé en entier, ce qui est le plus commode, sinon dans les points correspondant aux adhérences.

Avant toute opération, on pèse séparément les poumons, qui peuvent perdre beaucoup de leur poids à la suite des incisions. Normal, le poumon droit pèse, en moyenne, 600 grammes, et le gauche 500 grammes.

ASPECT EXTÉRIEUR

La pesée faite, on passe à l'inspection de chaque poumon. Elle est facile; mais, il est nécessaire, au préalable, de connaître l'aspect que présente normalement la surface de l'organe. La forme, les anomalies des scissures interlobulaires, la couleur du parenchyme pulmonaire et ses variations, dues à l'âge, à l'habitat (anthracose des citadins), aux professions, sont supposées présentes à l'esprit de l'observateur. On note les détails importants, à mesure qu'on examine les différentes régions.

A l'état normal, le poumon d'un adulte est de couleur gris-jaunâtre, un peu rosée, sillonnée de traînées bleu-noirâtres ou bleu-verdâtres (poussières de charbon), dessinant au-dessous de la plèvre viscérale des figures polygonales, dont chacune circonscrit l'aire de la base des lobules. Aux points d'entrecroisement de ces lignes interlobulaires, les taches noires sont souvent plus foncées, parfois un peu saillantes, sans que, pour cela, l'anthracose dépasse les bornes de l'état dit physiologique.

En même temps, d'ailleurs, que la vue, la palpation doit servir à assurer l'étude de l'appareil respiratoire. On peut avancer, sans paradoxe, que le doigt fournit, à lui seul, plus de renseignements utiles que l'ensemble des autres procédés d'examen. On doit donc connaître et la mollesse souple et la légèreté particulière du parenchyme pulmonaire normal. La sensation donnée par la compression de l'organe entre deux doigts, sorte de crépitation neigeuse fine, surtout caractéristique au niveau d'une surface de section récente, ne saurait être décrite : il suffit de l'avoir perçue une fois pour ne plus l'oublier.

Le palper demande à être méthodiquement fait; il doit être pratiqué sans violence, en saisissant entre les trois premiers doigts une faible quantité de poumon, sans lui faire subir aucun délabrement, et répétant la même manœuvre, successivement, du sommet à la base. A l'état normal, la consistance est partout la même; les points indurés sont notés au passage et seront l'objet d'un examen plus complet, à l'aide d'incisions exploratrices sur lesquelles nous reviendrons.

ASPECT DES COUPES

Le poumon a donc été vu dans tous ses replis, palpé dans toute sa hauteur; il convient d'en pratiquer l'ouverture. Deux sortes d'incisions vont être pratiquées : incision des bronches, incisions du parenchyme.

Incision des bronches. — La trachée et les deux grosses bronches d'origine sont sectionnées aux ciseaux, de haut en bas, sur leur face postérieure; ce procédé permet d'observer la muqueuse et le contenu des conduits. Normale, la muqueuse est d'un jaune-brun caractéristique, qui ne change en aucun point de l'arbre extra-pulmonaire et se continue encore quelque peu, passé le hile.

Cela fait, et si l'on n'a pas de raison particulière pour conserver ensemble les poumons retenus à la trachée, on les ampute au hile. Souvent, l'artère et les veines pulmonaires y avaient été déjà sectionnées, lors de l'ablation du cœur. De toute façon, on doit, à ce moment, surveiller l'état du hile, faire l'inspection des ganglions péri-bronchiques et péri-trachéaux, regarder ensuite l'artère pulmonaire béante, ainsi que les veines pulmonaires. Il se peut, par exemple, qu'on découvre des caillots obstruant le tronc de l'artère pulmonaire et qu'on reconnaisse là l'origine d'une thrombose vasculaire méconnue.

Incisions du parenchyme. — A ce moment, afin de ne point trop déformer l'organe, la première incision doit se faire ainsi : le poumon, posé

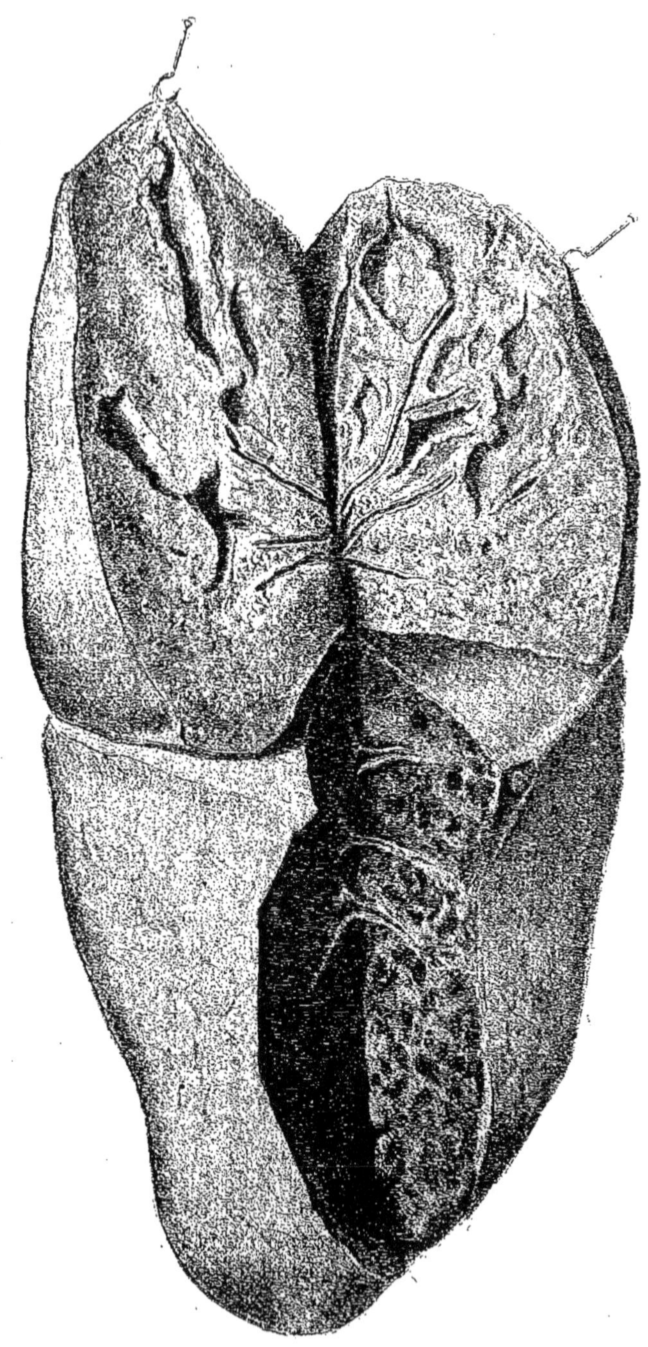

Fig. 62. — Poumon tuberculeux. Pneumonie caséeuse pseudo-lobaire du lobe supérieur. Effondrement du parenchyme. Cavernes et cavernules. Congestion du lobe inférieur.

sur sa base, ou couché sur sa face médiastine, est maintenu de la main gauche, tandis que la droite, armée d'un couteau à autopsie bien tranchant, incise dans toute sa hauteur, en un ou deux temps, le bord postérieur. La lame est dirigée d'arrière en avant, selon un plan parallèle, autant que possible, à la face médiastine.

On a soin de ne pas compléter l'amputation, de rabattre en dehors, comme un volet, le lambeau externe qu'il est facile de coucher sur la table; on obtient de la sorte une grande surface de section, reposant sur le bord antérieur du poumon, qui montre les différentes parties constitutives du parenchyme, aux divers étages. La figure 62 rend compte de l'aspect présenté par le poumon, sectionné suivant cette ligne : le lobe supérieur infiltré de tubercules et creusé de cavernes, le sommet maintenu par des érignes, le volet rejeté en dehors pour montrer les cavernes ouvertes; le lobe inférieur congestionné, avec son volet externe dans l'ombre.

S'il n'existe aucun motif pour intervenir autrement, une nouvelle incision verticale et perpendiculaire à la surface, au milieu du volet externe, complète l'étude du segment antéro-externe. Avant d'en pratiquer une semblable, également de haut en bas, au milieu du volet interne, il est bon d'ouvrir aux ciseaux les bronches de ce segment interne ou médiastinal; on entre dans la bronche par le hile du poumon et l'on arrive vite à la surface de section. L'incision terminale peut alors se faire.

Pour plus de sûreté, on découpera encore, en travers, le sommet du poumon, afin de ne laisser échapper aucune induration, aucune lésion bacillaire latente. Enfin, quand tout est terminé, on pratique plusieurs coupes verticales dans les ganglions du hile, pour noter les altérations de ces organes, sur lesquels le passé pathologique du poumon s'est imprimé d'une manière à peu près ineffaçable.

En résumé, il faut pratiquer, pour chaque poumon, trois grandes incisions verticales, postéro-antérieures, et une large incision transversale, au sommet, avec deux ou trois coups de couteau sur les ganglions lymphatiques du hile, quand aucune altération n'apparaît appréciable à la vue, non plus qu'au toucher, et que les coupes ne fournissent pas d'indication spéciale.

Toutes les fois qu'intervient un motif quelconque, soit préconçu, fourni par l'observation clinique, soit extemporané, donné par la constatation d'un détail anatomo-pathologique au moment de l'autopsie, le principe qui guide les incisions découle des indications immédiates. Un exemple le démontrera. Les bronches paraissent-elles, pour une raison particulière, devoir être examinées, la technique est, d'emblée, tout autre. On commence par entrer avec les ciseaux mousses dans la bronche originelle, et l'on poursuit les ramifications bronchiques intra-pulmonaires, en se rapprochant aussi près que possible de la surface pleurale.

La recherche d'un anévrysme de l'artère pulmonaire, dans la phtisie cavitaire, nécessite une dissection minutieuse, et l'on sait que cette investigation s'impose, toutes les fois que la phtisie chronique ulcéreuse s'est terminée par une hémoptysie abondante ou répétée.

L'apoplexie pulmonaire, les infarctus hémoptoïques du poumon, sollicitent l'examen soigneux des ramifications de l'artère pulmonaire qui se dirigent vers le foyer hémorrhagique; la dissection de ces artères à coups de ciseaux se guide sur les ramifications de l'arbre respiratoire, auxquelles l'artère pulmonaire est accolée.

Enfin, toute lésion appréciable à la vue ou au palper, en un point quelconque, appelle l'intervention du couteau, qui permet de voir, sur place et bien au jour, l'altération soupçonnée. Il est bon de s'habituer à pratiquer son incision autant que possible perpendiculairement à la surface pleurale, et, si le foyer pathologique est peu volumineux, sur le milieu de la lésion; la conservation des pièces anatomiques et leur étude microscopique bénéficieront de cette précaution.

La consistance et la couleur des parties méritent encore quelques indications.

La consistance diminuée, c'est l'emphysème caractéristique, avec sa tuméfaction pâle, boursouflée, et son poids spécifique amoindri.

Certaines parties du poumon offrent une consistance beaucoup plus grande en apparence, qu'en réalité. La congestion aiguë, l'œdème pulmonaire, peuvent, après malaxation, diminuer considérablement de consistance: cette dernière affection surtout se modifie en quelques minutes, après l'incision, qui, sitôt faite, donne issue à une grande quantité de liquide séreux infiltré.

D'autres altérations, comme l'atélectasie (qu'on n'observe guère que chez l'enfant) et la carnisation, assurent au parenchyme pulmonaire une consistance et une condensation fort différentes de la densification produite par des lésions inflammatoires, telles que la pneumonie, la broncho-pneumonie, la tuberculose pneumonique ou le cancer du poumon.

La couleur ne doit pas non plus devenir une cause d'erreur. Quand la muqueuse des bronches est rouge, il ne faut admettre une bronchite aiguë qu'après en avoir fait la preuve : l'origine de cette coloration pourrait être une hémoptysie avec stagnation prolongée du sang spumeux à la surface de la muqueuse.

De même, dans le poumon, l'apoplexie, l'infarctus, l'induration rouge (asystolique), diffèrent des altérations aiguës ou subaiguës.

La consistance et la grande friabilité des lésions hyperémiques guideront le diagnostic. L'hépatisation rouge est toujours d'une friabilité extrême; le poids spécifique des régions envahies est fort exagéré; le fragment de poumon plongé dans l'eau ne surnage pas, il coule au fond du vase.

La congestion pulmonaire, la plus rouge, crépite toujours peu ou prou, et ruisselle sur la coupe; après malaxation du tissu pulmonaire entre les doigts, le fragment surnage, ou tout au moins nage entre deux eaux.

Bien isolé du reste du poumon, le noyau d'infarctus pulmonaire ne surnage pas, il est vrai, mais sa couleur brun-noir, sa dureté et sa sécheresse, ne permettent pas de le confondre avec une lésion inflammatoire; à moins que, secondairement, l'infarctus ne se soit entouré d'une zone d'inflammation pneumonique, auquel cas, les deux séries de lésions se surajoutent d'une façon concentrique.

Ces exemples, pris parmi tant d'autres, suffisent pour la démonstration.

Pour être complet, il faudrait joindre aux divers procédés d'examen que nous venons d'esquisser (pesée, inspection, palpation, incision, pression, malaxation) deux autres moyens : la mensuration (qui donne la notion du volume de l'organe) et l'insufflation, jadis très usitée, aujourd'hui à peu près complètement abandonnée, sauf à l'autopsie des poumons d'enfants (l'atélectasie étant vaincue par ce moyen) et lors des examens médico-légaux, dont nous ne pouvons nous occuper ici.

CONSERVATION ET DURCISSEMENT DES PIÈCES

On a souvent intérêt à conserver ou à durcir, en vue d'un examen microscopique, tout ou partie d'un poumon.

Parmi les méthodes usuelles, quatre méritent attention, à cause de leurs avantages et de leurs inconvénients réciproques : l'alcool, le liquide de Müller, les solutions de formol, le sublimé.

L'*alcool* fort est indiqué quand on veut durcir rapidement de petits fragments sur lesquels on désire colorer les germes pathogènes, les figures nucléaires ou les exsudats fibrineux. Son grand inconvénient est de rétracter et de décolorer les tissus. Pour bien durcir par l'alcool, le fragment de poumon doit être peu volumineux, de 1 centimètre cube environ. Une bonne méthode est la suivante : garnir le fond du flacon avec une petite couche d'ouate, verser l'alcool absolu, poser le fragment de poumon, puis recouvrir le tout d'une nouvelle couche d'ouate, pour être sûr de l'imbibition totale et complète de la pièce.

Le *liquide de Müller* est le liquide par excellence pour la bonne préparation de toutes les lésions pulmonaires. Les vaisseaux sont fixés avec les globules sanguins, dans l'état où ils se trouvaient au moment de la mort; les exsudats ne sont point modifiés dans leur forme, non plus que dans leurs rapports. Il suffit d'un récipient, assez large pour recevoir le poumon ou ses fragments et pour les imbiber largement. Une précaution est nécessaire : il faut recouvrir d'une couche de coton hydrophile suffisamment épaisse le poumon, afin qu'il n'affleure pas à la surface du liquide. En outre, on doit renouveler chaque jour le liquide de Müller, jusqu'à ce qu'aucun dépôt trouble ne se forme plus.

D'ordinaire, le poumon fixé par le Müller n'est pas suffisamment durci pour pouvoir être coupé. Il faut le faire dégorger dans l'eau, et le passer par les alcools progressivement forts, jusqu'à l'alcool absolu. Il est aisé ensuite de passer par la celloïdine le fragment et de l'orienter pour les coupes microscopiques.

Le *formol*, en solution aqueuse légère, à 1 gr. 50 pour 100 par exemple, a l'avantage de conserver à peu près intactes les couleurs du poumon et de ses lésions. L'organe se rétracte un peu, puis devient assez dur, d'une consistance ferme, insuffisante cependant pour les coupes microscopiques ; mais on peut, pour ces coupes, passer ensuite le fragment par les alcools. L'inconvénient du formol est de donner aux éléments cellulaires une translucidité vitreuse et une certaine résistance aux matières colorantes, quelque peu gênante pour l'étude histologique.

Le *sublimé*, en solution forte acétique, à 1 pour 20, ne peut s'appliquer qu'aux fragments de petites dimensions qu'on veut durcir rapidement, en vue de la recherche des microbes, par exemple. La technique ultérieure comporte l'inclusion du morceau dans la paraffine. Les solutions faibles de sublimé conservent suffisamment les grosses pièces, mais les décolorent et les rétractent.

EXAMEN MICROSCOPIQUE

Les coupes de poumon doivent être aussi larges que possible, quand on veut étudier la topographie des lésions. La recherche des microbes exige des coupes minces, qu'il vaut mieux ne pas chercher à faire trop étendues.

L'orientation des coupes est une des conditions capitales. Elles doivent être, ou perpendiculaires, ou parallèles à la surface de la plèvre.

Les premières sont plus faciles, la plèvre servant d'assise au tranchant du rasoir, mais, par contre, moins démonstratives, les lobules, ainsi que les divisions bronchiques secondaires, étant plus ou moins obliquement sectionnés. Les coupes perpendiculaires à la surface pleurale montrent cependant assez bien quelques acini sous-pleuraux avec leurs infundibula; certaines lésions, comme l'infarctus pulmonaire, sont, elles aussi, mises en lumière par ces coupes parallèles à l'axe du lobule pulmonaire.

Les coupes parallèles à la plèvre (perpendiculaires au lobule) sont d'une étude plus facile ; elles permettent de parcourir successivement les trois étages du lobule et d'y suivre l'évolution des lésions. La topographie des nodules broncho-pneumoniques, l'état des vaisseaux pulmonaires, les lésions des espaces péri-lobulaires et des espaces intra-lobulaires, bref la presque totalité des altérations du parenchyme respiratoire, sont plus aisément accessibles à l'étude, sur ces coupes transversales. L'histologie pathologique des alvéoles peut aussi y être poursuivie avec plus de méthode.

BRONCHITES

DIVISION — CARACTÈRES GÉNÉRAUX

Les bronchites pourront, suivant les circonstances, n'affecter que la couche la plus superficielle de la muqueuse et de ses glandes annexes, et constituer une variété de lésion catarrhale avec hypersécrétion muqueuse, d'une bénignité à peu près constante, à moins de complications secondaires. Les processus inflammatoires aigus frappent quelquefois plus largement les parois du canal bronchique ; dans ce cas, l'inflammation aiguë n'est plus seulement en surface, mais aussi en profondeur; le chorion de la muqueuse est lui-même atteint, les fibres musculaires peuvent être touchées, ainsi que les glandes en grappes, et les îlots cartilagineux, eux-mêmes, participer au processus.

A plus forte raison en sera-t-il ainsi lorsque la bronchite infectieuse, au même titre que toutes les inflammations aiguës des muqueuses, ne se sera pas cantonnée dans les grosses ramifications bronchiques les plus voisines du hile du poumon. Une fois touchées par l'inflammation, les bronchioles ténues, dépourvues de cartilage, en particulier les canaux minces qui vont donner naissance à la bronche acineuse, se compliquent presque toujours de lésions péri-bronchiques et péri-vasculaires, diffusant jusque dans les alvéoles pulmonaires adjacents.

La bronchite aiguë la plus légère et, en apparence, la plus superficielle, ne donnant lieu qu'à de gros râles sibilants, est toujours suspecte, pour peu qu'elle se prolonge un certain temps ou qu'elle récidive à de trop courts intervalles. Tantôt, en effet, les microbes pathogènes banals, les streptocoques, les staphylocoques, le pneumocoque, et, sans doute aussi, le colibacille, les germes de la grippe, y vont éveiller une réaction purement catarrhale. Tantôt, pénétrant eux-mêmes ou par leurs produits toxiques dans les interstices lymphatiques du chorion muqueux, ils déterminent des lésions du squelette musculo-élastique, sans occasionner pour cela, à la surface de l'organe, autre chose qu'une desquamation catarrhale avec hyperdiapédèse leucocytique modérée.

L'inflammation aiguë de la muqueuse prend-elle, pour une raison particulière, non plus l'allure catarrhale, c'est-à-dire muco-puriforme, mais bien le type exsudatif? La fibrine exhalée à la surface forme des fausses membranes couenneuses ou diphtéritiques; une bronchite pseudo-membraneuse en est la conséquence (fig. 63). Enfin, lorsque les germes pathogènes, fixés d'une manière prédominante sur un point de la cavité bronchique, s'y cultivent de telle sorte qu'une inflammation destructive partielle en résulte, la bronchite ulcéreuse est créée, et, selon les circonstances, l'ulcération érodera seulement la surface, ou, au contraire, perforera un certain nombre des couches constitutives du canal aérien.

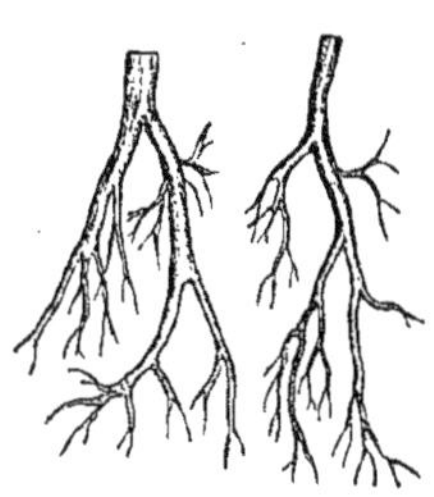

Fig. 63.
Fausses membranes arborescentes expectorées dans la pneumonie.
Réduction 1/3 de la grandeur naturelle.

Les suites de ces différents procédés inflammatoires ne différeront, on va le voir, qu'en raison des délabrements produits aux diverses hauteurs de l'arbre bronchique.

BRONCHITES AIGUES

En ouvrant les bronches, on est frappé de leur coloration rouge vif, carminée, d'autant plus apparente que le mucus ou le muco-pus qui les recouvre a été mieux détergé. Dans les petites bronches, le muco-pus peut obstruer complètement la lumière du canal, et sourdre sur la coupe, sous forme d'une grosse goutte jaune opaque, visqueuse.

Bronchites catarrhales. — Une cause est survenue, capable de déterminer sur l'appareil bronchique une série de désordres inflammatoires aigus, vapeurs irritantes ou microbes pathogènes.

Tout d'abord, l'épithélium cylindrique vibratile commence par s'altérer. Ces éléments protecteurs, qui s'opposent normalement à la pénétration des substances pathogènes en les balayant vers l'extérieur, peuvent subir différents ordres de lésions : la desquamation, c'est-à-dire leur arrachement de la membrane basale; la nécrose aiguë, la transformation muqueuse ou mucoïde; souvent, enfin, la tuméfaction, avec ou sans karyokinèse, dans le cas où la cause pathogène, insuffisante à tuer l'épithélium, se contente de provoquer en lui une réaction hypertrophique.

Ces différents aspects des épithéliums cylindriques peuvent être reconnus dans les produits de l'expectoration, alors que les premiers crachats sont rendus avec une extrême difficulté, l'irritation bronchique n'en étant encore qu'à la période d'hyperémie.

Lorsque l'hyperdiapédèse inflammatoire se sera manifestée, ce qu'on

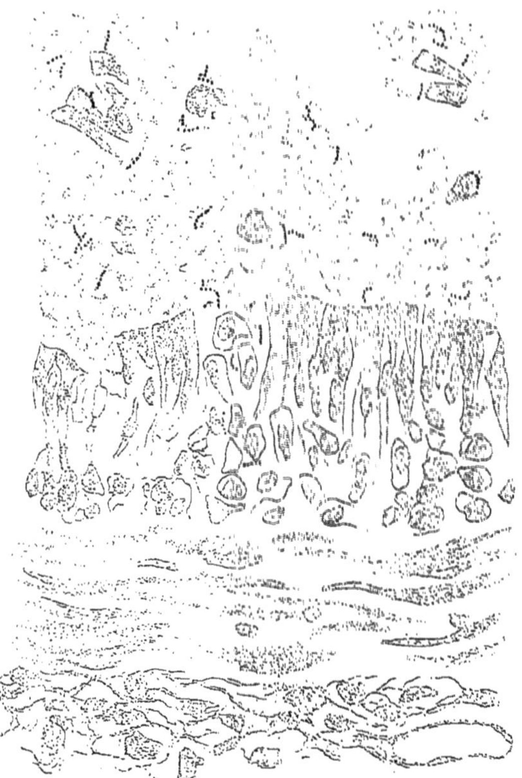

FIG. 64. — LE STREPTOCOQUE DANS LES LÉSIONS DE LA BRONCHITE. COUPE D'UNE PAROI BRONCHIQUE.

Les épithéliums cylindriques, en partie desquamés, laissent passer les streptocoques, qui gagnent la profondeur de la muqueuse. — Au bas de la préparation, un vaisseau capillaire isolé.

reconnaît à l'aspect puriforme des crachats (période de coction), on trouvera encore, au milieu des leucocytes, des débris d'épithéliums et des cellules énormes, sphériques, comme œdémateuses, nucléées ou non, voire même coiffées, sur un point de leur surface, par des cils vibratiles.

L'hypersécrétion muqueuse, qui constitue en grande partie la masse des produits expectorés, provient de la fonte muqueuse des cellules épithéliales de revêtement (phénomène physiologique, mais exagéré) et du travail excessif des glandes muqueuses en grappes, annexées aux principales ramifications bronchiques.

La bronchite aiguë simple, n'étant pas grave en elle-même, son anatomie pathologique n'est guère qu'approximative; elle se base sur les maladies aiguës infectieuses qui, accidentellement mortelles, montrent les lésions de la bronchite simple non compliquée. Les causes des bronchites aiguës simples, catarrhales, appartiennent à l'étiologie générale des maladies infectieuses. Il semble établi qu'à l'état normal, la muqueuse des voies respiratoires supérieures loge, à sa surface, diverses variétés de germes pathogènes, à commencer par le pneumocoque, les streptocoques et les staphylocoques, commensaux ordinaires des fosses nasales et du pharynx (fig. 65). Grâce à certaines conditions (refroidissement, air humide, épidémicité), ces ennemis, jusque-là silencieux dans leur innocuité, mettent en œuvre leur virulence.

Souvent, d'ailleurs, comme on le voit dans la grippe, la bronchite aiguë dite primitive est, en réalité, consécutive à une poussée de coryza ou d'angine catarrhale. La culture infectieuse s'effectue de haut en bas, suivant le sens du courant d'air inspiré, et contamine, au fur et à mesure, les surfaces de la muqueuse respiratoire.

Quant aux bronchites aiguës, symptomatiques d'une maladie infectieuse déterminée, telle que la grippe, la coqueluche, la rougeole, la rubéole, etc., peu importe de savoir si, à l'exemple du microbe de l'influenza (qui semble, lui aussi, être un hôte habituel des voies respiratoires), ces bronchites spécifiques sont uniquement causées par le germe propre à chaque maladie, ou si, plus simplement, les microbes pathogènes banals de l'appareil respiratoire en sont les agents. Il suffit de se rappeler que toute bronchite spécifique devra demeurer bénigne tant que la surface des gros canaux sera seule affectée. Inversement, à mesure que le muco-pus, avec ses cultures infectieuses, est entraîné dans des bronches de plus en plus fines, les dangers augmentent. Les amas de leucocytes et de mucus risquent d'obstruer les bronchioles; en tous cas, ils les rétrécissent d'une manière notable et les enfants, par suite, peuvent devenir l'origine d'accidents respiratoires mécaniques, surtout chez de l'atélectasie et de l'asphyxie. Sitôt que les lésions bronchioliques stagnent quelque peu, les bronches lobulaires (dont le calibre est inférieur à 1 millimètre) risquent d'être envahies et menacent les alvéoles pulmonaires.

On comprend, sans autres développements, que les germes pathogènes, une fois déposés au contact des ramifications bronchiques les plus fines, en traversent facilement les parois, tombent dans les cavités alvéolaires et créent, de toutes pièces, une pneumonie nodulaire péri-bronchique, plus ou moins exactement circonscrite. Tels sont l'origine et le mécanisme de la broncho-pneumonie, complication la plus redoutable des bronchites aiguës. Favorisée par les conditions générales qui dominent la maladie bronchique, la broncho-pneumonie, même la plus légère, devient à son tour une redoutable source d'accidents secondaires, menacée qu'elle est de voir la suppuration envahir les alvéoles gorgés d'exsudats fibrineux et de leucocytes.

La déclivité des bronches, le décubitus dorsal habituel au cours des maladies graves, expliquent l'importance des bronchites localisées aux régions postéro-inférieures du poumon et la complexité fréquente des lésions pulmonaires qui les viennent compliquer. La superficialité du plus

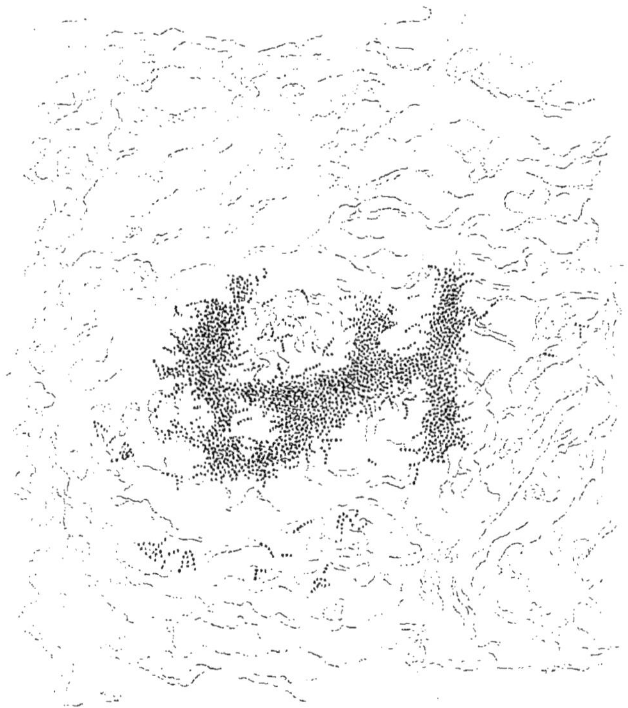

Fig. 65. — Infection bronchique pseudo-membraneuse.

Amas de streptocoques accumulés au milieu des masses albuminoïdes. — A droite, près d'un noyau volumineux, trois chaînettes caractéristiques.

grand nombre des noyaux broncho-pneumoniques, souvent très rapprochés de la plèvre viscérale, explique la fréquence des manifestations pleurétiques consécutives (pleurésies séro-fibrineuses, purulentes, etc.).

Par ce qui précède, on voit qu'une maladie microbienne quelconque, la plus bénigne dans ses allures générales, peut, dans un cas donné, revêtir les allures les plus terribles, dès que ses manifestations bronchiques gagnent en profondeur et traversent, même sur un petit nombre de points, les limites normales des parois bronchioliques.

L'étude des broncho-pneumonies nous permettra de tirer profit de ces remarques préliminaires. Contentons-nous, ici, de signaler les différences radicales qui séparent, au point de vue du pronostic, les trachéo-bronchites et la bronchite des gros troncs, les bronchites atteignant les rameaux de 1 à 3 millimètres de diamètre, et enfin les infections bronchioliques classées parmi les bronchites, dont elles diffèrent néanmoins profondément, à cause de leurs conséquences.

L'histologie des bronchites aiguës catarrhales est simple : la muqueuse est, d'ordinaire, seule touchée; tous ses vaisseaux sont considérablement dilatés, entourés (surtout les veinules) par des palissades de leucocytes. Quelques ecchymoses se forment parfois dans l'épaisseur de la muqueuse.

Les épithéliums gonflés, avec leur noyau tuméfié, sont soulevés par plusieurs couches de cellules lymphatiques diapédésées. Ils perdent leur plateau, leurs cils vibratiles, et leur protoplasma se remplit de mucus. Ils tombent même, par place, quand l'inflammation est devenue très vive.

Les glandes muqueuses deviennent plus grosses, phénomène bien appréciable au niveau de la trachée et des bronches primitives. Par leur goulot dilaté on voit sourdre une gouttelette de mucus ou de muco-pus.

Les épithéliums des acini glandulaires se desquament ou deviennent granuleux. Les cellules lymphatiques s'accumulent autour de leurs culs-de-sac; elles pénètrent même jusque dans leurs cavités glandulaires.

La muqueuse bronchique, ainsi imbibée des produits de l'inflammation, paraît plus épaisse et plus friable qu'à l'état normal. Elle prend l'aspect tomenteux, velouté, commun à toute muqueuse vivement enflammée, sans cependant paraître ulcérée.

Si le processus inflammatoire dépasse les couches élastiques de la sous-muqueuse, les anneaux musculaires peuvent être dissociés par les éléments inflammatoires. Il en est de même pour les trousseaux élastiques : d'où, une faiblesse permanente pour la paroi bronchique, et la bronchectasie possible, plus tard, si les lésions interstitielles aiguës se sont accompagnées de larges destructions musculaires.

Les altérations des cartilages sont très rares. La fièvre typhoïde, la syphilis et la tuberculose, sont à peu près les seules causes connues de périchondrite suppurative ou de chondrite ossifiante rapportées par les auteurs.

L'adénite péribronchique est constante; elle ne semble jouer aucun rôle important dans la bronchite catarrhale.

Bronchites exsudatives. — Dans la bronchite aiguë simple, les hypersécrétions muqueuses, l'hyperdiapédèse, la dilatation réflexe des vaisseaux, font tous les frais de la maladie, quelles que soient les dimensions, l'épaisseur et la complexité de structure des parois du conduit aérien.

Certaines circonstances font que la réaction inflammatoire de la muqueuse bronchique, au lieu d'être purement muco-purulente, prend d'emblée les caractères d'exsudation fibrineuse, et produit à la surface interne du canal aérien une fausse membrane couenneuse caractéristique. Cette bronchite pseudo-membraneuse, ou exsudative, ne diffère en aucune façon, quant à son mode de formation, de l'angine membraneuse, non plus que du croup inflammatoire ou encore de la diphtérie d'une plaie. A l'instar de ce qui se passe dans les angines à fausses membranes, on peut trouver également ici, si l'on accepte la nomenclature allemande, tantôt une bronchite couenneuse, tantôt de fausses membranes diphtéritiques proprement dites.

Dans le premier cas, les couennes inflammatoires, causées le plus souvent par le bacille de Löffler, exceptionnellement par les streptocoques ou par le pneumocoque, adhèrent au chorion, sans pénétrer dans son tissu. La fausse membrane blanchâtre, opaque, élastique, est purement épithéliale, c'est-à-dire composée d'exsudats fibrineux, sans participation appréciable du derme. On voit, de place en place, se détacher de la surface de la basement-membrane des filaments de fibrine insérés perpendiculairement sur elle (Cornil). Les épithéliums non nécrosés sont logés dans des petites cavités intermédiaires. Les vaisseaux du derme, très dilatés, apparaissent gorgés de sang, au milieu d'un tissu conjonctif rempli de cellules lymphatiques.

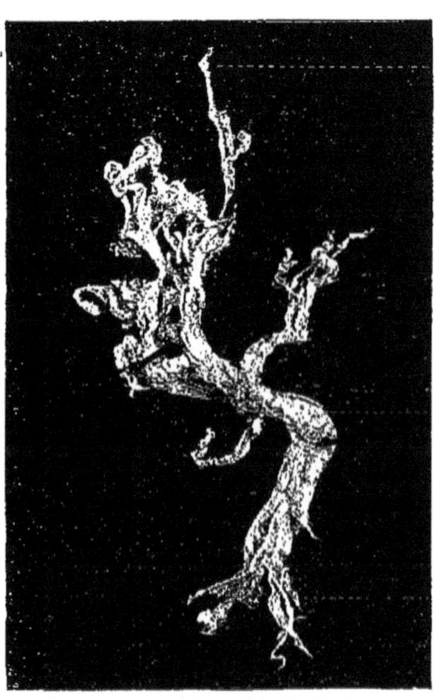

Fig. 66. — Bronchite exsudative pseudo-membraneuse chronique; moule bronchique expectoré, montrant à ses deux extrémités les moules de bronchioles (observation de Claisse).

Dans le second cas, le squelette connectif de la muqueuse est plus ou moins superficiellement détruit, et la nécrose fibrinoïde des tissus se confond avec la fibrine de l'exsudat : arrachée, la fausse membrane laisse à nu une plaie saignante du chorion muqueux. Certaines inflammations suraiguës, survenant, par exemple, à la suite d'inhalations de gaz toxiques ou de vapeurs brûlantes, certaines maladies infectieuses graves avec déterminations laryngo-bronchiques, telles que la fièvre typhoïde, la variole, le typhus, etc., occasionnent ces délabrements profonds des voies respiratoires supérieures.

Bronchites suppuratives ou ulcéreuses. — Lorsqu'on trouve à la surface d'une bronche une perte de substance, même circonscrite, il est souvent difficile d'en établir la filiation. S'il existe autour de l'arbre bronchique une lésion suppurative quelconque, en particulier si l'ulcération de la bronche donne accès dans une cavité formée manifestement aux dépens d'un ganglion péri-bronchique, les difficultés augmentent d'autant.

Il faut savoir, en effet, que la perforation d'une bronche (et nous parlons en ce moment des gros canaux bronchiques, des bronches primitives) est beaucoup plus fréquemment produite par effraction de dehors en dedans, que par une destruction ulcérative, propagée de la muqueuse vers les tissus péri-bronchiques.

Les ulcérations du premier ordre résultent très fréquemment, soit d'une adénopathie chronique (presque toujours alors tuberculeuse), soit, bien plus rarement, d'une adénite suppurée, secondaire elle-même. Les adénites tuberculeuses, capables de perforer la bronche, appartiennent de préférence au jeune âge. D'ordinaire, il s'agit d'une vieille tuberculose ganglionnaire caséifiée, ou mieux calcifiée, qui a lentement contracté des adhérences avec la paroi de la bronche, puis, l'usant peu à peu, y a évacué son contenu (cavernes ganglionnaires péri-bronchiques). Ces bronchites ulcératives sont essentiellement chroniques.

Il est d'autres exemples de bronchite térébrante, aiguë celle-là, souvent même gangréneuse ou tout au moins phlegmoneuse, mais partielle et perforant de même, plus ou moins complètement, les diverses couches constitutives du canal. A la suite de la grippe, de la fièvre typhoïde, ou d'une maladie éruptive, d'autres fois sans cause appréciable, l'infection bronchique se localise en un point presque toujours déclive (sur la paroi inférieure), et produit divers phénomènes symptomatiques que nous n'avons pas à étudier ici. Les conséquences sont tantôt un phlegmon du médiastin, tantôt une adénite péri-bronchique suppurée; d'autres fois, c'est une péricardite suppurée, comme j'en ai observé un cas récemment, ou un phlegmon de l'œsophage avec gangrène partielle de ce conduit; ailleurs encore, une pleurésie purulente ou gangréneuse viendra terminer la marche de la maladie.

Les bronches de moyen calibre, y compris celles qui n'ont à peine qu'un millimètre de diamètre, bronches dépourvues de cartilage, ne semblent guère exposées aux différents processus ulcératifs aigus dont nous parlons. Peut-être doit-on excepter les maladies phlegmoneuses et gangréneuses diffuses du poumon (pneumonie disséquante, gangrène massive), cas où la lésion bronchique disparaît dans l'ensemble des pertes de substance subies par l'appareil respiratoire.

Quand éclate la gangrène pulmonaire, la part qu'il faut souvent attribuer au sphacèle de la bronche, dans le processus broncho-pneumonique gangréneux, est considérable, sinon même décisive, pour un grand nombre des cas.

De même, dans la broncho-pneumonie aiguë, on observe fréquemment des destructions suppuratives des bronchioles lobulaires.

Dans ces différentes séries de lésions, la bronchiolite aiguë, nécrosique, est tellement inféodée aux altérations pneumoniques qui l'entourent, qu'elle perd son individualité propre. L'inflammation microbienne phlegmoneuse s'infiltre dans l'épaisseur des couches constitutives de la bronche musculaire et gagne le tissu cellulaire de l'espace intra-lobulaire; ce processus établit, autour de l'artère pulmonaire, ainsi que dans les mailles lymphatiques du tissu péri-bronchique, une infection phlegmoneuse (péri-bronchite), qui devient l'origine de nouveaux désordres (nodule broncho-pneumonique péri-bronchique).

BRONCHITES CHRONIQUES

Le plus grand nombre des variétés de bronchites aiguës ont leurs similaires dans les bronchites chroniques.

Les bronchites catarrhales, muqueuses et muco-purulentes, sont de beaucoup les plus communes; on connaît d'assez nombreux exemples de bronchites fibrineuses chroniques (une observation récente de Claisse est des plus remarquables à cet égard) (fig. 64, 65 et 66), et nous avons vu précédemment que les bronchites ulcéreuses étaient rarement aiguës. Pour les bronchites catarrhales, il semble établi qu'elles sont fréquemment le reliquat de poussées successives de bronchites aiguës ou subaiguës.

Le catarrhe chronique des bronches est donc rarement primitif, quelle qu'en soit la cause, bien ou mal appréciable. L'emphysème pulmonaire, les affections chroniques du cœur et du rein, l'asthme, la goutte, et, d'une façon plus générale, cet ensemble pathogénique si complexe appelé par les différents auteurs diathèse arthritique ou herpétique, toutes les maladies professionnelles exposant l'homme aux inhalations habituelles de substances irritantes (gaz, poussières), sont autant de causes qui, jointes aux maladies infectieuses susceptibles de déterminations bronchiques (rougeole, coqueluche, grippe, pneumonie), agissent à peu près de la même façon.

L'inflammation, chaque fois qu'elle touche la muqueuse bronchique, en desquame l'épithélium, excite ses sécrétions muqueuses glandulaires, accumule autour des vaisseaux dilatés des leucocytes qui s'en vont infiltrer, au delà, les faisceaux de fibres élastiques, les bandes circulaires de cellules musculaires et les espaces inter-glandulaires : autant de sources de faiblesse pour les parois bronchiques, les poisons microbiens, sinon les germes, ne diffusant jamais impunément dans les interstices des organes.

Peu à peu, les lésions chroniques s'établissent aux points contaminés;

la résistance de la muqueuse bronchique diminue d'autant mieux que les cultures infectieuses s'installent à sa surface, et même autour de ses glandes muqueuses.

Les lésions de la bronchite chronique, quand elles ne sont pas généralisées à toute l'étendue de l'arbre bronchique, peuvent être circonscrites aux gros canaux de second ou de troisième ordre, ou encore à tout le segment déclive de l'appareil, c'est-à-dire aux lobes inférieurs des poumons. Parfois, enfin, la bronchite chronique est plus restreinte encore, localisée à une petite étendue de l'appareil respiratoire : tel un foyer ancien de pneumonie chronique, telle une région chroniquement congestionnée par suite d'adhérences pleurales anciennes (pleuro-pneumonie chronique, pneumonie pleurogène). Nous ne parlons pas, bien entendu, ici des bronchites chroniques spécifiques, tuberculeuses ou syphilitiques, qui appartiennent aux descriptions de la tuberculose pulmonaire et de la syphilis du poumon.

La bronche se montre, d'ordinaire, plus large que normalement, béante sur les coupes, sans cependant que l'on puisse déjà noter une ectasie véritable; la dilatation des bronches, ou bronchectasie, fait partie d'une série d'altérations ressortissant, il est vrai, à la bronchite chronique, mais qui méritent une description à part.

Sur les bronches de moyen calibre, on reconnaîtra un amincissement manifeste de la muqueuse bronchique, qui apparaît plus lisse, plus unie, que normalement.

Sa couleur est plus foncée, rougeâtre ou violacée, et son contenu varie suivant les cas. D'ailleurs, l'expectoration, du vivant du malade, fournissait à cet égard les renseignements les plus précis. La bronchite est dite, en effet, catarrhale, muco-purulente, lorsque les crachats, spumeux, parsemés de larges bulles d'air, abondants, sont striés d'un mucus jaunâtre.

Les mucosités sont-elles incolores, filantes, rappelant une solution de gomme plus ou moins bien brassée avec l'air, le catarrhe est dit pituiteux, selon l'expression de Laënnec. Pendant l'accès d'asthme, le microscope y montrera parfois les spirales hyalines caractéristiques (fig. 67 et 68).

Enfin, les crachats muqueux épais, grisâtres, gélatiniformes, comparables à de petits blocs de mucus concrété, correspondent au catarrhe sec, aux crachats perlés de Laënnec. Dans ce dernier cas, le mucus expectoré est rempli de cellules épithéliales caliciformes et de cellules cylindriques encore munies de leurs cils vibratiles.

L'emphysème pulmonaire, l'asthme, la pneumonie chronique, les adhérences pleurales fibroïdes, constituent fréquemment le terrain organopathique sur lequel la bronchite chronique s'est développée. Il en est de même, du reste, pour les lésions chroniques de la tuberculose pulmonaire, soit qu'il s'agisse de vieux foyers fibro-caséeux ou calcaires, circonscrits aux sommets ou disséminés dans l'étendue du parenchyme respiratoire, soit que la phtisie, ulcéreuse ou fibreuse, ait désorganisé depuis longtemps une notable partie de l'appareil pulmonaire. La dilatation chronique du cœur droit, cause ou résultat, suivant les circonstances, coïncide souvent avec les lésions du catarrhe bronchique.

Histologiquement, la bronchite chronique est constituée par un épaississement fibroïde de la muqueuse; il arrive même qu'on y aperçoive quelques végétations inflammatoires scléreuses, veloutant, sur divers points, la face interne du canal bronchique.

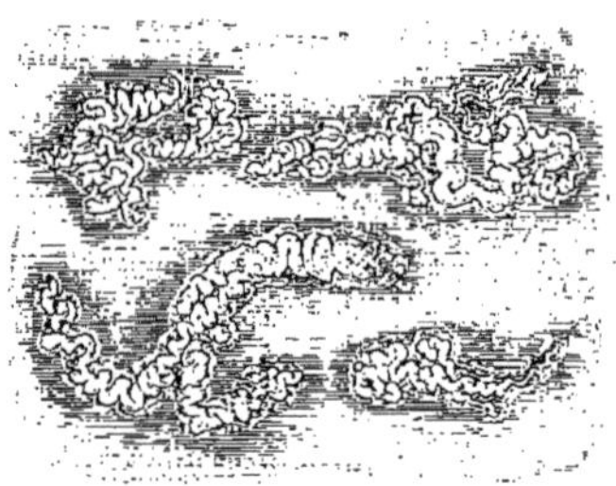

FIG. 67. — SPIRALES DANS LES CRACHATS. Grandeur nature. (Asthme, catarrhe bronchique, etc.).

L'épithélium a perdu sa forme cylindrique; il s'implante irrégulièrement sur la membrane basale épaissie; parfois, il est constitué par des cellules ovoïdes, qui rappellent les cellules lymphatiques avec lesquelles elles s'enchevêtrent.

Les muscles lisses sont amoindris, plus espacés que normalement, les vaisseaux plus dilatés et les glandes muqueuses souvent entourées d'une zone de péri-adénite fibroïde. Enfin, les cartilages peuvent être absolument ossifiés, état qui, joint à la sclérose des tissus bronchiques et péri-bronchiques, peut transformer les bronches malades en canaux rigides, immobiles.

Les groupes parasitaires qui envahissent d'une manière inévitable les bronches chroniquement enflammées sont des plus variés. On peut y rencontrer, même sur le vivant, la série habituelle des organismes pathogènes commensaux de l'homme : les streptocoques (dont, naguère, on décrivait huit espèces différentes), les staphylocoques pyogènes (blanc, doré, etc.), le pneumocoque et le pneumo-bacille, le bacterium coli, le bacille pyocyanique, le micrococque tétragène. En outre, on y a signalé diverses espèces de champignons, depuis l'oïdium albicans, les sarcines, jusqu'à des saccharomycètes.

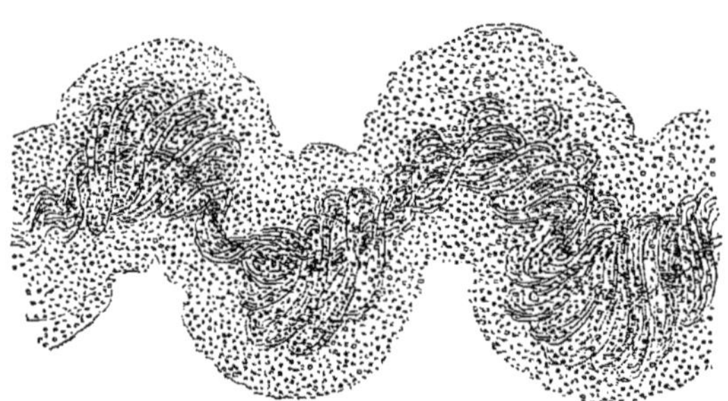

FIG. 68. — SPIRALES DE MUCUS BRONCHIQUE EXPECTORÉES DANS L'ASTHME ET DANS LE CATARRHE BRONCHIQUE.

Au centre d'un bloc constitué par du mucus et des leucocytes, on observe un filament fibrillaire étendu suivant l'axe de l'amas muco-leucocytique. Autour de cet axe, la mucine s'est enroulée en un nombre considérable de spires irrégulières; elles résultent sans doute du brassement de la masse agitée dans les conduits bronchiques par les quintes de toux et les efforts d'expectoration.

Enfin, dans les cas où l'expectoration prend la teinte verte, on a trouvé des bacilles fluorescents, le viridis, le virescens; lorsqu'elle devient putride, donnant lieu à l'une des variétés cliniques de la bronchite fétide, on y a décelé depuis le bacille fétide, l'actinomycète, le leptothrix, jusqu'à diverses espèces de microbes saprogènes, plus ou moins bien déterminées.

Toutes ces infections locales, associées ou antagonistes, autant qu'on en peut juger par la clinique, et en attendant des recherches plus précises, peuvent ne produire que des désordres minimes, au moins en apparence. Le rôle des toxines sécrétées doit être réservé, au point de vue des lésions chroniques secondaires du poumon et des vaisseaux.

Certaines fois, on voit survenir tout à coup, sans cause connue, dans cette évolution lente et sourde, une exaltation de la virulence de tel ou tel habitant des bronches enflammées; son embolisation même est possible au loin, et les observations ne sont pas exceptionnelles d'abcès aigu du cerveau ou du cervelet, d'arthropathie suppurée, venant compliquer gravement la marche d'une bronchite chronique des plus banales jusque-là; très souvent, alors, les parois de la bronche sont partiellement dilatées, sinon même ulcérées, sur quelque point.

BRONCHO-PNEUMONIES

DIVISION — CARACTÈRES GÉNÉRAUX

Toutes les fois que les lésions inflammatoires aiguës viennent toucher les bronches ténues qui avoisinent le lobule pulmonaire, la bronchite qui en résulte est dite capillaire. La clinique isole difficilement cette variété un peu spéciale d'infection bronchique, qui demeure rarement pure et se fond d'ordinaire dans les processus broncho-pneumoniques.

Ainsi comprise, la broncho-pneumonie n'est, à proprement parler, qu'une complication accidentelle de la bronchite capillaire.

Théoriquement, il n'y a pas de broncho-pneumonie sans lésions bronchiolíques préexistantes. Commune surtout aux deux extrêmes de la vie, chez l'enfant et chez le vieillard, la broncho-pneumonie ne se présente pas toujours avec la même apparence. Les deux poumons sont atteints d'une manière égale, symétrique, ou très irrégulière; ils sont frappés de préférence dans leur moitié inférieure, en particulier au niveau du bord postérieur, à la face diaphragmatique et sur la languette antérieure. Le sommet, le lobe supérieur, et tout le reste des poumons, peuvent être touchés, à leur tour, dans les formes généralisées de l'affection. La règle n'en demeure pas moins fixe : la broncho-pneumonie est surtout une infection pulmonaire consécutive aux bronchites déclives, autrement dit hypostatiques.

C'est, le plus souvent, au cours des maladies infectieuses aiguës condamnant le malade au décubitus dorsal, la rougeole, la coqueluche, la fièvre typhoïde, la grippe, qu'apparaît la broncho-pneumonie. On sait combien deviennent facilement graves, chez les petits enfants, les bronchites aiguës, les plus légères au début; l'immobilité prolongée sur le dos favorise la stagnation des germes pathogènes dans les bronches et leur propagation aux bronchioles. Il en est de même pour le vieillard et pour les individus, de tout âge, atteints d'emphysème ou de bronchite chronique, et condamnés accidentellement au lit par un traumatisme ou par une maladie chronique.

A ce point de vue, les affections organiques du cœur, la néphrite chronique, la cirrhose du foie, le cancer de l'estomac et les affections utérines, prédisposent, par des mécanismes différents, à la bronchite déclive, toujours infectieuse, comme nous l'avons vu, et, par conséquent, à la broncho-pneumonie.

Les altérations destructives des centres nerveux, plus particulièrement peut-être l'hémorrhagie cérébrale et le ramollissement thrombosique, appellent également la broncho-pneumonie, par suite, sans doute, des perturbations graves, vaso-motrices ou autres, apportées dans le fonctionnement nerveux des voies respiratoires.

CARACTÈRES PARTICULIERS

Lésions macroscopiques. — Lorsqu'on examine un poumon atteint de broncho-pneumonie, on peut trouver trois formes de lésions, assez dissemblables pour avoir permis d'isoler trois types principaux.

Broncho-pneumonie lobulaire à noyaux disséminés. — Dans la première forme, qu'on appelle aujourd'hui forme lobulaire à noyaux disséminés, ou encore broncho-pneumonie mamelonnée, broncho-pneumonie à noyaux disséminés, l'aspect est des plus caractéristiques. La base et le bord postérieur de chaque poumon ont une couleur rouge foncée, vineuse, entremêlée souvent de placards ecchymotiques brun-noir. La surface de la plèvre n'est pas lisse, égale, mais mamelonnée par la saillie légère que font les îlots rougeâtres, ou violacés, dont nous parlons. Quelquefois, ces saillies ont une autre couleur, parsemées qu'elles sont de gris-jaunâtre; elles peuvent même être franchement purulentes. Ce sont autant de noyaux de pneumonie arrivée à un stade variable, plus ou moins confluents sur un point déterminé.

Leur consistance est toujours augmentée; elle diffère profondément de la mollesse, souple et crépitante, du parenchyme pulmonaire normal; elle se rapproche de la densité du foie ou de la rate et en offre la friabilité. On peut déchirer sans peine ces parties ainsi tuméfiées et hépatisées. Quand elles sont assez volumineuses pour pouvoir être découpées sans entraîner avec elles le parenchyme normal, elles vont au fond de l'eau : autant de caractères qui rappellent, en petit, et réduits à des lobules, ceux de la pneumonie. Il s'agit, à la vérité, d'une série de *pneumonies lobulaires*.

Ces foyers de pneumonie disséminés ont un aspect tout particulier. En effet, leur volume, quand on peut les isoler du reste des lésions qui les entourent, rappelle souvent d'une manière précise celui du lobule pulmonaire. Leur forme, pour les îlots corticaux ou sous-pleuraux, est triangulaire, à base touchant la plèvre, comme seraient des lobules injectés par un procédé artificiel. Les bronches qui conduisent à ces noyaux inflammatoires sont toujours malades, ainsi que les bronches plus volumineuses sus-jacentes, destinées aux parties déclives du poumon. A l'ouverture, faite aux ciseaux et poursuivie aussi loin que possible, la muqueuse bronchique apparaît rouge, couverte de muco-pus. Les bronchioles voisines des nodules pneumoniques, sectionnées transversalement, laissent sourdre une goutte de pus qui obture leur cavité.

La pneumonie lobulaire est donc secondaire à la bronchite purulente, qui la domine. Le microscope nous montrera que cette bronchite même est compliquée de péri-bronchite aiguë, lésion qui joue un rôle décisif dans les processus inflammatoires parenchymateux secondaires (fig. 70).

Enfin, le parenchyme pulmonaire indemne de pneumonie lobulaire, interposé aux lobules enflammés, est presque toujours atteint de lésions multiples, des plus variées.

Ces lésions extra-pneumoniques sont de deux ordres : les unes inflammatoires, les autres simplement mécaniques; encore ces dernières sont-elles souvent, comme nous le verrons, touchées à leur tour par divers processus inflammatoires.

Les lésions inflammatoires péri-pneumoniques sont congestives. Le poumon, hyperémié, d'un rouge plus ou moins sombre, plus dense que normalement et moins crépitant, dessine autour des lobules atteints d'hépatisation des bandes discrètes, ou étendues. Là, le parenchyme se montre comme œdémateux, plus friable qu'à l'état normal, insufflable encore cependant pour la plus grande partie. A un degré plus avancé, c'est la *splénisation.*

La splénisation (appelée aussi par les auteurs *pneumonie catarrhale*, *pneumonie épithéliale*, *spléno-pneumonie*) est un état congestif plus marqué. Le parenchyme alourdi, densifié, gorgé de sang et de liquide séreux, ne crépite presque plus ; d'un rouge vineux, il va au fond de l'eau ou surnage mal. La surface de section, nettoyée avec le couteau, est lisse ; elle laisse sourdre une grande quantité de sang, et ne présente pas l'aspect granuleux des blocs de pneumonie hépatisée.

Le doigt pénètre sans peine dans le parenchyme. La comparaison faite avec le tissu de la rate est d'autant plus exacte, que la pulpe splénique normale offre la même surface de coupe molle et sanguinolente, la même friabilité, la même consistance et jusqu'à la même coloration.

La proportion des noyaux pneumoniques lobulaires et des zones de splénisation qui les encadrent, est des plus variables. Il peut arriver que les blocs de pneumonie disparaissent, pour ainsi dire, dans la masse des placards splénisés. La splénisation, qui ne suppure jamais, occupe de préférence les bases et le bord postérieur ; elle peut cependant gagner le lobe supérieur, et le sommet n'en est pas à l'abri, même chez l'adulte. La splénisation peut être des plus minimes et ourler simplement la surface des nodules broncho-pneumoniques. Son rôle dans l'évolution de la maladie est, conséquemment, des plus variables.

Les lésions inflammatoires de la plèvre viscérale sont minimes; elles deviennent quelquefois des plus redoutables.

Certaines lésions mécaniques sont les associés habituels, sinon constants, de la broncho-pneumonie, en particulier chez l'enfant. Trois sortes d'altérations mécaniques peuvent exister, isolées ou combinées sur le même poumon : l'emphysème, l'atélectasie ou carnisation pulmonaire, les hémorrhagies.

L'*emphysème* est très commun dans la broncho-pneumonie infantile. Il se produit d'une manière aiguë, par surdistension des alvéoles non enflammés. La colonne d'air inspiré se répartit brutalement dans les sacs aériens encore perméables et force leur élasticité.

L'accumulation de l'air dans les lobules pulmonaires maintient leur ampliation. La lésion peut occuper toutes les régions du poumon. Elle prédomine au niveau de la languette antérieure, au sommet; souvent aussi, elle forme comme une couronne irrégulière autour des nodules broncho-pneumoniques.

Dans de très rares circonstances, une véritable rupture des ampoules aériennes a lieu, causant par effraction un emphysème interlobulaire et sous-pleural, susceptible de gagner le tissu conjonctif du médiastin, du cou, pour, de là, se répandre dans une étendue plus ou moins considérable du tissu cellulo-adipeux sous-cutané.

L'*atélectasie* pulmonaire est une lésion aussi caractéristique, en son genre, que l'emphysème. Sur le poumon d'enfant, elle se reconnaît d'emblée à la couleur noirâtre violacée du parenchyme pulmonaire et à son affaissement au-dessous de la plèvre. Les parties atélectasiées ressemblent à des parties de poumon de fœtus ou d'enfant mort-né. Les poumons de nouveau-né n'ayant que peu respiré présentent également des placards déprimés d'atélectasie, diversement étendus.

Dans tous ces cas, l'atélectasie, confondue à tort avec le *collapsus* pulmonaire, se caractérise : à la vue, par l'affaissement en question; au toucher, par une consistance ferme, comparable à celle que donne la chair musculaire, d'où le nom de *carnisation*; la sensation est exempte de la mollesse duvetée et de la crépitation neigeuse si caractéristiques des alvéoles remplis d'air.

Ces placards de carnisation donnent aux parties superficielles du poumon une apparence en retrait, qui met d'autant mieux en relief et les saillies mamelonnées des lobules voisins atteints de pneumonie, et les bulles d'emphysème alvéolaire.

L'atélectasie occupe toutes les régions possibles, en particulier les zones adjacentes aux points hépatisés, sans cependant qu'il y ait une relation étroite entre les différents ordres de lésions. En règle générale, les bronches destinées aux parties devenues atélectasiées sont obturées par des mucosités inflammatoires. La présence de ces bouchons muqueux en amont de l'atélectasie est même considérée, classiquement, comme la cause de l'affaissement des lobules pulmonaires. L'air d'apport ne peut plus franchir les obstacles bronchiques; en outre, l'air résidual, principalement l'oxygène, retenu dans les lobules immobilisés, se trouve rapidement résorbé par le sang des capillaires alvéolaires.

Chez l'adulte, la carnisation pulmonaire n'est jamais aussi tranchée que l'est, chez l'enfant, l'atélectasie. Presque toujours, les parties carnifiées, reconnaissables à leur consistance ferme et à leur couleur violette, ne présentent pas non plus la sécheresse caractéristique et constante de l'atélectasie infantile. Sur la coupe, une certaine quantité de liquide séro-sanguinolent s'écoule, encore accrue par la malaxation. En somme, sur les poumons adultes, l'œdème, uni à une congestion plus ou moins aiguë, s'associe d'ordinaire à la carnisation.

Les *hémorrhagies* ne sont pas rares dans certaines variétés de broncho-pneumonie, en particulier la rougeole et les formes graves des autres maladies éruptives. Il s'agit, le plus souvent, d'ecchymoses, parfois de suffusions sanguines étendues, surtout appréciables au-dessous de la plèvre viscérale, dans les régions déclives. On peut les retrouver sur les coupes du poumon, sous forme de placards brunâtres, circonscrits autour des noyaux broncho-pneumoniques. Nous verrons le microscope mettre en lumière l'infiltration assez fréquente d'un grand nombre d'alvéoles par le sang. Ces hémorrhagies alvéolaires ne présentent cependant jamais les caractères de l'infarctus pulmonaire : quand l'hémorrhagie est étendue, c'est en nappes, en îlots apoplectiformes; elle ne se présente pour ainsi dire jamais sous forme de blocs lobulaires densifiés.

Broncho-pneumonie pseudo-lobaire. — Cette forme est désignée encore sous les noms d'hépatisation généralisée, forme lobaire de Damaschino, broncho-pneumonie à noyaux confluents. Elle ne diffère de la précédente que par la confluence des noyaux broncho-pneumoniques, très rapprochés les uns des autres, bien que d'âge variable, et par l'étendue ou par l'acuité des lésions inflammatoires pulmonaires concomitantes.

Sur les coupes du poumon, les nodules hépatisés, de couleurs diverses, depuis le rouge brun jusqu'au gris jaunâtre moucheté de rouge, donnent un aspect bigarré à la surface de section, qui est cependant granuleuse. On reconnaît, à première vue, que la masse enflammée ne s'est pas prise d'emblée, à la même heure, dans toute son étendue, et que la coalescence des lésions pneumoniques s'est établie par îlots lobulaires successifs. La différence, ici, est radicale entre ce que nous étudierons sous le nom de pneumonie lobaire et la broncho-pneumonie pseudo-lobaire. L'aspect des bronches qui, au centre des noyaux rouges, apparaissent dilatées, remplies de pus, ne contribue pas peu au diagnostic différentiel.

Bronchite capillaire. — La bronchite capillaire, dans son type parfait, n'existe guère qu'en clinique, où elle est décrite sous le nom de *catarrhe* *suffocant.* En anatomie pathologique, cette lésion asphyxique des bronchioles sus et intra-lobulaires n'est pas pure ; toujours elle se combine à des lésions congestives alvéolaires diffuses, extrêmement étendues, peut-être même généralisées à la totalité de l'appareil respiratoire. Seulement, la multiplicité des altérations bronchiques et lobulaires amène une asphyxie suraiguë, avant l'installation de la splénisation massive ; la condensation des nodules broncho-pneumoniques n'a pas le temps de s'effectuer, la mort est trop prompte.

En outre, dans nombre d'observations de catarrhe suffocant compliqué d'emphysème aigu généralisé des deux poumons, l'autopsie a démontré qu'il s'agissait de bronchiolite suraiguë symptomatique d'une tuberculose miliaire des voies respiratoires, affection commune chez les adolescents, en particulier chez les jeunes soldats, et spécialement dans la convalescence de la rougeole.

Lésions microscopiques. — Les lésions histologiques de la broncho-pneumonie doivent être étudiées : 1° au niveau de la bronche, point de départ de toutes les lésions ; 2° dans le lobule, où les altérations alvéolaires vont être des plus variées ; 3° à la périphérie du lobule, dans le tissu conjonctif si riche en lymphatiques, et dans la séreuse pleurale fréquemment touchée par les désordres anatomiques atteignant les lobules corticaux.

Lésions des bronches. — Les grosses bronches frappées d'une manière aiguë apparaissent plus larges que normalement. Leur muqueuse est hyperémiée, couverte de muco-pus, et son épithélium cylindrique desquamé est mélangé à des leucocytes et à d'innombrables amas de microbes pathogènes (fig 69). Les capillaires du derme sont dilatés ; ses espaces conjonctifs sont gorgés de leucocytes. Les couches musculeuses et les gaines péri-vasculaire et péri-bronchique peuvent être respectées, ou à peine envahies par le même processus hyperdiapédétique. Cependant, les alvéoles pulmonaires, insérés tout à l'entour, n'ont d'ordinaire pas eu à souffrir de cette inflammation voisine, qui leur est demeurée étrangère.

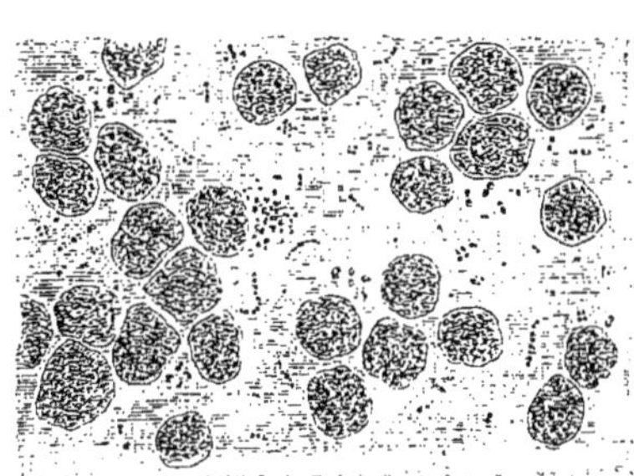

FIG. 69. — MICROBES DU PUS.
Streptocoques, staphylocoques, tétragènes épars au milieu de leucocytes purulents.

Plus bas, c'est-à-dire lorsque la bronche sus-lobulaire entre dans le lobule, et qu'elle est apparemment inférieure à 1 millimètre de diamètre, la bronchite, devenue capillaire, offre un tout autre aspect. C'est qu'en effet, pour pouvoir se produire, d'abord, puis déterminer l'ensemble des désordres broncho-pneumoniques, la bronchiolite intra-lobulaire réclame des conditions pathogéniques spéciales; il faut que la protection qui lui est assurée par le système bronchique supérieur (épithéliums ciliés, sécrétion du mucus, contractions des muscles de Reissessen) ait fait définitivement défaut. Il en résulte que les colonies microbiennes, logées à la surface des voies respiratoires, ont rayonné dans deux sens différents, et produit toutes les lésions connues. En bas, l'inflammation gagne les confins des rameaux intra-lobulaires, touche même aux cavités infundibulaires; latéralement, elle diffuse autour de l'espace broncho-artériel (espace intra-lobulaire de Charcot) et y crée les altérations de la péri-bronchite lobulaire.

L'esquisse pathogénique qui précède suffit pour classer la série des lésions histologiques que nous allons résumer.

La cavité de la bronchiole apparaît remplie de leucocytes et de microbes, à moins que la technique employée n'ait fait tomber le bloc purulent (fig. 70).

La couche épithéliale peut être détruite ou partiellement conservée, et, dans ce cas, maintenue encore en contact avec la membrane basale ou séparée d'elle; elle est toujours reconnaissable à la bande unique, qu'elle forme, de cellules cylindroïdes à noyaux en palissade, des plus caractéristiques.

Le derme muqueux est dissocié par les éléments lymphatiques, globules de pus tassés les uns contre les autres; ils disloquent les mailles du tissu conjonctivo-élastique. Souvent même, fibres élastiques et fibrilles connectives apparaissent rompues, comme perdues au milieu d'énormes lacs purulents interstitiels. Cette disposition structurale nous expliquera sans peine le mécanisme de la bronchectasie, accident commun à la suite des broncho-pneumonies graves et prolongées de l'enfance, n'ayant pas entraîné la mort.

La perte de la résistance des parois bronchiques est encore plus évidente, si c'est possible, quand la bronchiole atteinte possède normalement des couches musculaires puissantes. En effet, l'inflammation phlegmoneuse s'infiltre entre les faisceaux et même entre les cellules musculaires; elle les désagrège, les remplace par des placards de cellules lymphatiques, morcelle les fibres élastiques, pour aller enfin irriter la totalité des éléments compris dans l'espace péri-bronchique.

L'artériole pulmonaire, l'organe le plus important de cet espace, se trouve entourée par l'infection aiguë hyperleucocytique. Ces désordres, qui tracent autour de l'artère une zone de péri-artérite, produiront, au besoin, dans l'épaisseur du vaisseau, des traînées aiguës (mésartérite, endartérite), non moins caractéristiques. Certaines hémorrhagies péri-vasculaires, peut-être aussi quelques infarctus pulmonaires, semblent relever de cette diffusion des lésions péri-bronchiques.

Les lacs lymphatiques, larges et nombreux autour de la bronche et de l'artère pulmonaire, se remplissent d'éléments inflammatoires; ils pourront, le cas échéant, et si l'infection se prolonge suffisamment, se transformer en vastes clapiers purulents, riches en microorganismes.

La progression du mal n'a plus de limite précise latéralement, dès que l'atmosphère connective lâche qui entoure la bronche a été infectée par les cultures virulentes. Les alvéoles pulmonaires enclavés dans les petits systèmes infundibulaires ou bronchio-alvéolaires, normalement insérés sur la gaine adventice de l'espace intra-lobulaire, n'ont aucune protection contre les lésions aiguës qui s'avancent ainsi de leur côté. Ces cavités ouvertes possèdent même une circulation capillaire visiblement anastomosée avec les capillaires terminaux de l'artère bronchique. La voie est donc libre aux infections

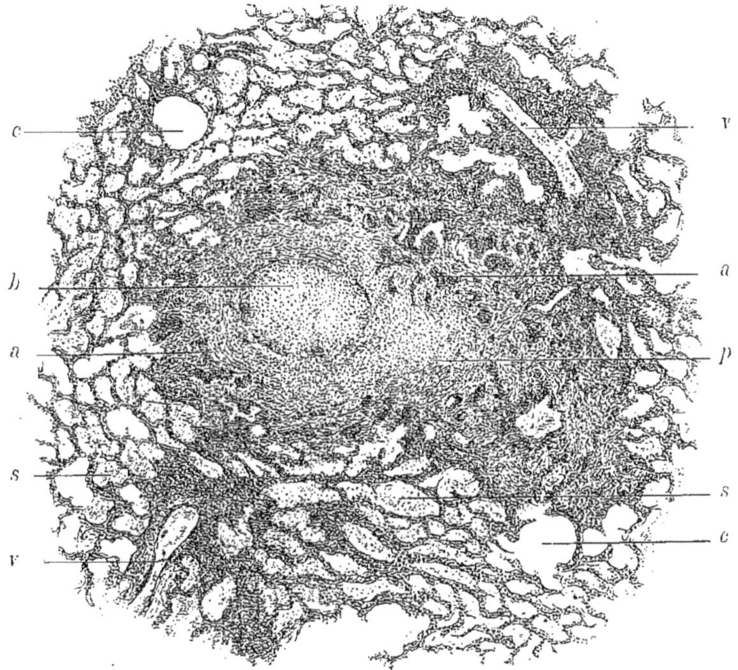

Fig. 70. — Nodule de broncho-pneumonie dans un poumon d'enfant atteint de rougeole.

b, bloc purulent remplissant la cavité d'une bronchiole de 500 μ de diamètre. La muqueuse est presque complètement détruite, sauf à gauche où l'on reconnait encore quelques traces des éléments constitutifs. Le tissu péri-bronchique est également infiltré de leucocytes. — *p*, tissu péri-bronchique gorgé d'éléments inflammatoires et formant autour de la bronche obturée une couronne complète, pâle, plus épaisse à droite qu'à gauche. Sur les confins de cette zone inflammatoire, on voit une couronne incomplète d'alvéoles pulmonaires remplis de fibrine. — *a*, *a*, deux de ces alvéoles atteints de pneumonie fibrineuse. Leur forme anguleuse, leurs dimensions moindres que celles des alvéoles excentriques, leur ton foncé très opaque sur la coupe, leur réplétion par la fibrine fibrillaire, sont autant de caractères qui permettent de reconnaître la nature de la lésion : il s'agit d'alvéoles comprimés par l'inflammation péri-bronchique, puis atteints d'inflammation aiguë exsudative. — *s*, *s*, série d'alvéoles remplis de sérosité ou de sang entourant le nodule péri-bronchique. — *v*, *v*, coupe longitudinale de vaisseaux pulmonaires entourés de lésions inflammatoires subaiguës. — *c*, *c*, canalicules respiratoires béants, indemnes. (Grossissement 40/1).

collatérales; aussi, ce sont les alvéoles les plus rapprochés de l'espace intra-lobulaire qui souffrent les premiers : congestion vaso-dilatatrice, desquamation épithéliale, hyperdiapédèse inflammatoire, exsudats fibrineux, proliferations microbiennes, sont autant de lésions qu'il est loisible d'observer, soit sur divers lobules voisins, soit autour d'un seul espace intra-lobulaire, infecté par la bronchite et la péri-bronchite lobulaires.

Inflammations alvéolaires péri-bronchiques. — D'ordinaire, l'espace enflammé s'est tuméfié et comprime d'une manière notable les alvéoles adjacents. Un certain nombre d'entre eux sont remplis de fibrilles de fibrine et bourrés de leucocytes. Cette alvéolite exsudative est des plus caractéristiques

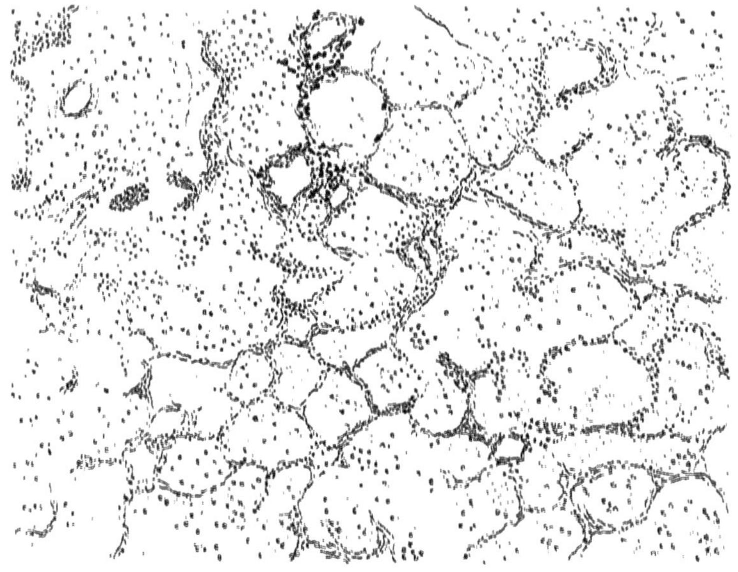

FIG. 71. — SPLÉNISATION AVEC HÉMORRHAGIES ALVÉOLAIRES.

Coupe d'une bronchiole entourée d'alvéoles spléuisés.

Au haut de la préparation, à gauche, coupe longitudinale d'une bronchiole acineuse remplie de muco-pus. — Au-dessous d'elle, et gagnant le milieu de la préparation, se montrent plusieurs alvéoles marginaux remplis d'éléments cellulaires dont les noyaux sont vivement colorés en rouge. — A un plus fort grossissement, on reconnaîtrait que la plupart de ces éléments sont des leucocytes ou des cellules épithéliales irritées et desquamées. Les capillaires sanguins de la bronche et des alvéoles sont dilatés et gorgés de sang. — Vers le milieu du dessin, on voit la coupe d'une veinule pulmonaire accompagnée d'infiltrats charbonneux du tissu conjonctif interstitiel. — A droite de la préparation, la plupart des alvéoles sont remplis de sang mêlé à des éléments lymphatiques. — On reconnaît, vers le milieu de la préparation, à droite, la coupe transversale d'un canalicule alvéolaire rempli de sang, ainsi que les alvéoles pariétaux dans lesquels il donnait accès. (GROSSISSEMENT 70/1).

et ne diffère en aucun point de la lésion alvéolaire pneumonique dont nous aurons à nous occuper ultérieurement.

En général, les alvéoles atteints de pneumonie fibrineuse sont les plus rapprochés de la péri-bronchite en question.

En dehors de cette zone d'alvéolite fibrineuse, zone irrégulière et le plus souvent incomplète, les autres alvéoles, sur une largeur variable, ne sont guère touchés que par la pneumonie catarrhale ou épithéliale, c'est-à-dire par une congestion aiguë. La sérosité inflammatoire abondante qui stagne dans les alvéoles est associée à de nombreuses cellules volumineuses, arrondies, à gros noyaux, qui semblent être, pour la plupart, les épithéliums de l'alvéole : ces épithéliums sont irrités, décollés, en voie de nécrose ou de karyokinèse, suivant l'intensité des chocs inflammatoires qu'ils ont subis. D'autres cellules, à noyaux tortueux, moins volumineux, et remplies souvent de microbes variés, sont des cellules lymphatiques diapédésées.

Cette alvéolite catarrhale, péri-pneumonique, *splénisation aiguë alvéolaire*, dessine une seconde bande, concentrique à la précédente, qui s'étale dans la largeur du lobule enflammé et peut l'envahir en totalité (fig. 71).

Ajoutons à ces désordres, en les intercalant, les alvéoles qui, moins irrités, sont gorgés de sang. Suivant le degré des lésions exsudatives qui accompagnent la diapédèse des hématies, on y pourra décrire l'hémorrhagie alvéolaire, la congestion hémorrhagique de l'alvéole, l'alvéolite hémorrhagipare, etc. Ce tableau complète, à peu près, l'ensemble des altérations inflammatoires aiguës qui entourent le noyau de bronchite lobulaire.

Pour peu que la forme de broncho-pneumonie, cause de tant de désastres, n'ait pas été très rapidement mortelle, et que les altérations aient eu le temps de s'installer, on pourra constater que le bloc inflammatoire a formé autour de la bronche un nodule cohérent dense, en voie d'organisation cicatricielle plus ou moins marquée, au moins à sa périphérie. Les cloisons inter-alvéolaires apparaîtront plus épaisses, plus connectives que normalement, les coulées inflammatoires péri-bronchitiques et péri-artéritiques plus serrées, moins embryonnaires, les diverses alvéolites plus sèches, mieux organisées. Enfin, au centre des désordres, la bronche pourra sembler plus effondrée, plus suppurative encore. Le tout reproduira, d'une manière parfois presque schématique, le type concret décrit par Charcot, sous le nom de nodule inflammatoire péri-bronchique.

Ailleurs, la suppuration du centre du nodule est tellement avancée, le squelette des parties si bien détruit, qu'un abcès bronchitique et péri-bronchitique en résulte (fig. 70).

Visible à l'œil nu, cette lésion est l'origine d'une au moins des variétés de l'altération appelée *grains jaunes*, dans la broncho-pneumonie des enfants.

Poursuivons l'inflammation bronchitique, non plus dans sa diffusion térébrante et centrifuge, mais le long des ramifications bronchioliques intra-lobulaires.

Toutes, ou à peu près toutes les bronchioles intra-lobulaires sous-jacentes sont envahies par la pénétration de plus en plus profonde des masses purulentes. Entraînés par les mouvements respiratoires et par leur propre poids, ces amas s'enfoncent dans les plus petits canaux du lobule. Il en résulte autant de centres d'infections microbiennes, qui s'entourent d'un manchon de pneumonie alvéolaire.

Sur les coupes transversales, cette diffusion des lésions suivant l'axe des canaux respiratoires donne lieu, dans le même lobule, à autant de nodules inflammatoires péri-bronchiques qu'on y compte de coupes de bronchioles. Les blocs, plus ou moins distincts les uns des autres, se reconnaîtront toujours à la disposition centrifuge et à la sériation des lésions inflammatoires groupées autour du clapier purulent bronchiolique. Seulement, les lésions de pneumonie catarrhale, de splénisation alvéolaire, qui s'en détachent, seront, selon les circonstances, discrètes ou largement disséminées.

Sur les coupes longitudinales (perpendiculaires, par conséquent, à la plèvre), les rameaux bronchioliques n'apparaissent plus aussi réguliers, et les zones de péri-bronchite forment autour d'eux des placards qu'il faut s'habituer à reconnaître.

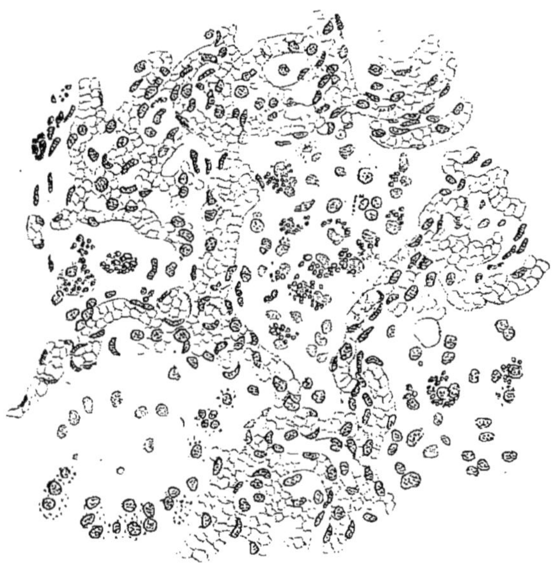

FIG. 72. — CONGESTION PULMONAIRE.

Coupe de trois alvéoles pulmonaires atteints de congestion intense avec irritation subaiguë et desquamation de l'épithélium respiratoire.

Les cloisons inter-alvéolaires se montrent extrêmement hyperémiées, par distension excessive des capillaires pariétaux. — A gauche, en bordure, une maille connective infiltrée de poussière charbonneuse; au milieu, un énorme capillaire sur-distendu, verticalement dirigé et contenant un grand nombre de globules rouges. — Au-dessus et au-dessous de cette colonne sanguine, on reconnaît le riche réseau des parois alvéolaires. Les mailles de ce réseau sont très dilatées, les lumières intermédiaires laissent à peine place pour un ou deux éléments nucléaires. — Les noyaux des cellules endothéliales vasculaires paraissent, sur quelques points, plus nombreux que normalement, peut-être même prolitérés. — Le contenu des cavités alvéolaires est complexe. A côté de grosses cellules épithélioïdes contenant un certain nombre de granulations pigmentaires, on voit des petites cellules munies d'un ou plusieurs noyaux, quelques globules rouges, peu de leucocytes, enfin de rares gouttelettes d'une matière translucide, non nucléée, hyaline. (GROSSISSEMENT 400/1).

Les infundibula terminaux sont tantôt simplement splénisés, gorgés d'éléments cellulaires et de liquides, tantôt hépatisés, distendus par la fibrine, à la façon de la pneumonie fibrineuse la plus franche.

Il arrive enfin des cas où la suppuration bronchique et péri-bronchique a désagrégé les cavités alvéolaires et fusé dans les bronches acineuses, dans les canaux alvéolaires, et jusque dans les infundibula.

Cette suppuration diffuse du lobule, véritable pneumonie lobulaire suppurée, peut produire des lésions macroscopiques dont l'expression anatomo-pathologique la plus anciennement décrite est le grain jaune.

Le grain jaune, qui ne doit pas être identifié avec la *vacuole*, est un véritable abcès, une granulation purulente. Ces petits abcès, tantôt font saillie sous la plèvre, tantôt n'apparaissent que sur la coupe du poumon. Exceptionnellement, la granulation purulente, en détruisant le feuillet pleural, a déterminé une suppuration aiguë de la plèvre, un pyo-pneumothorax consécutif à la broncho-pneumonie.

La vacuole, bien que confondue par beaucoup d'auteurs avec le grain jaune, en diffère par un caractère spécifique : sa paroi est lisse, régulière, nullement creusée aux dépens d'un parenchyme ulcéré; c'est une bronche partiellement dilatée et remplie de muco-pus, de mucus mélangé avec des gaz, ou simplement de gaz. Ses dimensions sont des plus variables; elles vont d'un petit pois jusqu'à une noix, un œuf de pigeon, et même davantage.

La vacuole est souvent sous-pleurale, mais elle peut être logée dans la profondeur du poumon.

La dilatation des bronches, dans la broncho-pneumonie, est extrêmement commune, mais elle est plus habituellement générale et régulière; les ampoules bronchectasiques constituent des lésions plus tardives, secondaires à la poussée broncho-pneumonique guérie.

Lésions accessoires du poumon. — Telles sont, dans leur ensemble, les lésions caractéristiques de la broncho-pneumonie. Toutefois, l'étude microscopique des lésions concomitantes, telles que la *congestion*, l'*hémorrhagie*, l'*œdème*, l'*état fœtal* ou carnisation (atélectasie), l'*emphysème*, mérite quelques détails, vu l'importance que peuvent prendre, en certaines circonstances, ces lésions dites accessoires.

La *congestion* pulmonaire est constante dans la broncho-pneumonie. Elle représente la lésion primordiale de la splénisation pulmonaire, et se caractérise par une distension marquée, quelquefois excessive, des capillaires de l'alvéole, qui forment à l'intérieur de la paroi des saillies onduleuses aisément reconnaissables. La cavité contient parfois des cellules desquamées, pigmentées, et des globules rouges, si la stagnation du sang a été prolongée (fig. 72).

Dans l'*atélectasie*, l'hyperémie alvéolaire est également constante; seulement, la cavité aérienne est toujours considérablement affaissée.

La raréfaction de l'air, dans ce cas, produit peut-être une congestion passive.

Les *hémorrhagies* pulmonaires ne sont pas très rares dans certaines formes de la broncho-pneumonie, surtout à la suite de la diphtérie et de la rougeole. J'en ai observé plusieurs exemples chez l'adulte, après la grippe et dans deux cas de cette maladie bizarre qui occupa récemment Paris, sous le nom de *maladie des perruches* (fig. 71).

Les foyers hémorrhagiques sont presque toujours sous-pleuraux, en tous cas déclives. Ils peuvent former des taches ponctuées ou des petites

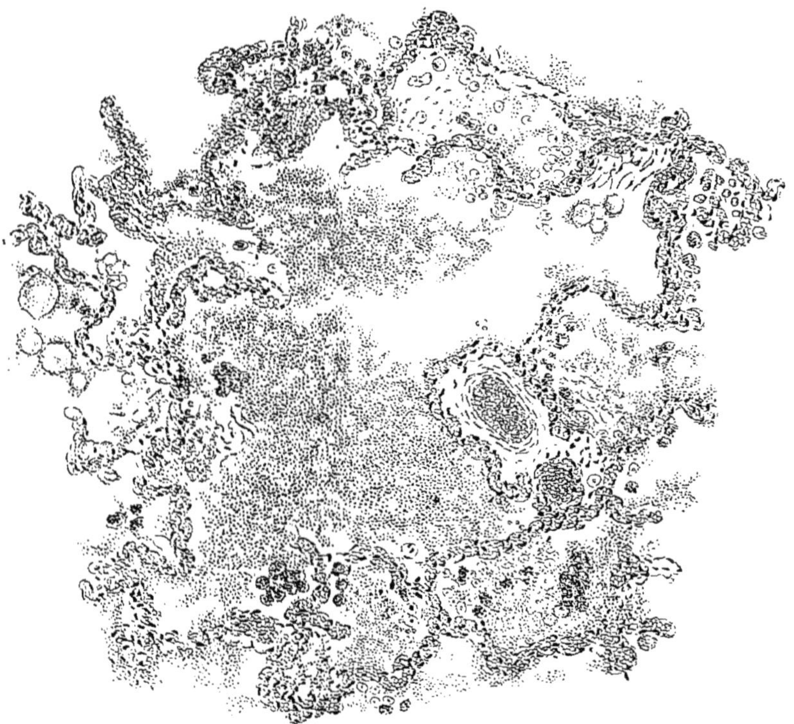

Fig. 73. — Œdème pulmonaire.

Lésions de l'œdème.

La sérosité albumineuse, qui remplit certaines cavités alvéolaires, s'est précipitée en granulations fines, rosées, translucides. — Au milieu de la préparation, un grand lac œdémateux, à peu près exempt de tout élément cellulaire, sauf en quelques points déclives, où apparaissent des îlots de cellules épithéliales desquamées, anthracosiques. — En bas, trois petits alvéoles remplis de cellules épithéliales et de sérosité albumineuse. — En haut, à droite et à gauche, quelques masses transparentes hyalines, non nucléées. Ces boules hyalines sont plus pâles que les grains d'albumine concrète. — Les capillaires alvéolaires, reconnaissables à leurs sinuosités et à leurs noyaux endothéliaux, sont un peu dilatés. — Une veinule pulmonaire remplie de sang, au milieu de la préparation, à droite. (Grossissement 130/1).

masses noirâtres indurées. Ces apoplexies alvéolaires ou péri-lobulaires ne pénètrent presque jamais dans l'épaisseur du nodule péri-bronchique; elles l'entourent comme d'une couronne. Quelques cas, cependant, d'hémorrhagies, ont été observés dans la gaine péri-vasculaire de l'artère et de la veine pulmonaires.

L'alvéole se reconnaît à sa forme demeurée normale; il est farci de globules rouges, mais ses capillaires ne sont pas notablement comprimés, et le caillot se moule sur les contours de la cavité alvéolaire. Il est à remarquer que les globules rouges sont mêlés à une faible proportion de fibrilles de fibrine.

L'*œdème pulmonaire* accompagne fréquemment les diverses variétés de lésions congestives ou broncho-pneumoniques. Il se reconnaît, à l'œil nu, à la surface lisse, humide, jaunâtre, des parties du poumon sous-jacentes à la plèvre, et à la dépression que le doigt y laisse en les comprimant. Sur la coupe, le parenchyme est mou; il ruisselle. Une sérosité jaunâtre ou rosée sourd, en abondance, et donne aux zones congestionnées ou même splénisées une apparence lisse et plane.

Certaines broncho-pneumonies compliquées de larges placards de splénisation et d'atélectasie offrent ce même aspect, si apparent qu'on leur a donné le nom de *pneumonie lobulaire lisse* ou *planiforme.* L'œdème et la congestion, combinés avec l'atélectasie et la splénisation diffuse des lobules, fournissent l'explication de cette forme de lésion inflammatoire où le violet, le rouge et le jaunâtre, se combinent dans des proportions très variables.

Le microscope montre, dans l'œdème, la réplétion de l'alvéole par une quantité considérable de sérosité albumineuse, précipitée par les liquides conservateurs, en petites granulations arrondies ou cylindroïdes, plus ou moins régulières.

Au milieu de ces nuages granuleux, apparaissent, de place en place, des épithéliums alvéolaires desquamés et tuméfiés, œdémateux eux-mêmes, des globules rouges et quelques rares leucocytes ayant passé par diapédèse. Les capillaires alvéolaires sont normaux, ou distendus par suite de la gêne circulatoire.

Les canaux alvéolaires peuvent être, eux aussi, gorgés d'œdème, mais la bronche acineuse reste ordinairement béante, intacte ou desquamée.

Le tissu péri-globulaire peut également être œdématié, ainsi que le tissu sous-pleural et la plèvre viscérale. Souvent, l'alvéole est à la fois congestionné et œdématié; d'ordinaire, on aperçoit quelques grosses cellules épithéliales boursouflées par l'œdème, creusées de vacuoles, remplies de poussières pigmentaires, qui flottent au milieu des leucocytes et de la sérosité citrine, en même temps que de nombreux globules rouges (fig. 73).

L'*état fœtal*, la *carnisation*, l'*atélectasie*, désignent autant d'aspects représentés par une lésion unique (appelée encore *pneumonie marginale*, *apneumatosis*), qu'il est bon de ne pas confondre avec le *collapsus pulmonaire*.

Le collapsus diffère, il me semble, de la carnisation, aussi profondément que l'anémie diffère de la congestion. Il désigne le tassement ischémique, pâle et ferme, subi par le parenchyme pulmonaire, au contact des tumeurs de la plèvre ou du poumon, et surtout au-dessous des épanchements pleuraux abondants. Il n'a aucun rapport avec les lésions de la broncho-pneumonie, laquelle ne se complique presque jamais de pleurésie avec épanchement.

La *carnification*, au contraire, comme son nom l'indique, consiste en un état coloré, rouge violâtre, du poumon. Privé d'air, comme dans le collapsus, le parenchyme a conservé la circulation capillaire des alvéoles et des bronches intra-lobulaires, qui est même exagérée (fig. 74).

Chez l'enfant, l'état fœtal, l'atélectasie, désignent l'état bleu-violâtre foncé des parties non aérées du poumon. L'atélectasie appartient surtout à la broncho-pneumonie du nouveau-né : tels alvéoles qu'on trouve privés d'air, n'en

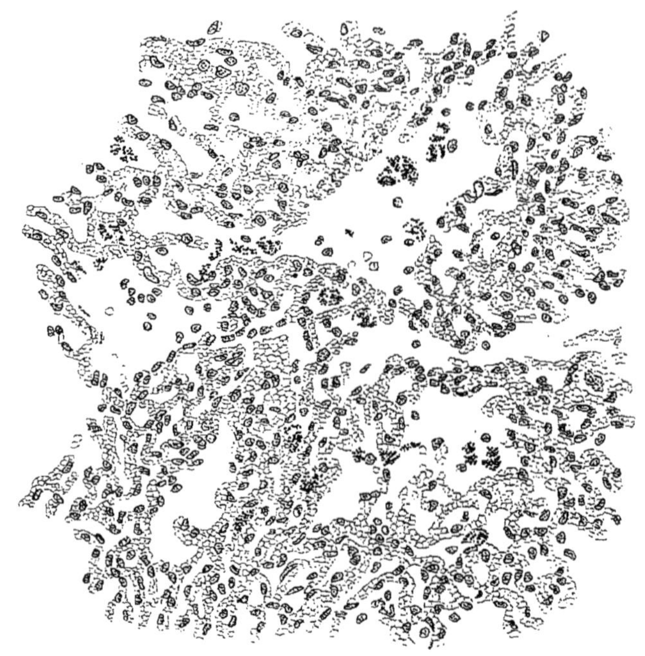

FIG. 74. — CARNISATION PULMONAIRE.

Coupe d'un fragment de poumon carnifié, rouge et dense.

L'affaissement des alvéoles est tel que la coupe, à première vue, ne contient presque pas de cavités respiratoires. Les capillaires alvéolaires, sinueux, gorgés de sang, dessinent des mailles étroites et presque régulières. — Dans les trois ou quatre alvéoles affaissés, on aperçoit quelques rares éléments, en particulier des cellules à poussières, reconnaissables à leur aspect tigré et à leur non-adhérence aux parois. — Les noyaux des endothéliums vasculaires sont gros, saillants à la surface des capillaires distendus. Quelques épithéliums alvéolaires montrent leur noyau enclavé au milieu de la maille délimitée par un bourrelet de capillaires anastomosés. (GROSSISSEMENT 300/1).

avaient pas encore reçu aux premiers jours de la vie. Dans ces conditions, l'état fœtal ne différerait du précédent que par un point : la résorption de l'air alvéolaire consécutivement à l'oblitération des bronchioles lobulaires.

De toute façon, dans l'atélectasie et dans la carnisation, les lésions sont identiques; les alvéoles sont tassés les uns contre les autres; leurs parois se touchent ou à peu près. La cavité alvéolaire est vide, l'épithélium en place, normal ou même épaissi, et cubique, ou desquamé et mélangé à quelques globules rouges et à de rares cellules lymphatiques. Parfois, une faible quantité de liquide albumineux (œdème alvéolaire) s'ajoute à ces lésions.

Autour de ces cavités amincies serpentent les capillaires béants, tortueux, bourrés de globules rouges, diminuant encore la lumière de l'alvéole.

Un certain degré d'œdème interstitiel péri-lobulaire, accompagné de la distension des lymphatiques péri-lobulaires, péri-acineux et sous-pleuraux par une lymphe séreuse assez riche en cellules blanches, contribue souvent, pour sa part, à l'affaissement des alvéoles.

Enfin, caractère important, les bronches sus-jacentes à la région carnifiée sont toujours oblitérées par du muco-pus, ce qui permet d'affirmer, malgré l'état congestif plus ou moins accusé des vaisseaux capillaires, l'origine mécanique et nullement inflammatoire de la carnisation pulmonaire. Dans tous les cas où elle se produit, cette lésion est secondaire. On comprend qu'elle soit moins accessible que les autres aux inflammations provenant des bronchioles et des alvéoles contaminés par les infections microbiennes.

Lésions pleurales. — La pleurésie avec épanchement est rare comme conséquence de la broncho-pneumonie. D'ordinaire, tout se réduit à quelques zones de pleurite exsudative fibrineuse, développées au niveau des nodules broncho-pneumoniques corticaux. L'épaisseur totale de la plèvre est prise, dans ce cas; ses espaces lymphatiques sont bondés de cellules blanches et de fibrine et ses vaisseaux sanguins, congestionnés, sont surdistendus par les globules rouges.

On comprend que, dans quelques circonstances, la broncho-pneumonie suppurée puisse donner naissance, par continuité de tissus, à la pleurésie suppurée.

Ceci dit sur l'histologie pathologique des lésions ordinaires de la broncho-pneumonie, deux questions restent encore à examiner : la recherche des germes pathogènes susceptibles de donner naissance à la broncho-pneumonie et la connaissance des complications.

Microbes pathogènes de la broncho-pneumonie.

Depuis le jour où la microbie a éclairé la pathogénie des lésions inflammatoires, en particulier depuis la découverte des microbes de la pneumonie, la question des infections broncho-pneumoniques s'est précisée.

Bien que les broncho-pneumonies soient, le plus souvent, secondaires à diverses maladies infectieuses dont les germes sont, ou connus, comme la fièvre typhoïde, la diphtérie, l'érysipèle, la grippe, ou inconnus encore, comme la rougeole, la coqueluche, nombre d'auteurs pensèrent tout d'abord que chaque maladie spécifique avait sa broncho-pneumonie également spécifique.

On s'efforça d'isoler, pour des lésions inflammatoires comparables, sinon identiques, des microbes pathogènes différents.

Aujourd'hui, mieux éclairés par les recherches de Weichselbaum, Fränkel, Netter, Mosny, etc., les travaux récents tendent à établir que toute broncho-pneumonie, quelle que soit sa cause, ne peut guère être rattachée qu'à l'une des quatre familles microbiennes suivantes, pures ou associées : le *pneumocoque* lancéolé, de Talamon-Fränkel ; le *pneumobacille* encapsulé, de Friedlænder ; le *streptocoque* pyogène ; les *staphylocoques*, blanc ou doré.

Tous les autres microbes n'y semblent jouer qu'un rôle secondaire, accidentel, de simple association : tels le bacterium coli commune, qui envahit si rapidement, après la mort, l'ensemble de l'organisme et en particulier les voies aériennes ; le bacille typhique, son proche parent ; le bacille de la grippe (bacille de Pfeiffer) ; le bacille de la diphtérie, qu'on a pu trouver dans les lésions broncho-pneumoniques.

Notons ce fait important, qu'un même microbe, le diplocoque lancéolé, est capable de produire, suivant les circonstances, dans un cas la pneumonie franche lobaire aiguë, et, dans un autre, la broncho-pneumonie lobulaire évoluant par foyers disséminés. Qu'il nous suffise, pour le moment, d'avoir signalé cette propriété.

Inversement, le pneumo-bacille de Friedlænder parut longtemps incapable de déterminer dans les voies respiratoires d'autre lésion que la broncho-pneumonie. Des travaux récents paraissent démontrer, au contraire, que ce microbe peut causer aussi une variété un peu spéciale de pneumonie lobaire ou diffuse.

Quant aux streptocoques et aux staphylocoques, il n'y a point de doute à leur égard : ce sont des microbes inaptes à la pneumonie ; tout au plus produisent-ils la congestion aiguë et la splénisation pulmonaire, mais, jusqu'à présent du moins, on n'a pas pu leur attribuer la réaction inflammatoire fibrineuse, alvéolaire disséminée.

Ajoutons, pour terminer, que, dans le nodule péri-bronchique et dans les différentes lésions de l'alvéole, les leucocytes purulents sont accompagnés d'ordinaire d'une foule de microbes, microcoques ou bâtonnets, filaments ou champignons plus élevés, purement accidentels.

COMPLICATIONS DE LA BRONCHO-PNEUMONIE

Gangrène pulmonaire. — La gangrène pulmonaire est une complication rare de la broncho-pneumonie. On l'a signalée surtout à la suite de la rougeole, lors de certaines épidémies, plus rarement encore après la fièvre typhoïde.

Il faut remarquer qu'il s'agit d'un sphacèle du poumon venant se surajouter à la broncho-pneumonie, et non pas de broncho-pneumonie primitivement gangréneuse, comme il en existe un certain nombre d'observations. D'ordinaire, le point de départ des lésions secondaires du poumon réside en un foyer de gangrène situé extérieurement, comme, par exemple, la gangrène de la bouche ou du pharynx, et il est naturel de penser que des parcelles gangréneuses ont pénétré dans l'intimité du poumon, entraînées par l'air.

On compte un ou plusieurs nodules broncho-pneumoniques gangrénés à leur centre. On a même vu des cas, exceptionnels à la vérité, où la gangrène broncho-pneumonique avait détruit la plèvre viscérale et causé une pleurésie purulente gangréneuse ou un pyo-pneumothorax secondaire.

Lésions phlegmoneuses diffuses. — Il existe une variété encore mal connue, et d'ailleurs très rare, de lésions aiguës broncho-pulmonaires, caractérisée par une sorte de phlegmon diffus du poumon, et dans laquelle les lésions destructives ne sont cependant pas gangréneuses, c'est-à-dire ne s'accompagnent pas de l'odeur cadavérique, si caractéristique. Ce sont presque toujours des broncho-pneumonies bâtardes, à allure insidieuse, sans grande hyperthermie, se développant sur des individus épuisés par l'alcoolisme, le diabète, la tuberculose, ou, comme j'en ai recueilli deux observations, sous l'influence de l'épidémie grippale. La broncho-pneumonie, bien que bi-latérale, ne devient disséquante que sur un poumon. Le poumon atteint montre une plèvre viscérale, souvent décollée dans toute la hauteur d'un lobe, et quelquefois des deux. L'enveloppe pleurale peut même être rompue et le pus faire irruption, d'ordinaire en minime abondance, dans la cavité séreuse.

A la coupe, on découvre que le parenchyme pulmonaire est comme disséqué par des fusées purulentes constituées par un pus crémeux, gris noirâtre, épais, riche en mucine.

Lorsque les lésions sont très avancées, l'arbre bronchique est mis à nu, un grand nombre de lobules pulmonaires, effondrés, ayant totalement disparu (pneumonie disséquante).

Sur les coupes histologiques portant au niveau des parties encore reconnaissables, on trouve d'abord les alvéoles injectés de pus et de microbes de toutes sortes, en particulier de streptocoques. En outre, on voit les parois bronchioliques désagrégées par les leucocytes, les artérioles et les veinules pulmonaires thrombosées, et enfin tous les espaces conjonctifs péri-lobulaires et péri-acineux, toutes les voies lymphatiques du lobule, littéralement farcis de cellules purulentes, avec, çà et là, quelques rares exsudats fibrineux.

Ce sont, véritablement, des lésions phlegmoneuses diffuses. Bien que les lobules pulmonaires voisins des altérations suppuratives soient atteints de splénisation, et même qu'on puisse y reconnaître des nodules broncho-pneumoniques, il est fort difficile de démontrer, pour tous les cas, que la broncho-pneumonie hyper-infectieuse a été l'origine et le point de départ de ces vastes destructions suppuratives.

Quoi qu'il en soit, tenons compte de cette notion pathogénique, dominant toute lésion inflammatoire de l'appareil broncho-pulmonaire, et qui regarde l'arbre bronchique comme le véhicule, en même temps que le foyer, de l'immense majorité des maladies aiguës du poumon. Acceptons, avec la plupart des auteurs modernes, la nature broncho-pneumonique du plus grand nombre des cas de pneumonie disséquante : il y aurait encore à déterminer les raisons et les moyens de ces suppurations diffuses de l'organe (lymphangites phlegmoneuses péri-bronchiques).

Pneumonie lobaire. — Une dernière complication, également rare, nous arrêtera en terminant, la pneumonie lobaire. Il existe, en effet, un certain nombre d'observations indiscutables, recueillies chez l'adulte et même chez l'enfant, de broncho-pneumonie accompagnée, ou plutôt compliquée, de pneumonie lobaire secondaire. Cette pneumonie occupe presque toujours la partie inférieure d'un lobe. L'hépatisation rouge, ou même la grise, est des plus nettes. Sur la coupe du bloc pneumonique, on reconnaît un tissu imperméable à l'air, d'un aspect granité ; cet aspect lui est donné par les petites masses rosées ou grisâtres, caractéristiques de l'exsudat fibrineux mastiquant les infundibula. Au microscope, apparaissent toutes les lésions propres à la pneumonie fibrineuse, y compris les cultures du pneumocoque ; ce dernier est habituellement associé à une variété infinie d'autres germes.

Cette détermination de la lésion pneumonique, perdant ainsi, sur un point déterminé, sa systématisation bronchiolique, patente dans le reste des deux poumons, s'explique mieux aujourd'hui, grâce aux données microbiques modernes (réinfections secondaires).

PNEUMONIE FRANCHE AIGUE

La pneumonie lobaire, pneumonie fibrineuse, pneumonie franche aiguë des auteurs, diffère, dans sa forme parfaite, de toutes les variétés de broncho-pneumonie étudiées précédemment. Sans parler de la marche cyclique que la clinique lui assigne, la pneumonie possède un caractère différentiel fondamental. Contrairement à la broncho-pneumonie, toujours systématisée le long des ramifications bronchiques, la pneumonie est, avant tout, une inflammation diffuse des alvéoles pulmonaires, sans la moindre corrélation apparente avec les bronches lobulaires.

Un autre caractère, qui a une certaine valeur, réside dans la cause microbienne de la pneumonie : le diplocoque lancéolé, pneumocoque de Talamon-Frænkel, en est la seule cause, aujourd'hui encore indiscutable.

Ceci dit, afin que la description demeure conforme au type classique de la maladie, étudions les lésions macroscopiques, puis microscopiques, de la pneumonie lobaire.

CARACTÈRES ANATOMIQUES

Lésions macroscopiques. — A l'examen d'un poumon atteint de pneumonie, un détail frappe tout d'abord : les lésions, quel que soit leur degré, sont uniformes, d'un seul jet pourrait-on dire, semblables à elles-mêmes, dans toute l'étendue de la région pneumonique. Seule, l'extrême limite du bloc (zone d'augment) peut être plus récemment touchée.

Nous avons vu que l'inverse a lieu dans la broncho-pneumonie, où les lésions les plus variées s'intercalent sans ordre, donnant à la coupe un aspect morcelé, bigarré, des plus particuliers.

On peut conclure de ce qui précède que la lésion de la pneumonie se fait à peu près d'emblée. Alors même que la masse de parenchyme pulmonaire envahi serait des plus considérables, l'homogénéité évidente du bloc inflammatoire démontrerait l'unité de son origine.

Pour faciliter la description macroscopique et répondre à l'ordre méthodique qui règle l'évolution de la maladie, on a coutume de décrire trois périodes, ou degrés, aux lésions de la pneumonie : 1er degré, engouement pulmonaire; 2e degré, hépatisation rouge; 3e degré, résolution, état prochain de la guérison. La terminaison est, très souvent, le passage de l'hépatisation rouge à une sorte de suppuration histologique, étudiée sous le nom d'hépatisation grise.

Période d'engouement. — L'engouement correspond au début de la maladie, aux premières heures; il se prolonge, en moyenne, pendant deux ou trois jours environ, jusqu'à la formation de l'exsudat fibrineux caractérisée par l'apparition du souffle tubaire. C'est dire qu'on n'a point habituellement non plus l'occasion d'étudier l'engouement pulmonaire. Mais, comme on retrouve sur les confins de la pneumonie, au moment des autopsies plus tardives, une zone corticale d'engouement pulmonaire, on peut accepter, avec les classiques, la série des lésions décrites sous ce nom.

Au niveau d'un lobe, plus ordinairement peut-être du lobe inférieur, le poumon apparaît congestionné, rouge brun, plus gros et plus pesant qu'à l'état normal.

Au toucher, la partie engouée semble plus lourde, plus compacte; elle n'est plus aussi élastique et ne crépite presque pas sous les doigts. Si l'on coupe perpendiculairement à la plèvre, on voit sourdre une quantité considérable d'un liquide séro-sanguinolent, dans lequel barbotent d'assez nombreuses bulles d'air.

Un fragment de ces parties, découpé aux ciseaux, non malaxé, remonte difficilement à la surface de l'eau, qu'il affleure; après malaxation, rendu plus léger, il flotte facilement. La pression du doigt à la surface des parties engouées les déprime et, sur la coupe, les pénètre aisément.

Voilà autant de signes qui indiquent une congestion aiguë du parenchyme pulmonaire. Sa friabilité révèle l'existence de lésions inflammatoires déjà notables.

Période d'hépatisation rouge. — C'est la période caractéristique de la pneumonie franche. A l'hyperémie pulmonaire a fait suite une exsudation fibrineuse, répartie également dans les cavités alvéolaires du bloc inflammatoire. Aussi l'aspect du poumon est-il tout autre : la région malade est augmentée de volume et de poids; souvent, dans les parties correspondant à la pneumonie, la face interne des côtes trace sur la plèvre viscérale autant de sillons obliques et parallèles, indice de la compression du poumon malade contre la cage thoracique. Dans les pneumonies étendues, qui vont jusqu'à occuper tout un poumon, l'organe fait pour ainsi dire saillie, à l'ouverture du thorax.

Le poids du poumon hépatisé est très lourd, comme on peut s'en rendre compte dès l'extraction hors de la poitrine; aussi, quand la pneumonie est généralisée aux deux ou aux trois lobes du poumon, peut-on constater, au lieu des chiffres normaux de 400 à 700 grammes, 1.000 à 1.300 grammes, et même davantage.

La couleur des parties hépatisées est d'un rouge brun, plus pâle que l'engouement. Sur la coupe, les parties malades ont un aspect non plus lisse, planiforme, comme nous l'avons vu dans la splénisation, par exemple, mais granuleux, comme granité; c'est, suivant l'expression de Laënnec, une surface grenue, formée de petits grains rouges, oblongs, un peu aplatis.

Ce bloc compact, si solide qu'on a pu le comparer à un fragment de foie, est d'une friabilité extrême; il se déchire sous le doigt enfoncé perpendiculairement à la surface de section : il se casse même, et les parties fragmentées ont un aspect granuleux, plus caractéristique encore. De la surface rompue ou déchirée s'écoule, en bavant, une nappe de liquide sanguinolent, grumeleux, un peu louche.

En raclant la coupe, on enlève avec le liquide des grumeaux gris blanchâtres, parfois bien reconnaissables en ce qu'ils représentent, chacun, le moule d'un infundibulum muni de ses cavités alvéolaires, ou celui d'un canal respiratoire (bronche alvéolaire) avec ses culs-de-sac alvéolaires latéraux.

En lavant sous un mince filet d'eau le fragment d'un bloc d'hépatisation rouge, on chasse sans grande peine le sang qui la baigne, de sorte que le rouge brun du poumon hépatisé devient d'un gris blanchâtre ou jaunâtre, couleur donnée par la masse des blocs fibrineux qui farcissent toutes les cavités alvéolaires. En outre, la disposition lobulaire du poumon, inappréciable auparavant, devient quelquefois très manifeste, grâce à la réplétion des vaisseaux péri-lobulaires par le sang. On voit encore sur la coupe, à l'œil nu, les sections des bronches et des bronchioles, dont la muqueuse est rouge, très hyperémiée. Souvent, la lumière des bronches les plus ténues est oblitérée par de petits cylindres fibrineux que l'on peut arracher facilement avec la pince, preuve que l'exsudat inflammatoire s'est fait aussi à la surface de la muqueuse bronchique.

Parfois, les plus grosses bronches, jusque et y compris la bronche primitive, et même la partie inférieure de la trachée du côté malade, sont totalement obstruées par des cylindres fibrineux ; ces blocs rendaient, de la sorte, pendant la vie, le poumon hépatisé absolument imperméable à l'air (pneumonie massive de Grancher).

Un autre point remarquable, c'est que la pneumonie touche toujours la surface de la plèvre, une fois que l'hépatisation rouge est parvenue à son apogée. En d'autres termes, la culture du pneumocoque, souvent commencée, comme la clinique le montre, dans les parties profondes du parenchyme pulmonaire (pneumonie centrale), s'étale en rayonnant, et va transversalement, jusqu'à sa limite normale, la plèvre. Suivant les cas, la diffusion de la culture infectieuse pourra se continuer encore quelque temps en hauteur, vers la base ou vers le sommet.

La marche cyclique et la courte durée de la maladie, qui ne dépasse guère, comme on sait, les 9e, 11e, 13e jours, corroborent ces données anatomo-pathologiques.

Il en résulte qu'à l'autopsie d'un cas arrivé à l'hépatisation rouge, la périphérie du bloc pneumonique ne présente qu'une mince zone corticale d'augment, occupée par les lésions de la première phase pneumonique. Inversement, quand la pneumonie est double, c'est-à-dire bi-latérale, les deux côtés pris ne le sont pas nécessairement au même degré, et l'on peut trouver à droite, par exemple, une énorme hépatisation rouge ou même grise, tandis qu'à gauche, l'engouement du lobe inférieur commence à peine, et réciproquement.

Quoi qu'il en soit, la plèvre viscérale, au contact de la pneumonie, est toujours irritée, dépolie; quelques minces fausses membranes adhèrent à sa surface, sans constituer pour cela une complication proprement dite, une de ces pleuro-pneumonies que nous verrons plus loin.

Période de résolution. — L'autopsie d'une pneumonie en résolution n'est point chose banale. On trouve alors un poumon encore lourd, encore plus ou moins imperméable à l'air, très congestionné, d'un rouge sombre dans toute l'étendue de la région pneumonique; ce ton foncé est parsemé de grains blanchâtres, opaques. Il peut même arriver que le bloc de pneumonie offre une teinte générale grise ou jaunâtre, en même temps qu'il conserve son aspect granuleux et sa consistance propres à l'hépatisation rouge. Cette hépatisation jaune, décrite par Rindfleisch, et qu'il ne faut pas confondre avec l'hépatisation grise de la pneumonie suppurée, a été rarement observée, mais représente une des formes de la résolution normale de la maladie pneumococcique du poumon. Une grande quantité de liquide s'écoule encore à la coupe, bien que le parenchyme paraisse plus sec, moins humide, qu'à la période d'engouement. Le tissu est flasque, lourd; ses fragments vont encore au fond de l'eau. En somme, la résorption de la fibrine est en train de se faire et la congestion pulmonaire aiguë tend à disparaître.

Hépatisation grise. — L'hépatisation grise, c'est l'infiltration purulente du bloc pneumonique. On l'a décrite, à tort, comme le troisième ou dernier degré, alors que la résolution est la terminaison normale et légitime de la pneumonie fibrineuse.

L'aspect des parties est des plus caractéristiques : sur la coupe, le poumon n'apparaît plus ou presque plus granuleux, il est d'un gris pâle, et ce ton uniforme est parsemé de marbrures ou de macules vert noirâtres, causées par les poussières de charbon infiltrées dans les interstices. Si l'on racle au couteau la surface de section, on entraine une quantité quelquefois considérable d'un liquide épais, muqueux, parfois glaireux, purulent, d'un ton gris brunâtre ou gris rougeâtre. Le tissu pneumonique est d'une friabilité extrême, le doigt y enfonce sans résistance et la cavité qu'il y laisse se remplit bientôt de pus grumeleux. Malgré cet état de suppuration diffuse du bloc hépatisé, on n'y rencontre pour ainsi dire jamais d'abcès collecté. Les abcès pneumoniques sont, comme on sait, très rares.

Les limites de l'hépatisation grise sont nettes et tranchées : elles correspondent exactement à celles de la pneumonie, preuve que la transformation purulente des lésions se fait en masse, d'une manière diffuse, et simultanément pour toutes les parties malades. Aussi, même dans les cas les plus avancés, le diagnostic différentiel de la pneumonie lobaire et de la broncho-pneumonie pseudo-lobaire suppurées est-il toujours facile, l'uniformité de la suppuration faisant défaut dans les lésions broncho-pneumoniques.

Répartition des lésions. — Avant d'aborder l'étude microscopique de la pneumonie, terminons l'énumération de ses caractères macroscopiques. A ce point de vue, il est important de noter que la pneumonie peut être unilatérale ou bi-latérale (pneumonie simple et pneumonie double des auteurs).

On admet communément que, quel que soit son siège, la pneumonie est lobaire, c'est-à-dire qu'elle envahit la totalité du lobe touché. Il faut remarquer, à cet égard, que le bord antérieur du poumon, par conséquent la portion correspondant à chacun des lobes, échappe très souvent à l'extension des lésions pneumoniques, alors que le centre et surtout le bord postérieur sont rapidement englobés.

La pneumonie siège plus habituellement à droite qu'à gauche, et le lobe inférieur est plus ordinairement atteint que le lobe supérieur. A droite, le lobe moyen n'est pour ainsi dire jamais pris seul. Il semble participer plus souvent aux lésions du lobe inférieur qu'à celles du lobe supérieur.

Des deux sommets, c'est le droit qui est le plus fréquemment pris; et la pneumonie du lobe supérieur, moins rare peut-être chez l'enfant que chez l'adulte, correspond toujours à une manifestation grave de la maladie pneumococcique.

Lorsque la pneumonie est double, la combinaison la plus habituelle est celle des deux lobes inférieurs (pneumonie des deux bases). Les deux lobes supérieurs sont rarement touchés en même temps. Il en est de même, d'ailleurs, pour la combinaison d'un lobe supérieur avec le lobe inférieur de l'autre poumon.

La pneumonie d'un côté peut occuper la totalité d'un poumon, y compris la languette antérieure. Dans la pneumonie double, trois lobes (sur cinq) peuvent être touchés; on a même vu la presque totalité des deux poumons envahie par les lésions pneumoniques.

La quantité de fibrine épanchée dans l'intérieur d'un poumon peut être considérable. Il est difficile de l'évaluer exactement. Cependant, sur un poumon qui, au lieu de son poids normal de 500 à 700 grammes, atteint 1.500 grammes et jusqu'à 2 kilogrammes et demi, on a pu évaluer à 600 grammes, en moyenne, et à 1.100 grammes, au maximum, la masse de fibrine transsudée. On juge de la gêne considérable apportée à la circulation du poumon et du cœur par cette quantité énorme de substance étrangère à l'organisme. On comprend la dilatation du cœur et la cyanose qui accompagnent la pneumonie double.

Variétés macroscopiques. — On a décrit quelques variétés macroscopiques de la pneumonie; quelques-unes méritent d'être conservées.

La pneumonie massive est, comme nous l'avons vu, caractérisée par la réplétion des gros canaux bronchiques par l'exsudat fibrineux. Elle se reconnaît, en clinique, au silence respiratoire, et à l'absence du souffle tubaire; aussi la confond-on habituellement avec la pleurésie à grand épanchement.

La pneumonie hémorrhagique, à laquelle nous avons fait allusion plus haut, appelée aussi hématoïde, résulte d'une accumulation plus ou moins considérable de globules rouges au milieu de l'exsudat (Schützenberger). La coupe du poumon montre un aspect rouge brun foncé; les alvéoles sont remplis de caillots sanguins (fig. 71).

La pneumonie séreuse rentre dans le cadre des congestions aiguës, œdémateuses, du poumon. L'épanchement de fibrine y est peu considérable. J'en ai observé, pour ma part, un cas, à propos de l'épidémie de la maladie des perruches. La lésion pneumonique, très peu étendue, occupait la partie moyenne du lobe inférieur droit et l'examen microscopique démontrait combien les lésions inflammatoires y étaient minimes.

La pneumonie suppurative d'emblée, décrite par Ranvier, arrive dès le deuxième ou troisième jour à l'hépatisation grise. Elle n'est pas exceptionnelle chez les alcooliques. J'en ai recueilli deux cas au cours de l'épidémie de grippe de 1889. Elle consiste, histologiquement parlant, en une réplétion massive des alvéoles par du pus en nature, sans période d'exsudat fibrineux préparatoire. La figure 78 montre exactement la lésion en question. Il est difficile de savoir si le pneumocoque est seul en cause dans cette suppuration protopathique d'un bloc pulmonaire.

Nous verrons, à propos de l'histologie pathologique, qu'une sorte de pneumonie, la variété péripneumonique, s'éloigne beaucoup de la pneumonie lobaire fibrineuse proprement dite, et semble devoir rentrer dans le cadre des pneumonies secondaires.

Lésions microscopiques. — Pour parfaire l'étude microscopique de la pneumonie, il faut suivre les lésions dans leur ordre d'évolution macroscopique.

Engouement. — L'engouement pulmonaire n'est autre qu'une congestion aiguë qui précède l'exsudation fibrineuse. Les pièces, préalablement fixées par le liquide de Müller, qui a la propriété de conserver intact le sang accumulé dans les vaisseaux, donnent avec l'éosine-hématoxyline de belles préparations. Les capillaires apparaissent turgides, comme variqueux. Ils font saillie dans la lumière de l'alvéole.

La cavité respiratoire contient un nombre souvent considérable d'éléments cellulaires : des globules rouges intacts, des leucocytes reconnaissables à leur noyau simple ou multilobé, et enfin des cellules épithéliales de l'alvéole, desquamées. Ces épithéliums sont volumineux, granuleux; certains ont plusieurs noyaux, et leur forme est irrégulière, globuleuse, ou avec des angles émoussés.

Quelques-uns d'entre eux tiennent parfois encore à la paroi alvéolaire et s'implantent manifestement sur un capillaire sanguin.

Tous ces éléments baignent au milieu d'un liquide finement granuleux, sérosité inflammatoire, riche en albumine précipitée par les réactifs. Quelquefois, enfin, il existe déjà une certaine quantité de fibrine fibrillaire, coagulée au milieu des éléments.

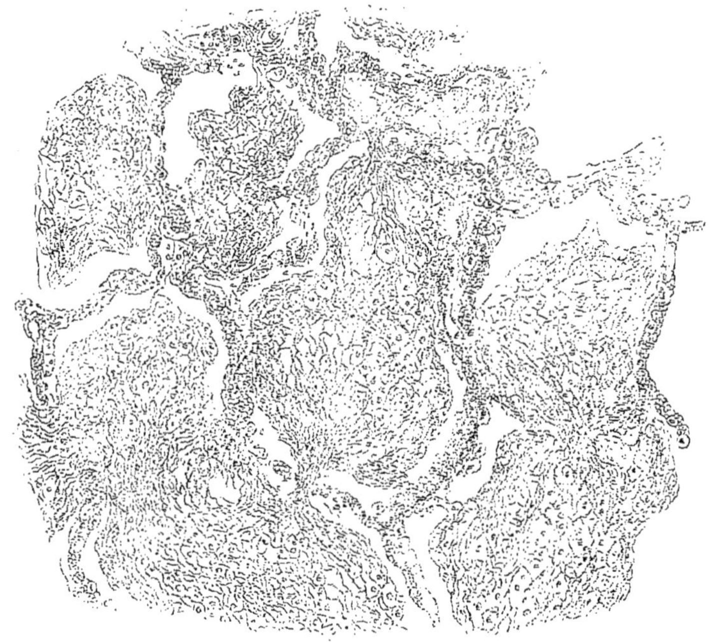

FIG. 75. — PNEUMONIE A UNE PÉRIODE AVANCÉE DE L'HÉPATISATION ROUGE. ÉTAT DES PAROIS ALVÉOLAIRES.

L'alvéole, encore distendu par la masse fibrineuse, montre ses vaisseaux capillaires redevenus perméables et gorgés de sang. — Sur les cloisons inter-alvéolaires, on reconnaît, de place en place, de grosses cellules saillantes, munies d'un noyau volumineux; ce sont des épithéliums régénérés en train de s'accoler à la face interne des alvéoles. — L'exsudat fibrineux montre encore ses fibrilles finement colorées et réunies en une sorte de pédicule étroit au niveau des orifices de communication inter-alvéolaires. — Les masses fibrineuses contiennent un nombre modéré d'éléments cellulaires de toutes les dimensions; elles sont cohérentes, preuve que la pneumonie ne touchait pas encore à sa fin. (GROSSISSEMENT 150/1).

Cette description de l'engouement ressemble, traits pour traits, à celle de la congestion aiguë du poumon. C'est, qu'en effet, le pneumocoque, que l'on peut trouver déjà dans l'alvéole engoué, produit tout d'abord une réaction hyperémique simple du parenchyme qu'il irrite (fig. 72).

Au bout de trente-six à quarante-huit heures, le travail réactionnel n'étant point éteint d'ordinaire (sauf, peut-être, dans la pneumonie abortive), l'alvéole s'enflamme davantage et passe au second degré, c'est-à-dire à l'exsudation hyperdiapédétique et fibrineuse.

Ce procédé de défense ne diffère donc en aucune façon de celui qu'on observe à la surface d'une membrane séreuse enflammée, sur une muqueuse, ou même sur la peau, après desquamation irritative de leurs épithéliums protecteurs.

L'alvéole, dans ces conditions, réagit à la façon d'une plaie superficielle simple, non suppurée, des téguments externes ou internes de l'organisme. Seulement, la surface alvéolaire, largement desquamée, laisse transsuder, dans l'intérieur de la cavité préformée qu'elle circonscrit, une quantité de fibrine considérable, eu égard à la bénignité de la lésion inflammatoire dont elle souffre. Il semble bien que la virulence du pneumocoque, suffisante pour amener le processus inflammatoire à l'exsudat fibrineux, ne va point cependant, dans les formes moyennes et curables de la maladie, jusqu'à occasionner un phlegmon suppuré du poumon. Nous verrons que l'hépatisation grise représente même une complication de la pneumonie, en ce sens que le pneumocoque, qui peut être pyogène cependant, est incapable, à lui seul, de faire passer l'hépatisation rouge à la suppuration.

Hépatisation rouge. — L'exsudat inflammatoire, devenu nettement fibrineux, comble les alvéoles pulmonaires en les bourrant de leucocytes et de filaments fibrillaires de fibrine ; tel est le stade d'hépatisation rouge.

Les moulages fibrino-leucocytiques des infundibula et des canaux alvéolaires donnent aux coupes du poumon, et surtout à la surface de ses déchirures, leur aspect si caractéristique. On peut retrouver, dans le liquide obtenu par raclage, un certain nombre de ces moules bosselés, à la surface desquels on reconnaît, parfois très nettement, nombre de petites saillies mamelonnées, qui sont les moulages des alvéoles.

Les coupes microscopiques montrent les caractères vraiment spécifiques de l'exsudat alvéolaire. On voit, à un faible grossissement, la totalité des cavités respiratoires de la région hépatisée remplies de masses coagulées, sortes de blocs très denses, qui distendent également les cavités des alvéoles, la lumière des infundibula, l'axe des canaux alvéolaires, et même les bronchioles acineuses.

L'exsudat est composé de mailles fibrineuses entrecroisées dans tous les sens; les filaments passent souvent d'une cavité alvéolaire à l'autre et enserrent dans leurs espaces un nombre considérable d'éléments cellulaires, de pneumocoques et de globules rouges du sang (fig. 75).

Au début, pendant que l'exsudat fibrineux se forme, les capillaires sanguins sont distendus, tortueux, saillants dans la cavité de l'alvéole. On peut encore rencontrer, implantées à leur surface ou logées dans les dépressions que leurs saillies laissent en bordure, des cellules épithéliales alvéolaires; elles sont reconnaissables à leur volume, à leur noyau, unique ou multiple, quelquefois aussi à l'aspect nécrosique, hyalin ou fibrinoïde, de leur protoplasma (fig. 77).

Mais bientôt, c'est-à-dire au quatrième jour environ de la maladie, lorsque le bloc pneumonique, devenu imperméable à l'air, souffle à l'oreille et n'a plus de râles crépitants, les vaisseaux capillaires de l'alvéole sont refoulés, comprimés par la masse exsudée, devenue de plus en plus riche en fibrine et en leucocytes. Toute trace d'épithélium alvéolaire a disparu. La desquamation est complète et la nécrose du revêtement interne de l'alvéole semble s'être effectuée sur presque toute son étendue.

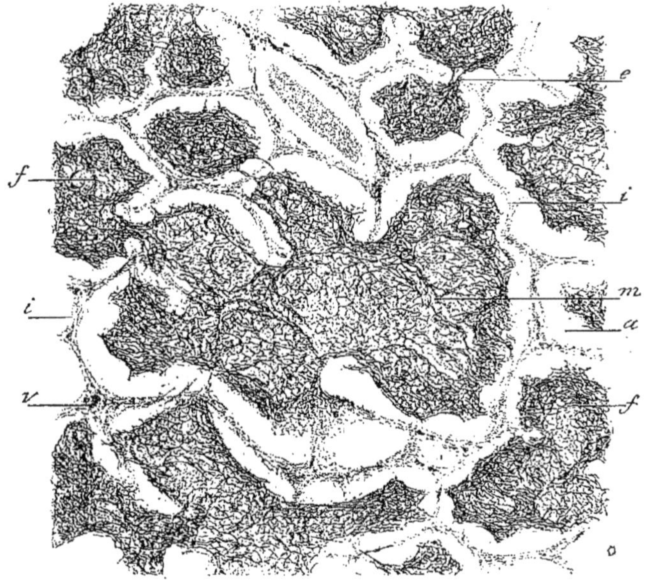

Fig. 76. — Exsudat fibrineux pneumonique.

Les cloisons inter-alvéolaires sont pâles, elles contiennent quelques parcelles de charbon ; leurs noyaux ne sont pas colorés (la méthode de Weigert mottant en relief les filaments fibrineux).

f, f, bloc fibrineux fibrillaire comblant l'alvéole ; la méthode de préparation a écarté la paroi de son contenu. — *i*, *i*, cloison alvéolaire avec coupe d'un vaisseau. — *v*, un vaisseau, veinule pulmonaire inter-acineuse. — *a*, la cavité de l'alvéole. — *m*, filaments fibrillaires isolés par la coloration. — *e*, un bloc de filaments fibrineux mettant en continuité deux blocs, exsudés dans deux alvéoles adjacents. (Grossissement 65/1).

Il faut noter avec soin que l'extrême friabilité du poumon, si caractéristique à cette période, ne s'explique pas par l'état des parois alvéolaires. Dans la pneumonie franche aiguë, les lésions interstitielles sont pour ainsi dire nulles : hormis leur distension et leur immobilité, résultant de la masse exsudative intra-alvéolaire, les cloisons ne montrent aucune trace inflammatoire. Les capillaires, plutôt amincis, ne sont point gorgés de leucocytes, et les fibres élastiques paraissent normales.

Les seules lésions interstitielles réactionnelles qui existent sont à la base des lobules et dans le tissu conjonctif interlobulaire : elles consistent en une réplétion des vaisseaux lymphatiques et des espaces conjonctifs par une lymphe chargée de cellules blanches, de pneumocoques, et également riche en filaments de fibrine fibrillaire.

C'est à ce moment qu'on trouvera, sur les coupes, la plus grande quantité de diplocoques lancéolés. La méthode de Weigert permet de les colorer d'une manière intensive ; leur couleur violette[1] tranche vivement sur le rouge des noyaux cellulaires et sur le ton jaunâtre de la fibrine (fig. 76).

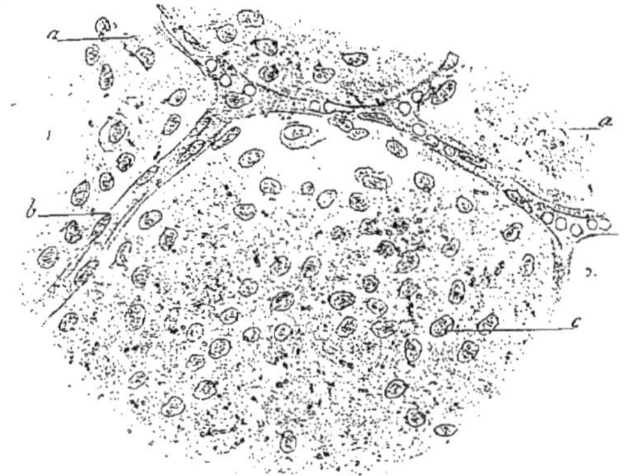

Fig. 77. — Pneumonie fibrineuse. Exsudat alvéolaire. Alvéolite infectieuse.

En haut, on voit la cloison inter-alvéolaire bifurquée à droite comme à gauche ; *b*, quelques globules rouges espacés serpentent à l'intérieur des capillaires. — *c*, l'exsudat, vaguement coloré, contient un nombre modéré d'éléments cellulaires, presque tous réduits à leur noyau. Au haut de l'alvéole inférieur, contre la travée inter-alvéolaire, on aperçoit une grosse cellule fusiforme ayant conservé nettement son protoplasma. Il s'agit vraisemblablement d'un épithélium alvéolaire desquamé. — *a*, *a*, un grand nombre de microbes tenant le Gram sont répandus au milieu de l'exsudat. On reconnaît, à côté de microcoques isolés, des diplocoques non capsulés, mais anguleux, presque lancéolés, éléments pathogènes de la pneumonie. — En outre, des chaînettes caractéristiques du streptocoque et de dimensions variables, comme longueur et comme volume, se montrent dans le même exsudat, preuve de l'infection complète et probablement itérative ayant atteint l'alvéole.

On n'observe pas d'ordinaire de pneumocoques dans les vaisseaux capillaires du poumon. Par contre, les vaisseaux lymphatiques péri-lobulaires

1. La méthode de Weigert pour la coloration du pneumocoque est facile ; elle se résume de la façon suivante.

Coloration des noyaux par le picro-carmin lithiné de Orth.

Lavage de la coupe à grande eau (pour chasser l'acide chlorhydrique et l'acide picrique).

Séjour de la coupe (sur la lame), dix minutes durant, dans un bain de solution aqueuse, saturée à chaud, refroidie et récemment filtrée, de violet de méthyle 5B, ou de violet de Bâle.

Enlever au papier buvard l'excès de solution de violet, verser sur la coupe quelques gouttes de solution iodo-iodurée de Gram, pendant une minute.

Dessécher la coupe au papier buvard fin.

Décolorer la coupe par des bains successifs d'huile d'aniline bien claire (quelques gouttes).

L'huile s'empare de l'excès de matière colorante, jusqu'à décoloration complète et péri-vasculaires en sont quelquefois gorgés, ainsi, du reste, que la surface de la plèvre, desquamée et recouverte de fausses membranes fibrineuses récentes.

Les ganglions du hile du poumon, toujours congestionnés et tuméfiés dans la pneumonie, contiennent des pneumocoques. Il n'est pas jusqu'au tissu cellulaire du médiastin qui ne possède, d'après les auteurs, des colonies de microbes pathogènes infiltrées, dans ses mailles lymphatiques. Cette

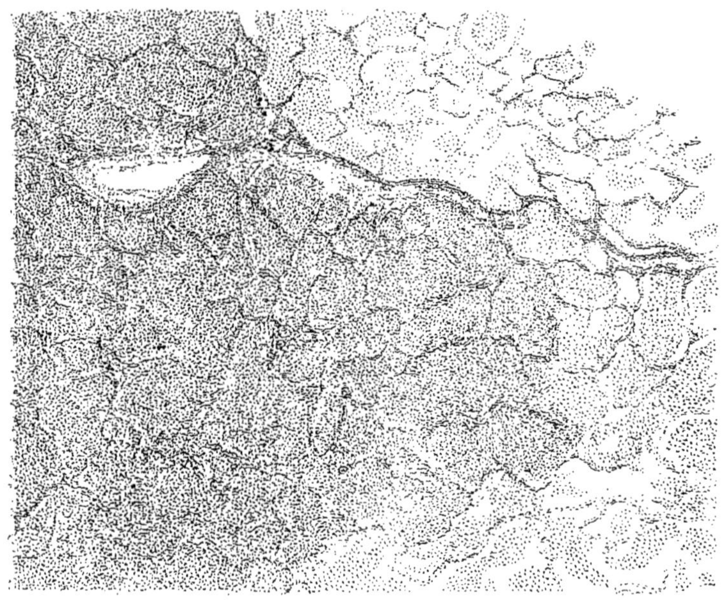

FIG. 78. — PNEUMONIE SUPPURATIVE D'EMBLÉE.

Coupe d'un bloc purulent entouré d'alvéoles atteints de pneumonie catarrhale.

Toute la partie gauche de la préparation montre les alvéoles farcis de leucocytes tassés et vivement colorés par l'hématoxyline. — Les cloisons inter-alvéolaires se détachent en lignes rose-jaunâtres, sinueuses. De place en place, quelques dépôts de charbon dans les interstices, et plusieurs veinules pulmonaires gorgées de sang. — En haut, à gauche, la coupe d'une grosse veine pulmonaire interlobulaire, vide de sang. — De cette veine une cloison interlobulaire se détache, à droite, et coupe la préparation obliquement. Au-dessus et au-dessous de cette cloison, les alvéoles sont remplis d'éléments cellulaires desquamés unis à quelques leucocytes. (GROSSISSEMENT 25/1).

diffusion des microbes de la pneumonie, au delà des limites normales de l'arbre respiratoire, a une importance considérable. Elle permet de com-

(apparence rose de la coupe). Seuls, les microbes restent colorés en violet. La fibrine (pièce durcie à l'alcool) peut demeurer colorée en un bleu plus pâle que les microbes.

Laver largement la coupe au xylol (pour enlever toute trace d'huile d'aniline).

Monter la coupe dans le baume au xylol.

Les diplocoques se montrent le plus habituellement dépourvus de capsule, et libres dans l'exsudat, ou logés dans les éléments cellulaires, leucocytes et épithéliums.

prendre, sans autres développements, la fréquence des complications pneumococciques méta-pneumoniques, telles que la pleurésie, la péricardite et l'endocardite. En outre, suivant la diffusion et l'intensité de l'infection, des complications plus éloignées pourront survenir, les unes fréquentes, comme la méningite cérébro-spinale, les arthropathies, l'otite; les autres, plus rares, comme les abcès métastatiques, la péritonite partielle, la néphrite (fig. 77).

Telle est la période d'état de la pneumonie; les lésions histologiques vont demeurer sans modifications notables pendant trois, cinq, huit jours au maximum (fig. 78).

A ce moment, survient la période terminale.

Résolution. — Dans la forme normale et régulière de la maladie, la guérison commence alors : c'est la phase de réparation. La maladie infectieuse est terminée et les lésions histologiques du poumon en fournissent la preuve.

Le contenu de l'alvéole change d'aspect : au lieu du bloc fibrino-leucocytique, dense et compact, décrit plus haut, on trouve, sur les coupes, que la fibrine a perdu son aspect fibrillaire; ses filaments longs et cassants se sont fragmentés en petits segments, ou même en granulations fines et opaques qui ressemblent souvent à des granulations graisseuses, mais résistent à l'acide osmique.

Un grand nombre de cellules volumineuses nagent au milieu des granulations dans un liquide séreux, albumineux, semblable au liquide de l'œdème et teint faiblement par l'acide osmique.

Les unes, les plus nombreuses, consistent en cellules lymphatiques dont le protoplasme granuleux contient toujours un certain nombre de petites granulations graisseuses, que l'acide osmique colore en noir. Les autres sont de gros éléments cellulaires, arrondis ou polyédriques, munis de un à trois noyaux, et dont le protoplasma, plus ou moins granuleux, contient souvent des vacuoles remplies d'une substance qui résiste aux matières colorantes et semble être de nature muqueuse.

Certains de ces éléments sont des épithéliums de l'alvéole tuméfiés et ayant échappé à la mortification, à l'époque des exsudations fibrineuses; on les reconnaît à ce que leur protoplasma, plus dense, plus réfringent, que celui des leucocytes voisins, n'est jamais chargé de graisse ni de granulations fibrineuses, à l'inverse des cellules lymphatiques. D'autres sont de grosses cellules granuleuses, des leucocytes, véritables macrophages, remplis de granulations fibrineuses, de graisse, peut-être aussi de cadavres de pneumocoques. Ces gros éléments arrondis contribuent, pour une large part, au déblaiement de l'alvéole, car on les retrouve dans les lymphatiques périlobulaires et jusque dans les ganglions du hile du poumon.

Ajoutons, pour compléter la description du contenu de l'alvéole, que des globules rouges, intacts ou granuleux, et des poussières, les unes charbonneuses, les autres pigmentaires, peuvent encore se rencontrer au milieu du magma liquide en voie de résorption.

Enfin, tout contre la paroi de l'alvéole, on reconnaît des cellules épithéliales de nouvelle formation, bombées, anguleuses, pourvues d'un noyau vivement coloré, ovoïde, très gros. Les épithéliums tapissent la paroi sous forme de stratifications irrégulières.

La disparition de l'exsudat se fait avec une rapidité souvent extraordinaire : la clinique le démontre, grâce aux râles crépitants de retour et à la disparition du souffle tubaire. La liquéfaction de l'exsudat, tout en rendant compte du phénomène de la résolution des lésions pneumoniques, ne suffit pas pour expliquer la restauration si rapide du parenchyme pulmonaire. On est forcé d'accepter, théoriquement, la résorption presque instantanée du contenu de l'alvéole par les voies lymphatiques adjacentes, sans doute aussi par les capillaires sanguins décomprimés.

L'expectoration (crachats roulants muqueux de la défervescence) n'élimine, en effet, qu'une très faible quantité des résidus de l'exsudat.

Il est regrettable que l'on n'ait pas suffisamment étudié jusqu'à ce jour, faute de documents, les évolutions réparatrices, en particulier la karyokinèse de l'épithélium alvéolaire. Toutefois, par analogie avec ce qui se passe au niveau des muqueuses et des téguments externes, et en se basant sur la desquamation complète des alvéoles hépatisés pendant la période d'état, le mécanisme de la régénération des épithéliums paraît bien à peu de chose près le suivant : une végétation néo-formative, centrifuge, des épithéliums des bronches acineuses pousse jusqu'au fond des infundibula les jeunes cellules, nées par karyokinèse.

L'étude de l'état des pneumocoques au sein des alvéoles en résolution mérite également d'être poursuivie avec soin.

Hépatisation grise. — Lorsque la pneumonie, arrivée au dixième, ou au quinzième jour, tourne à l'hépatisation grise, elle se complique, au point de vue histologique, de suppuration. L'alvéolite, d'exsudative qu'elle était, devient purulente, grâce à l'hyperdiapédèse leucocytique excessive qui afflue dans son intérieur.

L'aspect des lésions est des plus typiques : tous les alvéoles, presque en même temps, apparaissent gorgés de cellules lymphatiques, granuleuses, souvent graisseuses. On n'a plus sous les yeux ces blocs massifs, denses, fibrillaires, que nous avons vus pendant l'hépatisation rouge. La fibrine a disparu, morcelée, digérée peut-être par les ferments des microbes nouveau venus, en particulier les streptocoques pyogènes ; elle ne se montre plus que sous l'aspect d'une substance amorphe ou granuleuse, intercalée entre les leucocytes tassés dans l'alvéole ; c'est à peine si, de place en place, on en reconnaît quelques filaments réticulés, encore colorables par le picro-carmin.

Quelques cadavres de globules rouges, une masse parfois énorme de détritus granuleux, de microbes soit en chaînettes (streptocoques), soit en diplocoques, soit en amas de staphylocoques, farcissant les cellules lymphatiques, telle est la masse purulente qui distend la cavité alvéolaire. On peut même y trouver de longs bacilles, saprophytes véhiculés avec l'air à travers les voies respiratoires définitivement paralysées.

Contraste intéressant, les parois alvéolaires sont à peine lésées, la mort survenant trop vite pour permettre au travail de suppuration de parachever son œuvre destructive ; on sait combien est rare l'abcès pneumonique. Cependant, les capillaires de l'alvéole contiennent souvent un grand nombre de globules blancs, et les globules rouges y paraissent moins abondants.

En somme, regardons l'hépatisation grise comme une infection secondaire surajoutée à l'infection pneumonique à peu près éteinte. Les pneumocoques de l'exsudat y sont morts, ou du moins ils ont perdu de leur virulence.

L'évolution thermique de la pneumonie passant à l'hépatisation grise confirme cette manière de voir.

Bactériologie du pneumocoque.

Pour terminer l'étude microscopique de la pneumonie, et avant d'arriver à l'énumération des complications extra-pulmonaires si variées de la maladie pneumococcique, il est bon de rappeler les caractères les plus importants du diplocoque lancéolé de Talamon-Fränkel.

Forme. — Dans sa forme la plus habituelle, le pneumocoque, qui peut devenir un streptocoque, offre l'aspect de petits grains allongés en ellipse, en grain d'orge, ordinairement par couples (diplocoques), et s'opposant par une de leurs extrémités (fig. 77).

Capsule. — Le pneumocoque, quelle que soit sa longueur, peut être entouré d'une capsule colorable. La capsule manque souvent dans les cultures infectieuses de provenance humaine.

Coloration. — D'une coloration facile par toutes les couleurs d'aniline, le pneumocoque prend surtout bien, sur les coupes, les violets de méthyle. Caractère important, il tient le Gram, c'est-à-dire qu'après action du réactif iodo-ioduré, il résiste à la décoloration la plus énergique et la plus prolongée, tentée au moyen de l'alcool absolu : il demeure seul coloré, en violet par exemple, au milieu des tissus complètement décolorés. Ce caractère le différencie du pneumo-bacille de Friedländer.

Culture. — Ce microbe ne se développe qu'à une température supérieure à 24 degrés ; on le cultive de préférence à 30-36 degrés ; son terrain de prédilection est la gélose légèrement alcaline, à la surface de laquelle il produit de fines colonies rondes, transparentes, comparées à des gouttes de rosée, déjà visibles vers la seizième heure. Le pneumo-bacille se cultive à 15 degrés.

Au bout de deux jours, ces colonies ont acquis leur complet développement. On peut les transplanter jusqu'au cinquième ou sixième jour, époque à laquelle la culture devient stérile et perd sa virulence. Les cultures anaérobies, dans le vide, au milieu d'un gaz inerte ou sous une couche de pétrole, sont possibles et conservent, même mieux qu'à l'air libre, la vitalité et la virulence du microbe.

Inoculation. — Le pneumocoque est pathogène pour le lapin et la souris, tout particulièrement pour ce dernier animal. Avec une dose très minime, inoculée en n'importe quelle partie du corps, on obtient une infection aiguë, septicémique, lorsque l'injection a été faite dans le tissu cellulaire, pleuro-pneumonique, si le microbe a été porté dans le poumon, soit directement, soit par la voie trachéale. La souris, le réactif le plus sensible, inoculée sous la peau, meurt en quinze à vingt heures, l'organisme gorgé de pneumocoques ultra-virulents.

Habitat. — Le pneumocoque habite normalement sur un certain nombre des muqueuses de l'homme, en particulier dans la bouche. On évalue à 20 p. 100 environ le nombre de personnes qui, indemnes de toute peumonie, possèdent le pneumocoque dans leur salive; chez les individus qui ont été affectés, une fois au moins, de pneumonie, la présence du pneumocoque dans la bouche est presque constante.

Les cavités du pharynx, des fosses nasales, des sinus de la face, de l'oreille moyenne, la trachée et les grosses bronches, possèdent fréquemment cet hôte dangereux, qui y vit à l'état de saprophyte.

Ces constatations, réitérées un nombre de fois suffisant par les auteurs les plus compétents, expliquent et la grande fréquence de la broncho-pneumonie ou de la pneumonie et les manifestations diverses de la maladie pneumococcique.

Le pneumocoque peut survivre un certain temps hors de l'organisme. Mélangé aux poussières de l'air et du sol, il y conservera un temps variable sa virulence. Les crachats d'un pneumonique, chargés du microbe, disséminent donc autour du malade les sources de la contagion. Ainsi se trouvent créées les épidémies de maisons, de prisons, de casernes, dans lesquelles la contagion a été expérimentalement prouvée.

Les conditions biologiques au milieu desquelles évolue le pneumocoque, la rapide atténuation de sa virulence, son exaltation par passages successifs sur divers organismes, correspondent d'une manière fort satisfaisante à la plupart des caractères assignés à la maladie pneumonique par la médecine traditionnelle.

ACCIDENTS ET COMPLICATIONS DE LA PNEUMONIE

Les complications de la pneumonie sont de divers ordres. Au point de vue anatomo-pathologique, on peut les diviser en deux groupes : 1° les complications dues au pneumocoque lui-même, par le fait de ses localisations extrapulmonaires; 2° celles causées par des lésions non pneumococciques.

Complications pneumococciques. — Les lésions pleurales tiennent la première place. Les pleurésies méta-pneumoniques ne sont point rares lors de certaines épidémies. La forme la plus fréquente est peut-être la pleurésie purulente méta-pneumonique. La pleurésie séro-fibrineuse peut s'accompagner d'un épanchement de liquide assez considérable pour nécessiter une ou plusieurs ponctions; elle guérit d'ordinaire rapidement.

La pleurésie purulente pneumococcique se reconnaît à la couleur foncée, à l'épaisseur et à l'opacité du pus, qui présente tous les caractères d'un pus phlegmoneux de bonne nature. L'abcès pleural, bien collecté, logé parfois dans la scissure interlobaire, s'évacue souvent d'une manière rapide à travers les bronches, par vomique. Plus d'une fois aussi, une seule thoracentèse a suffi pour en assurer la guérison.

La péricardite est une complication assez rare de la pneumonie; elle est séro-fibrineuse ou fibrino-purulente. Il est rare que l'épanchement soit assez abondant pour occasionner la mort.

L'endocardite pneumococcique est une complication rare et tardive de la pneumonie. Elle se caractérise par des végétations ulcératives, développées d'ordinaire sur des valvules antérieurement malades; les orifices du cœur gauche sont le plus fréquemment touchés.

Les embolies infectieuses secondaires à l'endocardite sont peu communes, bien qu'on ait noté l'hémiplégie avec aphasie, la gangrène d'un membre inférieur, les hémorrhagies intestinales. Le pneumocoque a été trouvé à l'état de pureté dans les végétations endocarditiques (Netter).

L'otite pneumococcique est relativement fréquente. L'oreille moyenne est remplie de pus, la perforation du tympan est très commune. Les lésions suppuratives de l'oreille peuvent se propager aux méninges et occasionner l'une des variétés de méningite pneumococcique secondaire. La mastoïdite suppurée n'est pas exceptionnelle.

La méningite pneumococcique apparaît surtout au cours de certaines épidémies de pneumonie.

Il s'agit d'une méningite cérébro-spinale qui demeure, comme on sait, fréquemment latente. D'ordinaire, la mort survient vite, avant que les lésions méningées exsudatives, fibrino-purulentes, soient considérables.

Les arthropathies pneumococciques se caractérisent par la rapidité et l'abondance de l'épanchement purulent articulaire, et par la bénignité relative de l'affection, malgré ses délabrements étendus.

Toutes ces complications pneumococciques peuvent s'associer ou évoluer d'une manière isolée. Elles aggravent toujours le pronostic de la maladie.

Complications non pneumococciques. — Les plus communes de toutes sont les suppurations pneumoniques. Nous avons vu que l'hépatisation grise constitue une véritable complication, une suppuration diffuse du bloc inflammatoire.

La suppuration circonscrite, l'abcès pneumonique, est rare. Longtemps discutée, cette complication est peut-être aujourd'hui moins exceptionnelle qu'autrefois. L'intervention chirurgicale précoce, dans les cas de vomique, pulmonaire ou pleurale, a permis à différents observateurs de reconnaître et de différencier les abcès pulmonaires des pleurésies purulentes, partielles, surtout inter-lobaires. De plus, les épidémies récentes de grippe semblent avoir multiplié les cas de suppuration pneumonique et broncho-pneumonique.

Quoi qu'il en soit, on peut avancer que l'abcès pneumonique est une surprise et une rareté d'autopsie, d'autant plus grande, qu'il ne faut pas le confondre avec les pleuro-pneumonies purulentes, dites disséquantes, dont nous avons déjà parlé. L'abcès est fréquemment superficiel, ou bien logé assez profondément, en plein bloc hépatisé. Il se reconnaîtra à sa cavité anfractueuse, à son contenu brun ou verdâtre, à son pus mal lié, inodore ou fétide. Parfois même, il est limité par une membrane pyogénique, et a cultivé de nombreux microbes, streptocoques et autres germes habituels des voies respiratoires.

Suppurations extra-pulmonaires. — Il suffira d'énumérer les phlegmons des membres, les arthropathies non pneumococciques, la thyroïdite, la parotidite et même l'angiocholite suppurées. Enfin, on a cité des cas de pyohémie véritable, avec abcès métastatiques viscéraux multiples, tout comme dans l'ancienne infection purulente, puerpérale ou chirurgicale.

La gangrène consécutive à la pneumonie est une des complications les plus exceptionnelles, surtout la gangrène pneumonique. C'est vraisemblablement une infection secondaire du foyer pneumonique par des microbes banals. On ne devra pas confondre ces cas, fort difficiles, avec la gangrène aiguë broncho-pneumonique primitive, qui procède d'ailleurs ordinairement par foyers multiples et disséminés.

PNEUMONIES CHRONIQUES

Le terme de pneumonie chronique ne répond plus exactement, de nos jours, à ce que l'on a coutume de décrire sous le nom de sclérose pulmonaire ou de cirrhose du poumon. En fait, la pneumonie chronique devrait comprendre, d'une part, les cas rares de pneumonie fibrineuse lobaire passant à l'état subaigu, puis chronique, et, de l'autre, toutes les broncho-pneumonies infectieuses, tuberculeuses ou non, évoluant vers la chronicité, auxquelles on ajouterait enfin les cas de sclérose diffuse du poumon.

L'ensemble de la question est donc beaucoup plus vaste qu'elle ne paraît au premier abord. Aussi, pour y apporter quelque ordre, faut-il donner une idée d'ensemble sur les causes, le mécanisme et les lésions des scléroses développées dans l'épaisseur du parenchyme pulmonaire.

CARACTÈRES GÉNÉRAUX. DIVISION

Toutes les fois que, sur un point quelconque des tissus compris entre le hile du poumon et la plèvre, une inflammation chronique fibroïde vient à se produire, la sclérose pulmonaire est constituée.

Notons que la topographie et l'étendue des lésions diffèrent suivant les cas. Un tissu fibreux cicatriciel peut s'être circonscrit autour d'une lésion du parenchyme pulmonaire, partielle, et, pour ainsi dire, accidentelle : tel un noyau cancéreux, une cicatrice de plaie pénétrante du poumon, une tumeur hydatique, l'actinomycose. D'autres fois, la cirrhose, sollicitée par des causes plus étendues, a procédé par énormes masses, englobant une quantité considérable du parenchyme ; dans ce cas, la maladie fibreuse du poumon est créée ; elle domine la situation et pourra donner lieu à des désordres secondaires, uniquement causés par elle.

Les cicatrices locales, partielles, du poumon ne nous arrêteront pas, étant sans importance, à moins d'apparaître nombreuses et disséminées, à la surface ou dans la profondeur du poumon, ainsi que cela se voit dans la tuberculose chronique fibreuse ou fibro-caséeuse. Une seule sclérose cicatricielle, circonscrite aux sommets, mérite quelque attention, parce qu'elle est commune chez le vieillard, dont elle déforme le haut de l'organe : c'est la sclérose ardoisée. Gorgée d'anthracose, elle trace, à la surface de la plèvre, des plicatures irrégulières, des rétractions cicatricielles peu profondes, souvent même planes. Dans certains cas, les parties saillantes, alternant avec les dépressions, donnent aux sommets un aspect frisé, selon l'expression consacrée. Sur les coupes, les bronchioles incluses dans la région scléro-emphysémateuse sont dilatées, vacuolaires. Les tractus fibreux, infiltrés de poussières charbonneuses, présentent parfois l'aspect de tumeurs fibromateuses lamellaires; on y rencontre même, quelquefois, des aiguilles osseuses logées dans l'épaisseur des parois alvéolaires. Chez le vieillard, d'ailleurs, la sclérose ostéoïde ou, pour mieux dire, ossifiante, a été décrite dans diverses observations de pneumonie scléreuse.

Les aiguilles osseuses ou les noyaux ossifiés peuvent occuper une étendue plus ou moins considérable du parenchyme pulmonaire.

La tuberculose pulmonaire n'a, pour un grand nombre de cas, rien à voir dans la pneumonie ardoisée des vieillards, le processus étant déterminé par une simple broncho-pneumonie chronique atrophique, plus ou moins manifestement associée à l'anthracose et à l'emphysème.

Les scléroses proprement dites du poumon sont nombreuses et complexes. Il existe, en pathologie, une division des scléroses, longtemps imposée, en France du moins, par la grande autorité de Charcot. Cette division classique reconnaissait trois groupes bien distincts aux scléroses pulmonaires, suivant que les lésions sont lobaires, broncho-pneumoniques, et pleurogènes ou d'origine lymphatique. En somme, cette division offre le grand défaut de ne point embrasser tous les cas connus de scléroses pulmonaires et de schématiser, par des distinctions tranchées, leurs origines anatomo-pathologiques.

Il me paraît plus simple, et surtout plus conforme aux idées théoriques régnantes, d'étudier les lésions en question en se basant surtout sur l'ensemble des causes. Nous y trouverons un double avantage : nous essayerons tout d'abord de reconnaître les caractères différentiels et même spécifiques des diverses variétés de scléroses; en outre, nous verrons mieux les nombreux desiderata du problème.

Ainsi comprises, les scléroses pulmonaires peuvent se diviser en six groupes à peu près distincts.

1° Les pneumonies scléreuses infectieuses lobaires, d'une extrême rareté, se divisant en deux sections : les pneumonies fibrineuses (d'origine aérienne), devenues scléreuses ; les pleuro-pneumonies pleurogènes (d'origine lymphatique).

2° Les broncho-pneumonies chroniques, d'origine infectieuse aiguë, compliquées toujours d'un certain degré de bronchectasie chronique.

3° La syphilis pulmonaire.

4° Les scléroses tuberculeuses du poumon.

Les scléroses diffuses du poumon, d'origine traumatique, dont les plus importantes et les plus communes sont les scléroses par poussières, ou pneumokonioses.

Les scléroses pulmonaires toxiques (alcoolisme, paludisme, saturnisme, goutte, diabète, arthritis, etc.), dans lesquelles on peut, à volonté, faire entrer ou non les lésions du poumon cardiaque (cirrhose cardiaque du poumon).

PNEUMONIES CHRONIQUES LOBAIRES

Bien que ce groupe comprenne deux séries de lésions, très différentes, les scléroses lobaires, reliquat d'une pneumonie fibrineuse, et les scléroses diffuses, d'origine interstitielle, consécutives aux pleurésies chroniques fibreuses, un lien commun les rattache cependant à l'infection microbienne.

Scléroses pneumoniques. — Pour la pneumonie fibrineuse, aucun doute en effet. Les quelques observations publiées paraissent démonstratives. A la suite de l'hépatisation rouge, la pneumonie, dans ces cas pour ainsi dire propres à la vieillesse, entre en résolution avec une lenteur remarquable.

Si la mort survient, par accident, au bout d'un mois à six semaines environ, on trouve que le lobe pulmonaire malade semble encore rouge, aussi compact, aussi lourd, aussi peu crépitant qu'au moment de l'hépatisation rouge. Seulement, la friabilité si particulière à cette lésion a disparu, le poumon est dur, sa coupe est sèche et encore plus ou moins granuleuse. En outre, la plèvre est toujours épaissie, souvent d'une façon extrême, au niveau du bloc pneumonique.

Ce n'est plus l'hépatisation rouge, mais une induration scléreuse, rouge-brun, qui mérite, jusqu'à un certain point, la dénomination d'*induration rouge* donnée par Charcot. Il ne faudra point la confondre avec l'induration rouge ou brune qui désigne aujourd'hui, pour un grand nombre d'auteurs, les lésions du poumon cardiaque. Les coupes microscopiques fournissent les indications suivantes : les cloisons alvéolaires, épaissies, remplies de pigment sanguin granuleux, d'éléments conjonctifs et de cellules lymphatiques, répondent aux lésions de l'alvéolite interstitielle, sinon chronique, au moins subaiguë. Les cavités alvéolaires sont rétrécies, en partie comblées, d'une part par l'épaississement de leurs parois, de l'autre par des blocs de cellules épithéliales chargées de pigment, conglomérées au milieu d'amas granulo-graisseux. Les épithéliums peuvent être devenus cubiques, retour à l'état fœtal qui est commun dans tout alvéole chroniquement irrité. De l'exsudat fibrineux pneumonique, il ne reste plus trace; aussi est-il bien difficile d'affirmer, pièces en main, que les lésions actuelles sont consécutives à une véritable pneumonie franche, fibrineuse lobaire, aiguë.

D'autres fois, l'aspect macroscopique de la pneumonie chronique, au lieu d'être rouge, à l'instar d'un tissu pulmonaire chroniquement irrité, est jaunâtre, comme anémique, et la pneumonie chronique n'est plus rouge, mais jaune (*induration jaune*). Pour Charcot, ces différences de teinte n'auraient qu'une importance secondaire et ne tiendraient qu'à un degré plus ou moins avancé de la désintégration granulo-graisseuse des exsudats alvéolaires et de la surcharge pigmentaire des tissus.

Enfin, dans les cas où l'autopsie n'est faite que deux trois mois après le début de la pneumonie, ce n'est plus à l'induration rouge ou jaune que l'on a affaire, mais à l'*induration grise, ardoisée*. A ce moment, l'atrophie du lobe anciennement hépatisé commence, le parenchyme pulmonaire offre, sur la coupe, une surface sèche, grisâtre, parsemée de lignes blanchâtres qui dessinent, d'une manière plus ou moins appréciable, les cloisons ou espaces inter-lobulaires sclérosés.

En résumé, ainsi que le montre le microscope, il s'agit d'une sclérose pulmonaire diffuse, différemment surchargée de pigment sanguin et de charbon. D'ailleurs, la coexistence des deux variétés d'atrophies, la rouge et l'ardoisée, serait habituelle dans ces cas si mal connus, vu leur rareté.

Le dernier degré des lésions, lorsque l'autopsie n'est faite qu'au bout de longs mois, montre une atrophie fibreuse, pleuro-pulmonaire, très avancée. Le lobe anciennement touché est devenu un moignon fibreux ; il est réduit à la moitié, au tiers de son volume normal. La sclérose pleurale qui l'enserre est d'une résistance fibroïde extrême, pouvant aller, parfois, jusqu'à l'ossification véritable.

Sur une coupe, le poumon montre un tissu fibreux, infiltré d'une telle quantité de charbon, que sa couleur oscille entre un ton verdâtre foncé et les tons noirâtres les plus sombres ; sur le tout tranchent, de place en place, des traînées fibroïdes blanc nacré.

Le tissu pulmonaire tout entier a perdu ses caractères, et le microscope en fournit la preuve : les alvéoles, rétrécis par l'épaississement fibreux de leurs parois et des cloisons péri-lobulaires surchargées de charbon, sont comblés en outre par des végétations conjonctives fibroïdes, nées à leurs propres dépens. Cette alvéolite végétante néo-vasculaire se retrouve, d'ailleurs, nous le verrons bientôt, au voisinage des lésions chroniques tuberculeuses du poumon.

Certaines des cavités alvéolaires non comblées contiennent encore des cellules épithéliales polygonales, mélangées à des détritus granulo-graisseux et même à des cristaux d'acides gras.

Ajoutons encore que jamais les diverses divisions bronchiques ne semblent participer au processus scléreux : la dilatation bronchique, qui fait constamment défaut, en est la preuve.

Scléroses pleurogènes. — Tout autre est l'aspect des scléroses pulmonaires consécutives aux pleurésies. Il s'agit bien encore de lésions diffuses, souvent étendues à la presque totalité d'un ou même de plusieurs lobes; mais les altérations apparaissent, à première vue, essentiellement interstitielles. En outre, le rôle exercé par la pleurésie chronique semble aussi toujours prédominant.

A l'autopsie de ces cas, qui sont relativement beaucoup plus communs que les précédents, on trouve tout d'abord la paroi thoracique très rétractée, déformée par des adhérences épaisses de la plèvre. Il faut, littéralement, disséquer la coque pleurale, qui entraîne avec elle la plèvre pariétale fibroïde, ainsi que le tissu cellulaire sous-pleural induré.

Le poumon est constamment réduit dans des proportions extrêmes, ratatiné, collé contre le médiastin, le rachis, parfois même remonté au sommet de la cavité thoracique. Sur une coupe, on traverse difficilement les feuillets pleuraux symphysés, qui ont même une consistance cartilaginiforme. Il peut arriver que l'inflammation chronique de la plèvre ait subi une infiltration calcaire, ou encore que des lamelles osseuses vraies (avec ostéoplastes) se soient développées dans l'épaisseur des adhérences pleurales. Le parenchyme pulmonaire est cloisonné par des tractus fibroïdes minces ou larges, en continuité directe avec les bandes fibreuses de la plèvre. Il apparaît pâle, flasque, exsangue même, mais indemne de tuberculose. En réalité, à la pneumonie chronique interstitielle, atrophique, s'adjoint toujours un degré avancé de collapsus pulmonaire. Les bronches sont normales, ou légèrement dilatées; elles n'ont assurément pris aucune part au processus atrophique qui les entoure.

Tel est l'état le plus avancé des lésions chroniques fibroïdes consécutives aux pleurésies. On doit se rappeler toutefois que dans nombre de circonstances, il n'est pas rare de trouver, à l'autopsie de poumons anciennement touchés par une pleurésie, un certain degré de pneumonie chronique interstitielle circonscrite aux adhérences.

L'aspect des lésions pulmonaires se reconnaît, dans ces cas, aux travées fibroïdes, inter-lobulaires, qui les cloisonnent souvent dans une certaine étendue et qui, visibles à l'œil nu, ne s'accompagnent cependant que d'un léger degré de congestion chronique (carnisation pulmonaire), d'œdème ou d'emphysème pulmonaires.

Les différences ne résident guère, toutes proportions gardées, que dans la nature des anciennes lésions pleurétiques. Les pleurésies infectieuses graves, qu'elles aient été suppuratives ou non, du moment où elles furent notablement étendues, et pour peu qu'elles aient duré un temps appréciable, retentissent toujours sur le poumon par les infections lymphatiques auxquelles elles donnent nécessairement lieu. Ces lymphangites pulmonaires, qui en sont la conséquence, produisent quelquefois des lésions aiguës inter-lobulaires si graves, qu'un phlegmon diffus (pneumonie disséquante), une gangrène corticale de la plèvre, en sont la terminaison ; d'ordinaire, ces complications sont rapidement mortelles.

Moins aiguës, ces mêmes lymphangites pulmonaires pleurogènes organisent autour d'elles les différents types de pneumonie chronique scléreuse que nous venons d'esquisser.

La durée de l'infection pleurale ne semble pas être un élément capital ou prédominant dans le mécanisme de la sclérose caractéristique de la pneumonie pleurogène. Une observation due à Brouardel, la première d'ailleurs qui ait appelé l'attention sur cette variété de sclérose pulmonaire, a trait à un jeune rhumatisant mort de péricardite, au treizième jour d'une pleurésie double ; la sclérose inter-lobulaire était déjà suffisante pour s'opposer à l'insufflation complète du poumon.

C'est donc la nature même des infections microbiennes de la plèvre, souvent aussi leur mode de pénétration, pulmonaire d'abord, puis pleural, que la pathogénie doit interroger en premier lieu. A cet égard, il n'est pas rare de trouver trace de désordres broncho-pneumoniques ayant précédé, ou tout au moins accompagné, les déterminations pleurales. La tuberculose chronique du poumon, qui s'accompagne si régulièrement de lésions pleurétiques, occasionne très communément, par un mécanisme assez compliqué, une sorte de pneumonie chronique corticale, pleurogène, plus toxique, à vrai dire, qu'infectieuse.

SCLÉROSES BRONCHO-PULMONAIRES

Sous le terme de scléroses systématisées, nous opposerons aux scléroses précédentes, nécessairement diffuses, un groupe important de lésions inflammatoires chroniques, développées primordialement autour de l'axe des ramifications bronchiques.

La broncho-pneumonie est la cause effective de toutes ces lésions, à une condition, toutefois : le processus inflammatoire, qu'il ait été suppuratif ou non, doit avoir passé à l'état chronique. Nous avons vu, à propos des broncho-pneumonies, l'évolution subaiguë des lésions nodulaires péri-bronchiques. Nous savons qu'une survie prolongée leur est nécessaire pour organiser, autour des bronches de moyen et de petit calibre, ces foyers inflammatoires, à la fois interstitiels et alvéolaires, qui deviendront subaigus, puis chroniques. Nous nous rappelons les différentes lésions secondaires du lobule, la splénisation, la carnisation, les congestions inflammatoires et sub-inflammatoires, qui portent dans les méandres du parenchyme, bien au delà du foyer péri-bronchique, les désorganisations de la broncho-pneumonie.

Le terrain ainsi préparé, il suffit aux lésions infectieuses, qui ont diffusé loin de la bronche, de persister un certain temps pour y sculpter, d'une manière irrémédiable, des placards de pneumonie chronique sclérosante et atrophique. Une des manifestations secondaires les plus connues est aussi la bronchite atrophique, la dilatation chronique des bronches.

Cette bronchectasie chronique mérite une description détaillée. Il nous suffira, pour le moment, de la signaler dans l'étude générale de la sclérogenèse pulmonaire que nous avons en vue.

En règle donc, toute infection microbienne des bronches, de moyen et de petit calibre, peut détruire, par inflammation interstitielle aiguë ou subaiguë, les tissus constitutifs du canal bronchique, en particulier ses sphincters musculaires, son réseau élastique, et, s'il en possède, ses plaques cartilagineuses. La résistance des parties atteintes s'affaiblit proportionnellement à leurs lésions destructives.

La conséquence la plus habituelle est leur distension excentrique, anévrysmatique, qui se produit sous l'influence de la pression de l'air. Toutes choses égales d'ailleurs, et toutes proportions gardées, on assiste aux mêmes phénomènes que ceux qui président à la formation d'un anévrysme artériel, l'air et le sang jouant le même rôle contre la paroi affaiblie le long de laquelle ils s'appuyent.

Pour la bronchectasie, les désordres se complètent encore de ce fait, que le parenchyme pulmonaire adjacent à la bronche malade est lui-même chroniquement enflammé. Aussi, sur les coupes microscopiques, trouverons-nous, tout à l'entour, des bandes fibreuses fort larges, dans lesquelles toute trace de la structure alvéolaire du poumon aura disparu.

La sclérose broncho-pneumonique occupe de préférence, comme la broncho-pneumonie dont elle émane, les régions déclives du poumon, puis le bord antérieur, et, plus rarement, le sommet. Ceci ne veut pas dire que la remarque de Laënnec, plaçant le siège fréquent de la broncho-pneumonie au sommet, soit erronée, car, chez le vieillard, la pneumonie ardoisée du sommet s'accompagne fréquemment de bronchectasie.

On pourrait suivre pas à pas la description de la broncho-pneumonie, comme guide des lésions de la sclérose bronchectasique des poumons : cette dernière, en effet, prédomine d'ordinaire au voisinage de la plèvre, où les grandes cavités bronchiques confinent presque toujours (fig. 84).

Elle se circonscrit de préférence autour des bronches moyennes et des petites bronches, et respecte les gros canaux bronchiques.

Pour étudier les lésions de la sclérose broncho-pneumonique, il faut considérer les faits ne se rattachant en aucune façon aux lésions spécifiques, tuberculeuses ou syphilitiques, de l'arbre respiratoire.

Les cas qui méritent véritablement d'être rangés dans les scléroses broncho-pneumoniques se présentent d'ordinaire de la façon suivante : les deux poumons peuvent être atteints, sans que le degré des lésions ni leur masse soient uniformément répartis d'un côté comme de l'autre. Il est même fréquent de trouver le poumon gauche, par exemple (côté le plus fréquemment pris), désorganisé, creusé d'un grand nombre de cavités bronchectasiques, dans toute la hauteur de son lobe inférieur, tandis que le droit ne présente que quelques lésions de carnisation hypostatique, avec un léger épaississement des gaines conjonctives péri-lobulaires et péri-bronchiques.

Les adhérences pleurales font rarement défaut : elles seront fibroïdes, très denses, ou au contraire (fig. 79) lâches et lamelleuses; elles paraîtront

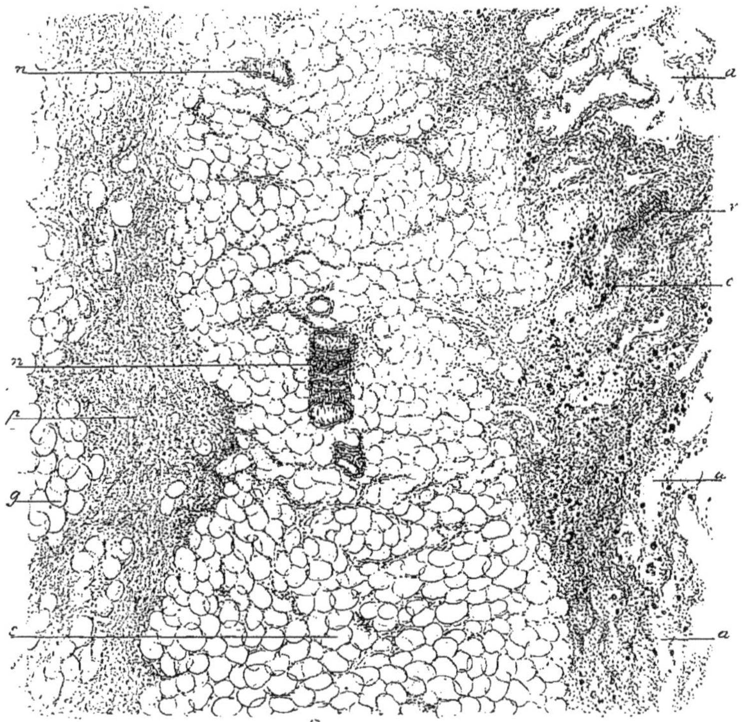

Fig. 79. — Vieille adhérence pleurale envahie par la graisse et parsemée de vaisseaux artériels et veineux néo-formés.

A droite, la surface du poumon sclérosé, rempli de poussières de charbon; à gauche, la plèvre pariétale et son tissu cellulo-adipeux sous-pleural.

p, plèvre pariétale, parsemée de cellules adipeuses. — *a*, *a*, *a*, alvéoles pulmonaires corticaux déformés, en partie sclérosés, anthracosiques pour la plupart. — *s*, la symphyse pleurale organisée et dont les espaces connectifs sont tous chargés de cellules adipeuses *g*. — *c*, grains de charbon semés dans la plèvre viscérale et dans les alvéoles scléreux. — *v*, un vaisseau veineux assez gros, à cheval sur le tissu de la plèvre viscérale et les travées cellulo-adipeuses des adhérences. — *n*, *n*, vaisseaux de nouvelle formation, volumineux, largement béants, développés au milieu des adhérences et très riches en fibres musculaires lisses. Le plus gros montre ses couches musculeuses annulaires (Grossissement 50/1).

infiltrées de graisse, gorgées de vaisseaux veineux et même artériels, ou sèches et membraneuses. Dans aucun cas, cependant, même lorsqu'elles correspondent exactement à la zone de sclérose bronchectasique, ces adhérences ne sauraient être regardées comme ayant exercé une influence quelconque sur la rétraction cicatricielle des travées scléreuses péri-bronchiques et, conséquemment, sur la bronchectasie.

Les parties sclérosées du poumon, lorsque les altérations ne sont pas encore très anciennes, se montrent avec une couleur variant du rouge violâtre au rose pâle. La consistance de ces lésions, habituellement conglomérées en masses pseudo-lobaires, est ferme, mais encore molle, comme celle de la chair musculaire ; l'apparence est comparable, jusqu'à un certain degré, à la carnisation. A la coupe, les tissus crient sous le couteau, mais laissent échapper une notable quantité de sérosité sanguinolente, et la surface est lisse, uniforme, homogène.

Sur ce tissu carnifié tranchent un grand nombre de cavités bronchiques, irrégulièrement dilatées, coupées en différents sens, d'où un aspect aréolaire très typique, comparé, suivant les auteurs, au fromage de Gruyère, à diverses pierres corrodées, à la pierre meulière, à certains bois vermoulus, etc. Souvent, ces cavités aréolaires, inégales, communiquant les unes avec les autres, sont remplies d'un muco-pus, glaireux ou sanguinolent, parfois fétide ou même gangréneux.

A l'œil nu, on constate sans peine l'épaississement fibroïde, nacré, des tissus péri-bronchiques et du parenchyme adjacent. Tous les espaces péri-lobulaires sont beaucoup mieux dessinés que normalement, reconnaissables aux figures polyédriques qu'ils limitent et aux gros vaisseaux sanguins distendus qui les sillonnent. Le reste du poumon est d'ordinaire emphysémateux.

L'examen histologique montre les bronches atrophiées, avec un épithélium altéré ou conservé, suivant les cas, une membrane basale toujours épaissie et un derme muqueux, fibroïde et infiltré d'éléments lymphatiques.

Toutes les cloisons inter-lobulaires et inter-acineuses subissent le même processus d'inflammation végétante, à l'instar des zones péri-bronchiques. Les parois alvéolaires elles-mêmes, devenues énormes, sont remplies d'éléments lymphatiques et même de tissu conjonctif fibrillaire. Les fibres élastiques ont disparu sur un grand nombre de points ; ailleurs, elles sont comme tassées au niveau de grands carrefours fibreux qui représentent peut-être des bronches alvéolaires ou des infundibula affaissés, comprimés par les lésions inflammatoires du voisinage (fig. 80).

Les alvéoles encore perméables sont souvent farcis d'épithéliums tuméfiés avec gros noyaux ; ces cellules sont remplies de graisse et de granulations pulvérulentes.

Dans les points où les alvéoles, immobilisés par la sclérose, ne sont point comblés par la fonte épithéliale avec dégénérescence graisseuse, on trouve un revêtement d'épithéliums cubiques ; ces signes de reviviscence épithéliale seraient, pour certains auteurs, une prédisposition au cancer primitif du poumon (fig. 77).

A sa période ultime, la sclérose apparaît ardoisée, verdâtre, anthracosique, comme nous l'avons vu et comme nous le retrouverons chaque fois qu'il s'agit de lésions fibreuses atrophiques du poumon. Le lobe atteint est réduit à un moignon où le parenchyme est devenu méconnaissable. Les parois des bronches, dilatées et fibreuses, se confondent avec les travées scléreuses qui les séparent. Toute trace des lobules pulmonaires peut avoir disparu. Les rares alvéoles qui persistent, perdus au milieu des plaques fibroïdes, pauvres en cellules, du tissu scléreux, sont réduits à l'état de fentes lacunaires tapissées par un épithélium cubique, parfois mucoïde, ou atrophié, reposant sur des bandes d'un tissu lamellaire peu riche en capillaires sanguins. Les vaisseaux artériels et veineux sont souvent enflammés et leur lumière est rétrécie (fig. 80).

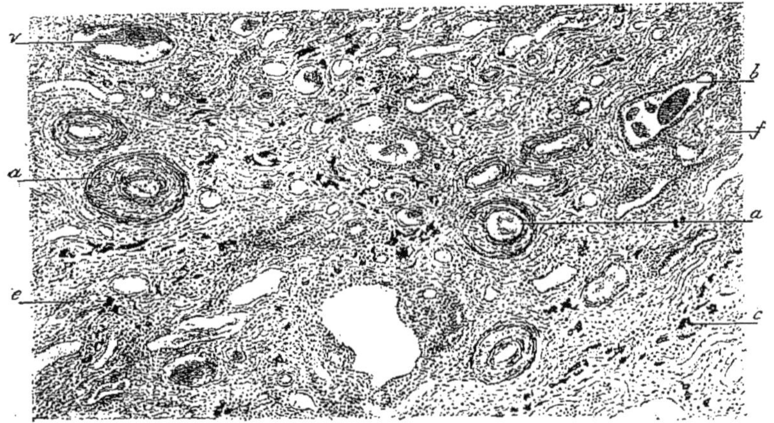

Fig. 80. — Une portion de poumon scléreux, anthracosique et bronchectasique.

Au bas de la préparation, au milieu, la coupe d'une bronchiole dilatée se reconnaît à sa mince couche épithéliale affaissée, aux vaisseaux capillaires qui l'entourent et à la condensation circulaire des travées fibreuses périphériques. Les rares cavités alvéolaires, au nombre de 7 ou 8, qu'on peut encore compter sur la coupe, sont toutes altérées.

b, cavité bronchiolique, ou cavité alvéolaire déformée dont l'épithélium cubique, sur une seule couche, est bien conservé. Au-dessous d'elle, deux alvéoles comprimés, allongés, avec un mince épithélium. — *f*, tissu fibreux occupant toute la coupe et parsemé, de place en place, de granulations charbonneuses. — *c*, poussières de charbon infiltrées dans le tissu scléreux. — *e*, éléments lymphatiques accumulés, par îlots isolés, sur quelques points du tissu scléreux, de préférence autour des bronchioles et des vaisseaux veineux. — *a*, *a*, coupe d'artérioles pulmonaires ou de veinules pulmonaires chroniquement enflammées. La lumière du vaisseau est fort rétrécie, sur plusieurs d'entre eux. — *v*, un vaisseau veineux, extrêmement dilaté, vu la minceur très grande de ses parois. (Grossissement 65/1).

Le reste de l'appareil respiratoire n'est jamais sain : outre les lésions fibreuses diffuses déjà citées, outre l'emphysème et la bronchite chronique, les régions déclives sont le siège d'œdème et de congestion chroniques, car la mort survient le plus souvent par asystolie (dilatation progressive du cœur droit).

Il n'est pas rare non plus de voir une complication infectieuse aiguë, une gangrène partielle des bronches malades, un abcès du cerveau, une méningite aiguë, une atrophie suppurée, arrêter brusquement l'allure chronique de la sclérose broncho-pneumonique.

SCLÉROSES SPÉCIFIQUES

Les broncho-pneumonies scléreuses se caractérisent, en résumé, par des lésions banales et identiques, à leur degré près, quelque spécifiques qu'aient été leurs causes, la variété des microbes pathogènes (pneumocoque, pneumobacille, streptocoque, etc.) n'ayant d'action que sur l'intensité et sur la diffusion des désordres inflammatoires.

Les scléroses spécifiques, encore systématisées à l'ordinaire le long de l'axe broncho-artériel, occasionnent, dans le plus grand nombre des cas, des désordres particuliers, qui deviennent comme la signature de la maladie causale. Les deux causes les mieux connues sont la tuberculose et la syphilis, car nous n'avons à décrire ici ni les lésions lépreuses, ni les scléroses actinomycosiques du poumon.

Encore est-il bon de remarquer que la syphilis pulmonaire, indiscutable chez l'enfant hérédo-syphilitique, devient, chez l'adulte, d'un diagnostic fort difficile, pour diverses raisons que nous énumérerons.

La tuberculose, quand elle produit dans le poumon des lésions chroniques assez lentes pour déterminer autour d'elles une sclérose étendue, est toujours d'un diagnostic facile. La principale raison réside dans ce fait, capital au premier chef, que les germes pathogènes de la tuberculose commune sont faciles à reconnaître et à colorer, et que leur provenance est surtout d'origine aérienne. Il n'en va pas de même de l'agent de la syphilis, et les altérations qui résultent de son action directe ou indirecte sur le parenchyme pulmonaire semblent frapper surtout les espaces interstitiels et leur tissu conjonctivo-vasculaire.

SCLÉROSE SYPHILITIQUE

Syphilis héréditaire. — Les lésions les plus caractéristiques s'observent chez le fœtus ou chez le nouveau-né syphilitique héréditaire. Elles se reconnaissent, à l'œil nu, par la décoloration blanche ou rose-saumon des parties malades. C'est la *pneumonie blanche* de Virchow. Celle-ci se présente, tantôt sous forme d'un bloc massif occupant une portion, la totalité même, d'un lobe, tantôt avec l'aspect de noyaux disséminés à la surface ou dans la profondeur des poumons.

Le tissu malade est d'une consistance dure, vraiment fibroïde, difficile, selon l'expression consacrée, à entamer avec l'ongle. Il résiste à l'insufflation, ne crépite plus, et ses fragments, bien isolés, peuvent gagner le fond du vase. Sur la coupe, la lésion est sèche, à peu près exsangue.

Au microscope, on trouve un épaississement extrême des cloisons inter-alvéolaires, des espaces péri-lobulaires et de la gangue péri-broncho-artérielle, en un mot de la totalité du squelette interstitiel. Un grand nombre d'éléments lymphatiques se sont infiltrés au milieu de toutes ces travées fibreuses. La plupart des vaisseaux qui sillonnent les travées scléreuses se montrent avec leurs parois épaissies; leur lumière est plus ou moins considérablement amoindrie, sinon même oblitérée.

Les cavités alvéolaires, tassées, s'effacent peu à peu. Tant que leur perméabilité persiste, on voit les alvéoles bourrés d'épithéliums tuméfiés; en même temps, la paroi est tapissée par une couche de cellules pavimenteuses ou cubiques (état fœtal de l'épithélium pulmonaire). Parfois, une cavité alvéolaire apparaît, incomplètement comblée par une cellule géante.

Quelquefois, parmi ces masses de pneumonie blanche syphilitique, on observera, visibles à l'œil nu, des ilots plus durs, plus gris, que le reste des parties malades : ce sont des gommes miliaires. A leur niveau, la structure du lobule est totalement bouleversée. Il s'agit de noyaux scléreux inégalement arrondis, ayant détruit la disposition alvéolaire du poumon. Ils se composent de placards fibroïdes, secs, pauvres en cellules, au milieu desquels tranchent quelques amas nucléaires (follicules gommeux, gommes élémentaires), groupés d'une manière plus ou moins manifeste autour de petits vaisseaux souvent rétrécis ou oblitérés.

Ces nodules gommeux, qui peuvent être cependant parcourus par de larges vaisseaux perméables, s'accompagnent d'une mortification granuleuse, d'une sorte de caséification des tissus adjacents. Cette désintégration par zones ou par îlots caractérise la nécrose gommeuse; le processus scléreux qui l'environne, en s'unissant à elle, complète le type histologique le plus parfait des lésions syphilitiques. Nous retrouverons, chez l'adulte, mais beaucoup moins bien isolée, cette pneumonie scléro-gommeuse, si caractéristique sur les poumons d'enfant.

Syphilis de l'adulte. — Dans le poumon adulte, les lésions syphilitiques peuvent se présenter sous deux types, fort différents à simple vue, également difficiles à reconnaître : la sclérose et les gommes. En réalité, il ne s'agit, pour la plupart des cas, que d'un processus unique, scléro-gommeux, dans lequel prédominent tantôt les travées fibroïdes, tantôt les amas nodulaires dégénérés.

D'une façon comme de l'autre, ce sont toujours des altérations avancées, régressives, au sens anatomo-pathologique du mot. L'histologie assigne, d'ailleurs, une topographie péri-broncho-vasculaire à l'ensemble de ces élaborations spécifiques tertiaires.

Diagnostic anatomique différentiel. — Comment différencier, à première vue, les lésions gommeuses et les lésions tuberculeuses du poumon ? Un vieux tubercule fibro-caséeux ressemble, il faut l'avouer, de point en point, à un vieux nodule scléro-gommeux. Certains caractères cependant permettent, dans le plus grand nombre des cas, d'établir le diagnostic.

Le *siège* des lésions tuberculeuses chroniques est, par ordre de fréquence, le sommet, où les scléro-gommes syphilitiques se localisent exceptionnellement. Les gommes affectent une prédilection marquée pour le voisinage du hile, c'est-à-dire la partie moyenne du poumon, sur des points

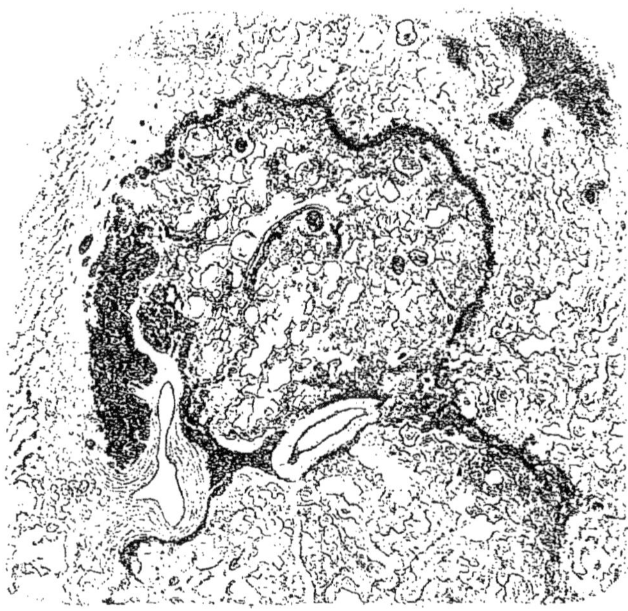

FIG. 81. — SYPHILIS PULMONAIRE.

Foyer de nécrobiose spécifique, développé autour d'une veine pulmonaire péri-lobulaire, trouvé chez une femme syphilitique atteinte de gommes multiples du foie.

La mortification du nodule n'est ni suppurative, ni putride. Il s'agit d'une destruction circonscrite, avec un certain nombre de vaisseaux thrombosés, d'autres vaisseaux demeurant perméables au milieu même du foyer. Les alvéoles sont encore reconnaissables dans la zone mortifiée ; ils sont vides, ou remplis d'un liquide séreux, nullement comparable à la gomme. — La périphérie du nodule est tracée par une bande foncée, concentrique au foyer nécrobiotique. Les éléments lymphatiques s'y accumulent, en même temps que les vaisseaux sont gorgés de sang. Des placards hémorrhagiques se forment même, en particulier à la partie inférieure, au-dessus d'une bande de tissu fibreux représentant une cloison interlobulaire notablement épaissie. — Sur le bord de la préparation à gauche, partie moyenne, la coupe d'une bronche lobulaire accompagnée de son artère pulmonaire. A droite, second nodule nécrobiotique confondu avec le premier. En haut, à gauche, un placard de pneumonie chronique gorgé de cellules lymphatiques. (GROSSISSEMENT 10/1).

riches en tissu conjonctif. D'autre part, les observateurs sont unanimes à reconnaître que la tuberculose se localise très rarement au niveau du hile, exception faite, bien entendu, pour les adénopathies péri-bronchiques, qui ne rentrent pas dans le cadre de la tuberculose pulmonaire proprement dite.

L'*unilatéralité* des lésions syphilitiques du poumon a été considérée comme un de leurs caractères les plus importants : la syphilis frappe, en effet, le poumon droit de préférence. La tuberculose chronique fibro-caséeuse est habituellement bi-latérale, sous-corticale, et se sème, de haut en bas, par colonies disséminées, plus confluentes aux sommets qu'aux bases.

La *forme* des lésions scléro-gommeuses diffère, assez souvent, de celle des nodules tuberculeux fibro-caséeux. Les gommes sont, d'ordinaire, peu arrondies, légèrement anguleuses ; dans ce dernier cas, les placards gommeux procèdent par amas conglomérés ; ils dessinent, sur la coupe, des contours sinueux, comparables à ceux d'une carte de géographie. Les noyaux tuberculeux, même cohérents, sont plus régulièrement arrondis.

Le *volume* de la gomme est extrêmement variable : depuis celui d'un grain de riz, jusqu'à une aveline, un œuf de pigeon, une grosse mandarine. Les tubercules fibro-caséeux, bien enkystés, dépassent rarement les dimensions d'un noyau de cerise, d'une noisette. Petits, ils s'infiltrent rapidement de charbon (tubercules anthracosiques, tubercules de guérison) ; volumineux, ils se calcifient presque inévitablement ou s'évacuent.

La *couleur* des gommes varie suivant leur état de désintégration plus ou moins avancée ; il en est de même pour leur *consistance*. D'abord dure, la gomme encore jeune offre une coloration d'un gris presque blanc, opaque. Sa consistance est dure et sèche. En vieillissant, le nodule gommeux se ramollit, se désagrège du centre à la périphérie, par une fonte de la matière nécrosée, qui, selon les cas, prend un ton jaunâtre et devient une bouillie grumeleuse, ou se transforme en une matière gélatineuse, ou mucoïde, comparable aux solutions de gomme arabique ; ce sont des syphilomes nécrobiotiques. Parfois, enfin, l'élimination des particules mortifiées et plus ou moins caséeuses se produit, soit par évacuation de la matière gommeuse à travers une bronche adjacente (caverne gommeuse syphilitique), soit par résorption progressive, sans ulcération. Dans ce dernier cas, le centre de la gomme devient une masse de tissu mucoïde, plus ou moins richement vasculaire, prête aux rétractions cicatricielles (cicatrices syphilitiques). La cicatrisation d'une gomme pulmonaire peut donc, en résumé, s'opérer par deux procédés différents : la fonte et l'évacuation à travers les bronches, la résorption sans ulcération (fig. 81).

Les conséquences en sont identiques et se caractérisent par la formation de cicatrices étoilées, plissées, fibroïdes, blanches ou ardoisées, au centre desquelles on retrouve presque toujours quelque amas caséeux ou fibrinoïde, sec, opaque. Les déformations secondaires du poumon adjacent peuvent être considérables.

Inversement, les masses tuberculeuses évacuées creusent des cavernes ou des dilatations bronchiques, d'origine, sinon de nature, bacillaire. Les gros tubercules non évacués s'infiltrent de sels calcaires et de poussières de charbon. Leur fonte mucoïde est à peu près inconnue, en tout cas discutable.

L'état caséeux des produits tuberculeux enkystés est presque la règle. Les différences entre les gommes syphilitiques et les tubercules fibro-caséeux sont donc, microscopiquement parlant, assez nombreuses pour en faciliter le diagnostic.

Le tissu fibreux qui entoure gommes et gros tubercules leur forme une coque, une zone d'enkystement, qui diffère assez fréquemment pour l'une et l'autre sorte de lésion.

Le tubercule fibro-caséeux s'entoure de zones fibreuses presque toujours infiltrées de charbon ; d'où la teinte ardoisée, verdâtre, de la périphérie des vieux tubercules. En outre, la sclérose péri-tuberculeuse reste fréquemment circonscrite, engainée elle-même par une bande d'emphysème pulmonaire souvent considérablement étendue. Quand les travées fibreuses qui partent du tubercule diffusent plus largement dans l'épaisseur du parenchyme pulmonaire, la phtisie fibreuse des auteurs modernes est constituée et se caractérise surtout par un emphysème chronique, parsemé de sclérose et de nodules caséeux anthracosiques, très irrégulièrement distribués, du sommet à la base, dans toute la hauteur du poumon.

Le processus scléro-gommeux offre une allure plus nettement systématisée ; en outre, il rayonne vigoureusement autour des colonies gommeuses. Ce sont, d'ordinaire, des placards blanc-nacrés de pneumonie interstitielle, défonçant les lobules et formant au hasard de larges bavures périphériques.

D'autres fois, la systématisation de la sclérose se fait concentrique aux appareils bronchiques : un certain nombre de bronches, des dimensions les plus variables, adjacentes à la gomme ou enclavées au milieu des placards scléro-gommeux, s'entourent d'un manchon de tissu fibreux. Cette péribronchite scléreuse, ailleurs scléro-gommeuse, s'accompagne de modifications profondes dans la structure, et par conséquent dans la forme, des canalisations bronchiques. Aussi, n'est-il point rare d'observer des dilatations irrégulières, voire même des rétrécissements, partiels ou concentriques aux bronches de différents calibres.

A côté de ces zones de broncho-pneumonie scléro-gommeuse, ou même beaucoup plus loin et sans rapport avec elles, on pourra découvrir des cicatrices étoilées, corticales ou profondes, labourant dans tous les sens le parenchyme pulmonaire le couturant de brides, de plis, de sillons irréguliers : îlots de sclérose diffuse, blanche ou ardoisée, au centre desquels toute trace de gommes peut faire absolument défaut (sclérose syphilitique diffuse du poumon).

La tuberculose fibro-caséeuse ne cause jamais des ravages aussi considérables, aussi désordonnés. Elle rétracte peu la surface du poumon ; ses bandes fibreuses ne rayonnent pas autant ; elles s'infiltrent plutôt de sels calcaires. Les grosses bronches cartilagineuses, rarement prises ou simplement ulcérées, ne sont pour ainsi dire jamais sténosées.

La trachée et le larynx, touchés par la tuberculose, montrent des lésions exulcéreuses, serpigineuses, toujours en évolution, exceptionnellement en voie de cicatrisation. La syphilis de la trachée et du larynx y occasionne, au contraire, des effondrements, des rétractions cicatricielles, des coarctations fibroïdes véritablement inconnues de la tuberculose.

La plèvre, toujours atteinte dans la tuberculose pulmonaire, peut n'être que légèrement touchée (adhérences celluleuses lâches); sa symphyse est commune et peut devenir nettement fibroïde, avec ou sans masses caséo-tuberculeuses, infiltrées au milieu de ses adhérences, et reconnaissables à leur opacité jaunâtre.

La syphilis pulmonaire ne s'accompagne pas nécessairement de pleurésie chronique; mais, quand la plèvre est envahie, le même processus scléreux désorganisateur la traverse souvent dans tous les sens, sans gommes au milieu des tractus fibreux.

Enfin, les autres viscères prennent une part variable à l'une ou à l'autre des deux maladies infectieuses; avec cette différence, toutefois, que la tuberculose pulmonaire reste très fréquemment circonscrite à l'appareil respiratoire. L'inverse est la règle pour la syphilis, qui laisse d'ordinaire des traces indélébiles de son passage dans différents tissus ou viscères : à l'autopsie d'une syphilis pulmonaire, la peau, la muqueuse bucco-pharyngée, l'encéphale, les reins, le testicule, et particulièrement le foie, sont souvent atteints.

Les *caractères microscopiques* des lésions suffiraient, au besoin, pour assurer le diagnostic différentiel. La syphilis scléro-gommeuse se reconnaîtra à deux traits spéciaux : c'est bien, tout d'abord, à une sclérose fibroïde diffuse des lobules que l'on a affaire; en outre, on aperçoit, presque toujours, disséminés au milieu de ces placards scléreux, des nodules infectieux, considérés par tous les auteurs comme des *gommes miliaires* conglomérées.

Chacune de ces gommes élémentaires est constituée essentiellement d'un centre de matière nécrosée, amas de quelques cellules connectives ou endothéliales vasculaires ayant subi, individuellement, une sorte de mortification fibrinoïde ou caséeuse, qui les rend inaptes aux différenciations colorantes; ce qui frappe à l'examen de cette zone centrale, c'est son état amorphe et l'absence de noyaux cellulaires.

Autour de cet îlot mort, se sont accumulées des cellules lymphatiques en nombre plus ou moins considérable, véritables microphages attirés auprès des éléments en voie de mortification.

Tel est le syphilome élémentaire. Plus tard, lorsqu'à la gomme miliaire seront venues s'adjoindre d'autres gommes élémentaires, le *nodule gommeux*, plus gros, formé par la coalescence de plusieurs îlots infectieux, se reconnaîtra comme suit : *a*) un placard central, caséifié ou fibrinoïde, plus ou moins homogène, limité par un bord festonné; *b*) une zone moyenne, fibroïde, formée de travées concentriques, lamelliformes, et parsemée aussi, mais

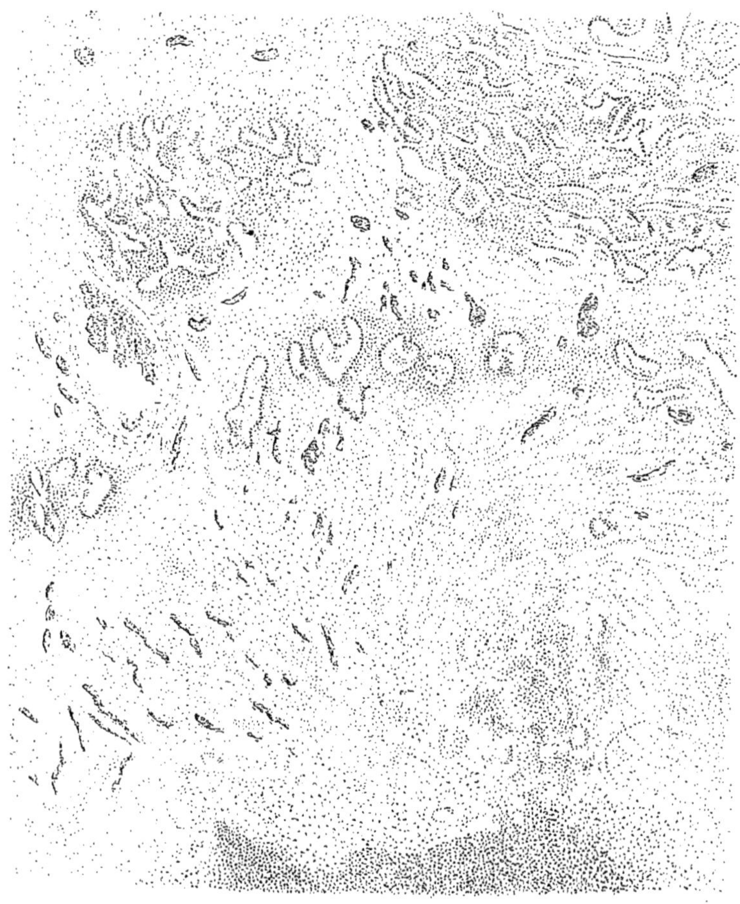

FIG. 82. — SCLÉROSE TUBERCULEUSE DU POUMON.

Condensation des lobules pulmonaires enclavés au milieu des placards fibro-caséeux. Transformation cubique des épithéliums alvéolaires.

Au bas de la préparation, on aperçoit le bord d'un bloc caséeux épais, reconnaissable à son homogénéité, à son aspect amorphe, à ses limites vagues perdues dans les zones fibroïdes adjacentes. — Quelques cellules géantes au contact de la masse caséeuse. — De nombreux vaisseaux gorgés de globules rouges (colorés en rouge brique) divergent par rapport au placard fibro-caséeux. — Quelques alvéoles isolés, en bande parallèle à la masse fibro-caséeuse, se reconnaissent à leur forme irrégulière, à leur bordure d'épithélium cubique, sur une seule couche, à leur vacuité presque complète. Au haut de la préparation, deux placards d'alvéoles pulmonaires, formant deux sortes de lobules alvéolaires, disséqués par l'inflammation fibreuse. Les cavités alvéolaires sont irrégulières, sinueuses, rappelant, par leur disposition bourgeonnante, la coupe d'une glande acineuse chroniquement enflammée. Cet aspect est encore plus net quand on observe les épithéliums cubiques qui tapissent sur une seule couche la cavité de chacun de ces alvéoles. — Aucune trace de lésions tuberculeuses à ce niveau. — A gauche, une grosse veine pulmonaire incomplètement remplie de sang. — Tout le reste de la coupe est occupé par un tissu fibro-vasculaire, onduleux, richement nucléé, caractéristique de la sclérose inflammatoire qui a transformé de fond en comble le parenchyme pulmonaire. (GROSSISSEMENT 55/1).

beaucoup plus rarement que dans la tuberculose, par des cellules géantes; c) enfin, comme bordure extérieure, une couronne d'éléments lymphatiques diffusant dans les espaces inter-alvéolaires et inter-lobulaires, jusque dans les cavités des alvéoles. Cette sorte d'inflammation végétante représente la zone d'envahissement des colonies spécifiques.

Enfin, caractère important, il est impossible de déceler parmi ces nodules aucun élément microbien particulier : la tuberculose de Koch n'a rien à voir dans le mode de formation de ces lésions nodulaires dégénératives.

Les cavités alvéolaires adjacentes ne sont guère atteintes que de pneumonie épithéliale; elles peuvent être comblées de cellules de revêtement proliférées, et de leucocytes diapédésés. Ces éléments sont, en outre, souvent envahis, ainsi que les épithéliums, par la dégénérescence graisseuse.

Histologiquement, la tuberculose diffère beaucoup de la syphilis. Voici, en quelques mots, leurs traits particuliers.

1° La tuberculose fibro-caséeuse du poumon circonscrit ses placards nécrobiotiques d'une manière bien moins rigoureuse que la gomme.

2° Le processus caséeux bacillaire désagrège plus profondément le squelette pulmonaire : les fibres élastiques, les parois alvéolaires, les canaux vasculaires et bronchiques saisis par la caséification, s'y fondent, s'y vitrifient, en ne laissant de leurs éléments fondamentaux que des traces mal isolables, noyées dans la matière mortifiée (fig. 82).

La gomme, au contraire, contient souvent encore, à son centre, des vaisseaux perméables, des cavités alvéolaires ou bronchioliques simplement irritées, épaissies, fibroïdes.

3° Le tubercule massif, scléro-caséeux, s'infiltre rapidement de charbon et se calcifie vite. La gomme demeure souvent à l'abri de ces deux infiltrats.

4° La tuberculose, si étendue soit-elle, s'entoure presque inévitablement d'une couronne, incomplète ou même complète, de cellules géantes. Ces cellules géantes ont des formes et des dimensions très variables; avec leurs bacilles de Koch bien ou mal colorables, elles peuvent se charger de poussières charbonneuses, de granulations graisseuses, se creuser de vacuoles, etc.; elles sont toujours reconnaissables. Les bacilles, il est vrai, y disparaissent au bout d'un certain temps.

La gomme est habituellement dépourvue de cellules géantes.

5° Les tissus voisins des tubercules, en particulier les bronches et les vaisseaux sanguins ou lymphatiques, sont enflammés; ils participent au processus infectieux qui les côtoie. L'endartérite, la péri-artérite, la bronchite et les nodules broncho-pneumoniques péri-bronchiques, sont constants dans l'entourage des tubercules.

Au contraire, la gomme, sauf ses travées scléreuses diffuses, reste isolée, silencieuse, au milieu du parenchyme pulmonaire. Tout au plus condense-t-elle parfois les fibres élastiques interstitielles voisines, ou les dessèche-t-elle en les brisant, comme l'a signalé Cornil.

SCLÉROSES TUBERCULEUSES

Les différentes modalités de la tuberculose fibro-caséeuse passées en revue, à propos du diagnostic différentiel des lésions scléro-gommeuses syphilitiques du poumon, ne représentent qu'une partie du chapitre des cirrhoses tuberculeuses pulmonaires.

En principe, toute lésion bacillaire du poumon, quelles que soient sa forme et son étendue, s'entoure invariablement d'une zone de tissu fibreux, pour peu que sa durée ait été prolongée. Aussi, les formes broncho-pneumoniques rapidement ulcératives de la bacillose sont-elles moins sclérosantes et plus disséminées. La phtisie chronique ulcéreuse, avec ses effondrements cavitaires, capables d'évacuer, par exemple, la totalité du lobe supérieur, ne donne lieu le plus souvent qu'à des inflammations scléreuses pleurales, les parois interlobulaires étant détruites par la fonte caséeuse du parenchyme.

De même, la pneumonie caséeuse pseudo-lobaire n'enkyste que peu ses blocs massifs de tissu nécrosé; la sclérose qui les entoure reste discrète, irradie peu au delà des parties les plus rapprochées des masses pneumoniques, même alors que celles-ci sont ulcérées.

Les formes nettement sclérosantes de la tuberculose pulmonaire chronique consistent en deux types tranchés, reliés du reste l'un à l'autre par une foule de variétés intermédiaires.

La première forme, la plus commune, véritable *phtisie fibreuse*, est constituée par des îlots fibro-caséeux anthracosiques, de volume variable, réunis en amas cohérents, tantôt au sommet, ce qui est le cas le plus ordinaire, tantôt dans la hauteur du bord postérieur, tantôt enfin dans la totalité d'un lobe inférieur ou d'un poumon entier. Les masses tuberculeuses, souvent enkystées, peuvent, au moins pour quelques-unes, être devenues cavitaires, ou bien s'être cicatrisées après évacuation.

Les bandes fibreuses qui réunissent les uns aux autres ces amas diversement conglomérés, ont un aspect ardoisé, à cause du charbon qui les infiltre. Le parenchyme pulmonaire intermédiaire est régulièrement emphysémateux.

La répartition des lésions scléreuses anthracosiques et de l'emphysème varie donc d'un point à un autre, suivant les sujets. C'est ainsi, par exemple, que les tractus fibreux qui se détachent des foyers tuberculeux s'enfonceront à des distances considérables, sans ordre, dans l'épaisseur du parenchyme emphysémateux. Cette inflammation fibreuse, irradiant bien au delà des limites des colonies tuberculeuses, représente un des types les plus complets de la pneumonie interstitielle de cause toxique (fig. 82).

Souvent, le poumon, plus volumineux que normalement, est aussi plus lourd, plus dense, du moins au niveau de ses blocs sclérosés. La plèvre est toujours touchée. On comprend, sans autres détails, qu'en clinique, de tels malades soient considérés comme atteints d'emphysème chronique avec dilatation du cœur, ou de pleuro-pneumonie chronique fibreuse de nature indéterminée. D'ordinaire, cependant, la prédominance au sommet des signes de sclérose et de bronchite chronique met sur la voie du diagnostic.

La seconde forme de sclérose tuberculeuse correspond à des cas moins communs à la vérité : des îlots de pneumonie lobulaire ulcérative accumulés sur une étendue considérable, un lobe entier par exemple, sont séparés les uns des autres par d'énormes travées fibreuses inter-lobulaires. Ces bandes innombrables de sclérose s'implantent, à la périphérie du poumon, sur la plèvre, et s'enfoncent, dans la profondeur, souvent jusqu'au niveau du hile. La participation du système lymphatique est évidente; les travées fibroïdes sont assez souvent gorgées de cellules géantes ou de nodules tuberculeux. Sur une coupe perpendiculaire à la plèvre, le lobe atteint apparaît creusé d'une foule de foyers ramollis, de cavernules entourées de placards caséeux, blanc jaunâtres; tout autour de ces lobules ramollis s'étagent méthodiquement les épaisses cloisons fibroïdes, blanchâtres ou ardoisées. La sclérose trace ainsi des lignes irrégulièrement perpendiculaires les unes aux autres et rappelant assez bien le squelette inter-lobulaire, mais fort hypertrophié.

SCLÉROSES TRAUMATIQUES. PNEUMOKONIOSES

Tout corps étranger, véhiculé par l'air dans l'inspiration (microbes ou poussières insolubles), lancé par le torrent circulatoire sanguin (infarctus emboliques, échinocoques) ou lymphatique (cancer secondaire de la plèvre ou du poumon), ou pénétrant, par irruption, à travers les parois thoraciques et la plèvre (plaies pénétrantes du poumon), éveille autour de lui, dans le parenchyme pulmonaire, une réaction inflammatoire. La sclérose est l'aboutissant ultime des différents processus aigus, subaigus ou chroniques, consécutifs : elle révèle les blessures et les procédés de défense de l'organisme.

Nous ne nous occupons que des pneumonies chroniques causées par la pénétration répétée des poussières insolubles. Le terme de *pneumokonioses* désigne l'ensemble des affections chroniques du parenchyme pulmonaire causées par les différentes espèces de poussières, que ces poussières soient d'origine animale (comme la laine, la soie, la nacre), d'origine végétale (comme le charbon, le coton, le blé), ou d'origine minérale (comme le fer, la silice, le cinabre).

Une fois lancées dans l'arbre aérien, la plupart de ces poussières, vu leur énorme quantité introduite en un temps donné, forcent les barrières physiologiques qui leur étaient offertes par le système bronchique supérieur (mucus, épithéliums ciliés, muscles constricteurs).

De proche en proche, et grâce aux poussées successives de la colonne d'air, certaines de ces poussières parviennent à s'enfoncer jusque dans les bronches intra-lobulaires : la bronche acineuse, les canaux alvéolaires, sont tour à tour envahis par ces petits corps étrangers, qui peu à peu pénétreront ainsi jusqu'au fond des infundibula. La preuve en est donnée par l'examen des poumons normaux de l'homme (décapité), qui montrent nombre d'épithéliums bronchioliques et alvéolaires infiltrés de poussières de charbon (fig. 83). Cette surcharge des épithéliums respiratoires par des poussières étrangères

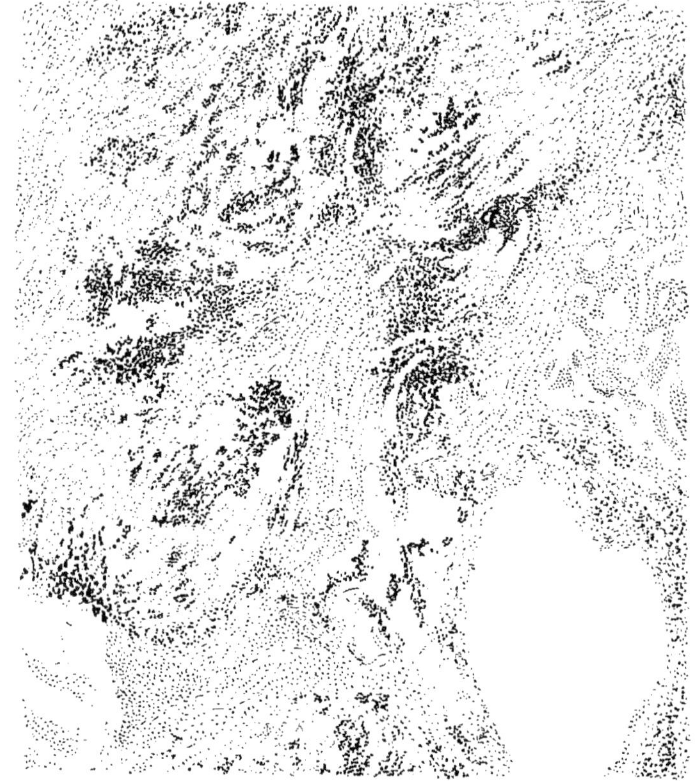

Fig. 83. — Sclérose anthracosique du poumon. Dégénérescence hyaline des travées fibreuses. Bronchectasie.

Au milieu des travées fibreuses qui occupent la presque totalité de la préparation se montrent deux sortes de lésions surajoutées : 1° l'anthracose, reconnaissable aux traînées noires semées sur tous les points, aussi bien au milieu des placards fibreux que dans l'épaisseur des parois vasculaires et jusque dans les couches constitutives de la bronche dilatée, atrophiée, qui occupe le bas de la préparation ; 2° la transformation hyaline d'un grand nombre de travées fibreuses, reconnaissables au ton rouge cerise des traînées dégénératives, à leur aspect brillant, peu fibrillaire, à l'absence de noyaux. Cette lésion chronique, surajoutée à l'inflammation fibreuse, est rarement aussi étendue que dans l'état actuel. — La partie droite de la préparation montre, par comparaison, l'état du tissu fibreux qui a envahi la totalité du parenchyme pulmonaire. En bas, à droite, la coupe d'une bronche dilatée. Quelques vaisseaux traversent encore de place en place le derme atrophié de la muqueuse ; l'épithélium n'est plus en place ; toute trace de structure musculaire, cartilagineuse et glandulaire, a disparu. — Au-dessus de la bronche dilatée, une douzaine de cavités alvéolaires déformées, écrasées au milieu des travées fibreuses qui les environnent. Quelques alvéoles contiennent encore des épithéliums desquamés, dégénérés. — Les vaisseaux encore perméables au sang sont peu nombreux dans le tissu scléreux ; ils font totalement défaut dans les placards hyalins. (Grossissement 40/1).

à l'organisme, aussi bien d'ailleurs que leur réplétion par le pigment sanguin (poumon cardiaque), est une démonstration du rôle protecteur de l'épithélium.

L'arrêt des poussières insolubles, en se faisant sur un point quelconque de l'arbre respiratoire, sollicite la mise en œuvre d'un procédé de défense de l'organisme. Chaque grain de poussière représente un corps étranger irritant, rugueux. Le traumatisme qu'il détermine blesse la muqueuse sur laquelle il s'incruste et appelle autour de lui une réaction diapédétique. Déjà, à l'état normal, comme on sait, les leucocytes franchissent incessamment les parois des bronches et les cloisons alvéolaires, afin d'exercer, même en plein air, leur pouvoir phagocytaire. Les cellules à poussières ne sont, pour la plupart, que des leucocytes émigrés. L'arrivée continuelle des masses pulvérulentes insolubles sollicite au maximum cette fonction destinée à assurer l'intégrité de l'organe.

Chaque leucocyte se charge, soit de particules charbonneuses (anthracose), soit d'oxyde rouge de fer (sidérose), soit de silex (chalicose), etc.

De ces leucocytes, ainsi gorgés de poussières, les uns stagnent dans les cavités aériennes et y meurent sans doute, au bout de quelque temps ; les autres franchissent les parois des bronches ou de l'alvéole et tombent dans les espaces lymphatiques sous-jacents.

Le torrent de la lymphe tend à les entraîner hors des voies aériennes, jusque dans les ganglions du hile du poumon, et même au delà, dans les ganglions du médiastin, etc. D'autres fois, les poussières inertes (et cela est surtout vrai pour l'anthracose, les parcelles de charbon étant les plus légères et les moins rugueuses) suivent les périgrinations des éléments lymphatiques qui les promènent dans l'épaisseur de la plèvre, dans la cavité pleurale et dans les vaisseaux lymphatiques sous-pleuraux. Les espaces intercostaux, le diaphragme, le péritoine, les ganglions pré-vertébraux lombaires, peuvent être, de la sorte, tatoués de charbon.

Bien souvent, le trajet assigné aux poussières du poumon demeure plus restreint : les leucocytes, soit en succombant, soit en se débarrassant de leur fardeau, infiltrent de charbon, de silice, ou d'oxyde de fer, les différents espaces ou vaisseaux lymphatiques du parenchyme pulmonaire. On voit les particules étrangères s'accumuler peu à peu autour des vaisseaux sanguins, artères et veines pulmonaires, autour des canaux bronchiques de différents ordres, dans les espaces péri-lobulaires et péri-acineux, dans les travées connectives sous-pleurales, aussi bien que dans le tissu conjonctif engainant l'axe broncho-artériel du lobule. Enfin, les cloisons inter-alvéolaires ellesmêmes peuvent devenir le réceptacle de ces innombrables petits corps étrangers, surtout au niveau des régions antérieurement frappées par quelque lésion aiguë ou chronique. Nous avons présenté la même remarque à propos des différentes variétés de pneumonies chroniques, dont les placards fibreux s'infiltrent de charbon, au point de devenir méconnaissables.

La surcharge du tissu interstitiel par cette quantité de matériaux anormaux détermine toujours une inflammation lente, qui a pour conséquence le développement d'une sclérose interstitielle du poumon. Ces scléroses secondaires aux pneumokonioses évoluent parallèlement à la cause qui leur a donné naissance. L'induration du parenchyme pulmonaire pourra donc, dans les cas extrêmes, devenir extraordinaire, transformer par exemple la totalité des deux poumons en d'énormes blocs massifs, vert-noirâtres dans l'anthracose, rouge brique dans la sidérose, résistant au doigt, criant sous le scalpel, laissant sourdre sur la coupe une quantité assez considérable de liquide coloré, en un mot profondément métamorphosés.

Au microscope, toutes les lésions de la sclérose vues précédemment peuvent se rencontrer, réglées par les infiltrats massifs de poussières interstitielles. Les alvéoles sont rétrécis, ou même comblés, par les poussières étrangères, les cellules épithéliales et les lymphatiques; ils sont bordés quelquefois d'éléments cubiques; enfin, leur cavité peut disparaître, comprimée de toutes parts par les travées fibreuses interstitielles (fig. 82).

Les bronchioles et les bronches chroniquement enflammées vont, dans certains cas, devenir le point de départ de processus ulcératifs qui conduisent à la formation de cavernules et de cavernes. La phtisie anthracosique des mineurs, la phtisie des carriers (sidérose ulcérative), sont en outre fréquemment de nature tuberculeuse. Cependant, certaines observations semblent dûment établir la nature non bacillaire de cavernes anthracosiques ou chalicosiques du poumon, creusées en pleins blocs scléro-pneumokoniosiques.

Terminons cette esquisse des pneumokonioses, en rappelant que fort souvent telle observation donnée est loin d'être pure, plusieurs sortes de poussières insolubles s'adjoignant les unes aux autres, pour déterminer une sclérose diffuse des poumons.

L'anthracose s'associe à la plupart des autres pneumokonioses, en particulier à la sidérose, et la sidérose s'unit avec la chalicose (phtisie des aiguiseurs et des tailleurs de meules), etc. Seule, l'analyse chimique, comme nous avons pu le démontrer dans un cas, avec le professeur G. Pouchet (phtisie des broyeurs d'émeri, silice, alumine et peroxyde de fer), permet de déterminer d'une manière absolue les diverses associations de poussières pathogéniques accumulées dans l'épaisseur du poumon.

SCLÉROSES TOXIQUES

De toutes les scléroses pulmonaires, les scléroses toxiques sont le moins bien connues.

Il existe, en effet, une série assez importante d'intoxications chroniques, d'ordres divers, produisant dans l'intimité de l'organisme des lésions inflammatoires ou dégénératives très variées, parmi lesquelles l'inflammation chronique fibroïde du tissu conjonctif tient fréquemment la première place.

Ce sont : les *intoxications* proprement dites, comme celles résultant de l'alcoolisme chronique, du saturnisme, de l'hydrargyrisme; les *toxi-infections*, parmi lesquelles il faut mettre en première ligne l'impaludisme, la fièvre typhoïde, la tuberculose, la syphilis, peut-être aussi le rhumatisme aigu; les *auto-intoxications*, comme celles qui résultent de la goutte, du diabète, des néphrites chroniques et des dyspepsies gastro-intestinales (arthritis, herpétisme, etc.). Les affections chroniques des différents émonctoires, le foie, le rein, la peau, semblent favoriser largement les scléroses par auto-intoxication.

Pour ce qui est du poumon, qui est un émonctoire aussi, et non le moins important, les différents poisons, connus ou inconnus, circulant dans le sang et la lymphe, ou même s'éliminant par les voies respiratoires (alcools, essences, ptomaïnes, toxines), jouent incontestablement le même rôle pathogénique qui leur est accordé au sujet de la pathologie du foie, du rein, de la peau, des centres nerveux et des nerfs périphériques.

Où la difficulté commence, c'est de savoir établir la part qui revient aux différents poisons, dans un organe si communément affecté de lésions inflammatoires, aiguës ou chroniques, c'est-à-dire d'infections locales, sclérosantes au premier chef. Tout ce que l'on peut avancer se résume en quelques constatations associées à de nombreuses hypothèses. Ces dernières ne doivent pas nous arrêter. Il est bien inutile de se demander, par exemple, si l'alcool est capable d'irriter le squelette interstitiel du poumon, d'épaissir ses cloisons inter-acineuses et inter-lobulaires et de scléroser son tissu conjonctif sous-pleural et péri-bronchique.

Il serait meilleur de chercher à prouver que la goutte, le diabète et le saturnisme, en enflammant d'une manière chronique les petits vaisseaux, les capillaires sanguins et les faisceaux connectifs, organisent dans le parenchyme pulmonaire deux ordres de lésions : des îlots de sclérose et des zones d'emphysème.

Le poison palustre est reconnu, de son côté, sclérogène pour beaucoup d'organes (la rate, le foie, les reins, le poumon) et pour les départements vasculaires du tissu conjonctif (artérite, pyléphlébite, endocardite palustres). Nous avons vu la syphilis et la tuberculose agissant de même par leurs poisons, dans les scléroses pulmonaires. On doit donc accepter sans hésitation des scléroses toxiques du poumon; on leur accordera les caractères de diffusion, de complexité et de chronicité, que la pathologie moderne leur assigne dans la presque totalité des autres viscères, et l'on tâchera de reconnaître, si possible, quelque caractère différentiel à chacune de leur variétés.

La cirrhose palustre du poumon peut être surchargée de poussières pigmentaires. De même, la cirrhose cardiaque du poumon présente des îlots d'alvéolite fibroïde, pigmentaire, au milieu desquels les dépôts de pigment sanguin, accumulés dans les cellules épithéliales et lymphatiques, forment les vrais centres phlogogènes de la sclérose insulaire du poumon (fig. 28).

En dehors de ces cas, fort simples du reste, tout est vague encore ; car, bien entendu, nous ne parlons plus ici de la tuberculose ni de la syphilis.

Les scléroses saturnine, diabétique et goutteuse, du poumon n'ont, pour ainsi dire, rien de caractéristique. Elles se confondent au milieu de la lésion dominante, l'emphysème chronique généralisé, qui les efface ou les relègue au second plan. En outre, les inflammations infectieuses broncho-pneumoniques, pleuro-pneumoniques et vasculaires, qui les accompagnent d'ordinaire, leur enlèvent à peu près toute individualité.

DILATATION DES BRONCHES

Les détails dans lesquels nous sommes entrés, à l'occasion de la pathogénie des scléroses pulmonaires, ont jeté un certain jour sur celle des bronchectasies concomitantes. Nous avons vu que toute infection aiguë, subaiguë ou chronique, circonscrite à un département quelconque des canaux bronchiques de moyen ou de petit calibre, constitue un danger redoutable pour l'avenir. Le squelette des parois bronchiques, bouleversé dans sa structure, et ayant perdu une partie plus ou moins considérable des cartilages, des fibres élastiques et des cellules musculaires, se transforme en un tissu de cicatrice, mal fait pour résister à la pression de l'air.

La pneumonie chronique, constante autour des canaux aériens ainsi transformés, contribue aux déformations consécutives et à l'ectasie terminale.

Passons en revue les caractères anatomo-pathologiques, macroscopiques et microscopiques, des dilatations bronchiques.

CARACTÈRES ANATOMO-PATHOLOGIQUES

Lésions macroscopiques. — La *forme* des bronches dilatées varie essentiellement, suivant que l'ectasie des parois se fait sur une très grande étendue et d'une manière à peu près régulière, ou bien qu'elle produit un accident local, un anévrysme partiel.

Dans le premier cas, la section des rameaux bronchiques, pratiquée aux ciseaux mousses dans toute la hauteur de l'arbre respiratoire, peut seule permettre de constater une dilatation cylindrique, ou mieux cylindroïde, d'une ou de plusieurs ramifications de moyen ordre. Encore faut-il une attention soutenue pour reconnaître de telles déformations, lorsqu'elles sont à la fois modérées et fort étendues. Les incisions transversales des bronches, faites à l'occasion des sections du poumon, ne permettent le plus souvent que de soupçonner l'augmentation du calibre des bronches moyennes ou même des petites bronches.

Quoi qu'il en soit, les bronchectasies cylindriques peuvent être considérées, avec tous les auteurs, comme affectant deux types bien distincts, la bronchectasie cylindrique partielle et la dilatation cylindrique générale.

Partielle, la dilatation cylindrique occupe de préférence les bronches moyennes du sommet, parfois aussi celles du lobe inférieur, vers son bord postérieur. Il s'agit plutôt, à vrai dire, d'une déformation cylindro-conique ou même conique; car on voit la bronche, encore saine, se dilater brusquement et s'élargir au fur et à mesure qu'elle s'enfonce plus profondément dans le parenchyme pulmonaire, généralement sclérosé. Le canal ainsi déformé se termine d'ordinaire par un cul-de-sac arrondi, plus ou moins rapproché de la surface pleurale. Au sommet du poumon, le canal bronchique peut affleurer la surface pleurale, au milieu de rétractions cicatricielles, de placards de pneumonie ardoisée et d'îlots emphysémateux diversement enchevêtrés.

Pour ce qui est de la dilatation cylindrique généralisée, les exemples de cette affection sont des plus rares, partant discutables. Un seul poumon serait atteint, et la plupart des observateurs s'accordent à attribuer cette altération, sinon à une malformation congénitale, du moins aux premiers temps de la vie extra-utérine. On a pu même se demander, dans certains cas, s'il ne s'agissait pas de syphilis héréditaire.

Les dilatations anévrysmatiques ou ampullaires diffèrent des précédentes par l'effondrement partiel du canal aérien. En suivant, avec les ciseaux, les rameaux bronchiques de moyen volume, on tombe tout à coup dans une poche qui communique directement avec la bronche par divers procédés.

Dans certains cas, la distension du canal bronchique se fait concentriquement à lui; il en résulte une sorte de boursouflement sphérique ou sphéroïdal du tuyau cylindrique. Au-dessous, et suivant l'axe même de la bronche sus-jacente, la canalisation bronchique reparaît avec sa forme cylindrique et ses dimensions approximativement normales. On a pu comparer, avec raison, cette dilatation ampullaire circonférentielle à certains instruments de verre soufflé, cylindriques, munis de renflements sphériques dans leur continuité, et d'un usage courant dans les laboratoires de chimie. D'autres fois, l'anévrysme bronchectasique est latéral, appelé encore sacciforme, c'est-à-dire appendu à la paroi bronchique, avec laquelle il communique par un orifice de forme et de dimensions variables. La forme de cette ampoule latérale peut être régulièrement arrondie, sphérique ou irrégulière, sans cependant devenir anfractueuse ou multiloculaire, ce qui permet le diagnostic différentiel d'avec les cavernes pulmonaires. Dans de très rares circonstances, la dilatation sacciforme résulterait d'une hernie véritable de la muqueuse bronchique à travers une déchirure des autres parois; mais ces cas sont si exceptionnels, si discutables, qu'on a le droit de se demander si l'on ne les a pas confondus avec des dilatations kystiques des glandes muqueuses annexées aux bronches. Ces glandes sont quelquefois hypertrophiées, ou atteintes de dégénérescence muqueuse.

La bronche qui précède, celle qui suit la dilatation ampullaire, présentent certaines particularités. L'ampoule sacciforme ne possède qu'un orifice de communication : cet orifice est d'ordinaire régulièrement arrondi, lisse, fibroïde. Il peut, au contraire, être froncé, irrégulier, parfois même rétréci, au point de ne donner que difficilement accès à l'air dans la cavité anévrysmatique. L'oblitération complète de l'orifice est possible ; dans ce cas, la poche est presque toujours remplie de mucus, exceptionnellement de matière caséeuse.

Lorsque la circonférence de l'ampoule est concentrique à l'axe de la bronche, la poche possède deux orifices, l'un supérieur, l'autre inférieur, situés dans le prolongement l'un de l'autre. Ces orifices, comme pour l'ampoule sacciforme, peuvent être normaux ou rétrécis, sans que l'état de l'un soit identique à celui de l'autre.

L'obstruction complète d'un et même des deux orifices est possible. Plus souvent, peut-être, l'orifice supérieur, celui qui donne accès à l'air, est large, béant ; quelquefois, il fait suite à une dilatation fusiforme de la bronche, qui a le droit d'être, elle-même, entourée de lésions chroniques fibroïdes, fibro-caséeuses ou tuberculeuses, semées dans le parenchyme pulmonaire voisin. Il ne faut pas oublier, en effet, que toute broncho-pneumonie chronique peut déterminer un degré quelconque de dilatation bronchique. Les formes chroniques de la tuberculose pulmonaire n'occasionnent, à la vérité, presque jamais la bronchectasie ampullaire.

La bronche sous-jacente à l'anévrysme s'atrophie d'ordinaire : peu accessible à la colonne d'air, elle s'affaisse, se réduit au minimum. D'autres fois, elle se dilate aussi et ses dilatations peuvent offrir deux types bien distincts : tantôt de nouvelles ampoules, de formes et de dimensions variables, séparées de la première, et les unes des autres, par des portions du canal bronchique sclérosé, se succèdent et constituent la dilatation moniliforme ou en chapelet ; tantôt la bronche sous-jacente à l'ampoule se distend à l'excès, sans aucune forme déterminée, et devient une sorte de grande cavité kystique sous-pleurale, entourée de couches épaisses de tissu fibreux (fig. 79).

Lorsque la dilatation occupe des rameaux voisins de la plèvre, d'ordinaire elle fait saillie à la surface de la séreuse ; on se trouve en présence de l'affection décrite, depuis Laënnec, sous le nom de dilatation des extrémités bronchiques. Souvent, en ce cas, les cavités bronchectasiques sont assez nombreuses, conglomérées. Elles sont parfois cohérentes au point de donner lieu, sur une étendue variable, à une série de cavités aréolaires, diversement dirigées, et qu'on voit communiquer les unes avec les autres au milieu des travées fibreuses du poumon sclérosé. C'est à cette affection compliquée de bronchite fétide que certains auteurs ont imposé le nom de gangrène curable des extrémités bronchiques.

Tels sont, considérés à un point de vue un peu schématique, les types classiques de la bronchectasie. Il est utile d'ajouter que, dans nombre de circonstances, ces variétés, de forme cylindrique, ampullaire ou sacciforme, se sont combinées dans différentes proportions et se compliquent de déformations très irrégulières des bronches voisines.

L'orientation des coupes, les désorganisations produites par la sclérose

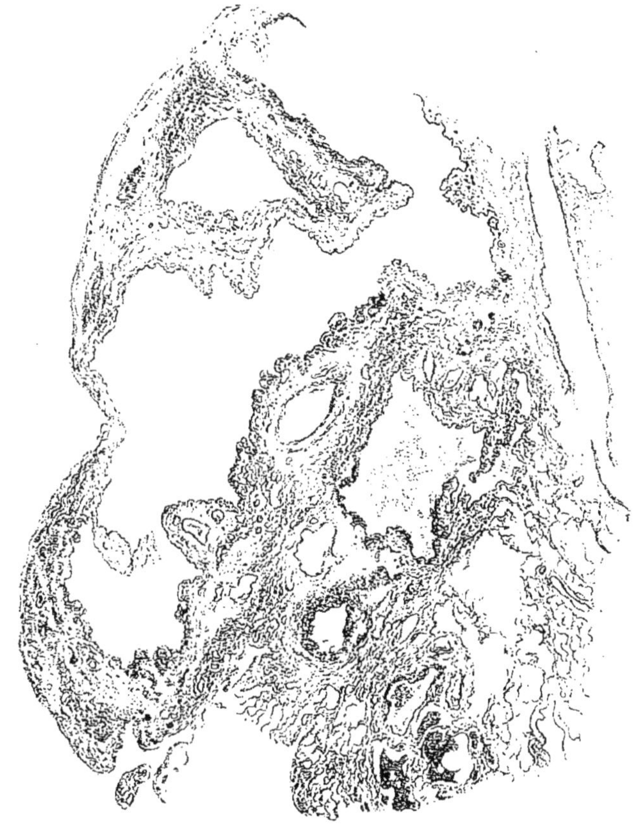

Fig. 84. — Dilatation des bronches.

Coupe d'une série de dilatations bronchiques sous-pleurales, avec sclérose pulmonaire péri-bronchectasique.

A gauche de la préparation, la surface pleurale libre d'adhérences. La plèvre, confondue avec le tissu pulmonaire sclérosé, est parsemée de vaisseaux dilatés. — Immédiatement au-dessous d'elle, commencent les cavités bronchectasiques. Une première cavité, triangulaire, au haut de la préparation, montre ses bords festonnés, parcourus de vaisseaux dilatés, bien visibles à ce faible grossissement. Cette cavité est séparée d'une autre énorme dilatation par un tissu fibreux, également très vasculaire. — La seconde cavité confine aussi à la plèvre sur une vaste étendue. Elle représente assez exactement un lobule pulmonaire qui serait évidé dans toute son étendue. Les bords de la cavité sont sinueux, festonnés, richement vascularisés, mais très sclérosés. — De place en place, surtout à droite, on aperçoit la coupe de grandes cavités vasculaires, vides ou pleines, qui représentent les ramifications des veines pulmonaires péri-lobulaires normales. A droite de la préparation, on voit même une longue cavité vasculaire à peu près verticale ; il s'agit d'une veine pulmonaire parallèle à la surface de section ; elle est normale. — Dans la partie inférieure et droite de la coupe, se montrent encore quatre ou cinq cavités bronchectasiques, moindres que les deux premières, intercalées à des cavités vasculaires. Ces dernières sont vides ; alors que les bronchioles dilatées sont, ici, remplies de muco-pus faisant une tache grisâtre et noirâtre sur le dessin. Les bords des bronches sont sinueux, vasculaires, les bords des vaisseaux unis et lisses. Tout à fait en bas, à droite, quelques alvéoles pulmonaires dilatés, emphysémateux, vides. (Grossissement 3,5/1).

adjacente, expliquent en partie l'aspect anormal des bronches dilatées. En outre, la distribution irrégulière des lésions atrophiques du squelette bronchique, jointe à l'intégrité plus ou moins complète de certaines parties du parenchyme intermédiaire, coopère à l'irrégularité des déformations. Respecté sur certains points, défoncé sur d'autres, le canal bronchique affecte souvent les formes les plus difficiles à décrire, principalement lorsqu'il s'agit d'une sclérose broncho-pneumonique notablement étendue.

Le volume des bronches dilatées peut être des plus variables, suivant l'âge du sujet et, pour la même période de la vie, suivant la forme, le nombre et l'étendue des bronchectasies.

Sur les poumons d'enfant, la bronchectasie cylindrique est souvent modérée, alors que les ampoules y peuvent être énormes; lorsque la maladie bronchique coexiste avec une sclérose lobaire presque généralisée, les cavités qui sillonnent le tissu fibreux sont parfois extraordinairement nombreuses; le lobe, sclérosé, symphysé à l'ordinaire, semble atrophié, comme rétracté contre le médiastin et la colonne vertébrale.

Chez l'adulte, la bronchectasie cylindrique peut ne pas dépasser le volume d'un porte-plume. Sauf pour les cas de tuberculose fibro-caséeuse et de bronchectasie sus-caverneuse, il est rare que l'ampliation cylindroïde des canaux bronchiques atteigne de fortes dimensions (le volume du petit doigt, du pouce). Par contre, les ampoules et les anfractuosités bronchiques irrégulières sont souvent considérables : elles oscillent, par exemple, entre le volume d'une noix, d'un noyau de pêche (dont elles peuvent affecter la forme), et celui d'un œuf de poule, d'une mandarine, voire même d'un poing, d'une grosse orange.

Le *siège* et la *topographie* des dilatations bronchiques présentent un grand intérêt. Les grosses bronches cartilagineuses, intra-pulmonaires, sont toujours respectées. Les bronches moyennes et les petites bronches lobulaires, ou même acineuses, sont le terrain de prédilection des bronchectasies.

Il est accepté, comme de notion classique, que la dilatation bronchique est unilatérale et qu'elle frappe de préférence le poumon gauche au niveau de son lobe inférieur. Cette indication paraît fort discutable. La vérité est que, à l'instar de la broncho-pneumonie qui lui donne naissance, la bronchectasie occupe fréquemment la partie postéro-inférieure des lobes inférieurs, mais qu'elle prédomine ordinairement d'un côté. Il est vrai aussi que les cavités ampullaires coexistent rarement à droite et à gauche. Enfin, la languette antérieure des poumons et les sommets sont assez fréquemment le siège de foyers bronchectasiques.

En somme, toutes les parties du parenchyme pulmonaire peuvent être affectées de dilatation bronchique; mais les différentes parties du bord postérieur des poumons, surtout à gauche, sont les régions privilégiées, et la règle à peu près constante est que l'anévrysme bronchectasique affleure la surface pleurale. Lorsque la poche bronchique touche la plèvre, cette dernière est presque toujours enflammée, et les adhérences qui l'unissent au feuillet pariétal sont souvent denses et fibroïdes, très résistantes. Cette dernière disposition, presque constante, a servi de base à une théorie pathogénique inacceptable de la bronchectasie, qui considérait la rétraction cicatricielle des adhérences pleurales comme la cause de l'ampliation pathologique des cavités respiratoires adjacentes (fig. 84).

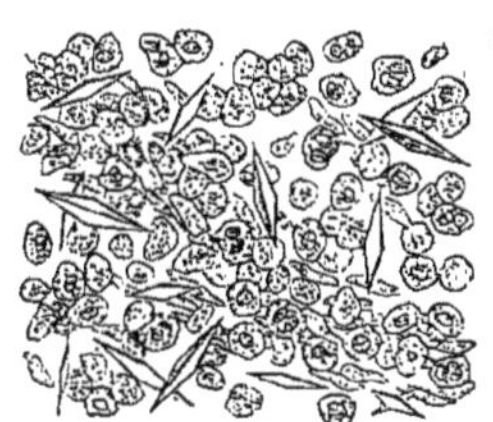

Fig. 85.
Cristaux de Charcot.
Mélangés à des leucocytes et à des épithéliums déformés, au milieu des crachats.

Le contenu des poches bronchiques varie beaucoup, suivant les cas.

Si la poche est perméable à l'air, elle contient, en quantité variable, du muco-pus semblable à celui rendu par expectoration pendant la vie : c'est un liquide visqueux, comparable à une solution de gomme trouble. D'autres fois, on trouve un liquide puriforme, opaque, jaune verdâtre, brassé par l'air. Le microscope montrera, au milieu de globules purulents et de cellules épithéliales graisseuses, non seulement des cristaux d'acides gras et parfois les cristaux de Charcot, mais encore une infinie variété de microorganismes, saprogènes ou pathogènes, parmi lesquels le leptothrix et les streptocoques ne font pour ainsi dire jamais défaut (fig. 85 et 86).

Le liquide contenu dans les cavités bronchiques dilatées peut être fétide, par suite de sa décomposition putride. Il présente alors une couleur gris terreuse ou même brun-violacée : des cristaux de leucine, de tyrosine, de cholestérine et même d'hématoïdine apparaissent au milieu du pus putride. Il est même quelquefois possible d'y rencontrer des lambeaux de muqueuse bronchique, ou de tissu pulmonaire, flottant au milieu d'un liquide sanieux. Ce dernier signe, joint à l'odeur cadavérique du pus, est caractéristique de la gangrène secondaire des parois bronchectasiques.

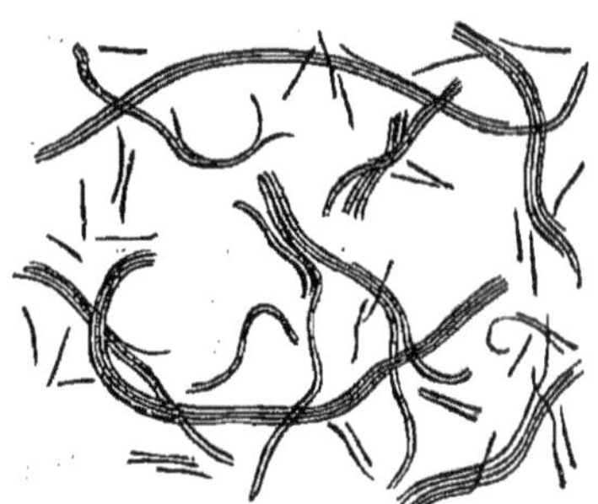

Fig. 86. — Leptothrix buccalis.

Les longs filaments du leptothrix ont été colorés en brun noirâtre par la solution iodo-iodurée. Les éléments cellulaires et les autres parcelles sont en jaune.

Si la dilatation bronchique n'est plus perméable à l'air, elle peut être transformée en un véritable kyste muqueux rempli de mucus filant, clair, caractéristique. Ailleurs, la poche est comblée par un mastic jaune pâle, blanchâtre, rappelant la matière caséeuse. Cependant, si l'on évacue la cavité, on reconnaît une paroi lisse, plane, régulière, bien différente de celle des tubercules caséeux enkystés.

La surface interne des cavités bronchectasiques varie suivant les circonstances : une fois la cavité pathologique bien détergée, la paroi apparaît avec des caractères différents. Lorsqu'il s'agit de légères dilatations, surtout cylindroïdes, la muqueuse sera aisément reconnaissable, peu altérée ; ou bien elle sera amincie, lisse, comparée à une pelure d'oignon, d'un rouge brun plus ou moins foncé. De place en place, le relief des plaques cartilagineuses se montre encore, normalement espacé, ou manquant par intervalles.

Quand la dilatation est déjà plus grande, surtout lorsque la cavité tend à prendre une forme arrondie, l'aspect lisse de la muqueuse peut être coupé, en maints endroits, par des brides à direction transversale ou longitudinale. Le microscope les montrera composées de faisceaux musculaires ou élastiques, respectés, au milieu des lésions atrophiques environnantes.

Dans les poches anciennes, il n'est pas rare de trouver la muqueuse atrophiée, hérissée d'un nombre quelquefois considérable de petites masses granuleuses, et même de végétations très vasculaires. Le tissu conjonctif, chroniquement irrité par la présence des germes et des liquides stagnants, est devenu une membrane inflammatoire réagissant d'une manière subaiguë contre tant de causes irritatives.

Parfois, la membrane présente une surface suppurante, pulpeuse, recouverte de produits pultacés, ou même gangréneux, dont l'odeur fade, sinon fétide, rappelle l'odeur de l'haleine exhalée par le vivant.

Enfin, dans de très rares circonstances, les parois de l'anévrysme bronchectasique se sont encroûtées de sels calcaires, en même temps que l'orifice supérieur de la poche tendait à s'oblitérer.

Lésions microscopiques. — L'épithélium bronchique, fréquemment desquamé, peut cependant, surtout au niveau des bronchioles dilatées, demeurer implanté sur la membrane basale. Souvent, la coupe montre de longues bandes de cellules épithéliales, maintenues en contact entre elles, mais flottant dans la cavité au milieu du muco-pus. Il y a même des cas où ces traînées épithéliales, mélangées à des leucocytes, comblent la totalité de la lumière de certaines bronches malades.

La forme de l'épithélium peut être conservée et tout à fait normale, avec sa rangée de cils vibratiles, son plateau, son protoplasma cylindrique et son noyau elliptique allongé. Plus fréquemment, la forme et le volume des épithéliums sont altérés : ils deviennent caliciformes, souvent cubiques, anguleux. Parfois encore, la surface de la cavité est tapissée par une couche unique de petites cellules atrophiées, épithéliums anguleux, fusiformes, s'implantant sur la membrane basale par une pointe allongée. D'autres variétés d'aspect existent encore, qui se résument en un caractère à peu près constant, la tendance à l'atrophie.

L'inflammation muco-puriforme, habituelle à la surface de la cavité malade, se caractérise par la présence de cellules lymphatiques souvent abondantes, insinuées dans les intervalles des épithéliums.

Les leucocytes vont même jusqu'à former au-dessus de la membrane basale, entre les implantations protoplasmiques des épithéliums, une couche compacte de globules purulents.

La membrane basale apparait, souvent épaissie : reconnaissable à la bande claire et brillante qu'elle dessine à la surface de la muqueuse, au-dessous de l'épithélium, cette membrane anhiste sépare exactement le chorion muqueux de la cavité aérienne (fig. 87).

Elle résiste d'une manière remarquable à l'action de la potasse caustique en solution légère.

Le tissu conjonctif est toujours sclérosé, non seulement au-dessous de la membrane basale, mais encore dans l'épaisseur des travées inter-musculaires, inter-glandulaires et péri-cartilagineuses. Les tractus fibreux qui remplacent, dans ces régions, les faisceaux fibrillaires connectifs et élastiques, sont denses, secs, tassés les uns contre les autres, et vivement colorés par les réactifs ordinaires.

Les espaces interstitiels sont, au contraire, habituellement gorgés de cellules lymphatiques, donnant de la sorte l'impression exacte du double processus inflammatoire, chronique et subaigu, qui règne dans l'épaisseur des parois bronchiques.

Plus en dehors, dans les espaces connectifs qui vont donner insertion aux alvéoles pulmonaires, les lésions inflammatoires atrophiques se propagent : elles s'accompagnent d'une sclérose inter-alvéolaire souvent étendue.

Le tissu élastique, si riche à l'état normal, dans toutes les couches constitutives de la bronche, a subi une atrophie considérable. De grandes surfaces connectives s'étendent, à peu près complètement dépourvues de fibres élastiques, et cette lésion ne contribue pas peu à l'affaissement des parois bronchiques et à leur distension, sous la pression de l'air.

Lorsque la face interne de la bronche est semée de végétations connectives et d'expansions papilliformes saillantes au-dessus du derme muqueux, à la façon de petits polypes, le tissu fibreux qui les constitue, très vasculaire, est tout à fait dépourvu de fibres élastiques (fig. 84 et 87).

Les glandes muqueuses annexées aux ramifications bronchiques subissent, pour leur compte, la série des désordres atrophiques : souvent entourés d'éléments lymphatiques, leurs culs-de-sac sont plus petits, moins ronds que normalement. Leur cavité peut être remplie de globules purulents, ainsi d'ailleurs que leurs canaux excréteurs.

Quant aux faisceaux de fibres musculaires lisses, leur atrophie est la règle, du moins au niveau des régions manifestement dilatées, ampullaires ou sacciformes.

Au niveau du goulot des ampoules, c'est-à-dire dans les portions relativement intactes de la bronche, les sphincters musculaires peuvent être conservés; peut-être même, dans certains cas, sont-ils hypertrophiés. Toutefois, il n'est pas rare de trouver encore quelques riches îlots de cellules contractiles au milieu des placards scléreux de la muqueuse bronchectasique (fig. 87).

La théorie qui veut attribuer à la disparition des muscles le mécanisme pathogénique de l'effondrement des parois bronchiques, est donc, sinon insuffisante, du moins incomplète, étant trop restrictive.

L'atrophie du tissu élastique, la sclérose connective, tout, jusqu'aux disparitions cartilagineuses, concourt à la dilatation progressive des canaux malades.

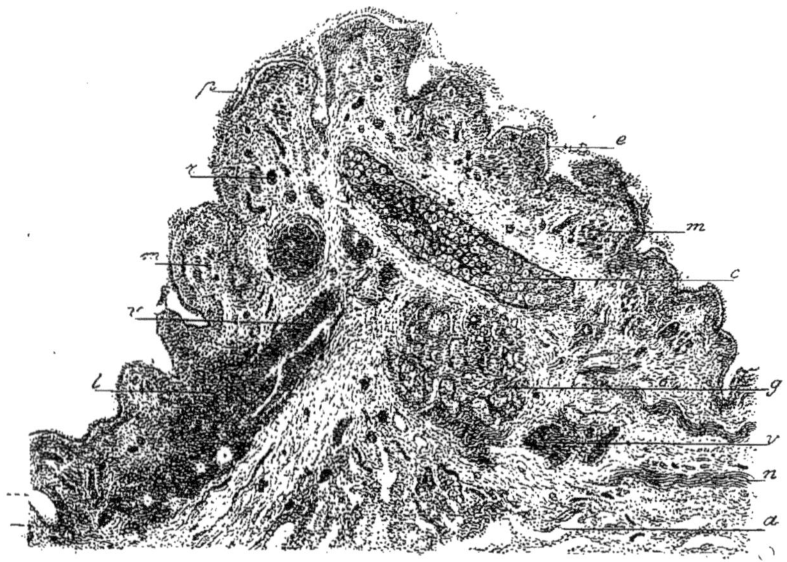

FIG. 87. — DILATATION BRONCHIQUE.

Coupe d'une partie de la paroi d'une bronche dilatée, au niveau d'un repli saillant dans la cavité bronchectasique. — La figure montre la plupart des parties constitutives de la bronche altérées dans des proportions diverses.

e, tout d'abord la couche épithéliale est extrêmement réduite, eu égard au calibre normal de cette bronche cartilagineuse. On ne voit qu'une mince couche d'épithélium cylindrique implantée sur une membrane basale fort épaissie. — *p*, couche de muco-pus, partiellement conservée, à la surface de l'épithélium. — *l*, le derme muqueux infiltré d'éléments lymphatiques accumulés de manière prédominante en quelques points. Ici, l'irritation subaiguë est manifeste, et décèle une infection partielle du canal chroniquement enflammé. — *m*, *m*, faisceaux musculaires incomplètement atrophiés et reconnaissables aux pinceaux minces de tissu vivement coloré sous-jacent au derme muqueux. — *r*, vaisseaux capillaires et veinules nombreux dilatés, disséminés dans l'épaisseur du tissu scléreux péri-bronchique. — *v*, *v*, veine extrêmement dilatée, remplie de sang. — *c*, noyau cartilagineux encore à peu près intact, logé dans la partie profonde de la muqueuse. — *g*, glandes muqueuses chroniquement enflammées, dilatées. — *n*, nerf paraissant intact. — *a*, plusieurs alvéoles tassés, avec leurs parois épaissies. (GROSSISSEMENT 35/1).

Les cartilages sont, en effet, fréquemment atteints d'une inflammation chronique atrophique, sans ossification préalable.

L'état des vaisseaux est important. Tout d'abord, le tissu fibreux est très ordinairement parsemé d'une quantité considérable de cavités vasculaires nouvelles ou préformées. Ces vaisseaux sont munis de parois très minces, véritables capillaires ectasiés, dilatés à l'extrême, soit d'une manière uniforme, soit même, comme l'ont établi Hanot et Gilbert, sous forme d'ampliations anévrysmatiques. L'étude du tissu sclérosé y montre deux sortes de lésions vasculaires : les unes résultent de néo-formations capillaires produites au milieu d'un tissu de granulation végétant à la surface de la bronche ; les autres sont caractérisées par la surréplétion des veinules et des capillaires fondamentaux.

Les hémoptysies redoutables, qui peuvent survenir au cours de la dilatation bronchique, résultent de la disposition de ces vaisseaux ectasiés : leur rapprochement de la surface est parfois tel, qu'ils confinent à la membrane basale, amincie à leur niveau, et semblent donner directement insertion à l'épithélium atrophié tapissant la cavité bronchique.

EMPHYSÈME PULMONAIRE

Le parenchyme pulmonaire est peut-être, de tous les tissus organisés en système pour des fonctions déterminées, le seul qui ne subisse jamais une véritable hypertrophie.

Inversement, l'observation réitérée des faits démontre que le poumon est au moins l'égal de tous les autres viscères, eu égard aux processus atrophiques qui peuvent les envahir, à diverses époques, malaisément déterminées, de la vie extra-utérine.

L'involution atrophique des poumons, identique dans ses manifestations à celle qui préside à la sénilité progressive de tous les organes, en diffère cependant par un caractère macroscopique particulier, pouvant se résumer en quelques mots. Tout lobule pulmonaire en voie d'atrophie, alors même qu'il se rétracte et diminue de volume, augmente ses cavités, infundibulaires, acineuses, et même bronchioliques : la cause du phénomène est la résorption progressive et l'effondrement des cloisons alvéolaires. Aussi, l'aspect boursouflé, emphysémateux, des régions atrophiées est-il de règle. Cette atrophie sénile des poumons s'accompagne toujours d'un certain degré de sclérose, nous l'avons vu précédemment. L'emphysème n'est donc pas toujours l'altération simple et banale, si bien décrite pour la première fois par Laënnec, sous ce nom.

L'emphysème commun se caractérise, au contraire, en même temps que par l'atrophie des cloisons alvéolaires, par une tuméfaction, une véritable boursouflure du parenchyme pulmonaire.

CARACTÈRES ANATOMIQUES

Lésions macroscopiques. — L'aspect d'un poumon emphysémateux est fort particulier : on constate que l'organe est plus gros que normalement; ses déformations correspondent aux régions qui paraissent les plus pâles, les plus décolorées. Le bord antérieur du poumon, siège de prédilection pour l'emphysème, a perdu son aspect tranchant, anguleux; il s'est arrondi.

Le sommet, le bord postérieur, la face externe, bombés, sont devenus ronds; si bien que, dans les cas extrêmes, l'organe, exception faite pour la concavité de sa face inférieure, tend à prendre la forme sphérique.

A l'examen attentif de la surface, on aperçoit, bien dessinés sous la plèvre, les lobules pulmonaires beaucoup plus larges, plus circulaires qu'à l'état normal. Parfois même, certains lobules très distendus deviennent saillants comme des petites sphères gorgées d'air et, piqués avec une épingle, ne s'affaissent pas complètement. La distension partielle d'un ou de plusieurs lobules adjacents est parfois si grande, surtout au niveau de la languette, qu'elle forme une véritable tumeur gazeuse, sphérique ou ovoïde, pouvant acquérir la grosseur d'une noix, d'une mandarine, ou même d'une pomme.

La couleur des parties envahies par l'emphysème pulmonaire est remarquablement pâle, jaunâtre, le parenchyme pulmonaire ayant perdu, pour un volume donné, une proportion toujours considérable de ses cloisonnements, et, par conséquent, de ses capillaires sanguins.

Au toucher, la main rencontre une consistance moindre, une mollesse plus accentuée du parenchyme. La comparaison de Laënnec reste la plus exacte : on dirait que les doigts palpent un oreiller de duvet. A la pression, le tissu pulmonaire crépite moins bien et d'une manière moins fine qu'à l'état normal; l'élasticité de l'organe est tellement diminuée, que le doigt imprime sa marque dans le poumon, sans que celui-ci reprenne d'emblée sa forme première.

Sur la coupe, on peut s'assurer qu'il ne s'agit point d'œdème, car la surface de section reste sèche, en même temps qu'elle s'affaisse. C'est à peine s'il s'échappe quelques gouttes de sang par les gros vaisseaux veineux sectionnés; dans les cas simples, où l'emphysème ne se complique pas de bronchite chronique, de catarrhe purulent, la coupe des bronches demeure béante, sans laisser sourdre de muco-pus.

Un fragment de ces régions ischémiques et gorgées d'air, plongé dans l'eau, surnage plus que le tissu normal.

Très fréquemment, à l'autopsie d'un poumon emphysémateux, la base de l'organe est congestionnée, plus rouge, plus dense que le segment supérieur. Il n'est même pas rare de trouver au niveau du bord postérieur, dans ses régions inférieures, un certain degré d'œdème pulmonaire, reconnaissable à la pâleur des tissus, à leur consistance molle, à leur poids exagéré, à l'empreinte prolongée qu'y laisse le doigt, enfin à l'issue, sur la coupe, d'une quantité trop considérable de sérosité jaune pâle, citrine, non coagulée, très albumineuse, pouvant s'évacuer d'une manière complète par la malaxation prolongée des surfaces de section.

Le poids d'un poumon emphysémateux est habituellement amoindri.

Le volume général de l'organe, toujours augmenté, avec les bosselures irrégulières faites à sa surface par les lobules emphysémateux, produit un certain nombre de déformations secondaires dans les tissus et organes avoisinants. Ainsi, le thorax, dans son ensemble, paraît plus large que normalement. Le sternum et les côtes font saillie en avant, amplifiant, de la sorte, d'une manière quelquefois extraordinaire, la cavité thoracique (poitrine globuleuse de certains auteurs).

Les fosses sus-claviculaires peuvent être, de même, soulevées par le

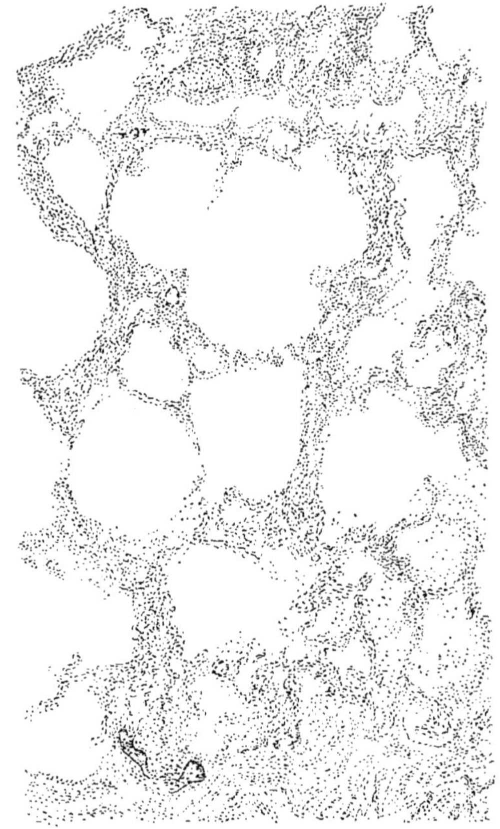

FIG. 88. — EMPHYSÈME PULMONAIRE.

Coupe d'un poumon atteint d'emphysème et de congestion. — Au bas de la préparation, on aperçoit une travée fibreuse épaisse, très vasculaire, infiltrée de charbon sur les confins des alvéoles: il s'agit de la plèvre, épaissie au niveau d'adhérences anciennes. — Les cavités alvéolaires les plus voisines de la plèvre ont des dimensions normales ; celles du côté droit contiennent un grand nombre de cellules épithéliales desquamées. A gauche, les alvéoles commencent à être dilatés. — La forme générale des alvéoles ectasiés est arrondie, leur cavité vide. De place en place, comme on le remarque dans la grande cavité la plus élevée, les cloisons alvéolaires atrophiées forment des éperons saillants. — On voit, même à ce faible grossissement, que la circulation générale des parties est gênée ; les vaisseaux capillaires des régions péri-lobulaires sont gorgés de sang ; les cloisons alvéolaires proprement dites sont moins richement irriguées. — A la partie supérieure de la préparation, la coupe longitudinale d'une grosse veine pulmonaire inter-lobulaire. L'alvéole le plus dilaté s'appuie précisément sur cette veine, dont la membrane adventice est, à gauche, infiltrée de poussières charbonneuses. (GROSSISSEMENT 38/1).

sommet du poumon gorgé d'air ; le diaphragme, abaissé en masse, tend à aplanir sa convexité, refoulé qu'il est par la masse du poumon à l'étroit dans la cage thoracique.

Le cœur, recouvert par une couche épaisse de parenchyme pulmonaire, distendu, mal à l'aise au milieu du médiastin, comprimé de toutes parts, prend la position profonde, et ne donne plus de matité rétro-sternale. A force de souffrir de la gêne imposée au débit du sang de l'artère pulmonaire, les cavités droites se distendent, et, selon les cas, se montrent, à l'autopsie, tantôt dilatées et surchargées de graisse, sans grande hypertrophie du myocarde, tantôt fermes, hypertrophiées, avec un muscle ventriculaire vivement coloré et dont l'épaisseur peut atteindre ou même dépasser 10 et 15 millimètres. L'asystolie, dans cette seconde série de lésions, peut avoir duré un temps très prolongé et s'être compliquée de toute la série des désordres secondaires organiques, communs à la cachexie cardiaque (lésions du cœur pulmonaire).

Telles sont les altérations qu'on a coutume de rencontrer à l'ouverture de poumons atteints d'emphysème chronique, que ces altérations soient primitives ou secondaires à l'asthme, à la coqueluche, aux broncho-pneumonies ou aux bronchites chroniques de diverses origines. Il existe cependant certaines variétés d'emphysème pulmonaire, assez différentes de la forme classique, que nous venons d'esquisser.

Nous avons vu, par exemple, que dans l'emphysème pur, le parenchyme pulmonaire n'est atteint d'aucune autre altération chronique, sauf peut-être d'un certain degré de bronchite catarrhale. S'il existe quelques îlots de sclérose dans le voisinage, cette transformation fibroïde du tissu conjonctif du poumon est tout accidentelle et n'exerce aucune influence sur l'ampliation anormale et sur l'atrophie des acini voisins. Inversement, on trouve, d'une manière assez fréquente, au cours de la tuberculose chronique du poumon, une combinaison, une association évidente des lésions tuberculeuses nodulaires, fibroïdes ou fibro-caséeuses, avec l'emphysème proprement dit.

Au milieu de zones boursouflées, pâles et molles, zones qui peuvent être étendues à la totalité d'un lobe, par exemple, et même à l'ensemble des deux poumons, les lésions tuberculeuses apparaissent, bien reconnaissables.

Ce sont des granulations, plus souvent des tubercules fibro-anthracosiques, réunis en îlots conglomérés, en placards étendus, en foyers nodulaires disséminés, entourés de toutes parts par des bulles gazeuses, cavités aériennes vides, sèches, plus ou moins régulièrement arrondies.

Tel est l'emphysème des tuberculeux, auquel Grancher avait proposé le nom d'*emphysème réticulé* des tuberculeux, à cause de l'aspect que présentent les acini et infundibula béants autour des foyers bacillaires. Nous verrons le mécanisme qu'ont invoqué Renaut et Bard, de Lyon, pour expliquer la formation de l'emphysème, dans ces variétés de phtisie chronique fibreuse.

On désigne sous le nom d'emphysème aigu deux sortes de lésions pulmonaires absolument différentes. Dans la première variété, en effet, la distension des acini et des alvéoles se produit sous l'effort d'une gêne considérable apportée à la circulation de l'air. Lorsque la cause de cette gêne siège dans le poumon lui-même, comme la pneumonie, la colonne d'air inspiratoire, en se répartissant dans les alvéoles encore perméables et dans les lobules voisins du bloc hépatisé, les distend à l'extrême ; elle donne ainsi lieu à l'emphysème vicariant, à la distension simple des auteurs. A la vérité, il ne s'agit guère d'emphysème véritable, car l'élasticité des parties amplifiées n'est pas définitivement vaincue ; il n'existe vraisemblement pas de rupture ou de perforation des parois alvéolaires ; enfin, le retour à l'état normal est possible, sinon même constant, comme le démontrent la clinique et l'anatomie pathologique.

Il en est, théoriquement, de même pour toutes les autres variétés d'emphysème aigu proprement dit du poumon, consécutives à la broncho-pneumonie, à la granulie pulmonaire, etc.

La seconde forme d'emphysème dit aigu se caractérise par la diffusion de l'air respiratoire à travers les mailles du tissu conjonctif interlobulaire : c'est l'emphysème interstitiel. Il est toujours secondaire à la rupture, traumatique ou spontanée, de quelque alvéole ou infundibulum cédant à la pression de l'air. Cet emphysème interstitiel du poumon ne diffère en aucune façon de l'emphysème sous-cutané. Les bulles d'air s'infiltrent dans les mailles lymphatiques péri-vasculaires sous-pleurales et dissèquent, pour ainsi dire, le squelette interstitiel du poumon. L'emphysème sous-pleural chasse peu à peu l'air jusqu'au hile du poumon ; les gaz glissent dans le médiastin, atteignent le tissu cellulaire profond, puis superficiel, du cou, du thorax, du dos, des membres, pour se répandre quelquefois dans toute l'étendue du corps.

Lorsque c'est à la suite d'une quinte de toux, dans la coqueluche, dans l'asthme, dans l'emphysème alvéolaire, ou encore au cours d'une affection aiguë accidentelle (broncho-pneumonie, pneumonie), qu'apparaît l'emphysème interstitiel, l'explication est simple. Il n'en va peut-être pas de même dans les cas, rares à la vérité, où un emphysème interstitiel étendu se développe à la suite d'une pleurésie franche aiguë, avec épanchement, par exemple, ou même d'un traumatisme accidentel, comme une fracture de côte, non compliquée de pneumo-thorax ou d'hémothorax.

Lésions microscopiques. — L'emphysème alvéolaire est une lésion atrophique du parenchyme respiratoire, compliquée de distension mécanique des acini et des lobules malades. Le problème de l'ordination des lésions histologiques fondamentales reste encore à résoudre.

Un fragment de poumon emphysémateux, préalablement insufflé et desséché, sectionné, montre que les lobules tuméfiés et gorgés d'air sont, dans leur intimité, le siège de lésions atrophiques. Celles-ci se traduisent par la disparition d'un nombre variable de cloisons appartenant aux différents systèmes des acini, des canaux alvéolaires et des infundibula. Cette résorption des cloisonnements alvéolaires est le plus accusée au niveau des grosses ampoules vésiculeuses précédemment décrites ; elle peut transformer en une poche unique, avec une cavité presque lisse, un bloc de parenchyme pulmonaire équivalant à un, deux, et même à plusieurs lobules.

Pour bien saisir les délabrements produits dans l'intimité du lobule pulmonaire par l'emphysème, il est bon, connaissant les variations normales du diamètre des alvéoles examinés sur les coupes, de se rappeler deux points importants.

Un alvéole normal, quelle que soit l'obliquité de sa coupe, ne mesure guère, chez l'adulte, plus de 150 à 180 μ.

Sur les coupes d'un poumon normal, il est fréquent de trouver des cavités ampullaires beaucoup plus grandes. Les unes, régulièrement arrondies, sont les coupes transversales des canaux alvéolaires : on les reconnaît à la couche relativement épaisse de fibres élastiques, annulaires, qui maintiennent leur béance et leur forme bien circulaire ; les autres sont des cavités infundibulaires, coupées obliquement ou même parallèlement à leur axe, toujours reconnaissables à la série alternative des éperons et des cavités ampullaires circonscrivant l'excavation.

Enfin, on ne doit pas oublier non plus qu'en sectionnant le poumon, surtout lorsque cet organe est normal, on déchire souvent une quantité variable de cloisons, dont la disparition augmente, d'une manière irrégulière, les cavités criblant la surface de coupe.

Les indications qui précèdent mettront en garde lorsqu'il s'agira d'apprécier l'ampliation pathologique des cavités aériennes, examinées au microscope.

Lésions alvéolaires. — A un faible grossissement, sur une coupe bien colorée au picro-carmin de Ranvier, ou à l'hématoxyline-éosine, l'œil est frappé, non seulement par la béance excessive des cavités respiratoires, mais encore par la minceur anormale des cloisons inter-alvéolaires. La cavité distendue peut paraître circulaire, limitée par une paroi lisse et dépourvue de toute saillie, de tout éperon. Ailleurs, au contraire, la cloison se hérisse d'un nombre variable de pointes saillant dans l'intérieur de la poche, mais ces éperons sont minces et peu vasculaires.

Avec un fort grossissement, on reconnaît que les cloisons inter-alvéolaires sont en voie d'atrophie, pauvres en capillaires, alors même que la cause de la mort aurait occasionné de l'hyperémie vasculaire, pauvres également en fibres élastiques, qui paraissent rompues en maints endroits.

Quant à l'épithélium alvéolaire, dont la désintégration était considérée par les anciens auteurs comme l'un des éléments primordiaux de l'atrophie emphysémateuse du poumon, on ne saurait s'attendre à le trouver en place, lors des autopsies, habituellement tardives, que la loi nous impose. Tout au plus peut-on, dans quelques points, surtout au niveau des replis de l'alvéole emphysémateux couchés sur la coupe, reconnaître certains désordres, bien caractéristiques (fig. 88).

Les lésions histologiques de la cloison portent sur le réseau capillaire de la paroi alvéolaire, le réseau élastique inter-capillaire des fibres du sac, la membrane fondamentale sous-épithéliale de la paroi et l'épithélium alvéolaire.

Lésions du réseau capillaire de l'alvéole. — Les altérations du réseau capillaire les plus facilement appréciables, consistent en un agrandissement anormal, souvent considérable, des mailles qu'il forme. A l'état normal, on le sait, quand l'injection des vaisseaux a été bien faite, les capillaires circonscrivent des mailles dont le diamètre ne dépasse pas celui des capillaires eux-mêmes. Dans ces minces espaces ovalaires se logent un, rarement deux, noyaux d'épithélium, qui font même souvent défaut. Les parois d'un alvéole emphysémateux, au contraire, contiennent des mailles capillaires, non seulement énormes, mais encore de forme irrégulière, anguleuses, polygonales.

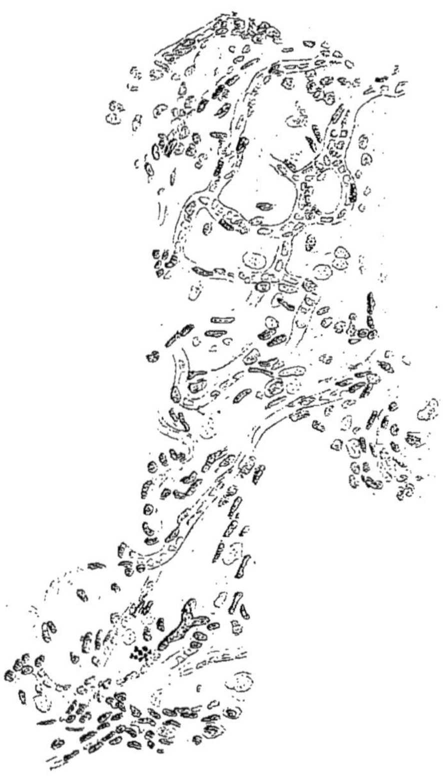

Fig. 89. — Emphysème pulmonaire.

Coupe d'une paroi d'alvéole en partie conservée, et dans laquelle les endothéliums et les capillaires montrent leurs altérations. — A la partie inférieure, au-dessus d'un amas assez abondant d'éléments lymphatiques accumulés autour des capillaires, on voit un trombus violet en forme d'Y. Au delà de cette portion oblitérée, le vaisseau capillaire correspondant à la branche supérieure et gauche du thrombus se montre vide, affaissé, imperméable. Deux noyaux endothéliaux succèdent à cette région ischémiée, suivis d'un globule rouge (coloré en rouge brique). — Entre ce point et la partie supérieure de la figure, on aperçoit encore un capillaire affaissé, mais non thrombosé, vide de globules, bien que ses noyaux endothéliaux amincis, aplatis, soient colorables. — Le contraste est grand quand, par comparaison, on examine la disposition réticulée des capillaires alvéolaires du haut de la figure. Là, au contraire, les vaisseaux sont béants, contiennent de nombreux globules rouges, nullement étirés comme en bas. Les endothéliums vasculaires ont de gros noyaux arrondis, en violet vif. Les épithéliums intercalaires ont leurs noyaux pâles et volumineux : ils manquent presque complètement dans la région atrophiée. (Grossissement 300/1).

Ainsi, les mailles du réseau capillaire sanguin se sont élargies ; en outre, les capillaires eux-mêmes, que l'on voit sillonner la paroi, peuvent présenter des traces indiscutables d'un processus atrophique : on en voit, par exemple, de très allongés, rectilignes ou à peu près, se réduire à un mince canalicule, si ténu, qu'il donne à grand'peine passage à quelque globule rouge étiré, et se termine en pointe fusiforme à la surface de la cloison.

Bien plus, on peut rencontrer parfois un vaisseau capillaire se terminant tout à coup contre un bloc cylindroïde, opaque, accessible à l'hématoxyline et représentant, vraisemblablement du moins, un thrombus ayant oblitéré d'une manière définitive un territoire du réseau alvéolaire. La preuve en est quelquefois donnée par la forme en Y du tronçon oblitéré et par le squelette rétracté, fusiforme, imperméable, du capillaire sanguin qui lui fait suite (fig. 89).

Resterait à déterminer l'évolution des lésions de l'emphysème et à établir le rôle pathogénique des atrophies vasculaires. Pour le moment, il suffit de constater la disparition constante d'un grand nombre de capillaires sanguins de l'alvéole et de rappeler le soutien que lui apportait normalement son réseau capillaire alvéolaire.

Lésions des fibres élastiques. — Le mince réseau élastique qui parcourt les culs-de-sac alvéolaires disparaît également dans l'emphysème : du moins, on n'en trouve plus trace dans l'épaisseur des alvéoles communiquant entre eux d'une manière anormale. Toutefois, sur les points où les éperons, saillants dans les cavités agrandies, indiquent les voies de passage, les fibres élastiques sont abondantes et comme tassées. Il semble que ces fibres commissurales aient été rompues lors des dislocations caractéristiques de l'emphysème. En outre, il m'a paru qu'autour des zones emphysémateuses, le poumon lui-même est souvent condensé ; ses cloisons inter-lobulaires péri-bronchiques et péri-vasculaires sont épaissies, et, sur ces points, le tissu élastique est plus abondant que dans un poumon sain.

Lésions de la membrane fondamentale sous-épithéliale. — Cette membrane anhiste, non isolable sur le poumon sain, existe cependant, et ne doit pas être confondue avec la lame épithéliale alvéolaire qui s'accole à elle. L'étude attentive de l'emphysème au début a démontré à différents auteurs que les communications anormales entre les cavités voisines commencent à se faire sous forme de fentes ovalaires, sorte de déhiscences de la membrane fondamentale survenant en certains points précis. Ce serait toujours au milieu d'une maille, au point où la paroi n'est protégée que par la lame épithéliale et la membrane fondamentale, que se formeraient les premiers opercules, les premières déchirures (déhiscences inter-alvéolaires), rondes, ovalaires ou polygonales, suivant les points. A ce niveau, du reste, toute trace de fibres élastiques a disparu ; de même, quant aux lames épithéliales.

Lésions de l'épithélium alvéolaire. — Les imprégnations au nitrate d'argent ont, depuis longtemps, démontré que l'épithélium est altéré, comme toutes les autres parties constitutives de l'alvéole. Il semble établi de même que cet épithélium peut être atteint de dégénérescence graisseuse, de surcharge pigmentaire, d'état vacuolaire. Ce sont autant de lésions qui, jointes à la desquamation ou aux proliférations épithéliales, n'ont qu'une valeur absolument secondaire. Il est impossible, en effet, de faire jouer à ce revêtement un rôle pathogénique quelconque dans le mécanisme des atrophies élastiques, membraneuses et vasculaires, qui président au développement de l'emphysème.

PATHOGÉNIE

Comment interpréter la série de ces lésions? Remarquons d'abord que l'emphysème pulmonaire est toujours consécutif à une gêne apportée à la circulation de l'air dans l'intérieur des lobules : l'asthme, la coqueluche, la bronchite capillaire et les autres variétés de broncho-pneumonies, tant aiguës que chroniques, la bronchite chronique, la tuberculose pulmonaire et les cardiopathies, ne déterminent l'emphysème qu'à la condition d'une rétention prolongée de l'air dans les espaces clos cloisonnés représentés par les acini.

L'étude de l'emphysème aigu vicariant, qui accompagne la pneumonie, la splénisation pulmonaire, la granulie, permet de constater d'ailleurs que les alvéoles et les infundibula sont sur-distendus par l'air; leurs parois ont subi un traumatisme violent, à la suite duquel il leur est impossible, pour un temps qu'on ne saurait calculer, de reprendre leur volume et leur forme. Conséquemment, pour que l'emphysème persiste, l'appareil élastique de l'alvéole, de l'infundibulum et des canaux alvéolaires, doit être atteint d'altérations matérielles irrémédiables.

C'est par les effractions du squelette élastique que paraissent débuter toutes les lésions de l'emphysème aigu. Ce mécanisme admis, il est aisé d'expliquer tous les désordres anatomo-pathologiques signalés plus haut, en ne les considérant que comme des altérations secondaires, deutéropathiques, selon l'expression des anciens.

La cloison inter-alvéolaire affaiblie, mal soutenue par son simple réseau capillaire, incapable de reprendre son jeu normal, demeure béante, distendue à l'extrême. Bien que l'on ne trouve pour ainsi dire jamais trace de lésions hémorrhagiques dans l'épaisseur des cloisons ainsi altérées, il est facile de constater que la circulation sanguine s'effectue mal dans les portions du réseau capillaire correspondant à la région boursouflée. Une ischémie pariétale de l'alvéole en résulte, exagérée encore par les tiraillements auxquels sont exposés les vaisseaux péri-acineux : d'où la formation possible de thrombus leucocytiques dans les capillaires élongés; ces désordres circonscrits peuvent oblitérer complètement plusieurs mailles vasculaires. La cloison, mal nourrie, comprimée par l'air, dépourvue de squelette élastique, recouverte par un épithélium déjà mal résistant, se résorbe; la membrane fondamentale de l'alvéole cède en même temps. Ainsi est produite la perforation ou déhiscence inter-alvéolaire, irréparable et probablement progressive, les bords qui la circonscrivent étant exposés à subir dorénavant les injures de l'air.

La stagnation de l'air résidual dans ces cavités immobiles est démontrée par la faible proportion d'anthracosis au niveau des régions emphysémateuses : les poussières de charbon arrivent avec peine jusqu'aux cloisons rarement visitées, d'ailleurs, par les leucocytes migrateurs.

Cette explication théorique du mécanisme de l'emphysème a l'avantage d'admettre, en les appliquant, tous les modes pathogéniques invoqués, y compris l'influence des diathèses, en particulier de l'arthritis, et de l'artério-sclérose.

APOPLEXIE PULMONAIRE

CARACTÈRES GÉNÉRAUX. DIVISIONS

Sous le terme d'apoplexie pulmonaire, on désigne habituellement toute irruption de sang dans l'épaisseur du parenchyme pulmonaire. Les hémorrhagies effectuées aux dépens de la muqueuse des bronches ne rentrent pas dans ce cadre et appartiennent aux hémorrhagies bronchiques, ou bronchorrhagies.

On doit encore établir quelques restrictions en vue de cette division générale. C'est ainsi que les macules sanglantes, les ecchymoses même, larges mais peu épaisses, qui parsèment, dans un grand nombre d'asphyxies, le feuillet de la plèvre et le tissu sous-pleural (ecchymoses sous-pleurales), ne font pas partie de l'apoplexie pulmonaire.

On en pourrait dire autant des hémorrhagies discrètes logées dans l'intérieur de quelques alvéoles, au milieu des foyers de pneumonie ou de broncho-pneumonie, autour des gaines conjonctives péri-vasculaires, et jusque dans les vaisseaux lymphatiques péri-lobulaires et péri-bronchiques, que l'on découvre au cours des splénisations aiguës, de l'œdème, du cancer du poumon et de la tuberculose pulmonaire.

Pour qu'il y ait apoplexie pulmonaire proprement dite, il faut, en réalité, que le sang se soit épanché dans un assez grand nombre de cavités alvéolaires, et, en outre, qu'il s'y soit coagulé, sous forme de blocs obstruant les voies respiratoires sous-jacentes à la bronche acineuse.

On peut diviser les apoplexies pulmonaires en deux groupes, très différents quant à leurs causes : les apoplexies par effraction pulmonaire et les apoplexies par épanchement intra-alvéolaire.

Apoplexies par effraction. — Cette variété, de beaucoup la plus rare, est caractérisée par une vaste déchirure, spontanée, du parenchyme pulmonaire. Une quantité considérable de sang dissèque le poumon, dilacérant toutes les parties résistantes qu'il trouve devant lui, y compris quelquefois la plèvre viscérale, qui peut être rompue sur une hauteur variable. Ces raptus sanguins énormes occupent souvent le centre d'un poumon, d'où ils divergent dans tous les sens. Ils peuvent se circonscrire à un lobe. Inversement, les deux poumons peuvent être atteints par de grands délabrements hémorrhagipares, mais bien rarement d'une manière symétrique.

La cause de ces vastes apoplexies est mal connue. On sait seulement que le coup de chaleur, l'insolation, le refroidissement subit pendant les hivers rigoureux, quelques empoisonnements aigus, par l'alcool, par l'absinthe, occasionnent quelquefois, surtout chez le vieillard, des fluxions viscérales considérables, auxquelles les réflexes nerveux prennent une part prédominante. La preuve en est donnée par les observations, assez communes, de congestion, de broncho-pneumonie apoplectiformes, consécutives à l'hémorrhagie cérébrale, au ramollissement embolique du cerveau, et, d'une manière générale, à tout ictus encéphalique rapidement mortel. Les lésions pulmonaires occupent, en ce cas, de préférence le côté hémiplégié.

En outre, on trouve encore des apoplexies pulmonaires, on devrait plutôt dire des splénisations aiguës apoplectiformes, dans certaines maladies infectieuses, la variole, le choléra, la grippe, la maladie streptococcique, etc. Enfin, on a rapporté des cas où la rupture apoplectique du poumon semblait causée, soit par la déchirure spontanée d'une branche importante athéromateuse de l'artère pulmonaire, soit par une fissure effectuée au sommet d'un anévrysme de l'artère pulmonaire (anévrysme de Rassmüssen).

Apoplexies par thrombus vasculaires, par épanchement sanguin (infarctus hémoptoïques de Laënnec). — La seconde variété d'hémorrhagie pulmonaire est constituée par l'infarctus hémoptoïque de Laënnec; elle embrasse le plus grand nombre des observations. Il s'agit de noyaux hémorrhagiques, secondaires à l'oblitération d'un rameau plus ou moins volumineux de l'artère pulmonaire. L'obstruction du vaisseau paraît le plus souvent résulter d'une embolie.

L'embolus, corps étranger véhiculé dans le sang veineux, peut provenir d'un point quelconque des départements de la veine cave supérieure ou de l'inférieure. D'ordinaire, c'est un fragment de caillot sanguin détaché accidentellement de l'extrémité centrale d'un thrombus veineux. Nous avons vu précédemment, à propos des phlébites, les conditions pathogéniques qui président à la rupture des coagulums sanguins déposés à la face interne de la veine enflammée.

De même, une coagulation sanguine, autochtone, peut se développer à l'intérieur du cœur droit, en particulier au niveau de la dépression formée par l'auricule, ou encore entre les anfractuosités du ventricule droit circonscrites par les colonnes charnues (caillots cardiaques, kystes fibrineux et végétations globuleuses.

L'endocardite tricuspidienne, qui n'est pas rare, et l'endocardite pulmonaire, moins commune que la précédente, peuvent, elles aussi, donner attache, par leur surface enflammée, à des bourgeonnements fibrineux pédiculisés, à des dépôts fibrineux peu adhérents à la surface de leurs végétations : ce sont autant de sources d'embolies, qui suivront normalement l'ondée sanguine, projetée dans l'artère pulmonaire. Il n'est pas jusqu'au tronc primitif de l'artère pulmonaire et ses deux grosses branches de bifurcation extra-pulmonaires, qui ne deviennent, dans des circonstances absolument exceptionnelles, le siège d'une artérite aiguë thrombosique, capable de lancer quelque embolus dans l'un des rameaux sous-jacents.

Telles sont, en résumé, les origines multiples des embolies de l'artère pulmonaire et des infarctus hémoptoïques. Nous ne parlons, ici, que des particules emboliques assez massives pour occasionner une perturbation circulatoire circonscrite au moins à une artériole acineuse. Les embolies microscopiques, provenant de l'injection dans le sang pulmonaire de particules plus ténues, globules de graisse (embolies graisseuses), bulles d'air (embolies gazeuses), la plupart des cultures infectieuses microbiennes (embolies microbiennes), ne produisent point les troubles vasculaires caractéristiques de l'infarctus. Ces corps étrangers, infiniment petits, franchissent les rameaux de l'artère pulmonaire et ne se fixent que dans les capillaires du poumon. Ils vont jusqu'à en dépasser la filière, qui les arrête incomplètement, pour rentrer, avec le sang artériel des veines pulmonaires, dans le domaine de la grande circulation.

CARACTÈRES ANATOMIQUES

Lésions macroscopiques. — Examiné à l'œil nu, un infarctus du poumon se compose d'un bloc brun-noirâtre, toujours très foncé, pouvant même paraître tout à fait noir sur la coupe. On reconnaît, à la simple inspection, que le parenchyme pulmonaire envahi est tuméfié, gorgé de sang récemment coagulé ; en d'autres termes, c'est à un caillot sanguin infiltré dans les cavités alvéolaires que l'on a certainement affaire. Le tissu pulmonaire, farci de sang, est distendu, privé d'air, ne crépite plus ; ses fragments, même malaxés, vont au fond du vase. Les bronches comprises dans le caillot sont bourrées de sang coagulé ; de même les vaisseaux artériels et veineux. La coupe offre un aspect grenu.

Suivant les cas, le noyau d'infarctus se montre saillant au-dessous de la plèvre, ou logé dans l'épaisseur du poumon. Le volume d'un petit infarctus varie entre celui d'un acinus, ce qui est rare, et celui d'un lobule pulmonaire. Plus fréquemment, l'hémorrhagie intra-alvéolaire farcit plusieurs lobules adjacents, donnant lieu à des masses noirâtres et dures, de la grosseur d'une noix, d'un œuf de pigeon, d'un œuf de poule, d'une mandarine, etc. Il est même des cas où le bloc de sang occupe une partie fort étendue du bord postérieur, de la partie moyenne, ou du bord antérieur, d'un lobe pulmonaire.

La forme de l'infarctus, lorsque son volume n'est pas trop considérable, est régulièrement conique ou pyramidale, surtout quand la lésion est corticale. Les coupes du poumon montrent que la base, c'est-à-dire la partie la plus large, est toujours excentrique, rapprochée de la plèvre, ou l'affleurant. Le sommet, habituellement arrondi, ou vaguement anguleux, regarde le hile du poumon. Sur les coupes parallèles à l'axe de l'infarctus, il est fréquent de rencontrer, au-dessus du sommet et s'y rattachant de très près, la branche de l'artère pulmonaire qui tenait sous sa dépendance le département circulatoire inondé de sang : l'artère est constamment oblitérée par un caillot sanguin. Ce caillot, toujours adhérent à la paroi artérielle, représente la cause de l'apoplexie sanguine sous-jacente.

Le nombre des infarctus est des plus variables. Tantôt, on n'en trouve qu'un seul, qui peut avoir suffi pour occasionner une série très complexe de désordres secondaires, que nous passerons bientôt en revue; tantôt, l'un des poumons, ou mieux les deux poumons, sont comme farcis de noyaux apoplectiques.

Le siège des infarctus hémoptoïques n'est pas constant, la lésion pouvant occuper un point quelconque de l'appareil pulmonaire ; mais on connaît des zones plus fréquemment atteintes que les autres; parmi elles, le bord postérieur et la face externe du lobe inférieur droit, puis du gauche, tiennent, par ordre de fréquence, le premier rang. Viennent ensuite le bord antérieur et les parties déclives, postérieures et externes, des lobes supérieurs, avec une prédominance marquée en faveur du côté droit. Enfin, le sommet, surtout en arrière, n'est pas à l'abri de l'embolie pulmonaire.

Les conditions mécaniques qui règlent la circulation du sang dans l'artère pulmonaire, jointes à la déclivité du thorax, habituellement en décubitus dorsal au cours des maladies justiciables de l'apoplexie pulmonaire, expliquent la topographie des lésions.

La consistance de l'infarctus, d'abord molle, pendant les premières heures qui suivent la production de l'hémorrhagie, s'accroît à mesure que s'accuse la coagulation du sang épanché. Aussi, a-t-on coutume de considérer la dureté de l'infarctus comme pathognomonique, et de la comparer à celle de la truffe, par exemple, dont il possède encore la couleur noirâtre et la sécheresse. Cette augmentation de consistance est uniforme, aussi accusée à la base, qui bombe sous la plèvre, qu'au sommet, caché dans l'épaisseur du poumon. Quelquefois, cependant, le centre de l'infarctus est plus mou, plus fluide que la surface ; ou encore le parenchyme qui entoure le noyau apoplectique est enflammé, d'une manière aiguë ou subaiguë, et plus dur que le caillot sanguin, habituellement ramolli dans ces cas. Il se peut même que la suppuration désagrège l'infarctus et l'évacue, soit à travers les bronches, soit dans la cavité pleurale. De même, quand le bloc hémorrhagique est envahi par la gangrène, son ramollissement est la règle.

Avant d'aborder l'histologie des infarctus hémoptoïques, signalons l'état de l'artère pulmonaire sus-jacente. Constamment, on trouve, oblitérée jusqu'à une certaine hauteur, la branche de l'artère pulmonaire qui tient sous sa dépendance le département parenchymateux frappé d'apoplexie. Nous avons vu, avec l'anatomie normale, que les ramifications de l'artère pulmonaire sont à peu près terminales : elles se distribuent systématiquement aux différents appareils primitifs qui composent, en dernière analyse, le tissu pulmonaire. Chaque lobule, puis enfin chaque acinus, possède son artère pulmonaire accolée à la ramification bronchique correspondante.

Cependant, sur les confins de l'acinus, ainsi qu'à la surface du lobule pulmonaire, qui n'est qu'un véritable agrégat d'acini, la circulation capillaire sanguine affecte avec les organes adjacents un grand nombre de contacts anastomotiques. La plèvre viscérale, les cloisons inter-acineuses et interlobulaires, les alvéoles des infundibula soudés au sommet du lobule, échangent avec le sang alvéolaire de ce lobule des réseaux de communication anastomotique sinueux et variés.

Il n'en demeure pas moins établi que ces zones de contiguïté, éminemment favorables à la diffusion des lésions aiguës hors du lobule, ne sauraient établir de larges voies de suppléance lorsque, tout à coup, le sang se trouve arrêté dans le rameau de l'artère pulmonaire irriguant le lobule, ou, conjointement, une série d'appareils lobulaires adjacents.

Les développements qui précèdent font prévoir les conséquences de l'ischémie complète du département en question. Peu importe, à ce point de vue, qu'il s'agisse d'un embolus ou d'un caillot né sur place, par thrombose inflammatoire (thrombo-artérite pulmonaire). A l'œil nu, on reconnaît au sommet de l'infarctus le vaisseau distendu, oblitéré par les caillots. Il semble maintenir, comme par un pédicule, le cône de sang coagulé mastiquant dans l'intérieur des cavités respiratoires. Pour être sûr de trouver cette lésion vasculaire, il faut, soit inciser l'infarctus parallèlement à son axe, en ayant soin de passer par le milieu de sa base, soit, partant du hile du poumon, ouvrir, aux ciseaux mousses, les ramifications successives de l'artère pulmonaire se dirigeant droit vers le sommet du noyau apoplectique : dans les deux cas, on tombera exactement sur le point de l'artère oblitérée. Des coupes fines démontreront la présence, en un point précis, d'un caillot déjà ancien, adhérent à l'endartère, arrêté souvent au niveau d'un éperon vasculaire. Le corps étranger sera reconnaissable à sa couleur gris blanchâtre, à sa friabilité pulpeuse, à la cassure nette de l'une ou même de ses deux extrémités, preuves décisives de la nature embolique de la lésion.

Les caillots anciens, embolisés, s'enchâssent au milieu de caillots fibrinocruoriques secondaires, de couleur et de consistance fort différentes ; ces derniers se prolongent à une distance plus ou moins considérable, au-dessus comme au-dessous de l'embolus. Il ne sera pas toujours facile de retrouver, en examinant le reste de l'organisme, en particulier à l'intérieur du cœur droit, dans les veines des membres, dans les sinus veineux de la dure-mère, etc., le point de départ du fragment obturateur de l'artériole pulmonaire. Parfois, il sera loisible de raccorder l'une à l'autre les deux surfaces de rupture. Plus fréquemment, peut-être, cette preuve matérielle fait défaut, pour diverses raisons ; ainsi, par exemple, le foyer d'endocardite pariétale ou valvulaire s'est recouvert de nouveaux caillots ou s'est détergé totalement ; ou bien encore le point d'origine du caillot embolisé ne peut être découvert, malgré un examen minutieux.

Cette dernière constatation éclaire le désaccord qui règne présentement parmi les auteurs, au sujet des causes de l'infarctus pulmonaire. Certains observateurs n'acceptent que l'embolie comme cause unique de l'infarctus; d'autres accordent à la thrombo-artérite pulmonaire une part importante dans les oblitérations de l'artère veineuse du poumon. La question me paraît définitivement jugée en faveur de ces derniers. Dans une foule de cas, où l'autopsie a été pratiquée avec tout le soin désirable, l'infarctus pulmonaire, unique ou multiple, demeure la seule lésion constatable, à côté d'une affection chronique de l'orifice mitral, en particulier de la sténose, simple ou compliquée d'insuffisance ; les lésions autochtones de l'artère pulmonaire sont alors les seules à incriminer.

L'intégrité parfaite de l'endocarde auriculo-ventriculaire du cœur droit ne suffit pas, cela va sans dire ; pour parfaire la preuve, il faut encore l'examen complet, méthodique et réitéré, de l'artère pulmonaire et de l'ensemble du système veineux supérieur et inférieur.

D'autres preuves, bien que secondaires, méritent d'être signalées. Chez tous les cardiaques asystoliques, la circulation pulmonaire se trouve chroniquement entravée, ainsi qu'en font foi la carnisation, l'induration rouge, le catarrhe bronchique, l'œdème et même l'emphysème du poumon ; de plus, les ramifications de l'artère pulmonaire sont assez souvent malades. Sans citer l'épaississement fibroïde du tissu conjonctif péri-artériel, la distension chronique de ces rameaux est de règle, et l'endartérite chronique, avec ou sans athérome, n'y est pas rare. Non qu'il s'agisse, habituellement, de ces végétations modérées ou exubérantes de la membrane interne, si communes au cours des scléroses et de la tuberculose chronique du poumon. Les lésions inflammatoires sont des plus discrètes. On y peut rencontrer cependant, ce qui m'est arrivé plusieurs fois, des îlots d'endartérite subaiguë, disséminés le long des branches moyennes et même sur les fins rameaux lobulaires. Ces petits foyers inflammatoires se recouvrent quelquefois de caillots sanguins pariétaux ; ceux-ci s'organisent, deviennent lisses, fusiformes, et peuvent donner naissance à des thrombus partiels, oblitérants ou non, suivant les circonstances.

Les altérations dont nous parlons trouvent leur plus puissante manifestation dans les cas de thrombose partielle du tronc même ou des branches primitives de l'artère pulmonaire : elles m'ont paru un argument important en faveur de l'origine thrombosique possible de certains infarctus hémoptoïques, la thrombo-artérite aiguë n'étant qu'une manière d'être du même processus.

Une dernière variété d'apoplexie pulmonaire chez les cardiaques, existe encore, qui semble ne se rattacher en aucune façon à l'oblitération de l'artère pulmonaire : elle a été décrite par Renaut, de Lyon, sous le nom d'infarctus diffus festonnés. Ses foyers ne sont ni secs ni durs, à la façon des infarctus de Laënnec. Ils se logent au milieu d'un œdème rosé du poumon et se forment par diapédèse des hématies dans des alvéoles cyanosés à l'extrême. Ils n'ont jamais un gros volume, circonscrits qu'ils sont, dans le lobule, par des acini simplement carnifiés, sinon sclérosés, et gorgés de cellules pigmentaires.

Lésions histologiques. — La structure des vastes foyers apoplectiques produits par effraction du sang est facile à décrire : tout est rompu. Les hématies s'infiltrent dans la totalité des tissus dilacérés et la mort rapide ou même subite est la règle.

Infarctus hémoptoïque. — L'histologie de l'apoplexie se circonscrit donc, presque uniquement, à l'infarctus hémoptoïque de Laënnec; les autres cas rentrent plutôt dans l'histoire des pneumonies et des broncho-pneumonies infectieuses hémorrhagiques.

Au début, pendant les premiers jours qui suivent l'oblitération du tronc de l'artère, l'infarctus apparaît sous l'aspect d'un agglomérat d'hémorrhagies alvéolaires, comblant au maximum les cavités vacuolaires du poumon, jusques et y compris les canaux respiratoires, les bronches acineuses, peut-être même la bronche intra-lobulaire.

La réplétion des alvéoles est si complète, que leurs différents diamètres sont souvent très élargis et, de 150 à 175 μ, chiffre normal, peuvent atteindre jusqu'à 250 μ et 257 μ, dans tous les sens : d'où la tuméfaction du nodule apoplectique, au début du moins. Tassées les unes contre les autres dans la cavité alvéolaire, les hématies donnent à la coupe l'apparence d'une mosaïque, leur pression réciproque déformant notablement leurs contours. Un fin réticulum fibrillaire de fibrine esquisse, de place en place, quelques lignes irrégulières, fort minces, entre les amas de globules rouges. Bientôt, d'ailleurs, ce délicat réseau se désagrégera, pour disparaître sans laisser de trace.

La cavité alvéolaire contient un nombre peu considérable, à la vérité, d'éléments nucléés; ils sont de deux ordres : des leucocytes transsudés en même temps que les hématies; des épithéliums alvéolaires, habituellement desquamés, et plus ou moins éloignés de la cloison alvéolaire, leur matrice normale. Ces différents éléments cellulaires sont arrondis, granuleux, ou même granulo-graisseux, et apparaissent tantôt isolés, tantôt groupés en îlots peu volumineux.

Les cloisons inter-alvéolaires dessinent, au milieu du caillot sanguin, d'élégantes lignes polygonales. Les capillaires qui les sillonnent paraissent comprimés, comme écrasés par le contenu de l'alvéole. Les veinules péri-acineuses et péri-lobulaires sont thrombosées, ainsi que les artérioles pulmonaires. L'arrêt circulatoire est donc absolu, généralisé.

Les bronchioles sus-lobulaires sont gorgées d'éléments cellulaires, parmi lesquels on distingue, outre les épithéliums ciliés, desquamés, un nombre considérable de globules blancs, chargés d'hématies et de poussières pigmentaires d'origine hématique.

Lorsque l'apoplexie date déjà d'un certain temps, on trouve presque toujours, à l'intérieur des alvéoles, des cellules sphériques munies d'un ou plusieurs gros noyaux, gorgées de poussières pigmentaires, dont la couleur varie du jaune au rouge, au brun noirâtre, suivant l'ancienneté des lésions. Certains auteurs ont pu y découvrir des cristaux d'hématoïdine, preuve de la destruction de la matière colorante du sang contenue dans les globules rouges diapédésés. On retrouve d'ailleurs sur le vivant, au milieu des crachats sanglants hémoptoïques, un grand nombre de ces cellules pigmentaires, évacuées par les efforts de toux (cellules cardiaques des auteurs). Les vaisseaux lymphatiques de la région hémorrhagique sont également distendus par des thrombus fibrino-leucocytiques, riches en globules rouges.

Il est impossible de trouver les traces d'une rupture vasculaire quelconque, capable d'expliquer l'irruption rapide du sang : l'épanchement s'est fait, pour ainsi dire d'un seul coup, dans la totalité du département pulmonaire précédemment ischémié.

Le vieil infarctus se reconnaîtra à son induration, qui résulte de l'épaississement fibroïde, inflammatoire, des cloisons alvéolaires et du tissu interstitiel inter-acineux et péri-lobulaire. Les gaines conjonctivo-élastiques, péri-artérielles, péri-bronchiques et péri-veineuses, sont également sclérosées.

L'examen de l'artère pulmonaire oblitérée montre la cavité vasculaire complètement remplie par un caillot adhérent à la membrane interne. Suivant la hauteur du point coupé, tantôt le caillot obturateur est constitué par une quantité considérable de globules rouges farcissant les mailles fibrineuses du coagulum sanguin; tantôt le bloc qui obstrue le vaisseau est composé de détritus fibrino-leucocytiques pulpeux, très friables, adhérents à toute la circonférence, ou fixés seulement en un point circonscrit de l'endartère; cette zone d'insertion est habituellement située à la partie la plus déclive.

L'endartère est épaissie, enflammée ; elle renferme dans ses espaces lamellaires sous-endothéliaux un nombre important de cellules fixes proliférées. Parfois même, des vaisseaux de nouvelle formation se sont infiltrés à travers la membrane moyenne, jusque dans la couche sous-endothéliale, et la parcourent, perpendiculairement à sa surface, dont ils se rapprochent autant que possible. En résumé, les lésions d'artérite pulmonaire ne diffèrent pas, dans la plupart des cas, des altérations de la thrombo-phlébite primitive ou secondaire, étudiées déjà à propos des phlébites infectieuses.

Lors de la guérison complète d'un vieil infarctus, éventualité fort rare les lésions pulmonaires se réduisent peu à peu, se concentrent en un noyau de pneumonie chronique scléreuse entourant un amas caséeux, ou même calcaire. On cite quelques observations, à mon avis assez discutables, d'infarctus terminés par évacuation cavitaire, par transformation kystique, etc.

En réalité, dans le plus grand nombre des cas, l'infarctus se termine par une induration chronique, fibreuse et pigmentaire, des lobules apoplectiques; et ces lésions se fondent au milieu de la masse des alvéoles touchés par l'induration rouge ou brune du poumon cardiaque.

Dans d'autres cas, l'infarctus est bientôt suivi de la mort et se complique habituellement de lésions inflammatoires connues, dont les plus importantes sont la congestion œdémateuse péri-apoplectique, la pneumonie, la pleurésie, la suppuration et la gangrène.

Lésions du poumon secondaires à l'infarctus. — Les lésions qui s'établissent à la suite de l'infarctus sont assez variables. La congestion et l'œdème comptent parmi les plus fréquentes.

Congestion et œdème pulmonaires. — Sitôt l'infarctus apoplectique formé, une congestion active se produit à la périphérie de l'îlot thrombosé. Dès ce moment, l'infarctus hémorrhagique diffère par un caractère des autres noyaux d'infarctus développés dans l'intimité des organes, tels que le rein, la rate et le cerveau, munis, comme le poumon, d'artères terminales.

La différence fondamentale qui sépare l'infarctus pulmonaire de ceux que nous venons de signaler est des plus caractéristiques : elle consiste en ce fait que, seul, l'infarctus pulmonaire devient rouge, autrement dit hémorrhagique. Tous les autres sont, au début, blancs, et demeurent tels jusqu'au moment de l'atrophie cicatricielle. L'explication du phénomène est simple : l'ischémie complète et définitive des segments du parenchyme rénal, splénique ou cérébral, condamne à une dégénérescence immédiate, granuleuse et granulo-graisseuse, tous les éléments compris dans le périmètre irrigué par l'artériole thrombosée. Au contraire, le lobule pulmonaire ischémié reçoit encore de l'artère bronchique du sang artériel, au niveau de ses dernières ramifications bronchiques sus-lobulaires. Qu'on joigne ce fait aux anastomoses capillaires de la périphérie du lobule signalées plus haut, d'une part, et qu'on note, de l'autre, la vacuité et la béance normales des cavités aériennes; on expliquera sans doute, en grande partie, l'énorme afflux du sang dans les alvéoles. De là résulte l'impossibilité matérielle, pour le poumon, de former un infarctus blanc.

La congestion péri-apoplectique représente, on le voit, une altération si constante, qu'elle fait vraiment partie du processus général de l'apoplexie pulmonaire.

Non seulement, en effet, les perturbations locales résultant des hémorrhagies intra-alvéolaires déterminent une fluxion réflexe de tous les vaisseaux, artériels et veineux, voisins; mais encore, le bloc thrombosé constitue, à proprement parler, un corps étranger. Il est naturel que la zone de parenchyme pulmonaire circonscrivant l'infarctus s'irrite, et réagisse contre cette épine inflammatoire, enchâssée au milieu de tissus encore à peu près normaux.

L'hyperémie alvéolaire autour du noyau apoplectique est donc inévitable : pendant les premières heures au moins, les parois alvéolaires distendent leurs capillaires; elles desquament, font proliférer l'épithélium de revêtement, et laissent transsuder, par diapédèse, dans les cavités, un certain nombre de globules blancs et de globules rouges; en même temps afflue une sérosité albumineuse abondante. Suivant les cas, la stase pulmonaire sera modérée ou considérable, et l'irritation sub-inflammatoire, réactionnelle, du parenchyme pulmonaire, se circonscrira autour de l'apoplexie, ou diffusera au loin. On constatera donc sur le vivant, ou l'on découvrira à l'autopsie, la série de désordres décrits sous le nom de congestion pulmonaire, d'œdème, d'hypostase, de pneumonie hypostatique, de congestion avec œdème déclive, de carnification, ou même de splénisation et de broncho-pneumonie.

Lésions inflammatoires. — Pour les dernières de ces lésions, cependant, il est utile, je pense, de faire intervenir un élément pathogénique nouveau, franchement phlogogène celui-là, l'infection microbienne broncho-alvéolaire; son rôle est plus aléatoire dans la simple congestion réflexe.

Dans beaucoup de cas, on voit se développer autour de l'infarctus une véritable pneumonie aiguë, ordinairement diffuse, une splénisation, plus souvent une broncho-pneumonie lobaire : c'est une culture microbienne ayant pris son origine dans la muqueuse respiratoire adjacente au foyer hémorrhagique. Le sang, épanché jusque dans les petites ramifications bronchiques, contaminé par les microbes pathogènes, commensaux habituels de la muqueuse, se désagrège et se putréfie. Il laissera s'enfoncer, parfois jusque dans la profondeur du caillot, les premières colonies infectantes. On peut, en effet, découvrir quelquefois, au centre de la masse pneumonique, un infarctus ramolli, dilacéré, et reconnaître encore ses caillots putrilagineux tendant à l'évacuation, sinon même en partie éliminés à travers les bronches.

Les infections secondaires de l'infarctus vont quelquefois plus loin. Elles arrivent, par exemple, à dissocier, au moyen d'une véritable suppuration, les thrombus sanguins des alvéoles. On a même observé la gangrène, toujours en ce cas suppurative, d'un ou de plusieurs noyaux apoplectiques.

L'inflammation gangréneuse de l'infarctus peut occasionner une rupture du feuillet de la plèvre recouvrant sa base, et déterminer, de la sorte, soit une pleurésie purulente, soit un pyo-pneumothorax, rapidement mortels.

Toutes ces complications aiguës infectieuses, signalées par les auteurs, ne sont pas communes. Quand on étudie les lésions pleurétiques consécutives à la présence d'un infarctus cortical du poumon, on reconnaît de quelle fréquence est cette complication. La pleurésie subaiguë, secondaire à l'infarctus hémoptoïque, constitue, en clinique, une complication si ordinaire, chez les

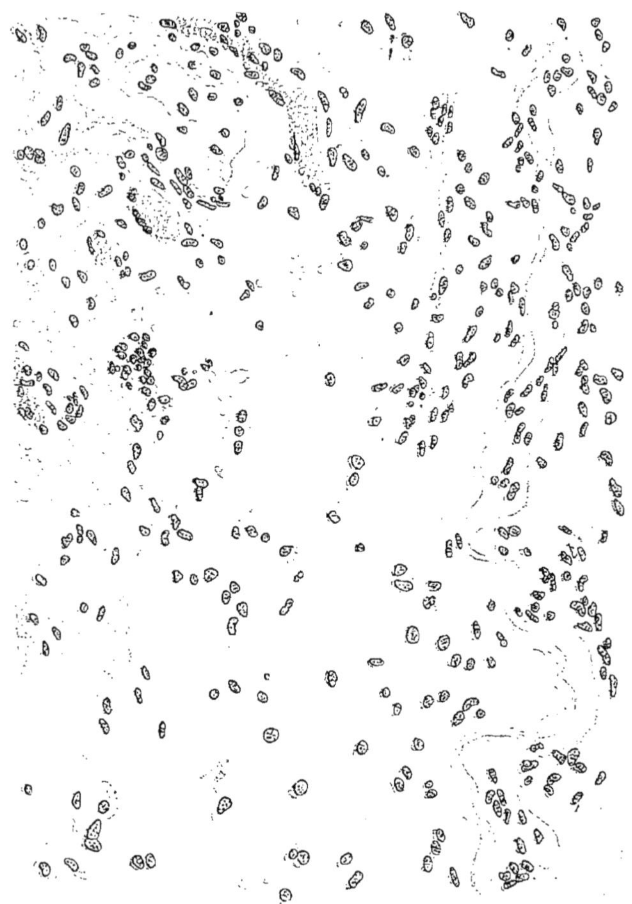

FIG 90. — PLEURÉSIE SUBAIGUE DÉVELOPPÉE A LA SURFACE D'UN INFARCTUS PULMONAIRE. ORGANISATION DÉFECTUEUSE DES NÉO-MEMBRANES INFLAMMATOIRES.

A droite, coupe de la surface de la plèvre modérément enflammée; les tractus fibreux sont parsemés de quelques cellules lymphatiques réunies en amas. — A gauche, la néo-membrane, dont les filaments fibrillaires de fibrine sont entremêlés, à la partie supérieure du moins, avec des vaisseaux capillaires de nouvelle formation, gorgés de globules rouges. — Entre ces deux zones, existe une région intermédiaire, surtout remarquable à la partie inférieure du dessin par l'absence de vaisseaux et par les cellules rameuses étoilées anastomotiques qui occupent l'espace. Ce sont des cellules muqueuses du tissu conjonctif, bien vivantes mais incapables d'organisation plus élevée. Cet état mucoïde de la néo-membrane, circonscrit dans ce point précis, s'accompagne d'une formation vasculaire défectueuse. — En effet, au haut de la figure, on voit, parallèlement dirigé à la surface du feuillet pleural, un canal vasculaire, vide de globules rouges, entouré de noyaux peu volumineux; s'agit-il d'une cellule vaso-formative arrêtée dans son développement? A-t-on affaire à une expansion néo-vasculaire altérée pendant sa poussée? (GROSSISSEMENT 280/1).

cardiaques asystoliques, qu'on doit toujours la rechercher. On doit même attendre son apparition prochaine, dès qu'un de ces malades expectore quelque crachat sanglant. Réciproquement, toute pleurésie unilatérale, survenant sans cause appréciable, chez un cardiaque même non asystolique, doit faire soupçonner la formation d'un infarctus pulmonaire, alors même que les crachats hémoptoïques feraient défaut.

L'irritation exercée sur le feuillet viscéral de la plèvre par le thrombus, la réaction inflammatoire des alvéoles, qui forment, à l'entour, comme la frontière de ce noyau apoplectique, les corrélations circulatoires et nutritives qui rattachent le tissu pleural à la base des lobules sous-jacents, éclairent les diverses variétés de pleurésie secondaires à l'apoplexie pulmonaire. Dans la plupart des circonstances, ces pleurésies se reconnaîtront à un double caractère : leur subacuité, qui les fait rentrer dans le cadre des pleurésies bâtardes, et leur ténacité, qui leur permet de résister souvent à un nombre illimité de thoracentèses. On pourrait encore leur accorder un troisième caractère, la bénignité (fig. 90).

Cette indolence de la plèvre se retrouve aussi bien dans les formes les plus séreuses (hydrothorax, hydro-pleurite séreuse) que dans les variétés les plus inflammatoires, comme les pleurésies séro-fibrineuses ou séro-hémorrhagiques. La tuberculose elle-même vient assez souvent s'y greffer, parmi notre population hospitalière, qui paye un terrible tribut à la contagion nosocomiale du bacille de Koch.

TUBERCULOSE PULMONAIRE

Les immortels travaux de Laënnec sur la tuberculose pulmonaire ont été définitivement éclairés par la découverte de R. Koch : les lésions tuberculeuses, causées par un bacille particulier, sont spécifiques.

Tuberculose du poumon et phtisie pulmonaire ne doivent pas être considérées comme deux termes synonymes. Sans revenir aux multiples divisions de Bayle, il faut noter que le terme de *phtisie* pulmonaire désigne, en clinique, une affection ulcéreuse des lobules du poumon. Or, certaines variétés de cavernes pulmonaires ne relèvent point de la tuberculose bacillaire : telles sont la phtisie anthracosique des mineurs, la chalicose ou phtisie des aiguisiers, la syphilis pulmonaire ulcéreuse; telles aussi les tumeurs cancéreuses ou sarcomateuses ulcérées.

Si, en langage courant, phtisie signifie tuberculose bacillaire ulcérative, une foule de lésions bacillaires du poumon ne sont pas, ne sont plus, ou peuvent n'avoir jamais été, ulcéreuses.

LÉSIONS MACROSCOPIQUES

Considérées à un point de vue général, classique depuis Laënnec, les altérations tuberculeuses du poumon vont se présenter sous quatre types différents, pouvant s'associer entre eux et se combiner avec des lésions inflammatoires très variées. Ce sont : les granulations miliaires, les nodules tuberculeux péri-bronchiques (broncho-pneumonie nodulaire tuberculeuse), les infiltrations tuberculeuses (tuberculose infiltrée, grise, jaune, gélatiniforme, pneumonie caséeuse), les noyaux tuberculeux fibro-caséeux (tubercules de guérison, tubercules enkystés).

Granulations miliaires des poumons. — Les granulations miliaires se présentent sous l'aspect de petites masses grises (grains gris demi-transparents), quelquefois même presque diaphanes et incolores, suivant l'expression de Laënnec. Leur grosseur varie d'un grain de millet à un grain de chènevis. Leur volume peut être encore plus petit et constituer les granulations sub-miliaires des auteurs allemands. Leur consistance dure, comparée par Laënnec à celle du cartilage, permet souvent de les reconnaître plus facilement au toucher qu'à la vue. Ce détail a son importance, car la confluence des granulations miliaires, bien que fréquemment considérable (surtout dans ces formes de tuberculose miliaire aiguë décrites sous le nom de granulie par Empis) peut être méconnue, les lobules du poumon étant distendus par un emphysème alvéolaire excessif, généralisé.

A un examen attentif, et surtout à l'aide de la loupe, on constate que la forme de ces granulations miliaires n'est pas absolument ronde, mais plus ou moins anguleuse. Leur cohérence se fait par groupes peu volumineux. Lorsque la survie a été assez longue, on peut noter, en même temps que l'augmentation de volume des granulations grises, leur caséification centrale, sous forme d'un point blanc jaunâtre, opaque. La transformation caséeuse, processus de mortification, nécrose spéciale, apparaît donc tôt ou tard et caractérise l'évolution la plus commune des lésions bacillaires granuleuses.

Dans la tuberculose miliaire aiguë, l'infection du poumon peut être généralisée à toute la hauteur des deux organes. Souvent, le sommet d'un ou de l'autre poumon contient, en outre, des lésions tuberculeuses plus anciennes, caséeuses, ramollies ou non (cavernes), origine fréquente de l'envahissement aigu du reste de l'appareil pulmonaire. Les recherches modernes ont établi la nature spécifique des dites granulations miliaires, au centre desquelles on parvient à colorer les bacilles de Koch, d'autre part le mode de formation et la pathogénie de ces lésions. En effet, il peut s'agir alors d'une injection véritable de bacilles tuberculeux dans les voies sanguines du poumon (origine hématogène des lésions bacillaires granuliques).

Certaines observations, très démonstratives, ont permis de surprendre le mécanisme en question. Un vieux foyer caséeux, logé, par exemple, au sommet d'un poumon ou dans un ganglion lymphatique péri-bronchique, gorgé de bacilles tuberculeux, s'est mis en contact avec les parois d'une branche de l'artère pulmonaire et les a ulcérées. La maladie réalise à ce moment, d'une manière spontanée, une véritable expérience de laboratoire, consistant à injecter directement dans le sang une culture virulente de bacilles tuberculeux. Plus ordinairement peut-être, la granulie pulmonaire procède d'une infection bacillaire des voies aériennes, consécutive à un foyer caverneux du poumon rempli de pus bacillaire (origine aérienne de la granulie pulmonaire). Les deux mécanismes se combinent souvent.

L'histologie pathologique caractérisera d'une manière plus précise ces lésions granuliques, en montrant le mode d'envahissement, vasculaire ou bronchique, des parois alvéolaires. Il nous suffit, pour le moment, de constater que le type vasculaire de la tuberculose pulmonaire ne se rattache pas directement au procédé habituel et commun de contamination des voies respiratoires par le bacille de Koch. Enfin, nous voyons déjà, à l'œil nu, les lésions miliaires présenter une désorganisation centrale caséeuse, que nous retrouverons identique, toutes proportions gardées, en étudiant les autres variétés de la tuberculose.

Nodules tuberculeux péri-bronchiques. — Dans cette seconde forme de lésions (broncho-pneumonie nodulaire tuberculeuse), bien qu'on puisse encore rencontrer çà et là des petits grains comparables au millet ou au chènevis, ce sont des noyaux, des petites masses opaques, qui constituent les divers degrés de la lésion. La série varie, depuis le tubercule miliaire, opaque à son centre, jusqu'aux tubercules crus et jaunes crus de Laënnec, dont la grosseur peut affecter celle d'un pois, d'un noyau de cerise, d'une noisette et même d'une amande. La différence qui sépare ces *nodules* tuberculeux des précédentes *granulations* miliaires ne réside pas tant dans leur volume (plus considérable) ou dans leur caséification centrale fort étendue; elle est surtout dans leur distribution topographique, souvent appréciable à l'œil nu.

Le nodule tuberculeux est, en effet, accolé à la paroi d'une petite bronche. On peut constater, en outre, que la cavité de cette bronche est tantôt béante, agrandie, par suite de la fonte caséeuse de ses parois, tantôt, au contraire, oblitérée par les détritus blanc jaunâtres, non évacués, du foyer nodulaire désagrégé. Un tel aspect est caractéristique, lorsque l'incision a passé transversalement par les ramifications bronchiques atteintes; il devient plus net encore sur les coupes à peu près parallèles à l'axe des bronchioles acineuses ou des infundibula englobés dans la masse tuberculeuse. La disposition des lésions nodulaires peut, dans ces cas, former sur le plan de la coupe trois ou quatre traînées divergentes, blanc jaunâtres, faisant bordure aux canalicules respiratoires qui se détachent du bout d'une bronche acineuse. En ces points, l'infiltration tuberculeuse péri-bronchique dessine, en plein parenchyme pulmonaire, des figures comparées par les auteurs à des folioles, aux contours d'une feuille de trèfle, etc.

La progression des lésions caséeuses s'effectue dans tous les sens : par en bas, vers l'infundibulum; en dehors, à travers les alvéoles et les acini contigus; et même par en haut, c'est-à-dire suivant la bronche intra-lobulaire.

Le volume de chaque foyer nodulaire primitif va augmenter progressivement, par diffusion centrifuge. Le nodule ne perdra point pour cela de sitôt sa forme et sa systématisation générales. D'acineux, par exemple, le gros tubercule deviendra pluri-acineux, lobulaire, pluri-lobulaire, par infection successive des zones parenchymateuses adjacentes : il restera péri-canaliculaire, même après la fonte caséeuse de ses masses centrales. La forme des cavernules et des cavernes évacuées rappellera donc encore le mode de progression des lésions bacillaires.

Ainsi, pour peu que les amas nodulaires demeurent suffisamment espacés, même si leur volume devient, individuellement, fort considérable, l'ensemble des lésions constituant cette variété de tuberculose conserve son cachet broncho-pneumonique. Ramolli à son centre, évacué dans les cavités bronchiques sus-jacentes (par lesquelles il sème ses produits), le nodule tuberculeux péri-bronchiolique affirme encore sa personnalité. La démonstration de son origine et de son mode de propagation aériens s'impose dans tous les cas (fig. 91).

Les nodules tuberculeux broncho-pneumoniques en question déforment le

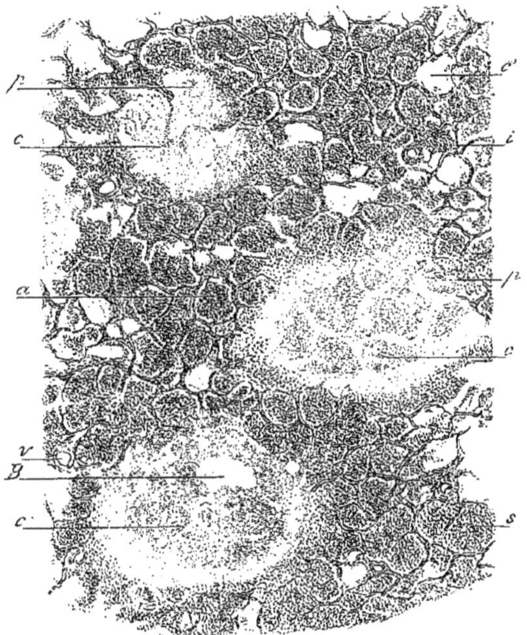

FIG. 91. — TUBERCULOSE NODULAIRE PÉRI-BRONCHIQUE.

Coupe de trois nodules tuberculeux caséeux au milieu d'un poumon atteint d'alvéolite catarrhale. — Les nodules caséeux sont suffisamment espacés pour montrer la topographie des lésions. La plupart des alvéoles péri-nodulaires sont atteints de pneumonie catarrhale; en même temps leurs cloisons sont notablement épaissies. — De place en place, quelques cavités béantes représentant, pour la plupart, la coupe d'un canal respiratoire entouré d'une couronne d'alvéoles pariétaux enflammés.

B, coupe d'une bronchiole acineuse caséifiée, à peu près comblée, encore reconnaissable. — *c*, *c*, *c*, cavités alvéolaires remplies de matière caséeuse; leurs cloisons se dessinent en lignes claires sur la masse nécrobiotique. — *c'*, un canal respiratoire vide, entouré d'alvéoles enflammés. — *p*, *p*, artérioles pulmonaires satellites de la bronchiole tuberculosée. — *v*, coupe d'une veine pulmonaire perméable, normale, éloignée de l'amas caséeux. — *a*, un alvéole enflammé, rempli d'exsudats fibrineux. — *s*, un alvéole rempli de leucocytes et d'épithéliums (splénisation alvéolaire). — *i*, cloison inter-alvéolaire. (GROSSISSEMENT 20/1).

poumon et font relief au-dessous de la plèvre, quand ils occupent la surface de l'organe. Leur dureté, leur saillie sur les coupes, sont aussi caractéristiques que leur couleur gris jaunâtre, terne, et leur friabilité.

Quand, sous l'influence d'une culture intensive, les foyers infectants parviennent à conglomérer sur un point les nodules broncho-pneumoniques caséeux et à ne laisser entre eux presque aucun intervalle appréciable à première vue, la variété pseudo-lobaire broncho-pneumonique se trouve réalisée. Cette forme peut envahir, d'emblée, des départements étendus. Elle atteint presque indifféremment la hauteur du lobe supérieur, du lobe inférieur, et quelquefois la presque totalité d'un poumon, surtout chez l'enfant et chez l'adolescent (broncho-pneumonie caséeuse aiguë).

C'est ainsi, me semble-t-il, que, par transitions insensibles, on peut passer de la tuberculose nodulaire à la pneumonie caséeuse, en d'autres termes aux infiltrations tuberculeuses de Laënnec.

Pneumonie tuberculeuse (infiltrations tuberculeuses, pneumonie caséeuse, tubercule pneumonique, etc.). — La description des trois variétés d'infiltration tuberculeuse isolées par Laënnec demeure inattaquable. L'*infiltration grise* consiste en une densification particulière du tissu pulmonaire; elle se produit souvent autour des cavernes tuberculeuses, plus rarement dans un organe sain. Humide, lisse et polie sur les coupes, l'infiltration grise est imperméable à l'air; elle est homogène, et sa consistance est presque cartilagineuse. C'est le début d'une lésion tuberculeuse, et l'on ne tarde pas à voir apparaître, sur ce fond gris plus ou moins foncé, uniforme, une « quantité de petits points jaunes et opaques ».

En se multipliant et en grossissant, ils transforment la pneumonie grise diffuse en une pneumonie nodulaire conglomérée. Les masses caséeuses deviennent un bloc de pneumonie sèche (*infiltration tuberculeuse jaune crue*, de Laënnec).

L'*infiltration jaune*, que Laënnec différenciait judicieusement des gros tubercules crus conglomérés, offre un ton blanc jaunâtre, « beaucoup plus pâle, plus terne et moins distinct de la substance du poumon que les tubercules crus ordinaires », lesquels déforment toujours le parenchyme adjacent. La pneumonie caséeuse, car c'est bien elle qu'il décrivait ainsi, ne plisse pas le poumon; elle se contente de le tuméfier, en l'indurant, à la façon des blocs de pneumonie fibrineuse franche aiguë.

Ces vastes régions frappées de mort deviennent imperméables à l'air; elles offrent une dureté et une sécheresse qui rappellent celles du fromage, surtout du roquefort, à cause des macules et des striations verdâtres ou noirâtres qui sillonnent le parenchyme infiltré de charbon (anthracose) et caséifié en masse.

Sur la coupe, le tissu pulmonaire caséeux n'offre pas l'aspect granité des différents degrés de la pneumonie fibrineuse, surtout lorsqu'elle s'est compliquée d'hépatisation grise. La surface est plus terne, plus dense, que dans les lésions pneumoniques aiguës; elle ne donne pas de suc, pas de blocs fibrineux au raclage, contrairement à la pneumonie pneumococcique. Ces caractères ont une grande importance, à cause des formes parfois suraiguës de la pneumonie caséeuse, capable de tuer, en dix ou douze jours, un organisme jusque-là indemne, au moins en apparence (fig. 62).

Dans la pneumonie caséeuse, comme dans la granulie, quand la germination du microbe spécifique parvient à s'effectuer d'une manière suraiguë, elle se répartit en une série innombrable de foyers contigus. Mais, entre ces deux modes d'infection bacillaire il y a une différence caractéristique et constante : ici, seules, les voies aériennes ont véhiculé les germes et les cultivent. Inversement, dans la tuberculose granulique, les bacilles empruntent aux vaisseaux sanguins leurs canalisations préformées et leurs fentes lymphatiques périvasculaires, et s'embolisent jusqu'aux extrêmes limites des capillaires alvéolaires.

La troisième variété d'infiltration tuberculeuse de Laënnec, l'*infiltration gélatiniforme*, est plus rare que les deux premières; elle n'atteint pas, comme elles, des dimensions considérables. Quand il ne s'agit que de placards de tissu pulmonaire intercalés entre les îlots tuberculeux, l'infiltration gélatiniforme est reconnaissable à l'aspect comme œdémateux, incolore, ou vaguement hémorrhagique, presque colloïde, des parties. Elle n'a qu'un intérêt secondaire; d'autant plus que les couches ainsi transformées sont déjà, en même temps, parsemées de taches opaques, jaunâtres, tubercules crus nodulaires, aussi nets que possible.

Il est d'autres cas, exceptionnels à la vérité, où, la tuberculose ayant désagrégé une étendue énorme du poumon, en particulier le haut du lobe inférieur, la base se montre tuméfiée, tremblottante, d'aspect gélatineux. Sur les coupes, le liquide ne s'écoule pas à la façon de l'œdème pulmonaire. Les cloisons interstitielles sont visiblement épaissies ; les cavités alvéolaires, dilatées, sont pleines de cette matière d'apparence colloïde.

J'ai pu examiner plusieurs fois cette transformation mucoïde du poumon dans la phtisie chronique. Je n'y ai rencontré que de larges cavités, alvéolaires ou infundibulaires, toujours emphysémateuses, distendues à l'excès par une matière muqueuse dans laquelle flottaient des quantités modérées de cellules épithéliales arrondies, remplies de graisse et de leucocytes granulo-graisseux.

La plupart des épithéliums, encore adhérents aux parois, étaient également chargés de globules de graisse décelables par l'osmium. Toutefois, bacilles tuberculeux et lésions bacillaires proprement dites faisaient défaut.

Tubercules fibreux (tubercules caséo-plâtreux, anthracosiques, enkystés, tubercules de guérison, etc.). — Tout foyer tuberculeux ancien, évacué ou non à travers les canaux aériens, s'entoure d'un tissu cicatriciel, qui l'isole peu à peu du reste du parenchyme pulmonaire.

Ce procédé de défense, commun à tous les tissus, constitue un processus de guérison : la lésion parasitaire s'isole, pour ainsi dire, des organes ambiants, et sa nocuité tend à s'éteindre progressivement. L'enkystement des lésions bacillaires fournit une des preuves aussi fréquentes qu'indiscutables de leur curabilité.

Suivant le volume de l'îlot tuberculeux, les altérations régressives qui peuvent l'atteindre sont assez variables. S'agit-il, par exemple, de granulations miliaires? Souvent, la granulation entière est devenue fibreuse; elle est exempte, à son centre, de toute dégénérescence. Le tubercule microscopique s'est transformé en un nodule fibreux, reconnaissable cependant encore à sa forme, aux travées fibroïdes qui rayonnent à l'entour, presque toujours aussi à la distribution concentrique de l'anthracose qui infiltre la région sclérosée.

Ces tubercules anthracosiques du poumon et de la plèvre s'observent assez souvent à l'autopsie d'individus ayant succombé à une toute autre affection[1]. On les diagnostique sans difficulté. Sur la plèvre, ce sont des nodules, des petites masses noires, saillantes à la surface de la séreuse, ou intimement adhérentes au parenchyme pulmonaire sous-jacent, dans lequel elles s'enfoncent peu profondément. La rétraction cicatricielle du centre du noyau tuberculeux produit souvent, à l'entour, des plissements radiés des tissus pleurétique et pulmonaire. Au doigt, le noyau est dur; il résiste à la pression; d'ordinaire, il adhère à la plèvre pariétale par des tractus cellulo-vasculaires lâches. Sur la coupe, on met à jour un petit bloc de tissu noirâtre ou ardoisé, sec, parfois calcifié à son centre. Dans le voisinage, il n'est pas rare d'observer, plus ou moins rapprochées de la plèvre, des bandes de pneumonie chronique ardoisée, entourées d'emphysème cortical du poumon (état frisé du sommet).

Dans l'intérieur du poumon, les granulations tuberculeuses guéries et les petits tubercules sont presque toujours surchargés de poussières de charbon. On les dépiste, de même, grâce à leur saillie sur la coupe, à l'aspect terne et sec de leur surface de section, enfin à leur dureté cartonnée.

Les tubercules de guérison proprement dits ont, avec des dimensions variables, un aspect tout différent. Dès qu'ils atteignent la grosseur d'un pois, d'une lentille, d'une fève, ils s'entourent d'une zone fibreuse, blanche

---

1. Sur 208 autopsies relevées à ce point de vue depuis trois ans, j'ai pu constater 119 fois, dans plus de 50 p. 100 des cas, l'existence d'une tuberculose latente ou de guérison. Exception faite des autres tuberculoses locales, et en ne tenant compte que des lésions bacillaires des voies respiratoires (poumons, plèvre, ganglions trachéo-bronchiques), dans ces 119 cas, on comptait :

Les poumons seuls pris	61 fois.
La plèvre prise seule	23 —
Le poumon et la plèvre touchés	18 —
Les ganglions seuls (calcifiés ou caséeux)	2 —
Les ganglions associés à tuberc. des poumons, plèvre, péricarde ou intestin	15 —
Total	119

ou ardoisée suivant les cas, d'une épaisseur variable, et s'isolent plus ou moins du parenchyme. Leur centre est occupé par une masse caséeuse, gris-jaunâtre, pulpeuse ou puriforme, pouvant s'effriter sous le courant d'eau, ou sous la moindre pression. D'autres fois, c'est un noyau calcaire unique, ou un conglomérat de granulations calcaires blanchâtres, plâtreuses ou grumeleuses, qui sont tassées en dedans de la coque fibreuse. Ces tubercules fibro-caséeux, fibro-calcaires, caséo-plâtreux, des auteurs, sont d'un diagnostic facile. Parfois, surtout quand la masse caséeuse a la sécheresse et la consistance du marron, on découvre, au milieu du bloc caséeux, et plus ou moins bien centrée par rapport à lui, une cavité bronchique béante, perméable à l'air. Plus fréquemment, tout canal aérien fait défaut dans la totalité du tubercule enkysté, inaccessible à l'air.

Nous verrons plus loin l'ensemble des lésions pulmonaires secondaires à la tuberculose. Dès maintenant, nous devons remarquer que tout tubercule de guérison assez volumineux, tendant à la régression cicatricielle, déforme beaucoup les couches adjacentes du parenchyme respiratoire. Les plicatures, les travées fibroïdes et anthracosiques, décrites plus haut à propos des granulations, sont ici de règle : elles s'accroissent en raison du volume, du nombre et de la conglomération, des tubercules enkystés.

Un gros tubercule, de la dimension d'une noisette, d'une amande, d'un œuf de pigeon, se reconnaîtra à sa coque fibreuse d'enkystement, d'une épaisseur toujours notable. La matière caséeuse ainsi circonscrite peut être d'une densité, d'une consistance et d'une pâleur des plus variables. D'ordinaire, la coque contient, soit une purée pâteuse, soit des grumeaux plâtreux, soit des grains calcaires, en tout comparables à ceux qu'on évacue en ouvrant certains gros ganglions scrofuleux de la région cervicale ou de la cavité de l'abdomen. Plus rarement, ces tubercules massifs renferment dans leur intérieur des masses calcaires, calculs rameux ou mûriformes, friables ou d'une dureté extrême.

Les gros tubercules enkystés du poumon sont ordinairement solitaires.

Topographie des lésions tuberculeuses. — D'une façon générale, il n'est pas un point de l'appareil pulmonaire qui ne puisse être envahi par les lésions tuberculeuses. Néanmoins, toutes les régions du poumon ne sont pas, à cet égard, aussi exposées les unes que les autres. L'âge est, à ce point de vue, l'un des facteurs les plus importants.

Chez l'enfant, les bacilles tuberculeux, apportés de l'extérieur, en même temps que les différentes poussières aériennes, se cultivent de préférence aux bases, aux régions déclives de l'appareil respiratoire. En se localisant ainsi, ils ne diffèrent pas des autres microbes pathogènes des voies aériennes, éléments actifs des différentes variétés de broncho-pneumonies. C'est surtout sur le bord postérieur du poumon, plus spécialement peut-être à la partie supérieure du lobe inférieur, que se développent les colonies nodulaires de broncho-pneumonie tuberculeuse. Souvent, le foyer est unique, d'apparence caséeuse, sec ou ramolli, cavitaire au besoin, sous-pleural par sa base, et plus ou moins rapproché du hile du poumon par son sommet. La participation des ganglions péri-trachéo-bronchiques est la règle (adénopathies similaires, de Parrot). La tuberculose miliaire, circonscrite ou généralisée à l'ensemble de l'organisme, surtout aux méninges, constitue la complication terminale la plus habituelle de cette affection.

Chez l'adulte, ainsi que chez le vieillard, la phtisie pulmonaire affecte une prédilection extrême pour le sommet des poumons, plus particulièrement peut-être pour le côté droit. Toutes les raisons proposées en vue d'expliquer cette localisation, qu'elles soient d'ordre anatomique ou physiologique, tombent devant ce fait incontestable, que les bacilles de Koch véhiculés par l'air inspiratoire vont se fixer de préférence dans les parties supérieures des canaux aérifères, alors que les poussières inorganiques, comme le charbon, les éléments organisés parasitaires de toute espèce, obéissent plutôt aux lois de la pesanteur et glissent de préférence vers les parties inférieures des canaux respiratoires.

Le foyer originel se fixe, tantôt au sommet, tantôt à la partie antérieure, aux environs des régions sus et sous-claviculaires, tantôt en arrière, sous la masse ostéo-musculaire de l'épaule (fosse sus-épineuse). D'où la conclusion, bien connue des cliniciens, que la recherche des signes de la tuberculose au début doit être d'autant plus méticuleuse que les lésions du sommet sont plus postérieures.

Un autre fait à observer, c'est que la propagation des lésions tuberculeuses à travers le parenchyme se fait de haut en bas. Non pas que le foyer primitif ne puisse s'étaler en largeur aussi bien qu'en hauteur, et créer autour de lui un cercle de propagation centrifuge ; mais les foyers primordiaux, même petits, constitués par les nodules tuberculeux broncho-pneumoniques, sont d'ordinaire très rapprochés de la plèvre viscérale. A ce niveau, ils vont trouver un obstacle naturel, fréquemment pour eux insurmontable. Le sommet du poumon, coiffé par la plèvre épaissie, ne tarde donc pas, quand les tubercules s'ulcèrent, à être défoncé par la fonte caséeuse des foyers nodulaires. Le ramollissement des produits bacillaires et leur expulsion à travers les ramifications bronchiques sous-jacentes déterminent l'affluence du mucopus et le reflux des bacilles dans des régions broncho-pulmonaires sous-jacentes encore indemnes (fig. 94).

Ces remous incessants de substances pathogènes, aggravés par les migrations des bacilles et des leucocytes à travers les voies lymphatiques du poumon, donnent la clef de la plupart des variétés cliniques et anatomo-pathologiques de la phtisie. Tout dépendra du trajet, méthodique ou irrégulier, des produits caséeux le long des canaux respiratoires atteints en seconde ligne. Ici, la phtisie chronique ulcéreuse sera circonscrite au seul lobe supérieur, ou à l'ensemble des lobes d'un seul poumon. Là, les foyers de broncho-pneumonie tuberculeuse s'infiltreront de haut en bas, d'une manière quelquefois parfaitement symétrique, dans l'épaisseur des deux poumons. D'autres fois, un sommet touché donnera secondairement naissance à un îlot de tuberculose pneumonique, circonscrite tantôt à la partie moyenne, tantôt tout à fait à la base du même poumon, ou du côté opposé.

Les variations de ces combinaisons sont nombreuses. Il est impossible de les décrire ici toutes. Un seul détail nous arrêtera : c'est la grande fréquence des nodules pneumoniques sous-pleuraux, autrement dit corticaux, survenant au cours de la tuberculose broncho-pneumonique (phtisie subaiguë).

Pneumothorax. — Un des accidents les plus redoutables de la tuberculose pulmonaire est le pneumothorax. Cette lésion résulte de la rupture du feuillet viscéral de la plèvre, envahie sur un point circonscrit par la caséification tuberculeuse de quelques infundibula sous-pleuraux. Le mécanisme en est simple : un acinus pulmonaire, ou un groupe d'infundibula corticaux, ont reçu des cultures bacillaires et se sont transformés en tubercules tout à fait superficiels. Par les lymphatiques péri-acineux, puis par le système lymphatique profond de la plèvre qui leur confine, le processus microbien parvient à la séreuse viscérale. La caséification, autrement dit la dessiccation nécrobiotique du feuillet séreux, s'avance de la couche profonde vers la surface et rend friables au maximum les lames fibro-élastiques dégénérées de la gaine protectrice du poumon.

Le ramollissement tuberculeux accomplit cependant son œuvre et désagrège le centre du tubercule. La paroi pleurale perd sa résistance, la désintégration de ses faisceaux fibreux et de ses fibres élastiques progresse. Bientôt, elle cède sous la moindre pression : un effort de toux suffit à mettre, d'un coup, en communication l'air de la cavernule avec la cavité virtuelle de la plèvre. L'air entre à flots et le poumon s'affaisse contre le médiastin, partout où n'existent pas d'adhérences pleurétiques anciennes, susceptibles de retenir la surface du poumon en contact avec la plèvre costale.

De ce qui précède, on peut conclure que toute lésion tuberculeuse ulcéreuse, quel que soit son siège, est capable de déterminer le pneumothorax, du moment où elle affleure à la surface pleurale; à condition que la séreuse ne soit pas déjà soudée en ce point par des adhérences inflammatoires.

L'observation des faits fournit certaines indications utiles.

Les ulcérations du sommet, celles de la face diaphragmatique du poumon, ne se compliquent presque jamais de pneumothorax.

Le siège de prédilection de la perforation est la partie moyenne de la face externe et du bord antérieur.

Les gros tubercules cavitaires, dont la formation est rapide, occasionnent rarement la rupture de la plèvre, alors que les petits nodules de broncho-pneumonie subaiguë, embolisés vers le milieu de l'organe, immédiatement au-dessous de la séreuse, en sont la cause la plus ordinaire.

L'affaissement extrême du poumon sous la pression atmosphérique est un véritable collapsus : l'organe est réduit souvent à une lame à peine plus épaisse que la main et s'accole à la plèvre médiastine. Les lésions tuberculeuses, disséminées dans le parenchyme exsangue, y subissent quelquefois un arrêt manifeste, comme l'a prouvé le professeur Potain. La clinique doit tenir compte de cette allure dont peut bénéficier, jusqu'à un certain point, le pronostic si grave du pneumothorax (mort subite, suppurations pleurales secondaires, empyème bacillaire).

AUTOPSIE D'UN POUMON DE PHTISIQUE

Après l'exposé de la plupart des lésions causées par la tuberculose pulmonaire, résumons l'aspect des lésions macroscopiques combinées, qu'on est à même de découvrir à l'autopsie d'un phtisique.

La cage thoracique une fois ouverte, on a presque toujours de la peine à extraire les deux poumons, retenus aux côtes par des adhérences anciennes, surtout intimes au sommet. On doit, avec les mains, s'efforcer de décoller les feuillets pleuraux. On remonte, pour cela, en glissant la main de bas en haut, de manière à contourner le sommet du poumon de dehors en dedans, puis d'arrière en avant, ou inversement.

Souvent, la symphyse est tellement solide, qu'on arrache le poumon et qu'on laisse au haut de la cage thoracique une portion du parenchyme pulmonaire ulcéré : c'est la paroi externe d'une grande caverne creusée aux dépens du lobe supérieur. Sinon, le seul moyen pratique consiste à sculpter au couteau, en plein tissu pleurétique fibroïde; mieux vaut, en effet, décoller de la face interne des côtes le feuillet pariétal de la plèvre et l'enlever avec le poumon.

Ayant libéré le lobe supérieur, on arrive au médiastin postérieur dont on peut décortiquer sans grande difficulté tous les organes. On les extrait, conjointement avec les poumons, et avec le cœur entouré de son péricarde.

Reste à dégager la face inférieure des poumons presque toujours adhérente au diaphragme. Cette opération, aisée lorsque les adhérences sont lâches et celluleuses, devient des plus pénibles en cas de pleurésie chronique fibroïde, complication très commune au cours de la phtisie. Il est préférable, dans ces cas, de sectionner aux ciseaux toutes les insertions costales et vertébrales du diaphragme, et de l'entraîner avec la masse cardio-pulmonaire.

Mêmes remarques à propos de la plèvre médiastine, habituellement soudée au feuillet fibreux du péricarde.

Le poumon tuberculeux est toujours un organe déformé, volumineux et lourd. Les régions envahies par la bacillose rétractent, sillonnent de cicatrices irrégulières la surface du lobe malade; de plus, l'emphysème ajoute souvent ses bosselures saillantes aux effondrements scléro-tuberculeux.

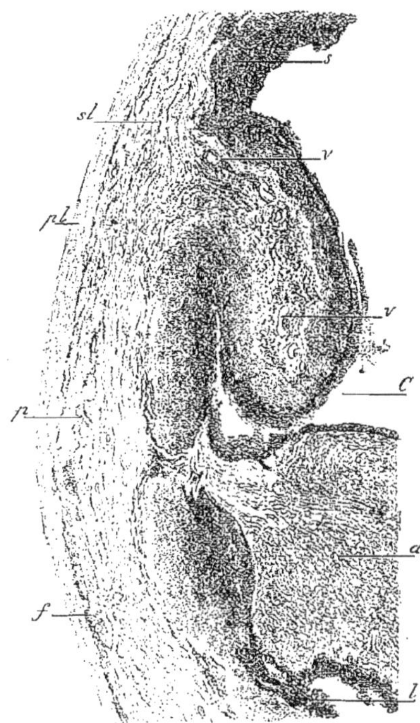

Fig. 92. — Coupe d'une caverne tuberculeuse très rapprochée de la plèvre.

La coupe montre, à droite, une portion de la caverne, à gauche la surface pleurale, et dans l'intervalle le reliquat du parenchyme pulmonaire ulcéré. — On reconnait, faisant saillie dans la caverne, la coupe d'un cloisonnement recouvert de matière caséeuse.

C, cavité anfractueuse de la caverne; une certaine quantité de pus caséeux adhère en différents points à la paroi caséifiée. — *pl*, surface pleurale, libérée de ses adhérences. — *p*, parenchyme pulmonaire épaissi, transformé presque complètement en tissu fibreux. — *sl*, point où la transformation scléreuse est devenue complète. — *a*, un fragment du parenchyme pulmonaire, encore perméable, et parsemé de cavités alvéolaires; enclavé entre deux cavernes, il est rattaché encore par un mince pédicule à la couche corticale du poumon. — *v*, *v*, coupe de grosses veines pulmonaires logées à la base et au sommet du repli faisant éperon saillant dans la cavité de la caverne; ces vaisseaux sont perméables. — *l*, pus caséeux, comblant la cavité de la caverne inférieure. — *s*, couche caséifiée du parenchyme pulmonaire. Cette zone tapisse, dans presque toute son étendue, la cavité de la caverne; elle est prête pour la fonte caséeuse et représente la voie de progression, la zone d'augment des lésions tuberculeuses. — *f*, charbon infiltré au niveau de la couche profonde de la plèvre. (Grossissement 10/1).

La palpation de l'organe est indispensable pour compléter les premiers renseignements donnés par la vue. Le plus petit noyau d'induration tuberculeuse ne peut échapper aux doigts les moins exercés.

Ceci fait, une grande incision est pratiquée de haut en bas, le long du bord postérieur, comme il a été indiqué pour l'autopsie du poumon. Cette opération ouvre la ou les cavernes logées dans l'épaisseur du lobe supérieur. Elle permet, en outre, de constater la série, décroissante de haut en bas, des lésions tuberculeuses: celles-ci se montrent de plus en plus récentes, à mesure que l'on s'éloigne du foyer primitif ramolli (fig. 94).

Presque toujours, en effet, une caverne volumineuse domine la série des lésions tuberculeuses disséminées dans la hauteur du parenchyme pulmonaire. Au-dessous d'elle, s'échelonnent un nombre variable de nodules tuberculeux, discrets ou confluents, encore crus ou déjà en voie de ramollissement; autant de lésions broncho-pneumoniques bacillaires, secondaires, semées par le pus caséeux parti de la caverne sus-jacente.

Plus bas encore, en plein parenchyme du lobe inférieur, quelquefois même affleurant à la face diaphragmatique, sont des granulations tuberculeuses miliaires, toutes récentes. Le parenchyme pulmonaire qui les entoure est atteint de différentes lésions, les unes mécaniques, comme l'emphysème, les autres congestives ou inflammatoires, variant depuis l'hyperhémie simple, la congestion œdémateuse, la splénisation, jusqu'aux nodules broncho-pneumoniques aigus, caséeux, fibrineux ou suppurés. Il n'est pas rare de trouver, dans les cas les plus avancés, la partie supérieure du lobe inférieur creusée d'une ou de plusieurs cavernules très rapprochées aussi de la séreuse pleurale.

A quels caractères reconnaîtra-t-on une *caverne*? Comment la différencier de toutes les autres excavations creusées dans le poumon? Une caverne tuberculeuse ne se présente guère, quel que soit son siège, qu'avec l'une des physionomies qui vont suivre.

L'excavation, en voie de formation, résulte de la fonte caséeuse et de l'élimination des produits nécrobiotiques bacillaires. Elle est anfractueuse; ses parois, caséifiées, sont sillonnées de saillies et d'aspérités cylindroïdes. Ces reliefs, recouverts d'un enduit pultacé, sont comparables, toutes choses égales d'ailleurs, aux faisceaux charnus, irréguliers, saillants à la face interne du cœur droit (fig. 92).

Çà et là, des dépressions, des culs-de-sac, s'enfoncent dans différents sens et gagnent plus ou moins directement les approches de la surface pleurale; ils en restent séparés par une quantité variable de parenchyme pulmonaire, gris noirâtre, anthracosique. La face interne de la cavité est recouverte d'une couche grisâtre, pulpeuse, d'épaisseur variable, suivant les points ; c'est la membrane pyogénique des anciens auteurs, la couche caséeuse des modernes, riche habituellement en bacilles et en microbes de toutes sortes. Souvent, on voit, à la surface de cette membrane, des petits grains riziformes, blanchâtres, contenant des houppes de bacilles de Koch presque à l'état de pureté.

Cette zone de mortification propage au loin la maladie : elle s'effrite peu à peu et est éliminée, au fur et à mesure, à travers la bronche donnant accès dans la caverne. Sur les coupes perpendiculaires à sa surface, cette bande caséeuse se caractérise par sa couleur blanc jaunâtre, son homogénéité, et surtout par sa friabilité qui la fait céder sous le moindre frottement du scalpel. Au-dessous d'elle, le parenchyme pulmonaire irrité se sclérose, au moins dans les points où, pour diverses causes, le processus nécrobiotique s'est arrêté.

Le contenu de la caverne, d'une abondance variable, est constitué par un pus gris blanchâtre, grumeleux, bien différent du muco-pus précédemment décrit dans les cavités bronchectasiques.

Parfois, du sang, rouge ou brun, a coloré le contenu de la caverne et ses parois elles-mêmes. En ce cas, surtout si l'hémorrhagie a laissé des traces tout le long de l'arbre bronchique correspondant, il faut chercher avec patience l'anévrysme de l'artère pulmonaire, cause probable de l'hémoptysie terminale. Le lavage soigneux, sous un filet d'eau, permettra de chasser les enduits caséeux et de découvrir, parmi les dépressions bien détergées, la petite saillie anévrysmatique : recherche délicate, trop souvent infructueuse.

Le diagnostic de ces cavernes en évolution est toujours facile, la couche interne de matière pulmonaire caséifiée levant tous les doutes (fig. 94).

Ancienne, et mieux en voie de réparation, ou tout au moins de circonscription cicatricielle, la caverne tuberculeuse a conservé la plupart de ses caractères. Les saillies qui hérissent, de place en place, sa paroi sont plus lisses; l'incision les montre formées de gros vaisseaux veineux péri-lobulaires, respectés au milieu de l'effondrement des lobules. Très souvent, la perte de substance s'arrête brusquement, à pic, au milieu du parenchyme : sa limite est représentée par une mince bande fibroïde, anthracosique, régulière, peu plissée. A l'entour, le parenchyme pulmonaire apparaît couturé de sillons cicatriciels. Il est exceptionnel que la caverne la plus superficielle, dans la plus grande étendue de sa surface externe, ne demeure pas séparée encore de la plèvre viscérale par une certaine épaisseur de poumon infiltré de charbon.

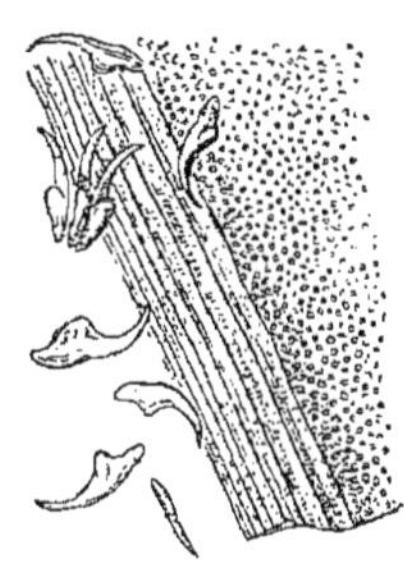

FIG. 93.
CROCHETS DE KYSTE HYDATIQUE ET FRAGMENT D'UNE MEMBRANE.
On voit les couches successives de la membrane anhiste. — Les crochets sont vus dans différentes positions.

Alors même qu'il ne resterait, sur aucun point de sa surface, la moindre parcelle de matière caséeuse, la face interne d'une caverne ne paraît jamais aussi unie, aussi brillante, que celle d'une dilatation bronchique.

Les dimensions d'une caverne peuvent être extrêmes et occuper la totalité d'un lobe supérieur. Les plus petites sont irrégulières et déchiquetées; leur bordure caséeuse, qui se fond dans le parenchyme environnant, les différencie des bronchioles ectasiées, lisses, violâtres, distinctes du poumon circonvoisin.

Le siège et le volume des cavernes ont une réelle valeur diagnostique. Une énorme cavité, unique, logée au sommet d'un poumon, donne à penser à une excavation tuberculeuse. La grosse dilatation bronchique, sacciforme, n'atteint pas, d'ordinaire, ces grandes dimensions; elle s'accompagne souvent d'autres petites bronchectasies, perdues au milieu de la sclérose pulmonaire qui lui sert constamment de satellite. Les travées fibreuses, doublant excentriquement les vieilles cavernes guéries, sont d'ailleurs parsemées de nodules tuberculeux, caséeux ou calcaires, pathognomoniques de l'infection bacillaire éteinte à ce niveau. Il faut toujours rechercher avec soin ces foyers tuberculeux juxta-cavitaires : un seul d'entre eux assurerait, au besoin, le diagnostic.

Les abcès enkystés de la plèvre inter-lobaire diffèrent des cavernes tuberculeuses : ils sont logés au milieu même de la cavité pleurale inter-lobaire

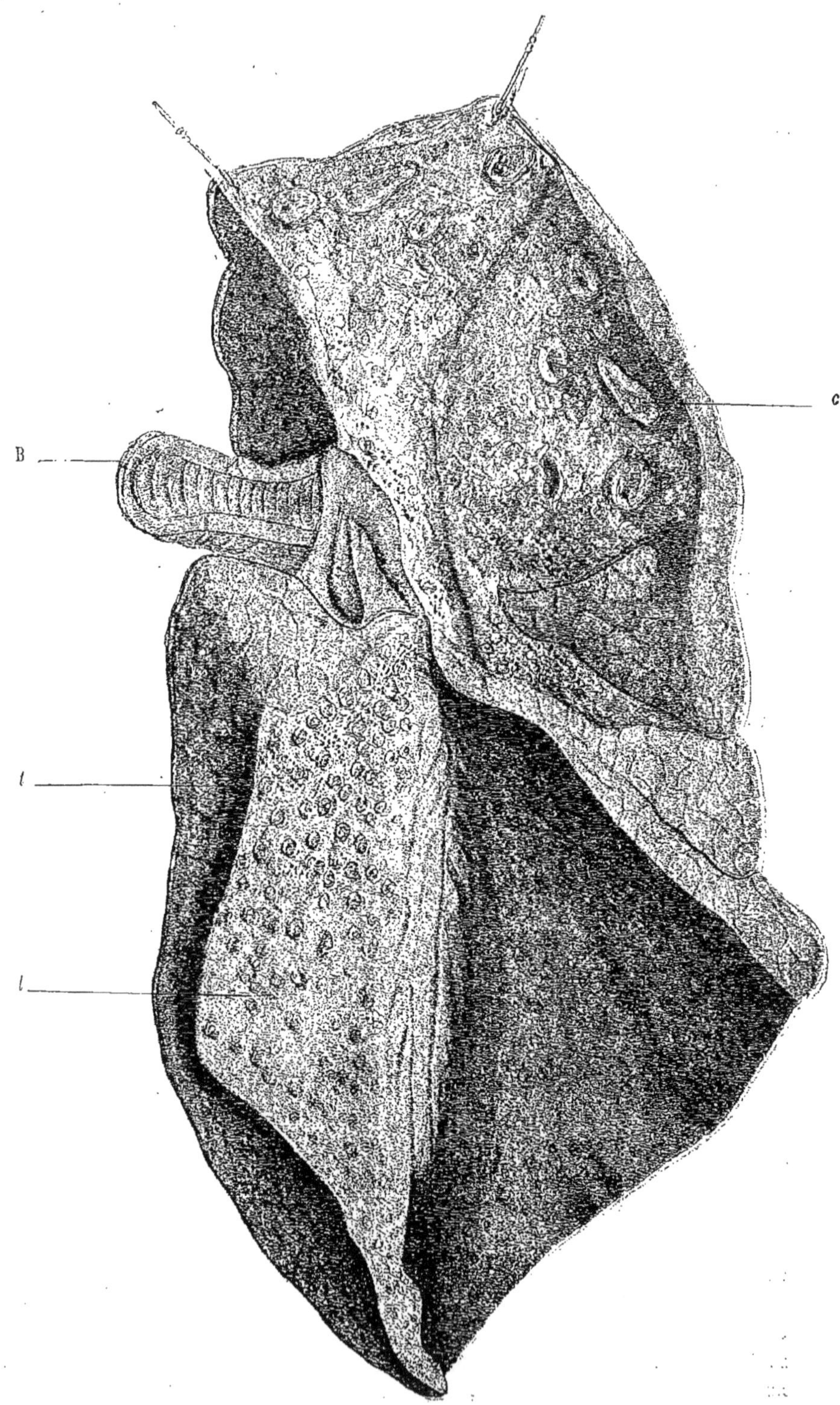

Fig. 94. — Coupe verticale d'un poumon sur son bord postérieur. — Tuberculose pulmonaire.

B, bronche primitive incisée sur sa face postérieure; c, cavernule; t, nodules tuberculeux entourés d'anthracose; l, base d'un lobule pulmonaire.

comblée, et entourés, de toutes parts, par les feuillets symphysés de la plèvre. Ils s'évacuent souvent par une bronche et ulcèrent, dans ce cas, le feuillet viscéral et le parenchyme pulmonaire. Cette plaie fistuleuse est à peu près pathognomonique : elle se loge à la partie supérieure ou interne de la poche pleurale et s'ouvre dans l'appareil broncho-trachéal, par où le pus s'élimine, non sans avoir causé maints délabrements inflammatoires pendant son trajet à travers le poumon.

L'infarctus suppuré ou gangrené, en voie d'élimination, ne possède pas la couche interne de matière caséeuse que nous avons vue tapisser la caverne; il ne siège pour ainsi dire jamais au sommet.

Quant au kyste hydatique du poumon rompu dans une bronche, on le reconnaîtra, s'il n'est pas encore vidé, à sa membrane anhiste, blanche ou opalescente, recroquevillée, non adhérente au poumon; sinon, aux hydatides filles qui flottent à l'intérieur de la cavité. Le kyste hydatique laisse une grande cavité suppurante, dont on peut parfois reconnaître l'origine : il suffit que la bronche d'accès montre encore l'orifice d'élimination de la tumeur parasitaire. En ce point, en effet, la bronche est usée, taillée en biseau, par suite de la compression exercée sur elle; aucune autre affection destructive des bronches ne réalise une pareille disposition. Les crochets hydatiques qu'on découvre, au microscope, dans le pus, sont pathognomoniques (fig. 93).

Au-dessous de la caverne, la bacillose peut avoir disséminé quelques cavernules : une, entre autres, occupe assez communément le haut du bord postérieur du lobe inférieur, juste au-dessous de la plèvre interlobaire.

Les cavernules sont entourées d'un poumon induré, grisâtre ou rouge, déformé, froncé. Leur coupe est caractéristique : aucune lésion ne ressemble à ces cavernules, grosses environ comme une noisette; leur paroi, épaisse de un demi à un millimètre, est saillante sur la coupe, gris-blanchâtre ou gris-verdâtre, à cause des diverses proportions combinées de la pneumonie caséeuse lobulaire et de l'anthracosis. Lorsque la coupe est parallèle au grand axe du lobule atteint, on reconnaît sans peine la forme piriforme ou pyramidale, à base périphérique, à sommet centripète, du lobule ulcéré. Plusieurs cavernules adjacentes, séparées par des cloisons inter-lobulaires épaissies, dessinent parfois l'image caractéristique d'une grande caverne cloisonnée, anfractueuse, prête à se compléter. Voilà autant de lésions, variées quant à leurs formes, identiques quant à leur structure.

Quelquefois, la partie malade est creusée d'un si grand nombre de cavernules cohérentes, le tissu pulmonaire sclérosé qui les sépare est si dense, si épaissi, qu'on dirait un fragment de pierre meulière, de pierre-ponce, fouillée de trous et de trajets; les cavités sont toujours débordantes de pus caséeux.

On ne doit pas oublier d'examiner avec soin la languette du bord antérieur des poumons : les nodules tuberculeux secondaires, ou même primitifs, n'y sont pas rares. Ils y forment, tantôt des amas blanc-grisâtres, du volume d'un noyau de cerise, d'une amande, d'un fragment de noix, ou même d'un marron, tantôt des cavernules, de dimensions variables, habituellement pleines d'un pus bacillaire épais.

Le lobe inférieur d'un tel poumon, cavitaire quant au sommet, est parsemé de lésions diverses. Souvent, dans son épaisseur, sont disséminés des îlots de granulations tuberculeuses, conglomérées en nombre variable, de vingt à trente par exemple, et disposées sur la coupe en grappes ou en nappes arrondies. Ces granulations ou ces nodules, de la grosseur de grains de millet, de chènevis ou de groseille, ont fréquemment eu le temps de s'organiser. Leur âge avancé se reconnaît à plusieurs signes : ils se sont entourés de charbon, d'où leur aspect, blanc au centre, qui n'est pas ramolli, gris ardoisé à la périphérie, qui est fibroïde. De plus, le parenchyme qui entoure l'amas et sépare individuellement les granulations les unes des autres, s'est enflammé chroniquement : il est fibreux, lésion qui se traduit par des placards blanchâtres ou gris bleutés, d'une dureté ligneuse et d'une sécheresse remarquables. Ces grappes peuvent se rencontrer en quantité variable, jusqu'à des distances très grandes du foyer cavitaire primitif. Accumulées en foule dans la hauteur d'un lobe, elles arrivent à créer quelqu'une des variétés de sclérose tuberculeuse pulmonaire broncho-pneumonique, dont nous avons esquissé précédemment la description.

Fréquemment aussi, le lobe inférieur du poumon d'un phtisique est le siège de lésions pneumoniques. Deux sortes d'aspect sont à noter. La pneumonie est caséeuse, par îlots disséminés, ou conglomérés sous forme pseudolobaire ; elle ne peut, dès lors, échapper au diagnostic, car ses blocs gris-blanchâtres, secs et friables, saillants sous la plèvre, sont de ceux dont le caractère s'impose. La coupe montre, souvent déjà, le ramollissement central des masses nodulaires caséifiées. Le poids de l'organe est considérable, en raison de l'étendue de la pneumonie caséeuse. Ailleurs, la broncho-pneumonie est simple, non tuberculeuse, lésion complexe et bigarrée, dont nous avons étudié les divers aspects (fig. 94).

Tant qu'il ne s'agit que de splénisation avec congestion intense, œdémateuse ou non, le diagnostic est aisé. Lorsqu'il s'agit de nodules broncho-pneumoniques fibrineux arrivés à l'hépatisation grise, ou même à la suppuration, la difficulté pourrait paraître grande à première vue. Il n'en est rien. Jamais les combinaisons les plus exceptionnelles des nodules inflammatoires broncho-pneumoniques péri-bronchiques avec les lésions de la spléno-pneumonie, de la pneumonie plane, de l'atélectasie ou du collapsus, ne parviennent à réaliser l'un quelconque des aspects de la tuberculose. Le nodule caséeux a au moins un caractère spécifique : sa sécheresse. Quand il est ramolli, sa fonte caséeuse est aussi pathognomonique : le centre, en voie d'excavation, est toujours bordé par une coque de matière opaque, sèche et friable. Une pareille bordure fait toujours défaut à la périphérie des nodules de broncho-pneumonie fibrineuse suppurée. Ces nodules sont désagrégés en masse quand, accident bien rare, la survie a été suffisamment prolongée.

En résumé, l'abcès pneumonique, lobaire ou lobulaire, n'a aucun rapprochement, aucune similitude, avec le ramollissement, pulpeux et grumeleux, des pneumonies tuberculeuses.

HISTOGENÈSE ET PATHOGÉNIE

Le bacille de Koch. — Le bacille de Koch, par lequel on doit commencer l'étude histologique de toute lésion tuberculeuse, puisqu'il en est la cause tangible et constante, possède certains caractères faciles à résumer, qui le différencient de la plupart des autres microbes.

Morphologie. — Le bacille découvert par R. Koch, en 1882, est un bâtonnet fin et court, souvent réuni en petits amas dans les milieux où on le rencontre, immobile, dépourvu de spores.

Sa longueur ne dépasse pas la moitié d'un globule rouge (3 μ, 5) ; elle est souvent moindre encore et peut se réduire à 1 μ, 5. Son épaisseur ne varie pas, elle est minime et donne au bacille une minceur presque caractéristique; on peut l'évaluer au 1/7, au 1/9 de sa longueur. Le bâtonnet n'est pas toujours régulièrement rigide : souvent il se courbe légèrement, ou fait, avec un congénère au bout duquel il se trouve, un angle très obtus (fig. 95).

La substance qui le constitue peut être homogène, uniforme, dans tout l'élément; mais, dans les crachats comme dans les organes tuberculisés, on voit souvent les bacilles teintés inégalement. Ils paraissent composés de grains colorés alternant avec des espaces clairs, incolores et réfringents, ovoïdes, considérés par différents auteurs comme les spores du bacille. Ces spores, qu'on est parvenu à colorer en une autre teinte que le corps lui-même, sont en nombre variable ; on en compte de deux à six pour chaque élément. Ces particules, différentes du protoplasma bacillaire, sont, sans doute, sinon de vraies spores, du moins des formes durables, capables de régénérer les cultures et de résister à l'organisme au milieu duquel le tubercule s'est développé.

Les bacilles tuberculeux qui proviennent des oiseaux (tuberculose aviaire) diffèrent, en cultures, des bacilles de l'homme et des autres animaux mammifères, par certains caractères, entre autres par des modifications morphologiques curieuses. On a signalé des formes naines, où le bacille est devenu presque arrondi, comme un coccus, ou bien ovoïde, lancéolé. Inversement, on a trouvé, dans les vieilles cultures, des bacilles plus longs, plus épais que normalement, avec des renflements latéraux, des extrémités en massue, des ramifications à angle droit, des formes filamenteuses, etc. Ce pléomorphisme n'est peut-être pas spécial à la tuberculose aviaire.

Coloration. — La recherche du bacille tuberculeux peut se pratiquer, soit dans des milieux liquides, comme les crachats, le pus, le sang, le lait, les urines, les épanchements inflammatoires, soit dans des milieux solides, les différents tissus et organes du corps de l'homme ou des animaux.

Pour les liquides, quand il s'agit de crachats caséo-purulents, il suffit de prélever une petite quantité du magma opaque, de l'étaler en couches très minces sur des lamelles bien sèches et dégraissées, de laisser sécher l'enduit, de passer trois fois à la flamme de la lampe de Bunsen la face inférieure, non enduite, puis de baigner la lamelle dans un réactif approprié. Le liquide le plus commode est le liquide de Ziehl (solution phéniquée de rubine), dont la formule est commode, et qui s'améliore en vieillissant[1]. On plonge dans une mince capsule en platine, contenant une suffisante quantité de réactif, la lamelle, face enduite renversée, et l'on chauffe le tout, jusqu'à ce que des vapeurs se forment à la surface de la capsule; on peut même pousser à l'ébullition. On retire la lamelle à l'aide d'une pince à mors plats, réfractaires aux acides, et on la plonge dans un mélange décolorant acide. Un acide minéral, tel que l'acide chlorhydrique ou sulfurique, dilué au tiers avec de l'eau bien stérilisée, est d'une pratique commode (éviter l'acide nitrique). La solution aqueuse de chlorhydrate d'aniline, à 2 p. 100, remplit le même usage; elle est d'un maniement plus délicat, car c'est un mordant rapide. On lave à l'eau pure, largement, pour enlever toute trace d'acide, et l'on passe la lamelle dans un bain de solution aqueuse de bleu de méthyle, qui colorera en bleu le fond de la préparation et les autres microbes, alors que les bacilles tuberculeux seront d'un rouge carminé vif.

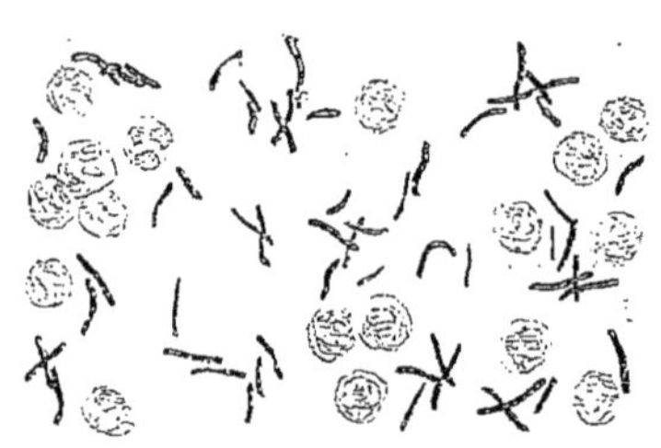

Fig. 95. — Bacille tuberculeux.
Au milieu des leucocytes, on voit des bacilles de Koch réunis en petits amas.

Pour monter la lamelle, il faut la dessécher au préalable, soit au courant d'air, soit sur la plaque métallique chauffée. On verse sur la face colorée une goutte de xylol, qui en assure la dessiccation et l'éclaircissement, puis une goutte de baume du Canada au xylol (et non au chloroforme); on renverse la lamelle sur la lame bien propre, et l'on peut aussitôt examiner la préparation.

Avec les autres liquides, il est bon d'avoir recours à l'appareil centrifuge

1. Pour préparer le liquide de Ziehl, faire d'abord la solution suivante :

Rubine	1 gramme.
Alcool absolu	10 —

puis ajouter, peu à peu, 100 grammes de la solution suivante :

Eau distillée	100 —
Acide phénique	5 —

qui précipite au fond des tubes toutes les particules flottant dans le liquide. Le dépôt sera traité comme précédemment.

Quant aux coupes d'organe, la technique est plus délicate. Le liquide de Ziehl est le réactif le plus fidèle. Les procédés d'imprégnation lente sont plus sûrs. On fait séjourner douze à vingt-quatre heures, ou même davantage, à la température ordinaire, la coupe bien orientée. Pour activer la coloration, on peut laisser quelques heures le bain de Ziehl dans l'étuve à 40 degrés.

La décoloration à l'aide des acides minéraux offre l'inconvénient grave de recroqueviller les coupes. Le chlorhydrate d'aniline, ou l'auramine, est préférable. Un bon procédé, qui ménage les tissus et ne désagrège aucunement les éléments, est le suivant.

1° On colore les noyaux des cellules par l'hématoxyline, après quoi on lave soigneusement la coupe.

2° Bain de Ziehl, pendant vingt-quatre heures; lavage soigné à l'eau, au sortir du bain.

3° Passer la coupe quelques instants par une solution de permanganate de potasse à 1,5 p. 100.

4° La plonger aussitôt après dans une solution aqueuse concentrée d'acide sulfureux.

5° Laver la coupe à l'eau distillée.

On renouvelle autant qu'il est nécessaire cette série de passages successifs, jusqu'à ce que les noyaux, d'un violet pâle, se montrent encore et que la rubine ait disparu à peu près partout ailleurs que sur les bacilles tuberculeux.

6° Sécher la coupe, l'arroser de xylol pour éclaircir, monter au baume au xylol.

On peut, à volonté, colorer en bleu le fond de la préparation par un bain aqueux de bleu de méthyle, après le lavage n° 5. En pratique, les noyaux violets, les protoplasmas cellulaires un peu grisâtres par la décoloration, permettent fort bien de s'y reconnaître et de fixer les points d'implantation des colonies tuberculeuses.

Le *diagnostic bactériologique* des bacilles tuberculeux est facile, pour le plus grand nombre des cas. La résistance de ce microbe aux colorants et, par suite, son énergique conservation des matières colorantes une fois fixées, sont deux caractères presque pathognomoniques.

Le bacille de la lèpre, le bacille de la syphilis (Lustgarten), le bacille du smegma préputial et du cérumen, sont les trois sortes de microbes qui ressemblent, par quelques points, au bacille de Koch. Mais le bacille de la lèpre se colore avec la plus grande facilité par la méthode simple de Weigert (solution aqueuse d'une couleur basique d'aniline, les violets de méthyle, par exemple), contrairement au bacille de Koch, qui ne prend le violet simple qu'après un très long séjour dans le bain colorant chauffé.

Le bacille de Lustgarten, qui rappelle parfois le bacille de Koch au point de faire soupçonner leur identité d'origine, en diffère par ce caractère, capital dans l'espèce, de sa décoloration facile par les acides minéraux.

Enfin, les bacilles du smegma et du cérumen, qui fixent le Ziehl et le conservent, malgré les décolorants acides, à l'instar du bacille de Koch, s'en distinguent par un caractère. Les lamelles, traitées comme pour la coloration habituelle, mais ayant été préalablement chauffées pendant dix minutes dans un bain hydro-alcoolique de lessive de soude (lessive de soude 100 grammes, alcool absolu 5 grammes), ne sont plus susceptibles de laisser colorer les bacilles du smegma ou du cérumen par la méthode d'Ehrlich (eau anilinée et solution alcoolique concentrée de violet de méthyle ou de fuchsine)[1].

Un point plus important du diagnostic bactériologique, ce sont les résultats négatifs. Quand on a bien cherché le microbe de Koch et qu'on ne le trouve pas, il faut, d'abord, le chercher à nouveau; éviter les procédés rapides, moins sûrs que les bains colorants prolongés[2]. S'assurer, par comparaison avec un cas certain, où les bacilles existent bien colorés, que les liquides utilisés sont bons; employer une lumière vive, avec un éclairage Abbe irréprochable, et recourir aux grossissements considérables, en cas d'hésitation devant une figure colorée suspecte; enfin, se rappeler qu'un seul bacille tuberculeux indiscutable suffit pour affirmer un diagnostic.

Le bacille tuberculeux semble, par sa vie prolongée au sein des espèces aviaires, avoir pris une diversité d'allure qui l'éloigne notablement du bacille de l'homme et des mammifères. Cependant, les travaux les plus récents tendent à démontrer qu'il s'agit moins de deux espèces différentes que de deux variétés d'une même espèce microbienne.

CARACTÈRES DU BACILLE TUBERCULEUX

Le premier milieu de culture pour les substances contenant le B. de Koch doit être le sérum gélatinisé. Les cultures ultérieures s'acclimatent aux différents milieux nutritifs artificiels. La gélose glycérinée, le bouillon glycériné, produisent les meilleurs résultats, surtout lorsqu'on emploie des cultures sur sérum à la cinquième ou sixième génération.

Sur gélose glycérinée, on obtient, vers le seizième, vingtième jour, des grains secs, à bords mal arrondis ou anfractueux. La couleur est blanc grisâtre, terne; l'aspect est écailleux. De la quatrième à la sixième semaine, la culture est dans son

1. L'eau d'aniline se prépare extemporanément par agitation d'huile d'aniline et d'eau dans un tube à expérience. On verse sur le liquide, filtré, quelques gouttes de la solution alcoolique colorante, jusqu'à formation de taches irisées, opalescentes, à la surface. La coupe séjourne douze à vingt-quatre heures dans la solution.

2. Pour les coupes, où l'hésitation est souvent permise, le bain d'Ehrlich prolongé vingt-quatre heures, puis le traitement de la coupe (bien lavée) par le Gram et sa décoloration progressive par l'aniline xylolée, lèvent tous les doutes.

plein développement. Elle forme dans le tube un enduit continu toujours sec, hérissé de petites saillies verruqueuses.

Sur sérum gélatinisé, les grains écailleux, avec leurs bords anfractueux ou arrondis, se développent peu en largeur, du moins sur les cultures initiales. Ils demeurent d'ordinaire isolés, ne pénétrant jamais dans la profondeur du sérum, et lui sont peu adhérents. Le liquide du fond du tube demeure clair et reçoit les particules de culture qui y tombent.

Lorsque le sérum est mou, les masses tuberculeuses sont plus verruqueuses et plus adhérentes.

La consistance des cultures sur gélose ou sur sérum est remarquable ; à cause de leur cohérence et de leur dureté, il est difficile d'écraser les grains bacillaires sur la lamelle ; le fragment écrasé éclate en petites parcelles.

Sur bouillon glycériné, la culture, provenant du sérum ou de la gélose, se développe surtout à la surface du liquide.

Vers le quinzième, vingtième jour, une membrane continue, fort épaisse, blanche, s'est formée. Sa sécheresse, sa rugosité, et les rides qui parsèment sa surface, sont caractéristiques.

Sur pomme de terre, le bacille peut pousser en première culture, sous forme de grains.

L'odeur des cultures du bacille est agréable (pomme de reinette).

La température de culture la plus favorable = 37 à 38 degrés.

Les cultures { sont très faibles à 30°.
s'arrêtent { au-dessus de 42°.
au-dessous de 29°.

La durée de la végétabilité et de la virulence = 6 mois ; ces propriétés diminuent avec l'âge.

A huit mois, on n'obtient plus qu'un abcès local et le réensemencement est difficile.

La forme du bacille varie peu, sauf avec les cultures du bacille aviaire.

Le cobaye, le lapin et le chien sont inoculables ; la poule est plutôt réfractaire au bacille humain.

Mode de pénétration du bacille dans le parenchyme pulmonaire. — Le bacille de Koch, que l'on trouve jusque dans les cavités normales de l'homme, peut pénétrer plus bas et se loger dans certaines parties du poumon. Il franchit la trachée, les grosses bronches, et leurs ramifications, où il a peine à se fixer à cause de leur revêtement épithélial cilié et de la couche de mucus lubréfiant la surface. Quelquefois, il traversera les couches de la muqueuse respiratoire sans laisser de trace, et ses colonies ne s'arrêteront que dans les ganglions bronchiques. Il se fixe de préférence en des lieux anatomiques précis, points d'appel pour les corps étrangers et en particulier pour le bacille tuberculeux. Le carrefour bronchiolique terminant la bronche acineuse est le plus important de ces points d'arrêt ; nous le connaissons sous le nom de vestibule.

Le vestibule, qui reçoit les microbes pathogènes, devient le centre des infections alvéolaires broncho-pneumoniques.

Du vestibule naissent, en nombre variable, les canaux respiratoires (canaux alvéolaires). Leur abouchement, pour chacun d'eux, est séparé des voisins par un éperon de tissu interstitiel recouvert de la muqueuse. Les éperons sont des points faibles, exposés aux décharges brusques de l'air, et par suite aux divers traumatismes concomitants.

Rien ne contredit cette notion pathogénique, introduite pour la première fois dans la science par Rindfleisch et ses élèves, défendue chez nous par Charcot, bien avant la découverte du bacille. Selon ces auteurs, la lésion de la tuberculose pulmonaire prédomine, dès son origine, au niveau des éperons du vestibule.

Une fois connu, le bacille tuberculeux a simplifié encore la conception pathogénique. Incrusté sur la muqueuse de l'éperon, le microbe pénètre dans les espaces sous-jacents et y commence ses élaborations inflammatoires. Les réactions s'éveillent dans chacun des tissus contaminés. Les épithéliums du canal alvéolaire, la lame épithéliale des alvéoles voisins de l'éperon, infestés comme lui, absorbent les bacilles. De ces cellules de revêtement, les unes, nécrosées, meurent et tombent dans la lumière du canal ou demeurent collées à la paroi; les autres, irritées, non détruites, entrent en karyokinèse et prolifèrent, soit par simple multiplication banale, soit en donnant naissance à l'une des nombreuses variétés de cellules géantes décrites dans la tuberculose. Les multiples noyaux de la cellule géante s'accumulent à la surface de l'élément tuméfié et déformé. Son centre, détruit par les bacilles, caséifié par les substances toxiques élaborées, pourra devenir le siège de lésions secondaires, régressives (vacuoles, calcification), ou accidentelles (anthracosis). L'aspect ne changera guère, tant que la zone occupée par la cellule géante n'aura pas été totalement détruite.

Qu'il s'agisse de la paroi bronchique, du vestibule, de l'éperon ou des alvéoles pariétaux, les couches conjonctivo-élastiques et vasculaires sous-jacentes à l'épithélium envahies par le bacille, enflammées par lui, se transforment. Un tissu de granulation en résulte, mal vivant, désordonné, rempli d'éléments infectieux. Là, les colonies bacillaires pullulent à l'aise ; elles dissèquent tour à tour, et sans ordre, les parois de la bronche acineuse et celles du vestibule. Des amas embryonnaires, diffus, spécifiques de par la présence des bacilles tuberculeux qui les parcourent, s'accumulent, défoncent la région, et détruisent l'harmonie architectonique des parties; cependant le microbe impose aux altérations un caractère à peu près pathognomonique : la formation de nodules caséeux péri-bronchioliques (fig. 91 et 96).

Nodules tuberculeux, inflammation nodulaire fibro-caséeuse, broncho-pneumonie caséeuse, infiltration bacillaire péri-bronchique, granulations tuberculeuses, tubercules massifs, sont autant de termes désignant les différents aspects et les formes diverses d'une seule et même maladie, la bacillose de l'appareil respiratoire. Ces lésions, si dissemblables à première vue, ont entre elles un lien commun, spécifique comme leur cause, le follicule bacillaire, élément formateur des nodules tuberculeux, source de tous les désordres inflammatoires.

Quels sont les caractères du follicule tuberculeux, autrement dit du tissu de granulation bacillaire? Le follicule tuberculeux se décompose en plusieurs zones concentriques.

Tout d'abord, on trouve un centre amorphe, caséifié, foyer de bacilles, qui s'y sont logés en nombre variable et sont devenus plus ou moins difficilement colorables (dégénérescence, fragmentation, issue des bacilles).

Vient en second lieu une zone intermédiaire, limitée, sur la coupe, par une

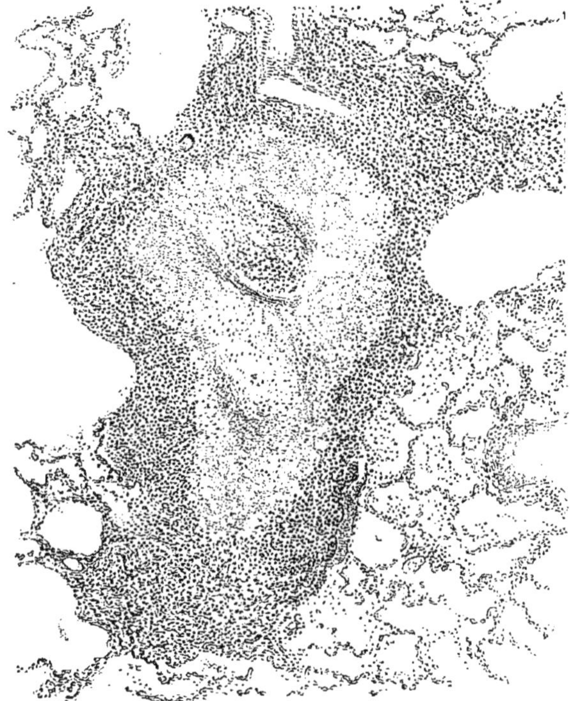

Fig. 96. — Nodule tuberculeux péri-bronchique.

Coupe d'une granulation miliaire subaiguë, développée autour d'une bronche acineuse.

Au centre de la masse caséeuse, qui a une forme vaguement triangulaire, on aperçoit d'une manière distincte la bronche remplie de pus caséeux. Les trousseaux élastiques qui la circonscrivaient sont encore appréciables à la partie inférieure et droite du bloc central, caséifié mais parsemé de quelques éléments lymphatiques. — Autour de la masse caséeuse péri-bronchique, existe une large bande de tissu conjonctif jeune, rempli d'innombrables éléments cellulaires. Les vaisseaux capillaires qui le parcourent sont dilatés, gorgés de sang. En bas, à droite, sur la limite de cette bande inflammatoire, une veinule pulmonaire se montre, verticalement dirigée, pleine de sang. Quatre alvéoles pulmonaires s'insèrent sur elle. — En haut, à gauche, sur les confins de la zone inflammatoire nodulaire, une cellule géante apparaît, reconnaissable au demi-cercle de noyaux qui la coiffent et au ton grisâtre du protoplasma qui la compose. — Au-dessus d'elle, et à droite, la coupe oblique de l'artère pulmonaire, satellite de la bronchiole enflammée. A droite de cette artère, le tissu nodulaire se continue plus largement qu'à gauche; il déborde jusqu'aux confins de deux cavités, largement béantes, que l'on voit entamées par le bord droit de la préparation. — Ces deux cavités, plus grandes que des alvéoles, et normalement arrondies, sont des canaux alvéolaires; ils donnent accès directement dans des alvéoles pariétaux contenant quelques cellules épithéliales et quelques leucocytes, comme la plupart des alvéoles dessinés dans la préparation. (Grossissement 50/1).

couronne quelquefois complète de cellules géantes, bacillifères ou non. Ces cellules géantes, nées aux dépens, soit d'endothéliums sanguins ou lymphatiques, soit de cellules fixes du tissu conjonctif, soit même de globules blancs, microphages conglomérés, sont remarquables par leur polymorphisme. Une bande de cellules épithélioïdes mal colorables entoure chaque cellule géante ; elles jalonnent les cantonnements du mal et démontrent l'envahissement centrifuge des colonies bacillaires. En ces points, toute restauration est désormais impossible ; rien ne saurait rendre aux parties leur intégrité pre-

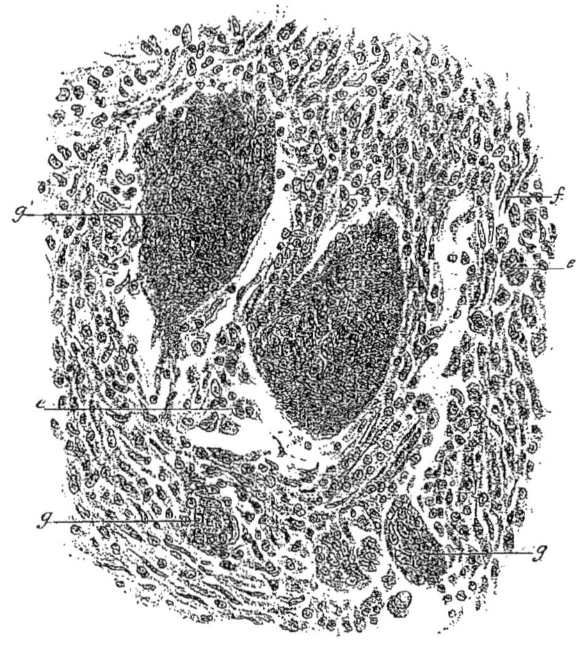

Fig. 97. — Cellules géantes tuberculeuses.

Ces cellules proviennent d'un péritoine pariétal excisé au cours d'une laparotomie.

g, *g*, cellules géantes de dimensions ordinaires, à la surface desquelles on compte une douzaine de noyaux irrégulièrement semés, et de formes diverses. — *g'*, une énorme cellule géante, anguleuse, couverte d'innombrables noyaux, dépourvue de bacilles tuberculeux. Autour d'elle, nombreuses cellules connectives épithélioïdes. — *e*, *e*, cellules épithélioïdes, polyédriques, logées dans les espaces conjonctifs déformés. — *f*, cellules connectives du tissu fibreux péri-tuberculeux. (Grossissement 300/1).

mière, quelque longue que soit la durée de la maladie et, par conséquent, des luttes réparatrices (fig. 96 et 97).

Une troisième zone, périphérique, inflammatoire proprement dite, se dessine, dans laquelle les désordres aigus, subaigus, puis enfin chroniques, évolueront ultérieurement. Cette zone est infestée, et les bacilles s'y sèment, entraînés par les leucocytes et par la lymphe interstitielle ; toutefois, ils peuvent y succomber, si l'organe parvient à assurer ses moyens de défense. Les cellules blanches, au début du moins, s'y accumulent (fig. 98).

Enfin, autour de cette série de lésions infectieuses désorganisatrices, les tissus normaux sont le siège de différents processus réactionnels. La diffusion des substances toxiques émanées du foyer tuberculeux et l'irritabilité des éléments constitutifs de l'organe s'y combinent de différentes façons

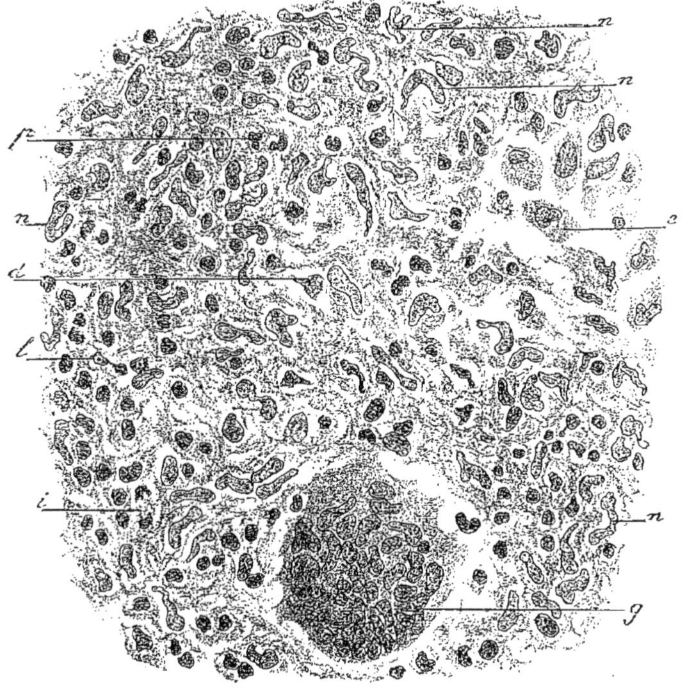

FIG. 98. — UNE CELLULE GÉANTE SUR LES CONFINS D'UN FOLLICULE TUBERCULEUX.

Déformations nucléaires, cellules épithélioïdes. — Caséification. — Cette coupe montre les dislocations étendues, et les déformations des cellules enclavées dans la zone de caséification d'un nodule tuberculeux.

g, une cellule géante dont la surface est recouverte de noyaux de forme et de dimensions diverses. Leur volume et leur ton pâle démontrent leur vitalité troublée. — *n*, *n*, *n*, *n*, noyaux pâles, étirés, polymorphes, volumineux, esquissant l'ébauche d'une prolifération. — *i*, une cellule fixe en karyokinèse ; les deux noyaux néo-formés sont rejetés aux pôles de la cellule. — *d*, un noyau en train de disparaître dans la zone caséeuse qui se forme. — *l*, noyau d'un leucocyte en forme d'haltère et sur le point de se segmenter en deux. — *p*, noyau d'une cellule lymphatique polynucléaire. — *e*, îlot de cellules épithélioïdes, dont les noyaux, volumineux et pâles, sont au centre d'un protoplasma pâle, vitreux, voué à une mort prochaine. (GROSSISSEMENT 400/1).

(exsudats alvéolaires, pneumonie fibrineuse, hémorrhagies, sclérose interstitielle). Il suffit, pour le moment, de les grouper sous une expression générale : c'est la zone des lésions para-tuberculeuses.

Telle est, vue d'ensemble, la physionomie d'un follicule tuberculeux déjà congloméré. Le vrai follicule élémentaire, rarement isolé, se réduit à une cellule géante, entourée de quelques cellules épithélioïdes. Groupés en petit nombre, les follicules formeront la granulation miliaire; celle-ci, dans le poumon, emprunte aux lésions des alvéoles adjacents un caractère tout à fait spécial. Plus volumineux, ce sont des nodules tuberculeux ou tubercules miliaires. Accumulés en gros amas, ils donneront naissance aux tubercules massifs, dont les dimensions peuvent atteindre celles d'un poumon tout entier.

Le mode de pénétration est donc connu. Le bacille pénètre par les voies aériennes, en même temps que les poussières qui favorisent son incrustation à la surface de la muqueuse[1]; la phtisie pulmonaire, avec ses différentes formes cliniques, en est la manifestation apparente.

Les bacilles tuberculeux peuvent, cependant, aller se fixer dans les cavités respiratoires, soit avant le vestibule, par conséquent bien au-dessus des éperons, soit plus bas, dans l'intimité même des alvéoles de l'acinus, et jusqu'au fond de l'infundibulum.

Au-dessus du vestibule, la tuberculose est d'allure bronchitique. La bronchiole intra-lobulaire, surtout au niveau des coudures donnant naissance à ses canalisations latérales acineuses, s'imprègne de bacilles; les colonies traversent successivement les couches du canal aérien et forment, à l'entour, plus lentement peut-être, mais d'une manière aussi méthodique que tout à l'heure, le nodule péri-bronchique. La péri-bronchite est tuberculeuse, les bacilles le prouvent; elle est nodulaire, par suite du mode de pénétration centrifuge des colonies infectieuses; enfin, elle est broncho-pneumonique, car les alvéoles des acini voisins, accolés au tissu péri-bronchiolique, sont envahis par les bacilles et élaborent la série des inflammations consécutives. Les seules différences résident dans les dimensions du nodule (fig. 96).

Si les bacilles franchissent d'emblée le vestibule, les lésions peuvent prendre un aspect particulier, différent du type nodulaire. Les destructions organiques ayant lieu dans la profondeur de l'acinus, un grand nombre, la totalité même de ses canaux alvéolaires et des infundibula terminaux peuvent, d'emblée, être contaminés par la bacillose. Une pneumonie lobulaire, avec participation nécessaire des bronchioles acineuses, en résulte; elle revêt, sur l'heure, le type pathognomonique de la pneumonie caséeuse. La lutte entre le microbe et l'alvéole se caractérise par cette nécrose spéciale, caséifiante, de tous les produits inflammatoires précipités dans la cavité respiratoire : cellules épithéliales desquamées ou proliférées, globules blancs et rouges diapédésés, fibrine exsudée, se transforment, meurent sur place. Un mastic

1. On attribue à certains éléments blancs chargés de poussières (cellules à poussières) un rôle important dans le transport des bacilles (fig. 61, p. 255).

opaque, gris-blanchâtre, en résulte, tuméfiant les parties et les rendant imperméables. Caractère capital : la caséification ne respecte pas plus les parties constitutives du poumon que les exsudats alvéolaires.

Les cloisons alvéolaires, les artérioles et les capillaires, les veinules, le réseau des lymphatiques intra et péri-lobulaires, la totalité du tissu conjonctif, bientôt même l'ensemble des réseaux élastiques, tout disparaît dans la masse nécrobiotique.

La pneumonie caséeuse lobulaire se trouve ainsi réalisée à son maximum. Prend-elle la forme conglomérée, pseudo-lobaire, elle ne respectera guère que le feuillet viscéral de la plèvre; encore, ce dernier peut-il, lui-même, être désagrégé par la nécrose et se rompre, comme je l'ai vu dans quelques exemples de pneumonie caséeuse chez des diabétiques.

La pénétration des bacilles peut avoir lieu par d'autres voies encore que les conduits aériens. Le sang de l'artère pulmonaire, et celui des artères bronchiques peuvent amener les microbes pathogènes dans le parenchyme pulmonaire. Ce mode d'envahissement est des plus rares, surtout pour ce qui est du sang artériel proprement dit. D'ordinaire, les bacilles tuberculeux ne circulent pas en grande abondance dans le sang rouge. C'est pourtant un des mécanismes invoqués pour la granulie aiguë généralisée.

L'invasion par la voie de l'artère pulmonaire est peut-être moins exceptionnelle. Dans le cas de tuberculose miliaire aiguë du poumon, lorsque la lésion caséeuse occupe, par exemple, un ganglion trachéo-bronchique, ou qu'elle est circonscrite dans le parenchyme pulmonaire, sans communication ouverte avec les bronchioles voisines, on a vu les masses bacillaires se déverser directement dans la cavité d'une branche de l'artère pulmonaire adjacente.

Reste encore un appareil, le système lymphatique, qui devient, à l'occasion, la porte d'entrée dans le poumon pour les bacilles, comme il l'est pour les cellules cancéreuses embolisées. Ce procédé de pénétration n'est pas fréquent, quant à ce qui est du moins de la voie pleurale. La pleurésie tuberculeuse primitive, accident possible, que j'ai observée pour ma part deux ou trois fois chez des cardiaques hospitalisés atteints de lésions mitrales, est caractérisée par l'intégrité du parenchyme pulmonaire sous-jacent (fig. 90). Les bacilles tuberculeux, cultivés accidentellement dans la cavité pleurale, y meurent sans doute assez vite pour s'enkyster et former des placards ou même de grands abcès caséeux, sans que les lymphatiques sous-pleuraux soient pris d'une manière appréciable. Les substances toxiques passent seules, ou à peu près, et créent peu à peu des inflammations interstitielles chroniques, qui appartiennent à l'histoire des scléroses pleurogènes.

Inversement, dans l'intimité du poumon, autour des foyers tuberculeux, les voies lymphatiques subissent sans cesse les contre-coups de l'infection bacillaire du tissu conjonctivo-vasculaire. C'est par ces routes, longtemps perméables, que les semis de granulations tuberculeuses s'éloignent progressivement du foyer originel. Les ganglions lymphatiques, échelonnés le long des bronches intra puis extra-pulmonaires, la chaîne des glandes péri-trachéo-bronchiques, recueillent, arrêtent, souvent d'une manière définitive, les bacilles embolisés par les leucocytes microphages, le long des espaces et des canaux lymphatiques pulmonaires.

Ainsi se trouve terminé le cycle pathogénique qui, commençant à l'entrée des voies respiratoires contaminées par le bacille de Koch, passe par les bronchioles, les alvéoles et les voies de la lymphe (y compris la plèvre), gagne les ganglions lymphatiques et, par eux, le médiastin, la région cervicale jusqu'au canal thoracique, pour infecter parfois enfin l'ensemble de l'organisme (granulie d'origine lymphatique).

Formation des lésions tuberculeuses. — Après ces indications générales, rappelons en quelques mots les caractères microscopiques les plus importants des lésions typiques qui peuvent se trouver réalisées dans le poumon bacillaire.

Granulation miliaire. — La granulation miliaire, quel que soit son volume microscopique, consiste en un nodule de pneumonie lobulaire tuberculeuse. Sur une coupe bien transversale, on aperçoit un petit bloc opaque, irrégulièrement arrondi, festonné sur ses bords. Dans son ensemble, ce bloc est caséeux, c'est-à-dire que la substance qui le remplit est, surtout au centre, composée d'une matière sèche, vitreuse, paraissant amorphe ou granuleuse. Le picro-carmin ou l'hématoxyline y décèlent d'innombrables éléments cellulaires dénués de noyau, ou pourvus d'un noyau atrophié ; ces éléments sont agglutinés en placards et souvent fragmentés par des cassures anguleuses. A un examen plus attentif, on distingue que le centre du nodule est plus désagrégé que la périphérie, moins nucléaire aussi. En outre, le squelette d'un vestibule, d'une bronchiole acineuse, ou même d'une bronche intra-lobulaire, s'y reconnaît plus ou moins facilement à ses cercles concentriques de fibres élastiques, écartées par les éléments caséifiés. Toute autre trace des parties constitutives de la bronche a disparu; tout est fondu dans la masse nécrosique qui oblitère, complètement ou non, la lumière du canal (fig. 91 et 96).

Si la granulation miliaire s'est développée aux dépens d'un infundibulum, le centre, caséeux, peut être béant, et les alvéoles, remplis d'exsudats également mortifiés, en circonscrivent la lumière.

Dans les deux cas, les lésions alvéolaires sont spécifiques. En voici les preuves : la cavité respiratoire est remplie et distendue par les éléments conglomérés vitreux ou granuleux signalés plus haut; l'exsudat caséifié adhère aux parois de l'alvéole, et contient un nombre variable de bacilles de Koch, d'une coloration plus ou moins facile; les parois de l'alvéole sont méconnaissables, esquissées encore, sur certains points, par des lignes sinueuses, où se dessinent (grâce à la potasse et à l'éosine) quelques fibres élastiques anastomotiques. Elles ne sont plus perméables au sang; leurs capillaires ont disparu, les uns, écrasés par les exsudats alvéolaires, les autres, en plus grand nombre, thrombosés par la nécrose caséeuse de leur contenu.

En dehors du centre, les lésions sont moins avancées. Les alvéoles se reconnaissent mieux. Leur exsudat paraît encore organisé, composé de cellules blanches et d'épithéliums accumulés en amas abondants; le tout est entremêlé avec des filaments de fibrine, vivement colorables en marron-rouge par le picro-carmin. Les parois inter-alvéolaires sont épaissies, farcies d'éléments lymphatiques.

Plus en dehors encore, on assiste aux réactions inflammatoires décrites à propos du nodule tuberculeux. Les alvéoles sont remplis de cellules arrondies et vésiculeuses, lésions de pneumonie catarrhale, au milieu desquelles les globules rouges et les blancs, la fibrine et les bacilles de Koch, parfois même les cellules géantes, se rassemblent, diversement combinés. Souvent le tissu interstitiel, inter-alvéolaire ou inter-acineux, contient des cellules géantes bacillifères; il bourgeonne en certains cas dans l'intérieur des alvéoles voisins, qu'il remplit d'un tissu conjonctif embryonnaire bâtard (alvéolite).

L'artère pulmonaire et la bronche voisines du nodule tuberculeux sont également touchées. La première est entourée de palissades d'éléments lymphatiques; en même temps, sa membrane interne est atteinte d'endartérite subaiguë, rarement spécifique, au sens microbique du mot. La seconde est soumise à une inflammation catarrhale et interstitielle subaiguë; les bacilles expectorés avec le muco-pus et ceux qui fusent à travers les espaces interstitiels du nodule tuberculeux y exercent, simultanément, leur action destructive.

Voilà pour ce qui concerne la granulation miliaire. Autour d'elle, le parenchyme pulmonaire est nécessairement irrité. Les lésions alvéolaires péri-tuberculeuses varient d'intensité et d'étendue. Elles vont depuis la simple congestion, la splénisation avec prolifération des épithéliums et diapédèse des leucocytes, la congestion hémorrhagique, jusqu'à la pneumonie catarrhale et à la pneumonie fibrineuse la plus aiguë. Cette zone réactionnelle sera utilisée selon les circonstances. Tantôt, elle deviendra la barrière destinée à arrêter la progression centrifuge des bacilles : une pneumonie chronique, scléreuse, s'y développera peu à peu, et assurera la circonscription des lésions. Tantôt, l'infection y jettera ses germes et trouvera, au milieu des exsudats, les matériaux nécessaires à ses cultures. Tantôt, enfin, la caséification pourra envahir ses produits : la tuberculose, dans ces conditions, rayonne autour du foyer, et progresse aux dépens de nouvelles zones de parenchyme.

Tuberculose nodulaire péri-bronchique. — Ainsi se forment, par envahissements successifs, les gros tubercules nodulaires, décrits sous les noms de tubercules péri-bronchiques, péri-bronchite tuberculeuse, broncho-pneumonie tuberculeuse nodulaire. Les nappes caséifiées sont beaucoup plus étendues ; en outre, le plus souvent, le centre, qui correspond à une bronche nécrosée, est ramolli, partiellement évacué dans la bronchiole. Une cavernule s'est formée, perte de substance résultant d'abord de la fonte, puis de l'élimination des produits nécrobiotiques les plus anciens, ainsi que des fibres élastiques, à travers les canaux bronchiques (fig. 92 et 94).

Les parois de la caverne sont irrégulières; ses limites sont instables, puisque les couches de matière tuberculeuse s'effondrent successivement

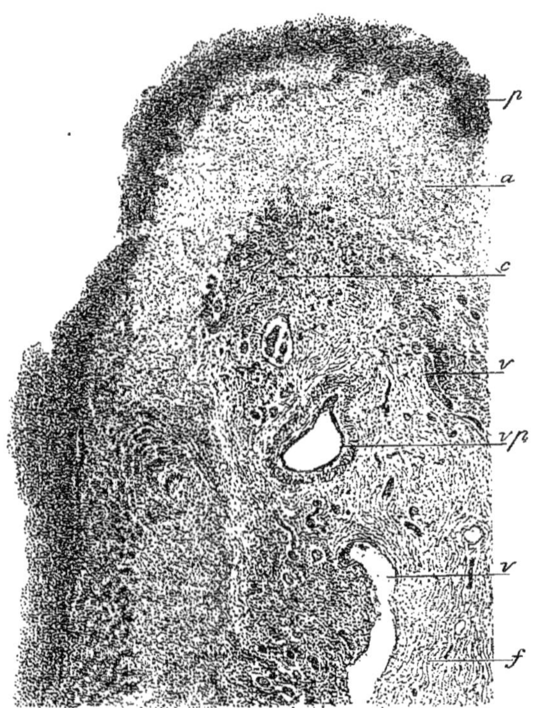

FIG. 99. — CAVERNE PULMONAIRE. COUPE D'UNE CLOISON DISSÉQUÉE PAR LA CASÉIFICATION ET FORMANT ÉPERON SAILLANT DANS LA CAVITÉ.

p, pus caséeux, encore adhérent à la surface de la matière caséeuse. — *a*, zone caséeuse, ou délimitation du parenchyme pulmonaire mortifié. La matière caséeuse se reconnaît à son aspect granuleux, anhiste; quelques noyaux de cellules lymphatiques se sont logés cependant dans les fissures du caséum. — *f*, tissu fibreux inflammatoire, dans l'intérieur duquel toute trace des cavités respiratoires fait défaut. L'aspect des parties permet d'ailleurs de reconnaître la topographie de la région : il s'agit d'un espace lobulaire sillonné à l'état normal par de gros vaisseaux veineux pulmonaires. Les bronches et l'appareil lobulaire du poumon ont été évacués et leurs reliquats sont caséifiés à la surface de la masse fibreuse en question. — *v*, *v*, vaisseaux sanguins sinueux, vides ou remplis de sang, mais dilatés, si l'on tient compte de la minceur de leur paroi. — *vp*, coupe transversale d'une veine pulmonaire assez volumineuse, normale, mais entourée de tissu fibreux; au-dessous d'elle, contre la matière caséeuse, on voit les signes d'une inflammation subaiguë du tissu conjonctivo-vasculaire. — *c*, masses de charbon, infiltrées dans le tissu enflammé. (GROSSISSEMENT 52/1).

dans la cavité. Les choses marchent de cette façon, jusqu'à l'évacuation complète du bloc tuberculeux. Il arrive que ce bloc est un simple lobule pulmonaire; le tissu interstitiel inter-lobulaire, suffisamment irrité par l'évolution de la tuberculose, s'est sclérosé à l'entour et forme à la cavernule une coque fibroïde, où s'arrête le processus.

Quand la caséification frappe conjointement plusieurs lobules voisins, ou qu'elle est parvenue à mordre à son tour sur la paroi inter-lobulaire, les excavations, résultant de l'expectoration des matériaux caséeux (crachats nummulaires), s'agrandissent en proportion : les cavernules deviennent des cavernes. La fonte d'un lobe entier du poumon peut être l'ultime expression de ces désastres étendus.

Les parois de la caverne sont aisées à délimiter. On y voit, d'abord, une couche interne, constituée par un nombre plus ou moins considérable de leucocytes en grande partie nécrosés. Une infinie variété de microbes arrondis, isolés, ou en chaînettes (staphylocoques, streptocoques, pneumocoques), de bâtonnets (bacilles tuberculeux, pneumo-bacille, coli-bacille, bacille pyocyanique), de champignons (sarcines, leptothrix, aspergillus), s'y cultivent. Puis vient une zone caséeuse, d'épaisseur variable, suivant l'état de la caverne. Ses principaux caractères sont connus : aspect homogène, pauvreté en noyaux cellulaires, friabilité, invascularité. Plus en dehors, apparaît le parenchyme pulmonaire péri-cavitaire, sclérosé, anthracosique, rempli de vaisseaux sanguins dilatés; ce tissu est fréquemment parsemé de foyers tuberculeux microscopiques, caséeux, riches ou non en cellules géantes (fig. 92 et 99).

Lorsque la caverne est guérie, c'est-à-dire tout à fait détergée, la couche caséeuse que nous venons de décrire fait défaut. Une lame fibreuse, à peine bourgeonnante, plutôt lisse, vascularisée, double la poche et la tapisse dans toute son étendue. Elle se continue à plein canal avec la bronche, normale ou plus souvent dilatée, qui donne passage à l'air. L'orifice bronchique est quelquefois devenu imperméable, et la caverne s'est transformée en une cavité kystique hermétiquement close.

Tuberculose pneumonique; *pneumonie caséeuse*. — Le tubercule pneumonique, tubercule géant, tubercule massif, bloc pneumonique caséeux des auteurs, ne diffère du tubercule nodulaire que par un caractère de faible importance : son volume. La zone de caséification qui s'étend, comme nous l'avons vu, en dehors de l'axe bronchique, y prédomine d'une manière excessive. Dans ses amas nécrobiotiques énormes, elle efface toute trace de systématisation, à condition qu'un grand nombre de lobules aient été pris simultanément et n'aient laissé entre eux à peu près aucun intervalle de parenchyme pulmonaire intact.

La pneumonie caséeuse est donc, on ne saurait trop le répéter, une broncho-pneumonie tuberculeuse conglomérée. Les nodules sont confluents, si l'on peut se servir de cette expression, par comparaison avec les formes de la variole, discrète et confluente. Il suffit de regarder avec attention le bloc de pneumonie caséeuse le plus massif, le plus lobaire qu'on puisse imaginer, pour y découvrir sur plusieurs points, déjà à l'œil nu, et mieux encore au microscope, l'arrangement systématique péri-bronchique, ou tout au moins lobulaire, des lésions destructives.

La tuméfaction spécifique, blanchâtre, sèche et granitée, des parties isole, sur quelques coupes, des espaces interlobulaires encore peu touchés, sinon intacts, et le diagnostic anatomo-pathologique s'en trouve facilité d'autant. Il n'est pas moins intéressant de voir ces énormes départements du parenchyme pulmonaire détruits en masse et confondus par une nécrose aiguë ayant frappé, à peu près à la même heure, la totalité des tissus et des organes.

On assiste, en effet, non seulement à la vitrification caséeuse des lobules pulmonaires, y compris leurs vaisseaux et leurs bronches, mais encore au même procédé de mortification des épaisses couches de tissu interstitiel séparant plusieurs lobules les uns des autres. Les travées qui entourent les ramifications déjà plus volumineuses des bronches, de l'artère et des veines pulmonaires, subissent le même sort. Un processus identique atteint, de même, les plus gros troncs des vaisseaux pulmonaires et le sang qu'ils charriaient; enfin, les grosses bronches, avec leurs couches musculaire, glandulaire et élastique, ont passé également par ce nivellement nécrobiotique unique, spécifique, propre à la tuberculose. On dirait qu'à un moment précis, tout ce qui vivait a été détruit d'un seul coup, imbibé par une substance toxique, par un ferment énergique.

La caséification tuberculeuse, quand elle porte sur des masses aussi volumineuses, est extraordinaire. Un lobe, un poumon entier, se détruit en l'espace de quelques jours (pneumonie caséeuse aiguë). L'élimination des détritus peut être complet ou non; mais la mort n'est pas la conséquence inévitable d'une pneumonie tuberculeuse, même très étendue.

Au point de vue microscopique, l'aspect est caractéristique : les amas nécrobiotiques, mal colorables, occupent de vastes emplacements, où tout se réduit à des placards desséchés, pauvres en noyaux. Les alvéoles sont distendus par la matière caséeuse, et leurs parois se fondent dans les blocs voisins. A peine peut-on les soupçonner aux sinuosités qui sillonnent le magma exsangue et aux fibres élastiques qui ont résisté à la destruction. On croit voir, comme à travers un voile, les contours des bronches et des vaisseaux, les cloisons inter-acineuses et inter-lobulaires : l'ensemble est flou, vague, desséché.

Les territoires confinant à la lésion sont encore vivants; les lobules intacts, hors de la zone pneumonique, apparaissent irrités, enflammés, remplis d'éléments cellulaires, quelquefois gorgés de globules rouges; mais les bacilles tuberculeux y sont rares, et les cellules géantes font souvent défaut. C'est pourtant là qu'il faut les chercher, ainsi que dans l'épaisseur de la plèvre viscérale épaissie, et non pas dans les blocs caséeux. Cette membrane pleurale est assez souvent parsemée de cellules géantes bacillifères, ou infiltrée de bacilles logés, avec quelques leucocytes, dans les espaces interstitiels de la lame fondamentale (fig. 102).

Évolution de la tuberculose. — Le volume d'un nodule tuberculeux, une fois établi dans l'intimité du parenchyme pulmonaire, a peu d'importance au point de vue de son évolution ultérieure. Les différences tiendront principalement dans ce fait, que la matière caséeuse, résidu de la vitalité des colonies bacillaires, sera ou non éliminée à l'extérieur, par les voies aériennes, en même temps que le squelette élastique du poumon. Si l'évacuation se fait rapidement, la formation d'un ulcère a lieu, et la cavernule, puis la caverne, résume l'histoire de l'affection. Peu à peu, les acini, les infundibula, les lobules caséifiés, tombent dans la cavité bronchique défoncée. Les produits nécrosés, mais bacillifères, s'engouffrent parmi les voies aériennes et vont, soit au dehors, avec les crachats, contaminer d'autres individus, soit à l'intérieur de l'organisme (bronches encore saines, larynx, appareil digestif), créer de nouveaux foyers d'infection. Les différents microbes pathogènes, qui habitent les voies aériennes, s'associent, dans des proportions variées, aux méfaits de la tuberculose; ils préparent le terrain aux complications infectieuses secondaires, si fréquentes au cours de la phtisie ulcéreuse (fig. 100).

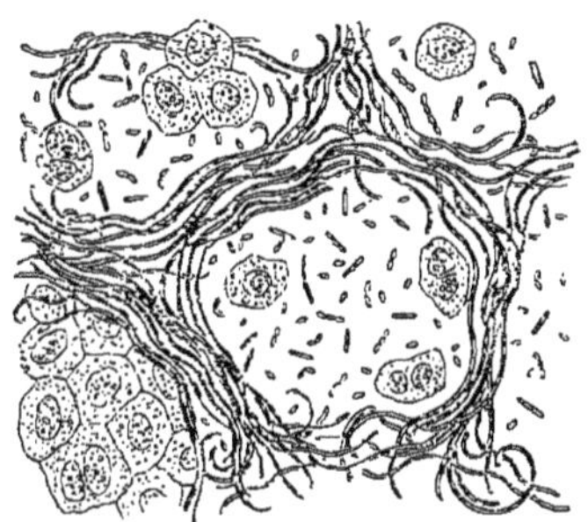

Fig. 100. — Fibres élastiques du poumon évacuées au milieu des crachats.

La figure représente assez exactement la forme et les dimensions d'un alvéole pulmonaire. Un certain nombre de cellules épithéliales pavimenteuses, munies d'un ou de deux noyaux, se reconnaissent dans les intervalles. — En outre, de nombreux microbes, de formes diverses, parsèment les éléments figurés.

A l'intérieur de la caverne, la désintégration caséeuse ne respecte guère que les cloisons inter-lobulaires, avec les grosses veines pulmonaires logées, dans les espaces péri-lobulaires, au milieu d'un tissu conjonctivo-élastique très dense.

Ces bourrelets, doublés de saillies vasculaires, une fois disséqués par la suppuration tuberculeuse, font un relief à la face interne de la caverne. Il arrive que l'infiltration tuberculeuse les envahisse à leur tour, d'où l'aplanissement quelquefois complet des parois des grandes cavernes. On peut voir ainsi la totalité du lobe supérieur se transformer en une poche unique, simplement limitée par la plèvre viscérale (y compris sa portion interlobaire), et à peu près complètement évacuée de tout son tissu parenchymateux. Le processus ulcératif est capable d'aller plus loin encore, à travers les feuillets symphysés de la plèvre intercostale, et d'ouvrir la caverne à travers la peau.

Une des complications les plus remarquables des cavernes tuberculeuses est l'anévrysme d'une artériole pulmonaire. Le procédé nécrobiotique caséifiant qui, au niveau d'une caverne de moyen volume, a désorganisé de fond en comble les diverses ramifications bronchiques, ne respecte pas davantage les rameaux de l'artère pulmonaire. L'artère est, nous l'avons vu, plus directement exposée que les veines pulmonaires. La chute des blocs caséeux dans le magma élimine d'ordinaire silencieusement, avec le reste, les artérioles pulmonaires totalement mortifiées.

La cachexie tuberculeuse, avec son cortège de multiples accidents (fièvre hectique, dégénérescences viscérales du foie, de la rate, du rein, de l'estomac, phlegmatia alba dolens), parcourt son cycle et se termine par la mort. Encore celle-ci survient-elle de différentes façons : la syncope, la pyo-septicémie, le pneumothorax, l'embolie pulmonaire, en sont les procédés les plus communs.

Cependant, localement, l'évacuation des masses caséeuses peut se faire complète et permettre la guérison du foyer. Autour de la caverne, le parenchyme pulmonaire enflammé se sclérose, se soude aux lobules voisins et forme un tissu de cicatrice : c'est la sclérose péri-tuberculeuse, qui enraye la marche des bacilles. Au besoin même, elle rétracte les cavités résultant de la fonte caséeuse. La caverne, bien détergée, se recouvre d'une membrane muqueuse de nouvelle formation; plus tard, il sera fort difficile de la différencier d'avec une cavité bronchectasique, d'autant mieux que la bronche d'accès, dans les cavernes, est le plus souvent déformée.

Tant que le processus de cette tuberculose de guérison ne dépasse pas certaines limites, assez étroites d'ailleurs, il est véritablement curateur. La caverne s'enkyste, ou reste perméable à l'air, se désinfecte spontanément ou se comble d'une manière absolue, au point de se réduire à un noyau cicatriciel, anthracosique d'ordinaire, à la façon de la plupart des cicatrices inflammatoires du poumon (fig. 83).

Mais, l'irritation néo-formative vient-elle à dépasser de beaucoup les limites du mal? la plupart des travées interstitielles, inter-lobulaires et péri-lobulaires du lobe pulmonaire anciennement tuberculisé, s'épaississent au loin, bien au delà du foyer (fig. 82). Peu à peu, la sclérose s'étend, par diffusion des lésions irritatives et des poisons tuberculeux le long des voies lymphatiques. Une complication nouvelle résulte de cette évolution cicatricielle : c'est la sclérose tuberculeuse, la phtisie fibreuse des auteurs, en un mot la tuberculose chronique avec emphysème.

Une pareille évolution, lorsqu'elle est généralisée à toute l'étendue de l'un ou même des deux poumons, se rattache presque toujours à une dissémination très large des noyaux tuberculeux primitifs. Elle ne va pas sans gêner d'une manière excessive le jeu de l'air dans l'arbre respiratoire. Les lobules et les acini, déformés, déplacés, morcelés par les noyaux tuberculeux, caséeux d'abord, puis anthracosiques, se distendent sous la pression de l'air, soit expiré, soit inspiré : un certain degré d'emphysème pulmonaire en est la conséquence.

Il est bon de noter qu'aucun des nodules tuberculeux peut n'avoir été ni ramolli, ni éliminé. Le malade qui, au début, était un tuberculeux, non un phtisique, meurt tardivement, épuisé par l'anoxhémie, par la dilatation chronique du cœur droit, la cyanose asystolique, et sans doute aussi par les poisons bacillaires indéfiniment sécrétés (fig. 101).

Les tubercules de guérison, peu volumineux et rares, permettent souvent une survie prolongée. La proportion des individus touchés par la tuberculose pulmonaire et mourant, longtemps après, d'une toute autre affection, est très grande. Le tubercule dit de guérison est tantôt caséeux à son centre, entouré d'une coque fibreuse anthracosique, tantôt fibreux dans toute son étendue, et, dans ce dernier cas, tatoué profondément par les poussières charbonneuses. On y peut rencontrer des cellules géantes, semées elles-mêmes de poussières anthracosiques, et stériles, à l'ordinaire. Ces nodules anthracosiques, on les reconnaît, lors de l'autopsie, mieux encore au toucher qu'à la vue : sur la coupe, ils ont l'aspect d'un noyau sec, dur à la façon d'un fibrome, ou partiellement crayeux, toujours noirâtre, noir-bleuâtre, ardoisé. Les bacilles y font régulièrement défaut.

Un autre procédé de guérison du tubercule, très commun dans les ganglions, plus rare dans l'intimité du parenchyme pulmonaire, est la calcification (dégénérescence calcaire des auteurs).

Le bloc caséeux s'infiltre de sels de chaux, se dessèche, se rétracte, et tend de la sorte partiellement à la résorption. Dans les stades les plus avancés, toute la masse se réduit à quelques grains, jaunâtres ou blanchâtres, conglomérés de façon à former un véritable calcul irrégulier, mûriforme, rameux, enchatonné au milieu d'un noyau fibro-anthracosique. Tel est le vrai tubercule de guérison.

Toutes les variétés intermédiaires, depuis la bouillie pâteuse ou caséo-plâtreuse des auteurs, jusqu'au noyau calcaire, dur à la façon du silex, peuvent se rencontrer sur le même poumon.

LÉSIONS SECONDAIRES OU CONCOMITANTES

Canal broncho-trachéal. — Au cours de la tuberculose pulmonaire chronique de l'adulte, la muqueuse des grosses bronches et de la trachée n'est pas fréquemment atteinte. Le larynx, au contraire, comme on sait, en particulier la muqueuse des cordes vocales et de la région aryténoïdienne, représente un des points les plus accessibles aux colonies bacillaires. La phtisie laryngée est, suivant les circonstances, primitive ou secondaire (inoculation par inspiration ou par expiration), et ses ulcérations peuvent détruire de fond en comble l'appareil de la phonation.

Les lésions tuberculeuses de la trachée et des grosses bronches vont, de même, être de deux ordres. Primitives, elles occupent la face antérieure, cartilagineuse, du canal trachéo-bronchique. Il s'agit de cultures bacillaires inoculées dans la muqueuse par le passage des crachats expectorés. Les ulcérations restent superficielles; elles ne traversent pour ainsi dire jamais les couches sous-muqueuses, encore moins les cartilages. Secondaires, les ulcérations sont le résultat d'une effraction, de dehors en dedans, par des îlots tuberculeux développés, le plus ordinairement, dans le tissu réticulé des ganglions péri-trachéo-bronchiques, d'où une fistule d'origine adénopathique. Dans ces cas, l'ulcération de la muqueuse se produit par un mécanisme inverse du précédent. Pour la trachée, le siège de ces lésions perforantes est presque toujours la partie terminale, au niveau de sa bifurcation, à l'origine des bronches primitives. Encore, la perforation est-elle d'ordinaire localisée au segment cartilagineux, et respecte-t-elle le reste de l'organe.

Quant aux bronches primitives, c'est leur partie extra-pulmonaire, également dans ses régions cartilagineuses, qui devient le siège de pareils désordres. La phtisie bronchique appartient d'une manière presque exclusive à l'enfance et à l'adolescence. L'orifice de la fistule est étroit, déchiqueté, irrégulier, et sa largeur ne dépasse guère les dimensions d'un grain de millet, d'un petit pois. Le trajet de la fistule est peu étendu. Elle donne accès, à travers les arceaux cartilagineux ulcérés, ossifiés parfois, dans une poche anfractueuse, juxta-bronchique, partiellement rétractée. La caverne ganglionnaire peut être vide ou remplie de détritus pulpeux, caséeux et anthracosiques, débris du tissu glandulaire tuberculisé. L'infiltration calcaire a, le plus souvent, envahi les masses caséeuses ganglionnaires avant, sinon pendant, l'ulcération de la paroi broncho-trachéale. La clinique utilise ces indications et base son diagnostic de la phtisie bronchique sur la présence, dûment constatée, de concrétions calcaires au milieu des crachats bacillaires.

Ganglions péri-trachéo-bronchiques. — Les méfaits de l'adénopathie trachéo-bronchique tuberculeuse sont des plus variés. L'adénopathie similaire, de Parrot, n'est pas toujours discrète et circonscrite à un ou deux ganglions bronchiques, au hile du poumon contaminé. Souvent, les semis de bacilles s'étendent bien au delà, et parcourent, dans l'un ou l'autre sens, la chaîne des ganglions péri-trachéo-bronchiques et médiastinaux, voire prélombaires.

Les ganglions attachés à l'appareil pleuro-pulmonaire souffrent de diverses façons, au cours de la tuberculose pulmonaire. L'âge du sujet, la forme clinique affectée par la bacillose, l'état organopathique antérieur du ganglion, sont quelques-uns des éléments modifiant l'allure d'une adénopathie trachéo-bronchique. Chez l'enfant tuberculeux, par exemple, les réactions ganglionnaires sont fréquemment excessives. La tuméfaction non suppurative, l'inflammation chronique hypertrophiante, plus tard la caséification par blocs étendus, sont à peu près constantes. Les cliniciens étudient soigneusement ces variétés.

La tuberculose s'enkyste-t-elle dans la glande enflammée, la péri-adénite chronique fibreuse, qui l'entoure, isole, souvent d'une manière parfaite, le foyer infectieux et l'immobilise, au moins pour un temps. Des adhérences anormales s'établissent fréquemment entre le ganglion et les tissus ou les organes voisins. Tantôt, ces adhérences, la bacillose ganglionnaire étant éteinte, sont simples, pures à vrai dire, et ne déterminent qu'une gêne minime. Tantôt, la symphyse du ganglion s'établit avec d'autres ganglions et produit une masse dure, fibroïde, calcaire même, qui trouble profondément le fonctionnement des organes logés dans le médiastin. On voit alors telle ou telle masse adénopathique, anthracosique ou calcifiée, s'accoler au canal trachéo-bronchique, à la plèvre, au péricarde vers la base du cœur, au cœur lui-même (face postérieure des oreillettes), à la face antérieure de l'œsophage, ou encore à la crosse de l'aorte et aux grosses veines originelles, destinées à former la veine cave supérieure.

Les conséquences de ces désordres sont très différentes, suivant les cas et selon l'organe touché. Nous avons déjà vu le canal trachéo-bronchique usé, puis perforé par effraction de la masse adénopathique. L'œsophage, au même titre, peut être partiellement immobilisé par un ganglion tuberculeux fibro-caséeux : un diverticule par traction en résulte, sur un point quelconque du conduit, plus particulièrement à sa face antérieure, vers la fin de la trachée, à l'origine des bronches, d'autres fois plus haut. Le processus atrophique qui en est la suite peut détruire la totalité des parois de l'œsophage, jusqu'à la muqueuse qu'il attire en dehors. Il établit quelquefois ainsi une communication anormale, une véritable fistule œsophagienne, communiquant avec la trachée ou la bronche, par l'intermédiaire d'une caverne ganglionnaire. D'autres fois, c'est la cavité pleurale que le ganglion caséo-calcaire abouche avec la cavité œsophagienne (fistule œsophago-pleurale). Les adhérences avec l'aorte ou l'une de ses branches, avec un tronc veineux, ont une grande importance, à cause des désordres circulatoires qui en peuvent résulter (artérites, phlébites thrombosiques).

L'évacuation d'un ganglion tuberculeux dans la plèvre ou le péricarde, et, plus simplement, l'inflammation aiguë causée par son voisinage, sont quelquefois aussi l'origine de pleurésies ou de péricardites, tantôt tuberculeuses, tantôt franchement suppuratives.

A un autre point de vue, les vieilles lésions ganglionnaires du médiastin peuvent devenir le lieu d'élection des cultures infectieuses les plus dissemblables. La tuberculose aiguë, granulique, secondaire à un unique foyer bacillaire logé, depuis un temps indéfini, dans une coque ganglionnaire, en est une forme; les suppurations aiguës, streptococciques, gangréneuses ou autres, développées dans un vieux ganglion tuberculeux, en représentent d'autres exemples.

On a signalé encore des phlegmons aigus, diffus, du médiastin, la gangrène d'une bronche, de la plèvre ou du poumon, comme accidents secondaires à l'infection suraiguë d'un ganglion tuberculeux.

Enfin, des complications plus inattendues encore peuvent survenir à l'occasion de ces adénopathies chroniques tuberculeuses du médiastin. Ainsi, d'après une de mes observations rappelée précédemment, un trajet borgne œsophago-ganglionnaire accédait à une vieille caverne tuberculeuse pré-œsophagienne et sous-trachéale, logeant elle-même un petit anévrysme de l'artère bronchique; ce dernier, en se rompant, donna lieu à une œsophagorrhagie mortelle.

Plèvre. — Il est exceptionnel que la plèvre demeure intacte au cours de la tuberculose pulmonaire; mais ses lésions sont des plus variées, aiguës, subaiguës ou chroniques. Chaque forme demeure isolée, pour un cas donné, ou se combine avec les autres, dans les proportions les plus irrégulières.

A l'autopsie d'un phtisique, ce sont des adhérences anciennes, celluleuses, lâches ou denses, que l'on trouve le plus ordinairement. Ces adhérences ont une prédilection manifeste pour le sommet du poumon, pour le lobe supérieur. Le lobe inférieur, et en particulier la plèvre diaphragmatique, sont assez souvent atteints. Fréquemment aussi, la symphyse pleurale est généralisée et solide, au point qu'on doit décoller la plèvre pariétale et l'enlever en même temps que le poumon; sinon, on risque de déchirer le parenchyme pulmonaire et de rompre la paroi externe des grosses cavernes superficielles, qui demeure accolée à la face interne des premières côtes.

Les adhérences peuvent être d'une épaisseur extrême, mesurer par exemple 5 à 6 millimètres; elles sont alors fibroïdes, très vasculaires. Il n'est pas rare de trouver l'ancienne cavité pleurale comblée par des tractus fibreux, entremêlés à des pelotons adipeux, à des vaisseaux artériels, veineux et lymphatiques, et à des nerfs. Ces produits de néo-formation, ainsi développés en pleine cavité lymphatique, indiquent, sinon l'acuité, du moins la persistance indéfiniment prolongée, des réactions inflammatoires de la séreuse, irritée par les évolutions tuberculeuses sous-jacentes (fig. 79).

Les vieilles adhérences sont ordinairement exemptes de toute trace de tubercules; on n'a plus affaire qu'à des lésions inflammatoires chroniques, banales. Si la bacillose, au début, y a imprimé sa marque, la chronicité des lésions et leur involution cicatricielle en ont éliminé, peu à peu, tous les caractères spécifiques. Même au microscope, on n'y reconnaît souvent aucun point suspect, aucun aspect douteux : ce ne sont que travées celluleuses ou fibroïdes, parsemées de vaisseaux perpendiculaires, dans leur ensemble, à la surface des feuillets pleuraux; bref, c'est une cicatrice pleurétique, de bonne nature.

Les choses ne vont pas toujours ainsi. Il n'est pas rare d'observer, au-dessous des adhérences celluleuses, un semis de granulations tuberculeuses miliaires, devenues fibreuses, nacrées, ou anthracosiques. La surface du feuillet viscéral montre, le mieux, les granulations en question : on les voit déposées, non dans l'épaisseur, mais à la surface de la séreuse. Ces cas correspondent à la granulie pleurale, qui ne tue pas toujours. L'ancienne lésion aiguë tuberculeuse, devenue chronique, peut même être en état de guérison (tubercules de guérison). Le microscope met en relief ces nodules fibrosés, miliaires ; ils sont exempts de bacilles et pauvres en cellules

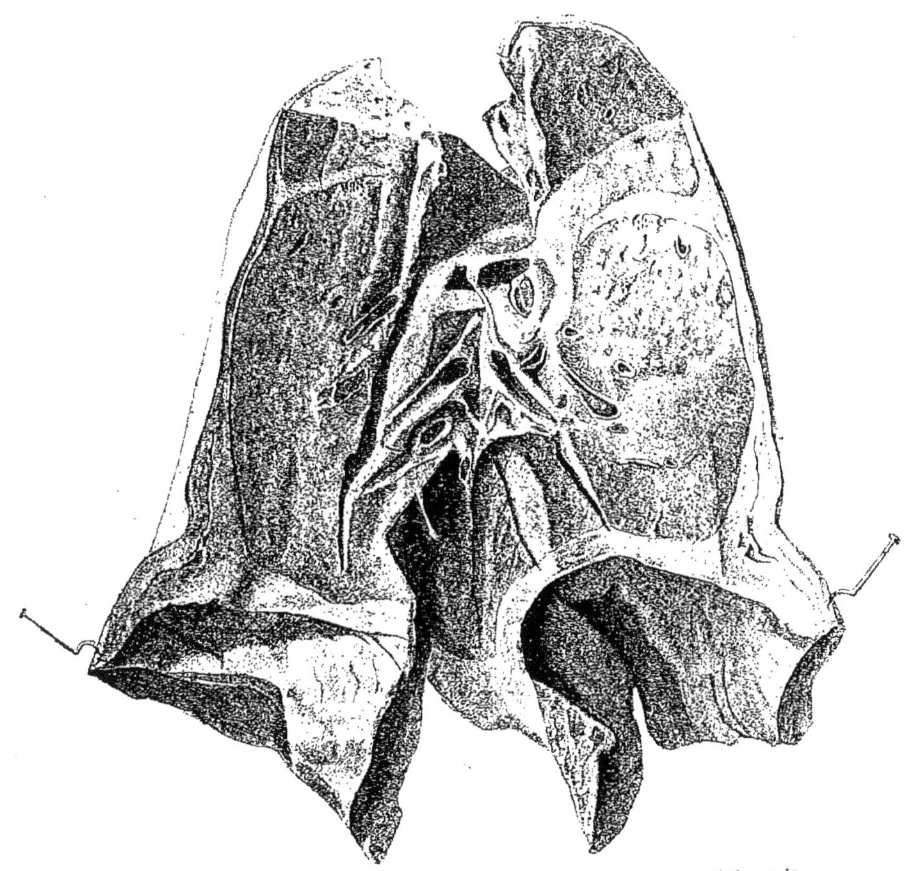

Fig. 101. — Pneumonie chronique tuberculeuse. Symphyse pleurale généralisée.

Epaississement fibro-caséeux des deux feuillets de la séreuse. Coupe verticale du poumon, suivant son bord postérieur. — Le sommet du poumon, atteint de sclérose tuberculeuse, a été réséqué. — Le parenchyme pulmonaire tout entier est fibroïde, parsemé d'anthracose, atténuée sur la figure. — La plèvre diaphragmatique est très épaissie, avec son cul-de-sac encore reconnaissable à une fente noirâtre qui se prolonge par en haut. Les amas tuberculeux et les placards fibreux ont épaissi considérablement cette région déclive de la plèvre. On voit d'ailleurs que le poumon (représenté en une teinte plus foncée) est notablement rétracté à ce niveau. — A la partie supérieure, à droite comme à gauche, on aperçoit la plèvre interlobaire également soudée, quintuplée d'épaisseur.

géantes : celles-ci même sont devenues stériles, gorgées de poussières charbonneuses (fig. 102).

D'autres fois, des tubercules miliaires parsèment, en nombre variable, la cavité pleurale. La seule différence est que ces tubercules, plus gros que les granulations miliaires, sont transformés habituellement en nodules charbonneux saillants et sont devenus autant de centres de rétraction pour les adhérences pleurales; celles-ci semblent se détacher d'eux et irradient dans tous les sens.

Le tubercule atteint-il les dimensions d'un pois, d'une lentille, d'une noisette, on aura sous les yeux un tubercule enkysté de la plèvre. Les dimensions anormales de ces masses parasitaires en constituent le caractère fondamental. Les tubercules enkystés de la plèvre peuvent atteindre un volume considérable, et former même un gros abcès caséeux, circonscrit ordinairement à la base du poumon.

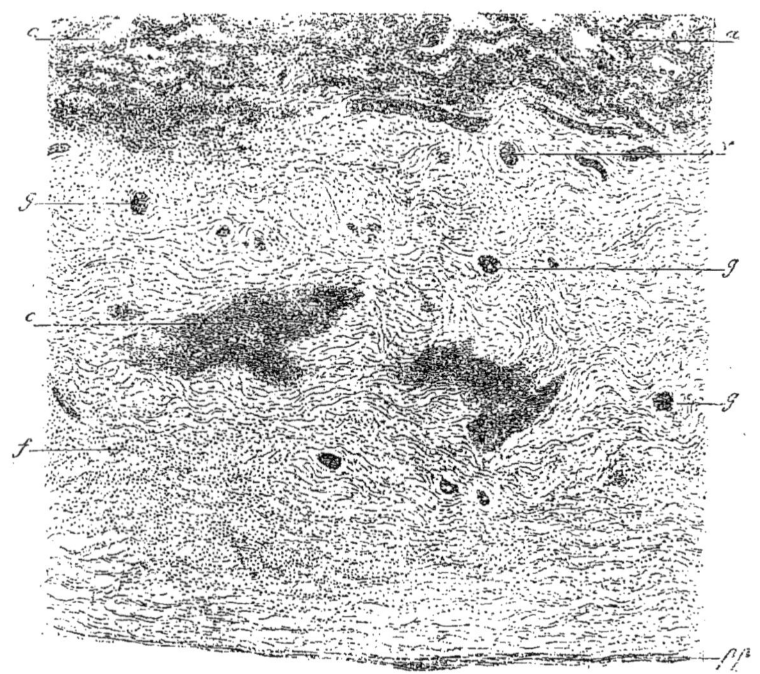

FIG. 102. — SYMPHYSE PLEURALE TUBERCULEUSE.

Amas caséeux entourés de cellules géantes, développés à la surface de la plèvre et engainés par des faisceaux fibreux.

a, *a*, surface du poumon, dont les cavités alvéolaires affaissées contiennent un assez grand nombre de cellules pigmentées, reconnaissables à ce faible grossissement. — *v*, vaisseaux sous-pleuraux très dilatés, remplis de sang. — *g*, *g*, *g*, cellules géantes, logées en pleine travée fibreuse et à peu près concentriquement autour de deux foyers caséeux développés dans la cavité pleurale. — *c*, l'un de ces foyers caséeux, composé de matière granuleuse amorphe, au milieu de laquelle flottent quelques noyaux de cellules migratrices. — *f*, tissu fibreux, lentement élaboré autour des foyers tuberculeux pleuraux et ayant décuplé l'épaisseur des feuillets de la plèvre. En ce point, on reconnaît un assez grand nombre de cellules lymphatiques logées dans les espaces conjonctivo-vasculaires. — *p*, *p*, surface externe de la plèvre pariétale. (GROSSISSEMENT 55/1).

Les pleurésies tuberculeuses revêtent quelquefois un aspect très spécial. Chroniques, elles affectent, par exemple, la disposition d'un large enduit caséeux, incrusté à la surface des feuillets pleuraux, considérablement épaissis. Sur la coupe, on aperçoit des taches, des bandes caséeuses, de la grosseur d'un pois, d'une fève, mastiquant déjà dans toute leur étendue les feuillets pleuraux. A un examen attentif, on reconnaît, à l'œil nu, que le produit fibrinoïde ou caséeux en question s'est logé entre les deux feuillets de la séreuse, dans la cavité même de la plèvre (fig. 101).

La coupe microscopique montrera cinq couches, distinctes sur la plupart des symphyses pleurales tuberculeuses : aux deux extrêmes limites, est la couche fibreuse fondamentale, peu modifiée, peu vascularisée. En dedans existe une épaisse couche d'un tissu granuleux, végétant, formé aux dépens de la membrane endothéliale de chacun des deux feuillets. Ce tissu néoformé, rempli de vaisseaux et d'éléments conjonctifs, est parsemé de nodules caséeux, avec ou sans cellules géantes. Plus en dedans encore, par conséquent en pleine cavité pleurale, est logé le mastic fibrineux, pauvre en cellules, épais, desséché, prêt pour la caséification. Il est invasculaire dans toute son étendue, à moins que, sur certains points, les deux couches végétantes ne se soient envoyé réciproquement quelques points néo-vasculaires et connectifs, à travers les blocs mortifiés.

Les bacilles de Koch sont rares dans ces couches inflammatoires subaiguës. Il n'en est peut-être pas de même, quand une poussée aiguë, exsudative, se produit à la surface des bourgeonnements tuberculeux d'un feuillet pleural. Au milieu des fibrilles de fibrine, dans les espaces intercalaires remplis de leucocytes et de globules rouges, on trouvera souvent des bacilles tuberculeux en quantité notable. Les abcès froids de la plèvre, les mieux enkystés, contiennent plus d'une fois des bacilles, assez difficiles à colorer sur les lamelles; mais les inoculations de ce pus caséeux seront toujours, ou presque toujours, positives.

Aiguës, les lésions de la plèvre survenant au cours de la tuberculose pulmonaire sont loin d'être toujours bacillaires. A cet égard encore, il faut distinguer plusieurs cas. Les inflammations exsudatives ou fibrineuses paraissent souvent exemptes de bacilles tuberculeux, sinon stériles. La technique des inoculations a, ici, la plus grande importance. On y peut rencontrer le streptocoque, le staphylocoque, le pneumocoque ou le pneumobacille, voire même le coli-bacille ou le bacille pyo-cyanique; mais c'est surtout dans les coagula fibrineux qu'il faut rechercher le bacille de Koch avec plus grand soin. Les épanchements séro-fibrineux et séro-hémorrhagiques sont au contraire fréquemment bacillaires.

L'époque où l'examen bactériologique du liquide est pratiqué a une réelle valeur. Plus on s'éloigne du début de l'affection pleurale, plus le liquide s'est, pour ainsi dire, filtré, moins la coloration et l'inoculation du microbe de Koch sont faciles. Les épanchements séro-hémorrhagiques correspondent, comme on sait, à l'inflammation néo-membraneuse et à une vascularisation végétante des feuillets pleuraux ; ils donnent, pour cette raison, peut-être, des résultats assez fréquemment négatifs.

La pleurésie purulente des tuberculeux se divise en deux groupes, bien distincts. Dans le premier, la pleurésie caséeuse, avec sa suppuration bâtarde, son pus mal lié, séreux, mêlé de grumeaux caséeux, est toujours fertile quant aux bacilles de Koch, associés ou non au staphylocoque doré. Le pyo-pneumothorax peut rentrer dans ce cadre ; il est constamment bacillaire. L'autre groupe comprend les pleurites suraiguës, streptococciques ou pneumococciques. Ces dernières complications sont purement accidentelles, concomitantes des processus broncho-pneumoniques surajoutés à la tuberculose chronique du poumon (grippe, pneumonie, contagions nosocomiales, épidémies) : le bacille tuberculeux y fait alors souvent défaut.

Par le court aperçu qui précède, on comprend combien il est difficile de juger la question de la nature des pleurésies aiguës et subaiguës des tuberculeux. Alors même que le bacille spécifique manque dans la quantité de liquide ponctionné (traitée par l'appareil centrifuge), il n'est jamais aisé, dans un cas donné, de conclure avec certitude à l'origine simplement inflammatoire d'un épanchement pleurétique. L'évolution de la maladie, la marche de la température, la réparation plus ou moins rapide des forces, l'état des sommets, serviront, autant que l'examen méthodique du liquide, dans les cas classés comme négatifs, de par la coloration, associée à une inoculation expérimentale impeccable.

Quelle que soit la forme anatomique des lésions, et quelque graves qu'en puissent être ultérieurement les conséquences, il ne faut pas perdre de vue cette notion que toute pleurésie, consécutive à n'importe quel degré de la tuberculose pulmonaire, est une manifestation réactionnelle de l'organisme, un véritable effort vers la guérison. Les placards fibreux pleuraux, qui s'accumulent au niveau des nodules tuberculeux pulmonaires, servent à assurer la circonscription du foyer vers l'extérieur. Quelquefois, sans doute, la caverne arrive à franchir les limites de la plèvre, dont elle perfore, de dedans en dehors, les feuillets symphysés. On a bien vu la tuberculose ulcérative sillonner de ses trajets fistuleux, tantôt le sommet de la plèvre, puis les couches fibreuses du cou, tantôt quelque espace intercostal (fistules caverneuses), et venir finalement s'ouvrir à l'extérieur. Toutefois, voilà autant de complications exceptionnellement rares.

Rarement, les lymphatiques du feuillet externe de la plèvre participent à l'infection bacillaire. C'est surtout dans les cas de tubercules solitaires, d'abcès caséeux de la cavité pleurale, compliqués de périostite ou de gommes tuberculeuses sous-pleurales, que les lymphangites caséeuses s'infiltrent, s'allongent, dans un espace intercostal et vont infester les ganglions de l'aisselle ou de la paroi thoracique (ganglions péri-mammaires, sous-scapulaires). Parfois aussi, au milieu des adhérences tuberculeuses de la plèvre, on rencontrera un ou plusieurs vaisseaux lymphatiques de nouvelle formation, cylindroïdes, moniliformes, gorgés de masses caséeuses, à la façon des lymphangites sous-péritonéales, consécutives aux ulcérations bacillaires de l'intestin grêle.

Dans la granulie, la tuberculose miliaire aiguë peut être également, soit circonscrite aux parties déclives de la plèvre, soit généralisée à toute l'étendue de l'une ou des deux séreuses. De même que la bacillose aiguë peut se localiser à peu près exclusivement au parenchyme pulmonaire, de même, parfois, la poussée granulique se limite d'une manière remarquablement exacte à la région pleurale. On sait que la mort n'est pas la conséquence inévitable d'une poussée de granulie. Aussi, arrive-t-il de trouver, à l'autopsie d'un vieux tuberculeux, la plèvre farcie de granulations miliaires anciennes, fibreuses, guéries, stériles, recouvertes d'adhérences celluleuses.

On ne confondra pas ces granulations miliaires tuberculeuses de guérison avec les petits fibromes nodulaires de la plèvre, miliaires aussi, qu'on ne rencontre que sur la plèvre viscérale, chez les vieux athéromateux. Ces petites tumeurs occupent presque uniquement les carrefours des lignes dessinées, au-dessous de la séreuse, par les limites des lobules pulmonaires. Peu saillants, plutôt coniques, ils forment, soit des grains, soit des taches perlées, qui s'éteignent insensiblement sur la séreuse environnante. Lisses, exemptes d'adhérences, entourées, il est vrai, d'anthracose, mais toujours blanches et brillantes, ces petites tumeurs conservent leur ton nacré, qui tranche vivement sur la couleur gris ardoisée, ou jaunâtre, du parenchyme pulmonaire.

TABLE ALPHABÉTIQUE DES MATIÈRES

A

B

C

D

E

N

O

W

X

Z

IMPRIMÉ

PAR

LOUIS MARETHEUX

1, RUE CASSETTE, 1

PARIS

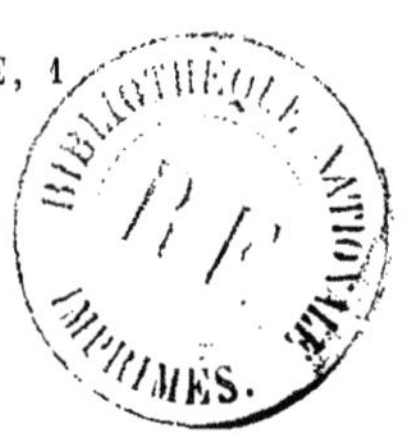

Paris. — Imp. E. Capiomont et Cie, rue des Poitevins 6

www.ingramcontent.com/pod-product-compliance
Ingram Content Group UK Ltd.
Pitfield, Milton Keynes, MK11 3LW, UK
UKHW020152250726
13967UKWH00003B/1011